U0370075

原著者推荐语

本书旨在将认知神经科学中的基础研究与其在神经外科中的应用联系起来。目前对脑功能神经基础的认识不断深入，而神经外科也对认识脑功能的构建提供了新的视角。

本书首先介绍了大脑沟回和白质纤维束的基础解剖学，深入了解灰质及皮质下连接的解剖结构是理解基于这些结构的脑功能的关键，有利于改善中枢神经系统相关手术的预后。为此，本书还讨论了不同的脑功能成像方法的优劣，并强调现有的神经功能成像并不能可靠用于制订个性化的手术计划。功能磁共振成像、弥散张量成像、脑磁图及经颅电刺激等非侵入性的检查方法，应属于研究工具，尚不是临床手段。本书还详细介绍了最新的用于评估感觉、运动、视空间、语言、记忆、情绪和执行等功能的方法。如今，对脑功能活动的认识需要从传统脑功能定位上升到动态的拓扑脑网络层面。根据对脑连接组学的研究，脑功能由大规模并行分布的网络交互式承担，因此中枢神经损伤后能够相互代偿功能。

以此为基础，为了提高手术效果，降低风险，我们提出了脑病变手术，特别是神经肿瘤切除的新策略，原则是基于个体化定位的脑功能区边界切除神经肿瘤，比如弥散性脑胶质瘤，而非简单地沿着解剖学和（或）肿瘤边界进行手术。需要注意的是，基于功能区边界的手术切除应重视个体间巨大的解剖-功能差异。为此，本书还讨论了基于功能神经影像、术中清醒患者的皮质-皮质下电活动地形图，以及神经亚网络间连接生物数学模型的连接组学和神经可塑性的观念。

因此，忠实原著的内容将本书翻译成为中文版本显得格外重要，换言之，神经外科医生首先应该成为一位优秀的神经科学家。的确，我们的主旨是加深对脑组织的认识，以更好地完成对这一复杂组织的手术。我衷心希望该部分知识对中国读者有一定的帮助。最后，我对冯华、王伟民和江涛三位教授的巨大贡献表示由衷的感谢！

Hugues Duffau

译者名单

主　译　冯　华　王伟民　江　涛
副主译　李　飞　胡　荣　白红民
译　者（以姓氏笔画为序）

马　军　北京市神经外科研究所
马　康　中国人民解放军陆军军医大学第一附属医院
王　伟　中国人民解放军南部战区总医院
王　杰　中国人民解放军陆军军医大学第一附属医院
王　凯　北京市神经外科研究所
王引言　北京市神经外科研究所
王伟民　中国人民解放军南部战区总医院
王丽敏　中国人民解放军南部战区总医院
王磅博　中国人民解放军陆军军医大学第一附属医院
公方和　中国人民解放军南部战区总医院
尹　怡　中国人民解放军陆军军医大学第一附属医院
白红民　中国人民解放军南部战区总医院
冯　华　中国人民解放军陆军军医大学第一附属医院
成永杰　中国人民解放军陆军军医大学第一附属医院
乔　慧　北京市神经外科研究所
刘　帅　北京市神经外科研究所
刘　智　中国人民解放军陆军军医大学第一附属医院
刘湘衡　中国人民解放军南部战区总医院
齐草源　北京市神经外科研究所
江　涛　北京市神经外科研究所
李　飞　中国人民解放军陆军军医大学第一附属医院
李卫娜　中国人民解放军陆军军医大学第一附属医院
李文冀　中国人民解放军陆军军医大学第一附属医院

李明荣　中国人民解放军陆军军医大学第一附属医院

李明熹　中国人民解放军陆军军医大学第一附属医院

李荣伟　中国人民解放军陆军军医大学第一附属医院

杨　阳　中国人民解放军陆军军医大学第一附属医院

杨　慧　中国人民解放军陆军军医大学第一附属医院

吴　南　中国人民解放军陆军军医大学第一附属医院

邹丽丽　北京市神经外科研究所

张　超　中国人民解放军陆军军医大学第一附属医院

张　旋　中国人民解放军陆军军医大学第一附属医院

张开元　中国人民解放军陆军军医大学第一附属医院

张钊琪　中国人民解放军陆军军医大学第一附属医院

张佩瑶　北京市神经外科研究所

陈　谦　北京市神经外科研究所

陈红燕　北京市神经外科研究所

陈图南　中国人民解放军陆军军医大学第一附属医院

陈绪珠　北京市神经外科研究所

陈渝杰　中国人民解放军陆军军医大学第一附属医院

陈蔚翔　中国人民解放军陆军军医大学第一附属医院

林　健　中国人民解放军南部战区总医院

赵恒立　中国人民解放军陆军军医大学第一附属医院

胡　荣　中国人民解放军陆军军医大学第一附属医院

胡胜利　中国人民解放军陆军军医大学第一附属医院

段海军　中国人民解放军陆军军医大学第一附属医院

高　寒　中国人民解放军南部战区总医院

崔高宇　中国人民解放军陆军军医大学第一附属医院

葛红飞　中国人民解放军陆军军医大学第一附属医院

鲜继淑　中国人民解放军陆军军医大学第一附属医院

谭　亮　中国人民解放军陆军军医大学第一附属医院

谭　强　中国人民解放军陆军军医大学第一附属医院

潘鹏宇　中国人民解放军陆军军医大学第一附属医院

瞿　杰　中国人民解放军陆军军医大学第一附属医院

主译简介

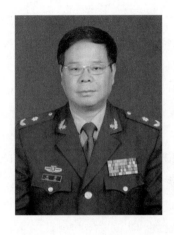

冯华 教授，主任医师，博士研究生导师，陆军军医大学第一附属医院（西南医院）神经外科（国家重点学科、国家临床重点专科、全军神经外科研究所、全军神经创伤防治重点实验室、重庆市脑科学协同创新中心、重庆市神经外科临床研究中心、重庆市精准神经医学与神经再生修复重点实验室）主任，国家"973计划"项目首席科学家，第十一届中国医师奖获得者，重庆市政协委员，重庆市首批学术学科领军人才，重庆市首席医学专家。兼任中国医师协会神经修复委员会副主任委员兼总干事，中华医学会神经外科分会常委，中国医师协会神经外科医师分会常委，《中华神经外科杂志》杂志副总编辑。主要从事：神经系统创伤的救治与神经功能重建；出血性脑卒中防治研究；脑功能精准定位下脑肿瘤微创切除与光动力诊疗。前沿技术在脑科学的转化。先后主持国家"973计划"、国家自然科学基金国际合作项目、军队科研重大项目等各级科研项目40余项，科研经费10 160余万元。获批发明专利26件，其中国际PCT专利8件。主编（译）专著10部，其中英文专著3部。发表SCI论文144篇，其中影响因子（IF）>5.0的论文38篇，他引2454次。获国家科学技术进步奖二等奖1项，教育部科学技术进步奖一等奖1项，军队科学技术进步奖一等奖1项，军队医疗成果奖一等奖1项，重庆市自然科学奖一等奖1项，重庆市科学技术进步奖一等奖2项。

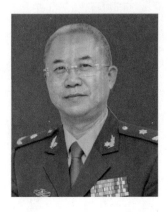

王伟民 医学博士，博士后，主任医师，教授，博士研究生导师。国务院政府津贴获得者，广州军区"名医名刀"。现任广州军区广州总医院神经医学专科医院院长。《中国微侵袭神经外科杂志》主编、中国医师协会脑胶质瘤专业委员会副主任委员、中国神经科学学会神经肿瘤分会常委、广东省医学会和广东省医师协会神经外科分会前任副主任委员、广东省神经科学学会理事会副理事长。*Journal of Neuro-Oncology* 审稿专家。

从事胶质瘤临床研究工作 30 余年，20 世纪 90 年代初在国内首先开展胶质瘤分子生物学和基因治疗研究；2003 年初在国内率先开创术中全身麻醉唤醒状态下脑功能区胶质瘤切除手术，建立了胶质瘤手术新理念。承担军队"十一五""十二五"重大项目、全军高新技术重大项目、国家自然科学基金、省级自然科学基金及科技计划项目基金等 10 余项。以第一作者或通信作者发表论文 80 余篇。主编、参编专著 10 余部。获军队及省部级科研成果奖二等奖 5 项。

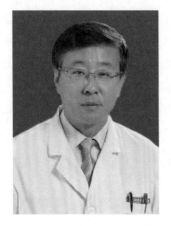

江涛 医学博士，博士后，主任医师，教授，博士研究生导师。现任北京市神经外科研究所副所长，首都医科大学附属北京天坛医院神经外科中心副主任，北京脑重大疾病研究院脑肿瘤研究所副所长，中国医师协会脑胶质瘤专业委员会主任委员，北京市"高创计划"领军人才。*Journal of Neuro-Oncology* 编委、*Current Signaling Transduction Therapy* 亚洲区主编。先后承担国家"十一五"科技支撑计划、"863 计划"、科技部国际合作专项等国家级重点课题，在脑胶质瘤诊疗关键技术建立及临床应用方面做出突出贡献。以第一作者或通信作者发表 SCI 论文 100 余篇（累计影响因子 386 分），出版专著 3 部，获国家发明专利授权 6 项、省部级科技成果奖 6 项，研究成果入选 Cochrane 国际循证医学数据库及美国临床指南。

序 一

《孙子·谋攻》中提出"知己知彼，百战不殆"，作为神经外科医生，对脑功能的认识和掌握是成功完成手术的前提条件。近年来，随着科技的发展，神经科学领域的研究和临床诊断发生了革命性的变化，神经影像技术除了能够清晰地显示脑的解剖结构及各种病变形态外，还能动态显示脑的功能和代谢变化。广义上的神经系统功能和代谢成像主要包括：计算机体层摄影灌注成像、磁共振灌注成像、弥散加权成像及弥散张量成像、波谱分析及成像、血氧水平依赖成像及正电子发射体层成像等。所有这些新技术为我们深入了解和定位脑功能提供了新的平台，合理有效地使用好各种不同技术，将多模态的脑功能成像技术有机结合起来，不仅更好地服务于外科手术，而且有助于研究术后神经功能的重塑与改变，加深人们对神经功能的了解。

法国神经外科 Duffau 教授不仅手术做得好，而且对神经功能的研究颇有心得。他认为要成为一名优秀的神经外科医生，首先要成为一名神经科学医生。在本书中，作者将认知神经科学的基础研究领域与其临床应用之间有机地联系起来，为了解脑组织的结构提供了一些新的见解。神经外科医生应更多地与神经解剖学家、神经放射学家、神经病理学家、神经生理学家、神经心理学家、语言治疗师和神经科学家等合作，促进神经网络、神经功能等技术和理论上的进展与突破。当前，国内众多单位相继引进了许多大型影像设备，其中一部分已达到国际先进水平。我们应该更新研究理念、利用先进平台、结合自身优势，将我国神经科学的基础研究与临床应用提高到一个新水平。

冯华、王伟民和江涛教授组织国内同行共同翻译了 Duffau 教授的著作，该书突破了传统观念，深化了对神经功能的认识，开创了新的神经科学研究领域。我们希望国内也多几个像 Duffau 教授一样的神经外科医生，不仅手术精湛，而且研究工作也扎实，有利于促进我国神经科学基础与神经外科应用的共同发展。

中国工程院院士
复旦大学华山医院神经外科教授
国家老年医学临床研究中心主任

序　二

冯华、王伟民和江涛三位教授编译的《脑成像——从认知神经基础到外科手术应用》（*Brain Mapping：From Neural Basis of Cognition to Surgical Applications*）是一部世界神经外科发展前沿科学专著。

百年医学史证明，神经影像学的发展推动了神经外科学前行。1895 年，伦琴（Conrad Röntgen）发现 X 线并应用于医学临床诊断疾病。1918 年，丹迪（Dandy）采用气脑造影诊断 1 例 3 岁儿童脑积水。1927 年，莫尼茨（Egas Moniz）发明动脉血管造影，这两项技术开创了神经影像先河，奠定了经典神经外科学的基础。1972 年，英国电气工程师亨斯菲尔德（Godfrey Hounsfield）设计了计算机体层成像（CT）机器。1978 年，第 1 套磁共振（MR）系统诞生，1980 年 3 月获得第 1 张人脑磁共振影像。CT 和 MR 等现代神经影像技术推进神经外科跨入显微神经外科时代。

进入 21 世纪，功能磁共振成像（functional magnetic resonance imaging，fMRI）可以准确判断病灶和病灶周围脑功能区。术前 fMRI 检查，可以识别人脑视觉、听觉、语言和（或）肢体运动的功能区。弥散张量成像（diffusion tensor imagimg，DTI）显示脑神经纤维束。fMRI 和 DTI 联合应用可以定位脑疾病、明确脑皮质功能区与传导束。开颅手术前利用 fMRI 定位病灶和脑动能区，可避免损伤脑功能。手术后复查 fMRI 可了解功能区残留和功能的代偿状况，指导术后功能恢复。

现代神经影像不仅对提高手术疗效具有重要指导意义，同时也为脑科学基础研究提供了一个崭新平台。神经外科医师是唯一有机会直接在人脑进行手术的医学工作者。神经外科医师开展脑疾病基础研究，对脑科学研究成果向临床转化有巨大的潜在优势，如脑胶质瘤、脑血管病和帕金森病等对脑网络连接的影响；绘制脑部疾病的脑网络组图谱的异常模式确定脑部疾病早期诊断和疗效评价标准；利用脑网络组图谱进行神经外科手术导航、病灶定位和脑功能保护，实现已知脑功能区验证和发现脑的未知功能等。

Duffau 教授编著的《脑成像——从认知神经基础到外科手术应用》介绍了大脑沟回和白质纤维束的基础解剖学，讨论了不同脑功能成像方法的优劣；评估感觉运动、视觉空间、语言、记忆、情绪和执行等功能最新方法；提出拓扑脑网络、脑连接组学等理念。另外还从神经外科的角度讨论功能神经影像、术中清醒患者的皮质-皮质下电活动地形图，以及神经亚网络间连接生物数学模型的连接组学和神经可塑性的概念。

目前我国人脑研究计划即将启动，作为神经外科医师应当积极参加这项国家重大科研项目。非常高兴将冯华、王伟民和江涛教授组织编译的《脑成像——从认知神经基础到外科手术应用》推荐给各位同仁，相信对从事神经科学研究的工作者会有很大帮助。

中国科学院院士
国家神经系统疾病临床研究中心主任
首都医科大学附属北京天坛医院神经外科学系主任、教授

赵继宗

序 三

以阐明脑和神经系统工作原理和运行机制为目标的脑科学（狭义地讲就是神经科学），通常被认为是自然科学的"最后疆域"（last frontier），是生命科学乃至所有自然科学领域中发展最为迅速的分支之一。目前脑科学研究正在掀起新的高潮，这反映了它所蕴涵的科学意义，以及对人类社会发展的推动作用，脑科学正日益深刻地为人们所认识。20 世纪 80 年代美国提出了"脑的十年"的发展计划，日本也于 20 世纪 90 年代提出相关的科学计划，目前，我国"脑计划"在国家的支持下也将付诸实施，旨在认识脑、保护脑和模拟脑。

在现代的神经科学研究中，在无创条件下检测、分析人脑各分区神经细胞的活动特征的人脑成像（human brain mapping）技术，包括结构成像、功能神经影像学等，是一个多学科交叉的新兴领域，近年来已广泛地开展起来。人脑成像技术在神经外科中的应用，反映了神经外科和基础神经科学紧密结合的一个侧面。法国 Duffau 教授，作为一名神经外科医生，认识到神经科学研究在神经外科手术中的重要性，长期致力于从神经外科角度开展神经科学与脑成像的研究，把两者有机地融合起来，进一步提出了一些独到的见解，令人印象深刻。这也启示我们应该更加积极主动地推进相关学科之间的联合，这种学术的联合可以是跨单位的，甚至是跨地域的，如果我们把临床科室、神经生理、心理、生物医学工程、生物物理等基础学科的研究力量组织起来，进行专题性的研究，我们是否有可能更有成效地提升中国脑科学研究的水平呢？

冯华、王伟民、江涛等教授将 Duffau 教授的英文专著译成中文，向中国读者传递了 Duffau 教授的理念。我相信，这本书的出版将会使更多的神经外科医生更深刻地认识到基础神经科学研究的价值和魅力，同时也感悟到神经外科医生在神经科学发展中所扮演着不可替代的角色。这在促进学科的融合方面无疑具有深远的意义。

中国科学院院士
复旦大学脑科学研究院教授　杨雄里
复旦大学脑科学协同创新中心主任

原 著 序

为确保手术的最佳准确性和安全性，外科医生不仅需要知道器官的形状和血管的分布，还需要理解器官每部分的功能。经典的外科学教科书详细讲述了大部分器官的解剖。神经手术却不尽然，因为人类大脑是已知领域中最复杂的器官，对各部分脑组织功能的理解远远不足。

在人类 $3m^2$ 的大脑皮质表面约有 400 亿个神经元。每个神经元都通过成千上万个突触连接进行神经元之间的信息传递。大脑表面的神经连接总数达 $4×10^{15}$ 个，如同银河系中星星的数量。

这些复杂性并非杂乱无章。特殊化区域的一致性模式形成一张"差之毫厘、谬之千里"的地图，这张地图最明显的功能性标志是初级感觉与运动皮质，它们仅占据 10% 的大脑皮质，剩余部分为联合皮质，大范围的灰质介导了如认知、情感和动作的整合过程。

在联合皮质内，可以鉴定一种突触传递的感觉层次，冲动可以成功地从初级感觉传递到单模脑区、多模脑区、旁边缘和边缘系统皮质。这种自下而上的突触传递由额外事物来指导行为反应。现代神经解剖证实自上而下的突触传递也可以反方向传递，冲动从边缘系统和联合皮质传递到感觉皮质。这个通路把内部产生的偏倚引入到对真实感觉的解释，这样的两种对立神经传递路径的联系导致真实感觉的内部误差在某种程度上像"意识"一样丰富。

初级感觉到运动皮质的突触距离越大，确定皮质的功能就越难。即使这些已鉴定的功能看似违背常识。近期事件的记忆究竟是怎样的一种工程逻辑，这记忆又包含了各种行为，难道仅仅依赖于颞叶的一个微小区——海马？为什么语言包含着各种思考，仅依赖于一侧大脑半球？左侧大脑半球损伤的患者，为什么对侧皮质不能接管这些功能？

过去的 150 年里，我们积累了大量关于灵长类动物大脑功能地形学的资料。经典的患者描述是在 19 世纪末 20 世纪初，先进的方法如用于追踪结构或化学神经解剖、活体猴单细胞记录和神经影像的现代化改革都极大地促进了脑成像的发展。神经外科受益于这些进步的同时，还通过术中刺激实验及关键案例报道如 H. M. 和胼胝体切除患者来帮助神经外科医生。

越来越多的证据促使这样一个现代观点形成：大脑中不存在听见信息、理解信息和储存信息的中心，这些认知、行为区域的协调归因于大规模的神经网络之间的交叉连接，包括皮质与皮质下神经元之间的连接。而神经网络具有更高级的神经功能，至少与临床存在4种关联：①一旦损伤相同神经网络中的任何一个区域，单个的语言或记忆中枢都将被破坏；②单个区域的破坏将会引起整个神经网络中有相关性的多种功能丧失，导致多种神经功能缺陷；③由于神经网络中其他元件的代偿作用，损伤神经网络中的单个元件将会引起最小的、短暂性的功能缺失；④神经网络中个别的解剖位点表现为一个相对特化的行为方式。解剖学上定义大规模神经网络为具有5个神经网络，这些大规模的神经网络与临床实践具有相关性：左侧优势的外侧裂区神经网络主导语言，右侧额顶叶的神经网络主导空间分辨力，颞枕叶的神经网络主导面部及躯体的辨识，额前叶的神经网络主导注意力及行为。在不同的人之间，这些神经网络的内在结构存在不同（如左利手与右利手），当进行神经外科手术导航时，这些神经网络将被单独明确标记。

目前关于人脑的研究成果是令人振奋的。然而，我们也要认识到脑功能的许多方面仍然未知。当目前的研究事实与脑功能的解释性理论相连接的时候，下一次的神经系统科学革命即将产生。现有的理论在一定程度上能够解释突触的活化如何转变为肌肉收缩，感觉冲动如何转变为记忆、语言、感觉和有目的活动。科学家们希望得到一些关于未来的启示，就如临床医生关心患者一样。然而，在床旁或手术中做出某项决定之前，我们没有足够的时间等到所有的细节得以证实。这就是为什么我们需要现代临床神经科学，特别是神经外科手术的快速发展，而患者所关心的问题使得最新相关研究增加。我相信 Duffau 教授编写的这本书将为以上目的提供新的独到的见解。

Marsel Mesulam，MD

主译前言

神经外科医生为什么要了解脑科学的知识？第一，人们对大脑的了解还很少。人类大脑是已知领域中最复杂的器官，但对各部分脑组织的功能和工作模式的理解远远不足。第二，了解脑科学理论、知识和方法，是安全进行神经外科手术的前提。为确保手术最佳的准确性和安全性，外科医生不仅需要知道脑组织的结构形状和血管分布，也需要了解脑组织每部分的功能及工作原理。第三，神经外科是脑科学研究的重要力量，只有神经外科医生能够有机会在显露大脑病变的同时研究人脑，也只有神经外科医生可以为了识别脑功能区对脑皮质进行电刺激，进而认识脑。早期 Broca、Brodmann、Penfield 等的工作就大大促进了脑科学的发展。第四，未来神经外科的临床工作可能就基于目前脑研究发现和技术创新的理解，不积极参与可能意味着未来的落伍和被淘汰。

Duffau 教授是法国的一位神经外科医生，他在神经外科和脑功能研究方面的建树是卓越的，在低级别胶质瘤手术和脑功能定位方面做了系列的工作，具有许多独到的经验、体会与见解。本著作就是他从神经外科医生角度认识脑科学，并为脑科学研究做出自己贡献的典范。本书的第一章详细阐述了皮质和白质通路的解剖；第二章介绍了目前不同脑功能成像技术的优势及局限性，包括非侵袭性的脑功能成像（如功能磁共振成像和弥散张量成像、脑磁图）和侵袭性脑功能成像（如清醒患者的术前或术中刺激）等；第三章介绍了关于感觉-运动、视觉-空间、语言、记忆、情感和执行等脑功能的研究进展；第四章主要介绍脑功能定位的相关技术，尤其强调了术中电生理技术（监控与电刺激定位，特别是在有意识的患者中）在神经外科手术功能定位中不可替代的作用；最后介绍了脑功能网络与功能代偿。脑功能研究方法学和概念的发展促进了神经外科手术的进步，神经外科的研究手段也加深了人们对神经基础及大脑功能的理解。Duffau 教授还专门为本书中文版作序。

近年来，脑科学在基础和应用研究中酝酿着历史性的重大突破。美国及欧盟等发达国家纷纷推出大型脑研究计划，我国亦将启动以探索大脑认知原理的基础研究为主体，以发展类脑人工智能的计算技术和研发脑重大疾病的诊断干预手段为应用导向的"脑计划"。以脑功能保护为基础的大脑病变的外科治疗也是精准医学的重要组成部分。神经外科医生应更多地与神经生理、心理基础等基础学科、生物医学工程和生物物理等学科合作，促进脑科学的进展与突破。

在本书即将出版之际，我们十分感谢各位同仁及中华医学电子音像出版社为本书的翻译和出版做出的巨大贡献，非常感谢周良辅院士、赵继宗院士、杨雄里院士为本书作序并推荐。由于本领域进展迅速，加之我们水平有限，时间仓促，尽管多次审校，仍可能存在不足，请读者给予谅解与指导。

冯 华 王伟民 江 涛
2020 年 4 月

原著前言

受益于神经基础知识研究的进步，认知神经科学得以快速发展，本书的目的在于建立认知神经科学的基础研究与其临床应用，尤其是神经外科手术之间的联系，而且能为了解脑组织的结构提供新的见解。

首先，详细阐述了基础解剖。一个完美的中枢神经系统的解剖结构是至关重要的，不论是皮质的脑沟和脑回，还是皮质下的白质纤维束结构。正如 1909 年 Broadmann 所描述的，"很坚决地强调一件事：从今以后，无论是在人还是在动物中，如果没有解剖学的定位，大脑皮质的功能定位完全是不可能的。所以，首先是解剖学的定位，其次才是生理学的定位；但是如果先有生理学的定位，那么将不可能有解剖学的定位"。然而，1 个世纪之后，这种描述仍有意义。如果对脑组织解剖没有更好的理解，将不会存在生理学的理解。令人困惑的是，自 Déjerine 和 Klinger 的开创性研究以后，学术上很少有关于人类脑组织皮质下连接通路的研究。有趣的是，最近的解剖研究开始再次探讨不同的白质传导束与其白质投射终点之间的关系。这些研究对于理解神经系统结构的分散式功能网络非常重要，亦有利于神经外科手术的操作。

尽管如此，由于不同个体的解剖-功能之间的巨大差异，神经解剖并不能充分预测脑组织功能，因此，在手术操作中，不能避免患者术后永久性缺陷的风险。本书第二章将介绍不同脑功能成像技术的进展及局限性。在过去的几十年，无论是非介入的脑功能成像（如脑磁图、功能磁共振成像和弥散张量成像），还是介入的脑功能成像（如清醒患者的术前或术中刺激）都取得了巨大的技术进展。本书的目的并非如既往的著作一样比较不同影像学方法的区别，而在于将成像方法各异的不同影像学技术结合以提高成像的可靠性。例如：功能磁共振成像利用的是神经与血管偶联之后的激活，因此不能区分重要的功能区与非功能区（即代偿区）。但是，该方法具有无创性、可重复性、能纵向（例如脑外科手术的术前和术后对比）等特点。弥散张量成像可显示不同白质纤维束的解剖结构，但是不能描述其功能。

虽然直接电刺激大脑抑制功能网络在皮质和皮质下的水平，并能够识别功能的基本结构，但它是侵入性的，仅可显示一部分大脑成像。了解每种技术的缺陷对神经科学家和医生来说都是非常重要的，便于更加准确地阐释定位结果，并在此基础上提出新的大脑工作模型或手术计划。

本书第三章的模型部分，详细地介绍了最新的感觉-运动、视空间、语言、记忆、情感和执行功能等模型。动物和人类的解剖及脑成像方法研究进展，让我们从经典定位方法及对中枢神经系统结构固有观点，转变为一个基于更大型的分布式和互动网络的动态视图[7]。值得注意的是，制备新的认知模型时，应该清楚地反映在局限的神经解剖区域，至少是一个确定性的，而不是作为一个纯粹的共识且没有任何具体的概念。此外，除了从区域到整脑的跨越，不同功能之间的关系也得到了更好的理解。例如，我们很难在谈论语言或记忆时把执行功能和情感排除在外，联系在一起便会带来情感理论及社会认知。

在此基础上，提出了一种新的脑损伤手术治疗策略，以期对手术中的风险率进行优化。功能神经影像学和纤维束成像有助于在手术前确定功能区，它们可以在手术切除时被集成到一个多模态神经导航系统。然而，要记住至少在个人层面上的脑部疾病中，这些技术尚不可靠，尤其是方法上的原因（任务选择、选择的生物数学模型、血管神经去耦合的脑胶质瘤）。因此，特别是在有意识的患者中监控与电刺激定位等术中电生理技术，仍是脑手术中辨认结构的金标准。它们允许检测皮质的功能区及皮质下连接，从而提供了一个严谨的适用方法。因此，它可能是按功能定位边界精准切除个体病灶：①这可以被认为是扩大经典的"非手术区"的手术适应证范围（如 Broca 区、中央区或岛叶）；②增加手术切除范围以避免遗留关键领域周围的边缘，从而增加对疾病自然进程的影响（例如肿瘤或癫痫）；③同时降低永久功能缺陷率（在最近的文献中显示其不大于 2% 时），提高生活质量（特别是由于癫痫缓解）。为此，超越经典的神经系统检查，脑外科为了客观评价并细化每一例患者的疾病和治疗对他生活质量的影响，广泛的神经认知评估成为迫切需求。因此，更好地了解、认知神经基础及模型，对于个体术前、术中及术后选择合适的处理方式是至关重要的。在此基础上还可以建立新的功能性康复治疗方案。

最后，转化研究涉及一系列（手术前和手术后）功能神经影像学和纤维束示踪技术、侵入性的术中皮质和皮质下电定位，以及生物数学建模的同步（特别是基于图和小世界理论）通往到新的概念脑"拓扑学"[2,4]和可塑性[5]，即动态组织的中枢神经系统构成的并行分布式互联网络，并且能够补偿另一侧。这种可塑性的潜能提示皮质下连接必须保留，这也使涉及脑功能区的肿瘤要考虑多级手术路径，特别是缓慢生长的损伤，如低级别胶质瘤。因为需要保存组织功能，第 1 次切除不完全，术后胶质瘤复发，原则上再实施第 2 次，甚至第 3 次手术，手术根据功能成像来提高肿瘤切除范围。从基本的视角来看，这些方法学和概念上的发展同时促进了对神经基础及大脑功能的深入理解。然而，人类脑成像的伦理学问题不能忽视，因为手术第一目标是对患者有益。为了达到这个目标，术前及术后的纵向神经心理评估应该更加系统地进行。

总之，采取综合路径来研究神经科学和神经外科学，不仅可以提高对大脑动态功能解剖的理解，而且可以提高大脑损伤患者的生活质量。如果认知神经科学能在外科学战略中更加系统地整合，脑外科学就可以利用其独特的优势来证实由非侵入性脑成像和生物数学模型提供的基础猜想。此外，随着知识不断的拓展，通过大脑革命可能会为"预防性功能神经外科"打开一扇大门，也就是说，在疾病引起不可逆症状前考虑手术，或者在任何症状发展之前，特别是在神经肿瘤方面，如当生长的肿瘤被偶然发现时。因此，神经解剖学家、神经放射学家、神经病学家、神经生理学家、神经心理学家、语言治疗师、神经科学家及神经外科医生应当更加有序地一起工作。编者在书中提及这些不同领域的专家，目的是促进神经网络和神经功能自身等方面的概念和行动上的合作。

Hugues Duffau

原著者简介

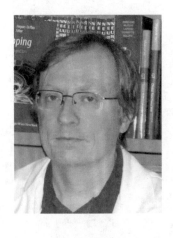

　　Hugues Duffau 博士是法国蒙彼利埃大学医疗中心神经外科主任、教授，法国蒙彼利埃神经科学研究院 "中枢神经系统可塑性、人类神经干细胞和神经胶质肿瘤研究"、法国国家健康与医学研究院 1051 团队的带头人。他是唤醒手术认知功能方面的神经外科专家，20 年来致力于缓慢生长的低级别胶质瘤的手术研究，使唤醒手术成为切除病变、保存功能的常规方案。他开创性地从事脑连接和神经可塑性基础研究，打破了大脑皮质局部定位的传统观念。鉴于其在神经外科和神经科学领域开创性的工作，Hugues Duffau 博士曾多次被授予名誉博士，并成为著名的斯德哥尔摩卡罗林斯卡学院赫伯特·奥利维克罗纳奖（The Herbert Olivecrona Award）最年轻的获得者。他撰写了 4 部专著，并在国际期刊发表论文多达 300 余篇，涉及神经外科及神经科学基础，其中包括认知科学和大脑可塑性研究。这些成果的引用超过 17 000 次，H 指数高达 70。他是多本期刊的编委（如 *Brain and Language*、*Neurosurgery* 和 *Neuro-Oncology*），并担任多达 88 本期刊的特约评审专家（评论超过 850 篇），包括：*New England Journal of Medicine*、*Lancet Oncology*、*Nature Medicine*、*Nature Reviews Neuroscience*、*Nature Reviews Neurology*、*Annals of Neurology*、*Brain*、*Cerebral Cortex*、*Trends in Cognitive Science*、*Current Biology* 等。他还兼任法国医学科学院委员、外科研究院委员、世界神经外科研究院委员、世界神经外科联合会青年医师奖评审委员、欧洲神经肿瘤学会学术委员等。

原著者名单

Céline Amiez

Neuropsychology/Cognitive Neuroscience Unit

Montreal Neurological Institute

Department of Neurology and Neurosurgery

McGill University,

Montreal, Quebec, Canada

Sylvain Baillet

Departments of Neurology and Biophysics

Medical College of Wisconsin

Milwaukee, USA

Paolo Bartolomeo

INSERM-UPMC UMR S 975

G. H. Pitié-Salpêtrière

Paris, France

Miriam H. Beauchamp

Centre de Recherche en Neuropsychologie et Cognition

Department of Psychology

University of Montreal

Quebec, Canada

Ste-Justine University Hospital Research Center

Montreal, Quebec, Canada

Pierre Bellec

UNF, Geriatric Institute,

University of Montreal

Montreal, Canada

John S. Bellerose

Centre de Recherche en Neuropsychologie et Cognition

Department of Psychology, University of Montreal

Quebec, Canada

Ste-Justine University Hospital Research Center

Montreal, Quebec, Canada

Lorenzo Bello

Neurochirurgia, Dipt. di Scienze Neurologiche

Università degli Studi di Milano

Istituto Clinico Humanitas

Milano, Italy

Alim Louis Benabid

Clinatec, CEA Grenoble

Grenoble, France

Habib Benali

INSERM U678, Paris, France

Faculté de médecine Pitié-Salpetrière

UPMC Université de Paris 06

Paris, France

Mitchel S. Berger

Departments of Neurological Surgery and Radiology

University of California

San Francisco, CA, USA

Ingeborg Bosma

Department of Neurology

VU University Medical Center

Amsterdam, The Netherlands

Christian Brogna

Department of Neuroscience-Neurosurgery

"Sapienza" University of Rome

Rome, Italy

Giuseppe Casaceli

Neurochirurgia, Dipt. di Scienze Neurologiche

Università degli Studi di Milano

Istituto Clinico Humanitas

Milano, Italy

Antonella Castellano

Neuroradiology, and CERMAC

Università Vita-Salute e Instituto Scientifico San Raffaele

Milano, Italy

Marco Catani

Natbrainlab, Department of Forensic and

Neurodevelopmental Sciences, Institute of Psychiatry

King's College London

London, UK

Anne Sophie Champod

Neuropsychology/Cognitive Neuroscience Unit

Montreal Neurological Institute

Department of Neurology and Neurosurgery

McGill University

Montreal, Quebec, Canada

Edward F. Chang

Departments of Neurological Surgery and Radiology

University of California

San Francisco, CA, USA

D. Louis Collins

Brain Imaging Centre

Montreal Neurological Institute

Department of Neurology and Neurosurgery

McGill University

Montreal, Quebec, Canada

Gérardo Conesa

Department of Neurosurgery

Hospital del Mar

Barcelona, Spain

David Coynel

Inserm U678, Paris, France

Faculté de médecine Pitié-Salpetrière

UPMC Université de Paris

Paris, France

Flavio Dell'Acqua

Natbrainlab, Department of Forensic and

Neurodevelopmental Sciences, Institute of Psychiatry

King's College London

London, UK

Rolando Del Maestro

Brain Tumour Research Centre

Montreal Neurological Institute

Department of Neurology and Neurosurgery

McGill University

Montreal, Quebec, Canada

Philip C. De Witt Hamer

Neurosurgical Center Amsterdam

VU University Medical Center

Amsterdam, The Netherlands

Anthony Steven Dick

Department of Psychology

Florida International University

Miami, FL, USA

Linda Douw

Department of Neurology

VU University Medical Center

Amsterdam, The Netherlands

Hugues Duffau

Department of Neurosurgery, Hôpital Gui de Chauliac

CHU Montpellier, Montpellier, France

Institute of Neuroscience of Montpellier

INSERM U1051, Plasticity of Central Nervous System,

Human Stem Cells and Glial Tumors, Hôpital

Saint Eloi

CHU Montpellier

Montpellier, France

Josep M. Espadaler

Department of Neurosurgery, Hospital del Mar

Barcelona, Spain

Enrica Fava

Neurochirurgia, Dipt. di Scienze Neurologiche

Università degli Studi di Milano

Istituto Clinico Humanitas

Milano, Italy

Andrea Falini

Neuroradiology, and CERMAC

Università Vita-Salute e Instituto Scientifico San Raffaele

Milano, Italy

Emily Ferreira

Neuropsychology/Cognitive Neuroscience Unit

Montreal Neurological Institute

Department of Neurology and Neurosurgery

McGill University

Montreal, Quebec, Canada

Rodney A. Gabriel

Departments of Neurological Surgery and Radiology

University of California

San Francisco, CA, USA

Oliver Ganslandt

Neurochirurgische Klinik

Universität Erlangen-Nürnberg

Erlangen, Germany

Peter Grummich

Neurochirurgische Klinik

Universität Erlangen-Nürnberg

Erlangen, Germany

Jan J. Heimans

Department of Neurology

VU University Medical Center

Amsterdam, The Netherlands

Martin Klein

Department of Medical Psychology

VU University Medical Center

Amsterdam, The Netherlands

Penelope Kostopoulos

Neuropsychology/Cognitive Neuroscience Unit

Montreal Neurological Institute

Department of Neurology and Neurosurgery

McGill University

Montreal, Quebec, Canada

Alexandre Krainik

Clinique Universitaire de Neuroradiologie et IRM

CHU Grenoble

Grenoble, France

Matthew A. Lambon Ralph

Neuroscience and Aphasia Research Unit

School of Psychological Sciences

University of Manchester

Manchester, UK

Maryse Lassonde

Centre de Recherche en Neuropsychologie et Cognition

Department of Psychology

University of Montreal

Quebec, Canada

Ste-Justine University Hospital Research Center

Montreal, Quebec, Canada

Emmanuel Mandonnet

Department of Neurosurgery, Lariboisière Hospital

Paris, France

INSERM U678

Paris, France

Guillaume Marrelec

Inserm U678

Paris, France

Faculté de médecine Pitié-Salpetrière

UPMC Université de Paris

Paris, France

Juan Martino

Department of Neurological Surgery

Hospital Universitario Marqués de Valdecilla and

Instituto de Formación e Investigación Marqués de

Valdecilla (IFIMAV)

Santander, Cantabria, Spain

Arnaud Messé

Inserm U678

Paris, France

Faculté de médecine Pitié-Salpetrière

UPMC Université de Paris

Paris, France

Srikantan S. Nagarajan

Departments of Neurological Surgery and Radiology

University of California

San Francisco, CA, USA

Christopher Nimsky

Klinik für Neurochirurgie

Universitätsklinikum Giessen und Marburg GmbH

Marburg, Germany

George Ojemann

Department of Neurological Surgery

University of Washington School of Medicine

Seattle, WA, USA

Vincent Perlbarg

Inserm U678

Paris, France

Faculté de médecine Pitié-Salpetrière

UPMC Université de Paris

Paris, France

Michael Petrides

Neuropsychology/Cognitive Neuroscience Unit

Montreal Neurological Institute

Department of Neurology and Neurosurgery

McGill University

Montreal, Quebec, Canada

Thomas Picht

Department of Neurosurgery

Charité-Universitätsmedizin Berlin

Campus Benjamin Franklin

Berlin, Germany

Nick Ramsey

Department of Neurology and Neurosurgery

Rudolf Magnus Institute for Neuroscience

University Medical Center of Utrecht

Utrecht, The Netherlands

Jaap C. Reijneveld

Department of Neurology

VU University Medical Center

Amsterdam, The Netherlands

Department of Neurology

Academic Medical Center

Amsterdam, The Netherlands

Guilherme Carvalhal Ribas

Department of Surgery

University of São Paulo Medical School-LIM-02

Hospital Israelita Albert Einstein

São Paulo, Brazil

Marco Riva

Neurochirurgia, Dipt. di Scienze Neurologiche

Università degli Studi di Milano

Istituto Clinico Humanitas

Milano, Italy

Geert-Jan M. Rutten

Department of Neurology and Neurosurgery

Rudolf Magnus Institute for Neuroscience

University Medical Center of Utrecht

Utrecht, The Netherlands

Steven L. Small

Department of Neurology

The University of Chicago

Chicago, USA

Cornelis Jan Stam

Department of Clinical Neurophysiology

VU University Medical Center

Amsterdam, The Netherlands

Andrea Szelényi

Klinik und Poliklinik für Neurochirurgie

Klinikum der Johann Wolfgang Goethe Universität

Frankfurt a. M., Germany

Michel Thiebaut de Schotten

Natbrainlab, Department of Forensic and

Neurodevelopmental Sciences

Institute of Psychiatry

King's College London

London, UK

INSERM-UPMC UMR S 975

G. H. Pitié-Salpêtrière
Paris, France

Pascale Tremblay
Department of Neurology
The University of Chicago
Chicago, USA

Edwin van Dellen
Department of Neurology
VU University Medical Center

Amsterdam, The Netherlands

Peter A. Winkler
Department of Neurosurgery and Epilepsy Surgery
Schön-Klinik Vogtareuth
Vogtareuth, Germany

Christian Xerri
Neurobiologie Intégrative et Adaptative UMR 6149
Université de Provence/CNRS
Marseille, France

目　录

第一章
大脑解剖

|第一节|

大脑皮质的显微神经外科解剖

Guiherme Carvalhal Ribas

在显微神经外科相对较新的领域中，随着经由脑池、脑裂和脑沟手术入路的运用和发展[54,57-58]*，以沟裂作为脑表面基本分界线的观念已经建立。众所周知，皮质功能是很复杂的[1-2,13,29,32,50]，因此，需要借助于皮质成像技术来准确定位皮质功能。详尽地认识脑沟、脑回的结构和形态是神经影像及术中导航必须具备的，清楚鉴别脑的沟裂可为皮质分界及神经外科医生选择显微神经手术入路提供帮助[41-42]。从另一方面来讲，尽管历史上人类一直对大脑的相关问题表现出了浓厚的兴趣，但直到19世纪中期才开始从解剖组织形态上认识和描述脑沟和脑回[17]。

解剖特征概述

随着脑的系统发生和胚胎发育[8]，特别是脑表面的折叠，在不增加脑体积的情况下有效地增加了皮质面积[43,53]，因此，脑沟和与此相应脑回的出现，蛛网膜下腔的空间随之增加。解剖上，它们深而恒定，也称作脑裂[5-6]。球形或四角形的脑回，通常被称作脑叶。主要的脑沟深1~3 cm，脑沟之间形成小的脑回互相紧贴，和相互连接着的脑回通常被称作横回。横回表面被不同长度和深度的脑沟分割，称为脑切迹，与皮质动脉导致的压痕相似。

值得注意的是，根据脑的胚胎发育时期和变异程度[9,28]确定形态学的分级，最首要的是脑裂和主要脑沟（表1-1-1）。同样值得注意的是，结构上的分级直接与该区域及相应脑沟的重要功能相关，解剖及构造上稳定的脑沟，其形成的相关区域具有专业的功能[31,50]。

---

  * 译者注：为忠实原著，本书参考文献标引顺序均按原书顺序排序

表 1-1-1　出生前脑沟的发育

特点	Chi 等，1977	Nishikuni, 2006
胎儿数量	207	107
妊娠时间（周）	10~44	12~40
脑组织长度（mm）	10	12
上外侧面		
外侧裂	14	17
环状岛沟	18	17
中央岛沟	–	29
中央沟	20	21
中央前沟	24	26
额上沟	25	25
额下沟	28	30
中央后沟	25	29
顶内沟	26	29
枕横沟	–	30
月状沟	–	24
颞上沟	23	26
颞下沟	30	31
颞横沟	31	33
下表面		
嗅沟	16	17
眶沟	–	22
海马沟	10	12
嗅脑沟	–	25
侧副沟	23	29
颞枕沟	30	33
内侧面		
胼胝体沟	14	12
扣带沟	18	19
边缘沟	–	33
中央旁沟	–	30
嗅旁沟	–	29
顶下沟	–	30
距状沟	16	17
顶枕沟	16	19
次要脑沟	40	38

注："–"，指无相应数据。

在脑表面，脑沟可长可短，（外侧裂、胼胝体沟、距状沟、顶枕沟、侧副沟及一般意义上的中央沟）可以连续，也可以中断。Ono 等[30]描述了 4 种主要类型的脑沟：大的初级脑沟，如中央沟、中央前沟、中央后沟和连续脑沟；短的初级脑沟，如嗅脑沟、嗅沟、外侧沟及枕沟；短的有分支的脑沟，如眶沟和顶下沟；短的无分支的脑沟，如额内沟和月状沟。这些脑沟常包含侧支，这些侧支可以相互独立，也可以相互连接（连接方式包括端-侧连接、端-端连接或者侧-侧连接，也可以是两条平行脑沟间的连接）。

由于脑沟间的连接很常见，故脑沟的命名也是大相径庭，不同的作者有不同的描述[10,30,47]。脑沟的大小和形状因人而异，而脑回则构成了一个真正相互连接的整体。脑回的连接在经过脑沟末端处时被中断，使得脑回在脑表面蜿蜒盘旋，但其实在脑沟的深处，脑回间是相连的[56]。脑回的分割仅在表面，其完整性和深度由邻近的脑沟限定，因此，每个脑回应理解成一个区域，而不是一个界限清楚的结构。

由于内折叠的原因，脑表面上外侧面和下面的脑沟通常朝向邻近的脑室腔，大脑半球的内表面并非这种形态，因为该处的脑沟特别依赖于胼胝体的发展[30]。鉴于其特殊的发育机制，唯一最常见的可识别表面特征是大脑的外侧裂[53]。

脑沟和脑回的多变和不规则使得人脑具有迷宫样的外表。然而，它们只是以特殊形态进行排列。

总之，人脑有如下构成：每侧半球的额部及颞部区域由 3 个横行的脑叶构成；中央区由 2 个窄的斜行脑叶构成；顶部区域由 2 个小叶构成，包括 1 个四角形的顶上小叶和 1 个由 2 个环形脑叶构成的顶下小叶；枕部区域由 3 个不规则、界限不清、大部分呈纵向的脑叶构成，并朝向枕极汇聚，它上部的脑叶是垂直的，而中间和下部的脑叶是横行的；岛叶由 4~5 个斜行的脑叶构成（图 1-1-1、图 1-1-2）。

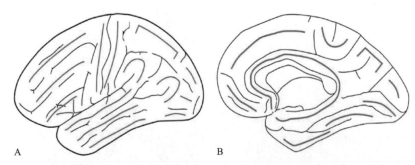

▶图 1-1-1　脑回的基本结构：上外侧面（A）和内表面、基底面（B）。红线代表脑回的固定排列

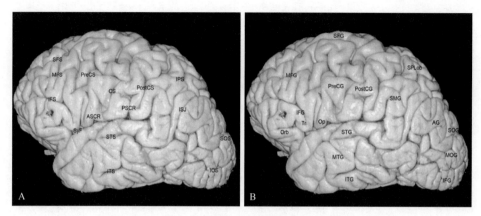

▶图 1-1-2　脑表面上外侧的主要脑沟（A）和脑回（B）

AG. 角回；ASCR. 前外侧裂的分支；CS. 中央沟；IFG. 额下回；IFS. 额下沟；IOS. 枕下沟；IPS. 顶内沟；ISJ. Jensen 中间沟；ITG. 颞下回；ITS. 颞下沟；MFG. 额中回；MFS. 额中沟；MOG. 枕中回；MTG. 颞中回；Op. 额下回岛盖部；Orb. 额下回眶部；PostCG. 中央后回；PostCS. 中央后沟；PreCG. 中央前回；PreCS. 中央前沟；PSCR. 外侧裂的近中央后支；SFG. 额上回；SFS. 额上沟；SMG. 缘上回；SOG. 枕上回；SOS. 枕上沟；SPLob. 顶上小叶；STG. 颞上回；STS. 颞上沟；SyF. 外侧裂；Tr. 额下回三角部

　　一般，外侧部的脑回和脑叶沿着每侧半球的上下边缘扩展，最后这些脑回构成一个外中间环，它主要由 2 个连续的脑回形成的"C"形的内环围绕。少数人每侧半球的底部包含 2 个水平脑回，向外侧（沿前外侧和中下边缘）和中间内环形的连续脑回之间延伸（图1-1-1B 和图 1-1-3）。

　　鉴于大脑半球需要有序的分叶，1998 年出版的国际解剖术语[15]将每侧半球划分为 6 个脑叶：额叶、顶叶、枕叶、颞叶、岛叶和边缘叶。然而，Yasargil[56]提到，中央叶由中央前叶和中央后叶组成，当然，这些仅仅是形态和功能单位，已经由 Penfield 和 Rasmussen[31]及Rasmussen[33-35]予以证明。

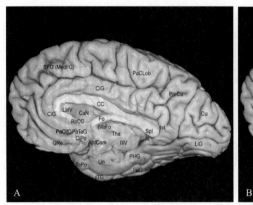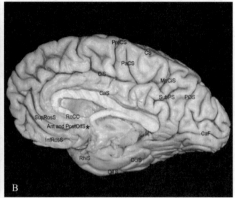

▶图 1-1-3 脑表面内侧和颞枕基底面的主要脑沟（A）和脑回（B）。

AntCom. 前连合；Ant and PostOlfs. 前后嗅沟；CaF. 距状裂；CaN. 尾状核；CaS. 胼胝体沟；CC. 胼胝体；CiG. 扣带回；CiPo. 扣带极；CiS. 扣带沟；ColS. 侧副沟；CS. 中央沟；Cu. 楔叶；Fo. 穹窿；FuG. 梭状回；GRe. 直回；ⅢV. 三脑室；InfRosS. 下嘴形沟；Ist. 扣带回峡；ITG. 颞下回；IVeFo. 室间孔；LatV. 侧脑室；LiG. 舌回；MaCiS. 扣带沟边缘支；MedFG. 额内侧回；OTS. 枕颞沟；PaClob. 旁中央小叶；PaCS. 中央旁沟；PaOlfG. 嗅旁沟；PaTeG. 终板旁回；PHG. 海马旁回；POS. 顶枕沟；PreCS. 中央前沟；PreCu. 楔前叶；RhiS. 嗅沟；RoCC. 胼胝体嘴；SFG. 额上回；Spl. 胼胝体压部；SubPS. 顶下沟；SupRosS. 上嘴形沟；TePo. 颞极；Tha. 丘脑；Un. 沟回

脑沟、脑回和脑叶

  肉眼看来，大脑外侧沟、外侧裂及轻度倾斜并且清晰排列的中央前回、中央后回，大约位于大脑外侧面的中心位置。如果把这些脑沟、脑回作为起点或基础，那么每侧大脑半球上外侧面剩余的脑回就很容易理解了。对每侧大脑半球的脑沟、脑回的宏观研究应该从认识外侧裂开始，外侧裂清晰地把上外侧面的额叶、中央区、顶叶与颞叶分割出来。同时也应该清楚地认识中央前回和中央后回，它们分布在脑表面外侧裂的前、后部分。如上所述，我们将每侧大脑半球描述为如下 7 个脑叶：额叶、中央区、顶叶、枕叶、颞叶、岛叶和边缘叶[56]。因为边缘叶的联系特别复杂，本小节将对相关区域及邻近的区域进行介绍。

一、额叶

  额叶是每侧半球最大、最前方的部分。在本章中，额叶将在中央前沟之后描述。额叶由额上回、额中回和额下回构成，它们纵行排列，被纵行的额上沟、额下沟分割（图1-1-2），分别简称为F1、F2、F3。

额上回的后面与中央前回至少有一个折叠面是相联系的，而这个相联系的面大多数情况下位于大脑纵裂的前、内侧部分。额上回可与额中回、眶回及直回相连。通常，额上回被额叶内侧沟细分为2个纵行的部分，内侧部分有时称作额内侧回[30]。在额上回最内侧、紧贴着中央前回的部分，就是重要的辅助运动区，这个区域因人而异，具体界限也比较模糊[7,53]。

额中回是额叶中最典型、最大的部分，通常有一条相对较浅的脑沟，沿着其前部的2/3走行，称作额叶中间沟或内侧沟[30]。对大部分人脑而言，额中回通过来自阻断中央前沟分支末端所突出的根部与中央前回的浅表面相连。由于额中回和额下回之间存在连接，额下沟也常被阻断。

额下回呈不规则状，被额下沟各种十字交叉的小分支所分割，额下回也经常用这种典型分割方式来界定。额下回的下部被外侧裂的分支所分割和界定；额下回的前部与额中回的前部以融合的方式终止；其后部与中央前回相连。额下回从前往后由眶部、三角部和岛盖部构成。

从外侧裂的同一点开始，水平和上升的分支出现是额下回三角部的特点，它比其他两部分更显紧凑（图1-1-2、图1-1-4）。眶部在额下回的三部分中位置最突出，岛盖部呈U形。在三角部，外侧裂的水平支和前升支通常会出现在蛛网膜下腔变宽的部分，即所谓的前侧裂点[41,59]。因此，在直视下可见前侧裂点位于三角部的下方和岛盖部基底的前方，把外侧裂分为前支和后支。

三角部常被额下沟的小降支分为上下部分。中央前沟的最下部通常包含在岛盖的U形回里。U形部的后部作为岛盖部的标志性部分，以前侧裂点为下缘和前缘，以大脑外侧裂的前中下支为后缘，对应于位于额下回和中央前回之间的连接褶皱。在某些情况下，岛盖部的前底部比较发达，被外侧裂的另一分支所分割。这条分支呈前后走向，也称作埃伯斯塔勒（Eberstaller）对角沟。当有对角沟存在时，它又把岛盖部的前部分为2个三角区域，这2个三角区域可互相定位。

在优势半球，额下回的岛盖部和三角部就是所谓的Broca区，这个区域主要负责语言功能[3,7,18,32,53]。

尽管眶部与外侧眶回的下面部分是连续的，但有时也从称作额眶沟的浅沟下方通过。三角部经常在外侧裂之上，而岛盖部的底部则位于同一脑裂的上部或内部[30,39]。

三角部、岛盖部同连接着中央前回和中央后回的中央下回，以及缘上回前下部一起覆盖在岛叶的上表面并构成额顶岛盖，额顶岛盖位于外侧裂的水平支和后升支之前[41,53]。

从前面看，额回的前部也可称作额缘沟，它位于眉弓边缘上部并与之平行，分割额叶表面的上外侧和眶部[30,56]。

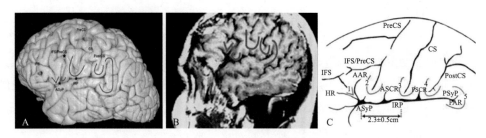

▶图 1-1-4　额顶盖：尸体标本（A）、MRI 影像（B）、脑沟和脑回的草图（C）。额顶盖的特点是"V"形回旋，构成了额下回（IFG）的三角部分[1]，恰好位于侧裂前支（ASyP）的上部，通常包含一个额下沟（IFS）的下降支；3 个"U"形回旋分别由额下回的盖部组成[2]，也经常被中央前沟的下部所分割；中央下回或颞区中央岛盖[3]组成了中央前回和中央后回的下部连接，包括中央沟（CS）的下部；中央后回和缘上回之间的连接臂[4]，包含中央后沟的下端部分；最后，"C"形回旋[5]由缘上回和颞上回的连接构成，环绕着外侧裂的后下部，"U"形回旋的底部和相关脑沟的分支位于侧裂的上部或位于裂缝的里面

AAR. 外侧裂的前升支；ASCR. 外侧裂的前近中央支；HR. 外侧裂的水平支；IFS/PreCS. 额下沟和中央前沟；IRP. 下 rolandic 点，外侧裂里中央沟的突出部位；PAR. 外侧裂的后部升支；PostCS. 中央后沟；PreCS. 中央前沟；PSCR. 外侧裂的后中央下支；PSyP. 外侧裂的后点

　　额底部或眶部、每侧额叶表面及包括嗅球和嗅束在内的嗅沟深部，纵行位于旁正中的位置（图 1-1-5）。另外，嗅束被分成内侧和外侧嗅纹，它们构成前穿质最前的部分。

　　嗅沟内侧是长而窄的直回，属于额上回的延续，并沿大脑半球内侧表面走行。

　　嗅沟外侧是眶回，占额底表面的绝大部分（图 1-1-5）。"H"形的眶沟（Rolando 十字沟）可以用来描述眶回的前部、后部、内侧部和外侧部。眶后回位于前穿质的前方，典型表现为"三角帽"样或"Napoleon"帽子的形状，这种形状可以使眶后回在解剖标本上容易辨认。"H"形的眶沟表现多种多样[40]。

　　眶后回与眶回内侧在内侧面相连，特征性地显示了眶后回脑叶的后内部，并沿着嗅束和外侧嗅纹走行[56]，通过横行的岛叶依次连接脑岛的前部。剩余的眶回和额极与额上回、额中回、额下回相连。

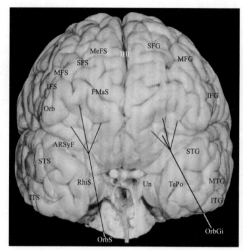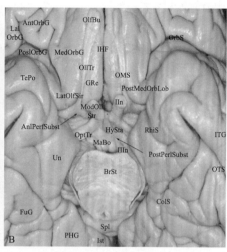

▶图 1-1-5　大脑半球的前面观（A）和额颞部下面观（B）

AntOrbG. 眶前回；AntPerfSubst. 前穿质；ARSyF. 外侧裂前支；BrSt. 脑干（脑桥）；ColS. 侧副沟；FMaS. 额缘沟；FuG. 梭状回；GRe. 直回；HySta. 垂体柄；IFG. 额下回；IFS. 额下沟；IHF. 大脑纵裂；Ist. 扣带回峡部；ITG. 颞下回；ITS. 颞下沟；LatOlfStr. 外侧嗅纹；LatOrbG. 外侧眶回；MaBo. 乳头体；MedOlfStr. 内侧嗅纹；MedOrbG. 眶内侧回；MeFS. 额内沟；MFG. 额中回；MFS. 额中沟；MTG. 颞中回；OlfBu. 嗅球；OlfS. 嗅沟；OlfTr. 嗅束；OptTr. 视束；Orb. 额下回眶部；OrbGi. 眶回；OrbS. 眶沟；OTS. 枕颞沟；PHG. 海马旁回；PostMedOrbLob. 眶后内侧小叶；PostOrbG. 眶后回；PostPerfSubst. 后穿质；RhiS. 嗅脑沟；SFG. 额上回；SFS. 额上沟；Spl. 胼胝体压部；STG. 颞上回；STS. 颞上沟；TePo. 颞极；Un. 沟回；Ⅱn. 视神经；Ⅲn. 动眼神经

二、中央区

中央区包含中央前回（运动区）和中央后回（感觉区），斜形走行在上外侧面，被中央沟下方（近中央回）和上方（旁中央回或位于内侧面的旁中央小叶）的连接及其他相关脑沟分割[56]。

形态学上，中央区斜形位于外侧裂之上，大约相当于大脑半球中间的位置。

从上外侧面观，中央区的前界为中央前沟或近中央沟的前部，后界位于中央后沟或近中央沟后部（图 1-1-2）。在大脑半球内侧面（图 1-1-3），旁中央小叶的前界为中央旁沟，下界和后界为扣带沟的上升和远端部分，也就是扣带沟的边缘支[30]。

中央前回和中央后回位于与半球间裂隙相对的斜向位置，不像大脑凸面的其他脑回那样呈锯齿状，通过前中央沟和后中央沟之间的间隙与相邻的脑回相连。中央前回、中央后回的下部通过近中央回（Broca 区的额顶叶下部或 Rolandic 岛盖部）来统一延伸，而下部则通过位于每侧大脑半球内表面的旁中央小叶（Broca 区的额顶叶上部）延伸。整个中央前回、中央后回像一个长椭圆形，其上有连续的中央沟，并分别以不连续的中央前沟和中央后沟为前界和后界。这种形态单位与运动和感觉间的功能相互对应，形成了脑叶的特点。

近中央回前界和后界的下方分别是外侧裂的近中央前支和近中央后支，它可完全位于外侧裂的上部，也可部分位于外侧裂内，因此，易让人错误地以为中央沟是外侧裂的一个分支[39,41]。与中央后回基底部相对应的中央下回部分位于颞横回表面上方[52]（图1-1-5）。

旁中央小叶位于大脑纵裂内，以旁中央沟为前界，以扣带沟的末端即扣带沟上升的边缘支为后界。

中央前回呈现3个被称作膝部的重要特征：上膝和下膝的特点是向前凸起，中膝的特点是向后凸起。中央前回的上部和下部除了经由上方（旁中央小叶）和额顶折叠下部（Rolandic岛盖部）连接外，也经常经由位于中央沟底部的横回和中央后回连接，构成了所谓的"Broca区"的中额顶，即"折叠通路"[2,47]。这个折叠既位于中央前回的中膝水平，也位于额上沟的中膝水平，相当于功能上支配对侧手部运动的脑回，因此，沿着额上沟既可指向中额顶的"折叠通路"，也可指向中央前回的中膝，其分别代表着手的运动区域[2]。在MR轴位像上，中央前回的这部分在形态上通常像希腊字母ω。

由于中央前回和中央后回的上部分呈斜形排列，因此在大脑半球的内表面构成了旁中央小叶，在结构上它与位于丘脑后部的脑室前角相关联。另外，中央前回、中央后回的后部覆盖了岛叶的后半部分，在结构上它与位于丘脑前部的侧脑室体部相关联。

三、顶叶

顶叶的解剖结构非常复杂，从某种意义上来说它的脑回结构难以划分界限，呈弯曲的波形，这些脑回也称为脑叶。

从上外侧面观，顶叶的前界为中央后沟，后界为从顶枕沟开始（上内侧界）到枕前切迹相连接的虚线。枕前切迹位于下侧壁边界，在枕极前5 cm[53]。顶内沟大约从中央后沟的中点开始，总体上平行于大脑纵裂，沿着顶叶的上外侧面走行，其后端渗入枕叶。顶内沟把顶叶上外侧面分成顶上小叶和顶下小叶（图1-1-2）。

顶上小叶为四角形，经由横切中央后沟最上部分的连合与中央后回连接，有时也经由从下方通过中央后沟的折叠面连接。顶上小叶的侧面是顶内沟，内侧面与楔前叶的上内侧边界相延续（图1-1-3），后面经由弓形凸起的顶枕叶上部的折叠面与枕上回相延续。这个折叠面包绕大脑半球上外侧面垂直的裂隙，这个裂隙也代表了顶枕沟的深度。在某些大脑中，还存在一个小的脑沟，即顶上沟，它从大脑纵裂开始，走行在中央后沟和外侧垂直的裂隙之间，并越过顶上小叶[30]。

顶下小叶前部由包绕外侧裂末端弯曲的缘上回构成，后侧由包绕颞上沟末端的角回构成。缘上回和角回具有顶结节的特征，这两个脑回被中间沟（Jensen中间沟）分割[50]。Jensen中间沟既可以是顶内沟下部垂直的分支，也可以是颞上沟上部垂直末端的分支之一，抑或两者都是（图1-1-2）。

在前部，缘上回经由一个位于环绕中央后沟的下部折叠与中央后回相连；在下部，缘上始终环绕外侧裂的末端，并与颞上回相延续；在后部，它有时包绕中间沟的下部边缘，连接着角回（图1-1-2）。同时，角回呈弧形弯曲，前部围绕颞上沟的水平支末端，也称作角切迹[30]，与颞中回相延续，它的后部上升到后面的折叠处，连接到枕叶中回。

因此，顶内沟的上界是缘上回和角回，呈轻微弓形，下部是凹形，在前方则与中央后沟的下部相延续。顶内沟的后界是顶内沟的延续，形成枕内沟[10,27]，也称作枕上沟[46]或枕横沟[30]，它把（垂直部）枕上回与其（水平部）中间相似的脑回分割出来[10,30,46,47]。根据长度，顶内沟有2个垂直的折叠面：上部较小的折叠面位于外垂直裂缝前端，也称作Brissaud顶横沟；另一个位于下部更发达的折叠面，与前面提到的Jensen中间沟相延续，将缘上回与角回分隔开[46,47,50]。顶上小叶、缘上回和角回也分别称作P1、P2和P3。

楔前叶位于每侧半球的内表面，是顶上小叶沿大脑上内边界的内向延续，也是续于顶叶的中间部分（图1-1-3）。楔前叶呈四角形，前界为扣带沟的边缘分支，后界为顶枕沟，下部为顶下沟。楔前叶在顶下沟的下部与扣带回的峡部相连。

四、枕叶

从脑表面的上外侧观，枕叶位于顶枕沟（在大脑半球的上内侧边缘）与枕前切迹连线的后部。在解剖上枕叶的脑沟和脑回较其他脑叶有更多的变化。虽然与其他背侧皮质区域相比，枕叶的边界不甚清晰，在解剖上也缺少恒定性，但枕叶区在脑表面的上外侧包括了3个脑回，其中最大的部分是与大脑纵裂纵行排列，同时向后部集中形成的枕极。像额叶和颞叶一样，枕叶的上外侧面通常也分为枕上回、枕中回、枕下回[10,46]，分别称为O1、O2、O3。枕上回更多的是与大脑纵裂垂直排列，枕中回或枕下回更多的是与大脑下部水平或平行排列（图1-1-2）。

在枕叶的内表面，解剖分界特别清晰，以顶枕沟与顶叶分界，主要由距状裂分成的楔回和舌回组成（图1-1-3）。枕叶的基底或下表面与颞叶的基底面相延续。

从上外侧面观，枕上回和枕中回被枕内沟分开[10,27,46]，枕内沟是顶内沟的延续，也称作枕上沟[10,46]和枕横沟[30]；枕中回和枕下回被界限不甚清晰的枕下沟分开[10,46]，枕下沟也称作枕外侧沟[30]。在某些情况下，所谓的月状沟呈垂直方向，正面朝向枕极[10,30]。与2条主要枕沟的多个分支一样，枕回也比较浅且不连续，分界不甚清晰，常有各种吻合的折叠加入，这样就组成了一个形态上难以描述的皮质表面。

枕上回的上部沿着大脑半球的上边界走行，并沿着其内表面续于楔回。枕下回的下部沿着其下侧边缘延伸，基底面位于颞枕回内侧面的外侧，也称作舌回，和侧副沟一样分割两者。

如前所述，在大脑半球的内侧面，枕叶边界清楚，解剖上有恒定的脑沟和脑回（图

1-1-3）。主要的脑沟是距状沟，位于大脑半球下内侧边缘的上部。距状沟从胼胝体压部的下部开始，沿着扣带回的峡部，经海马旁回，续于后部细微凸出的、弯曲的顶部；从上面观，顶枕沟的前界是大脑半球内侧面的枕叶；从后面观，距状沟有时跨过内上边缘，沿枕极走行于大脑半球的上外侧面。

顶枕裂的起始处将距状沟分成远端和近端。距状沟近端的上部和顶枕沟的前部是楔状回前部，也是顶叶的一部分；距状沟远端的上部和顶枕沟的后部是楔叶或楔回，如此命名是因为它特征性的楔状形态（图1-1-3）。

全程沿着距状沟下部走行的是颞枕回的内侧面，又可称为舌回，其前部续于海马旁回，构成被小脑幕支撑的枕叶的内侧基底部。

舌回的上界是距状沟，下界是侧副沟。侧副沟是一个深而均匀连续的沟裂，位于脑底部，从枕极延伸到颞叶，与距状沟平行走行。

顶枕沟和距状沟在脑表面看起来是连续的，但是当它们的边缘回缩后，可以明显地发现它们被一个或多个小的脑回分割，这些脑回由楔叶的延伸部分组成，也称为舌楔回。

距状沟的近端构成了侧脑室枕角的内侧壁，称作禽距，其远端沿视皮质走行，包括位于楔回上部和舌回下部表面的主要视皮质区域。

在大脑半球的基底面，舌回的侧面是颞枕回的内侧或梭状回，位于侧副沟和颞枕沟之间。颞枕沟位于侧副沟的侧面并与之平行，很少延伸到枕极，一般被阻断或分成两部分或更多部分。从前面观，颞枕沟经常由内侧弯曲并加入侧副沟。梭状回沿颞叶基底面延伸走行，其后部侧面是枕下回，侧面构成枕叶侧面最下端的部分。

五、颞叶

颞叶位于外侧裂的下部，其后界是顶枕沟的上内侧部分到枕前切迹的连线。它的侧面被颞上沟和颞下沟分成了颞上回、颞中回和颞下回，分别称作T1、T2和T3，与外侧裂平行（图1-1-2）；颞中回的前界一般较短，使得颞上回和颞下回融合到一起，形成颞极。

颞上沟常常是界限清晰、较深和连续的脑沟，颞下沟通常是不连续的，可以构成不同的部分。颞叶的这两条沟始于颞极近端，终止于颞叶后界。因此，外侧裂的后部常弯曲上升而后终止融入缘上回。颞上沟常终止于外侧裂尾部的后部（侧裂后界点）。通常情况下，颞上沟分出的一个上升支把缘上回和角回分开，并与Jensen中间沟相连，颞上沟的一个远端和水平支融入角回[30,39,42]。鉴于颞上沟的这种形态，颞上回常向后延续于包绕外侧裂末端部分的缘上回。颞中回需与颞上沟远端和水平部分下方的角回部分相连，在下方常与枕下回相连。其次，颞下回在枕前切迹之上延续于枕下回，它的后部是颞叶。颞下回的下部沿大脑半球的下侧面延伸；内侧基底面位于颞枕叶侧面或梭状回侧面，并沿颞枕沟走行，由此将这2个脑回分开。

颞上回构成了颞叶岛盖并覆盖岛叶表面的下侧面。它的上表面（图1-1-6）位于大脑外侧裂内，由来自颞上回的各种横回组成，斜向圆形岛沟的下半部[48,52]。

岛盖的这些颞叶脑回中，首要的是卷曲的横回，它从颞上回的最后端开始，对角指向外侧裂顶部的底面，并朝向脑室。这个脑回称作 Heschl 颞横回。在某些大脑中，由 1 个或 2 个脑沟分割该脑回；这类大脑会有 2 个或 3 个脑回具备这些特征。最前部的 Heschl 颞横回与颞上回的最后部共同构成了最基本的听觉皮质区[48,53]。这个脑回在位置上特别重要，因为它位于中央后回的盖面之下，长轴指向脑室，并且它将颞叶岛盖表面分成 2 个平面：前面的一个平面称作极平面，后面的一个平面称作颞平面（图 1-1-6）[52]。

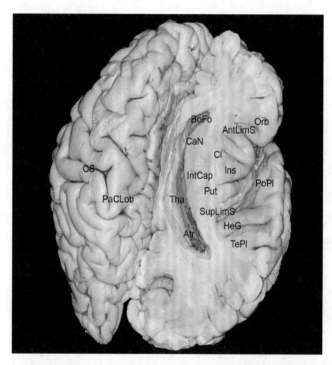

▶▶ 图 1-1-6　颞叶岛盖表面、岛叶和脑的中心核

AntLimS. 界沟前部；Atr. 侧脑室房部；BoFo. 穹窿体部；CaN. 尾状核；Cl. 屏状核；CS. 中央沟；HeG. Heschl 颞横回；Ins. 岛部；IntCap. 内囊；Orb. 额下回眶部；PaCLob. 旁中央小叶；PoPl. 颞叶岛盖部极平面；Put. 豆状核；SupLimS. 岛叶的上界沟；TePl. 颞平面；Tha. 丘脑

颞叶岛盖的极平面底部由斜向的短横回组成，平面下缘为环岛沟的下部，沿外侧裂的底部走行。颞平面呈三角形，内部顶点正好对应于大脑外侧裂底部的后顶点，在这里，环形岛沟的上部与其下部相连接。颞平面呈水平方向，面向缘下回的下表面并且支撑其最前面部分，因此，大脑外侧裂在极平面的冠状切面上呈斜支状，而在颞平面的冠状切面上呈水平状。

颞叶的基底面与枕叶基底面相延续，位于颅中窝底之上，颞骨岩部之前，而其枕底面位于小脑幕上表面。

颞叶平面的基底面由颞下回的下表面构成，前部由颞枕回的侧面或梭状回构成，梭状回位于海马旁回的侧面。而舌回位于侧副沟和颞枕沟之间，因为要适应颅中窝底的凹面，它的颞叶部分表现为基底轻微凸起；而它的前部常是弯曲的或是尖的，因为颞枕沟的最前部经常表现为内部弯曲并朝向侧副沟。一般情况下，梭状回的前边缘与中脑脚的水平相对应。作为一个整体，它构成了侧脑室腔和后脚的底部。

海马旁回属于边缘叶[15]。

六、岛叶

在1975年法国出版的第4版《解剖学名词》中[14]，脑岛被认为是脑叶，脑岛表面由位于古皮质与新皮质之间的旧皮质组成，古皮质在脑的演化发育过程中较早出现且在脑的构造上更靠近中间位置（包括杏仁核、海马），而新皮质在演化发生过程中出现较晚且更靠近脑的外侧部位（包括大脑半脑的新皮质）。

岛叶的前表面和侧表面埋在每侧大脑半球的额叶和颞叶之间，构成了侧裂池的基底部（图1-1-6），被包括在它们各自岛盖的卷曲中[48]。岛叶的前表面被额眶盖（包括眶后回的后部和额下回的眶部）覆盖。它的侧表面被额顶盖（三角形和额下回的岛盖部、近中央回、缘上回的前部和基底部）从上面覆盖，下部被颞盖（颞上回）所覆盖[48,53,60]。

岛叶的侧面像个三角锥体，它的前下顶部构成了岛阈，被岛叶斜形的岛中央沟分成前、后部，其中前面占据大部分。前面部分由3个短的脑回组成，从岛叶的最高点开始，正好与岛叶锥体的最突出部分相对应，其中最远的部分从岛叶前部向上延伸；后面部分，一般情况下由2个长的脑回组成，它们没有从顶部开始走行，而是斜形指向并平行走行。横岛回和副岛回共同构成岛极，也起源于岛顶[48,49]。下方的岛横回沿岛阈走行，且与由眶内回的后部和眶后回的中部组成[48,55]，位于嗅沟前方且沿嗅沟走行的眶小叶后中部相连。

岛叶表面被周围的Reil环形沟[10,45]或环状脑沟[47,48]所界定，环状脑沟被之前提到的岛叶横回阻断。根据岛叶的三角形状、环形或环岛叶形状，该脑沟通常被分为3部分，即前部、上部和下部[48]，也称作前环岛沟、上环岛沟和下环岛沟[36]。

为了更好地理解围岛叶的空间，需要记住岛叶有一个侧表面和一个前表面。它的上界沟和下界沟在形态上应被归类为真正的脑沟，其界线在各自岛叶侧面、额顶盖及岛叶侧表面和颞叶间回转和偏转。岛叶前界沟在深度和形态上被认为是真正的脑裂或空隙，因为它把岛叶前表面和眶后回的后表面分开。

前界沟底部的上半部分被纤细的内囊前肢的纤维从尾状核头真正的脑室凹处分割出来，前界沟底部的下半部分则续于腹侧纹状体-苍白球区域。

从形态学和脑构造的角度考虑，岛叶表面清晰的呈现出真正的大脑中央轴的外部屏障[36]，并在解剖上给予很好的限定。在每侧半球，大脑中央轴都包含岛叶固有核、基底核、丘脑和内囊（图1-1-6）。岛叶侧表面的前半部分与尾状核头在实质上是相连的，后半部分也与丘脑和尾状核体相连。由上述结构组成的每侧大脑半球的中央核，与相应半球对应的中脑合并，以此形成在形态学上以有与两个大脑半球核的对应的双头样结构为特征的脑干。

七、边缘叶及相关区域

1. 边缘叶 在1998年出版的《国际解剖学名词》[15,44]中更新了之前的《解剖学名词》，解释边缘叶为不同的脑叶，包含扣带回和海马旁回（表1-1-2）。

Broca在19世纪第1次使用边缘这个词[4]，他观察到某些大脑结构组成了一个以"C"形排列围绕间脑的整体。自此以后，边缘一词代表边界的、环形的或包绕的部分[16]，逐渐在神经解剖学上被定义下来。后来的研究解释为，边缘系统包含端脑和间脑的结构，即使它们在解剖和功能上不同，但都在生理上具有情绪、记忆和学习的作用[18,22,37,38,53]。在每侧大脑半球的内表面，有一个突出的部位是扣带回，它围绕着胼胝体，向后和向下续于海马旁回，形成"C"形围绕着间脑（图1-1-3）。Broca最初将扣带回和海马旁回当作一个整体，称其为较大的边缘叶。扣带沟、顶下沟和侧副沟都是他所认为的边缘沟的一部分[4,18,19]。

表1-1-2 基本的边缘叶皮质结构

扣带回
海马旁回
海马结构
海马（Ammon角）
海马托
齿状回
胼胝上回/灰被
前内侧基底核区
终板旁回
嗅旁回或胼胝体区
嗅皮质区

扣带回位于胼胝体沟上和扣带沟下，起始于胼胝体嘴的下面，围绕胼胝体膝上升，并且与额中回的内侧（或额上回的内侧面）连接；在胼胝体体部，与旁中央小叶相连；在胼胝体后部与楔前叶相连。

在胼胝体压部的后部，扣带回慢慢变窄，这里也被称作扣带回峡，并与海马旁回相延续。在这两个脑回之间有来自扣带回峡的距状沟前支。

如前所述，扣带沟上升支的终端后部是旁中央小叶，前部是楔前叶；顶下沟位于楔前叶的下方，把楔前叶和扣带回分离开来。顶下沟在后部经过较短的分割后，看起来像是扣带沟的后部延续。扣带回和楔前叶之间的连接位于顶下沟的前部和后部（图1-1-3）。

海马旁回形成了围绕在间脑周围"C"形的下半部。其后部，海马旁回包含了扣带回峡，也是位于距状沟下面的舌回前部的延续。海马旁回位于大脑脚的外侧，在前部它向内侧折叠，呈钩状，构成位于大脑脚前外侧的海马旁回的结节，并包含结节沟。

从内侧观，海马旁回表面的上部和侧面是弯曲的，构成了下托，具有平面特征，上面在丘脑枕的下部沿海马旁回的前后轴走行。因此，这两个平面构成了部分大脑横裂，包含着所谓环池的分支，海马位于下托的外侧。

海马由 Ammon 角和小齿状回组成，前者以室内突起为特征，后者位于 Ammon 角的外侧。这个小的齿状回被海马沟与下托分开，其前端终止在沟回里。如果 Ammon 角足够大，海马这个词通常被用来代表这个结构。在脑室腔内，Ammon 角或海马被海马槽覆盖。海马槽是一薄层纤维，其向上接穹窿伞（即海马伞），是海马主要的传出纤维束，这些结构统称为海马结构。在齿状回和穹窿伞之间是伞齿沟，位于海马沟外侧并平行排列[11,52]。

海马旁回呈三角形，其前内侧面为颈内动脉池，后内侧面对并环绕中脑脚。这两个小的突出的部位也称作半月回和环回，它们在沟回前部的表面非常明显，并被半月沟分割；环回比较靠下，常伴随出现因受小脑幕游离缘压迫所造成的切迹。沟回的前半部分包含杏仁核，而其后半部分包含海马的头部[52]；在上部，杏仁核向苍白球的基底部走行，以至于在冠状切片上，豆状核的基底部和杏仁核构成"8"字形或者沙漏形状[49,52,53]。

沿大脑基底部，海马旁回以侧副沟（将其与梭状回分开）和嗅沟（偶尔与侧支沟连在一起）为外侧边界。嗅脑沟不容易辨认，但它是一个恒定的脑沟，把沟回从颞极分割开来（图 1-1-3）。

2. 颞干 从侧面观，海马旁回与梭状回紧密相连，并且是脑基底面的剩余部分；从后面观，海马旁回沿扣带回延续；从内侧观，它沿着丘脑下方由脉络膜裂隙组成的自然空间走行。从前面观，其沟回部分通过侧脑室下角的一个清晰的神经脚向上合并到额基底区的最外侧面。

从前面和外面看，真正的颞脚由岛叶横回的皮质构成，穿过岛阈，连接到眶叶的后内侧[56]；在其中心部位，构成了钩状束，然后加入到额叶和颞叶[12]；额枕束的纤维刚好排列在钩状束的后部；杏仁核纤维由杏仁核腹侧的延伸纤维构成，投射到丘脑、下丘脑区域[53]和终纹核，位于尾状核头的下方[18,19,25]，以及前连合纤维；从内侧观，它包括杏仁核上延至硬膜和苍白球的部分[52]。

在文献中，这套结构被赋予一个颇具争议的名字——颞干，颞干等同于颞轴，根据 Duvernoy 所述[10]，颞干是位于脑室腔和颞上沟底部之间的一薄层白质。相反，Wen 等[52]描述这个词为"仅指颞叶和岛叶之间的连接点，不包括在苍白球和岛阈方向的延伸"。Türe 等[48]将颞干定义为"白质部分在岛叶前界和侧脑室下角之间穿通到颞叶组成的额枕束和前丘脑束"。

从后侧面观，颞干邻近的部位称作矢状层[24,49]，覆盖侧脑室下角和脑室腔。所有这些结构一起参与构成颞叶及大脑半球下面的岛叶。所谓矢状层是由前枕叶束、丘脑下丘脑脚或辐射（包括听辐射和视辐射）以及构成前连合和绒毡层的纤维组成。以上纤维构成了前连合和毯。毯，即胼胝体纤维层，位于视放射下面，构成矢状面的最下层。矢状层位于岛叶下限界沟下方，形成了侧脑室下角的顶和侧壁，构成脑室的侧壁；矢状层浅表是整个颞叶新皮质部分的皮质下白质。

从位置上来讲，值得注意的是矢状层是覆盖下脚和脑室腔的纤维束的集合，分布在岛叶的下部和后部。而颞干则位于前角和侧脑室下角，连接额叶基底侧的颞叶前内侧部分。

3. 基底前脑和腹侧纹状体-苍白球区域 每侧大脑半球额叶皮质的内侧基底部组成终板旁回和嗅旁回，也被认为是边缘叶的皮质区域。终板旁回位于每个大脑半球内侧壁上，与终板直接相对且几乎与终板相连，并由一条短的垂直沟（称为后嗅沟）在前部分隔。终板旁回前部分的小弯称作前胼胝体上回，并沿着灰被向上延伸。在下部，终板旁回沿着Broca区的斜角带和外侧嗅纹延伸走行。

嗅旁回的后部和前部也是垂直的，并被前嗅旁沟（后部经常不能被辨认出来）分割，位于终板旁回的前部。嗅旁回的区域也称作胼胝体下区，胼胝体下区的前部是一个连接扣带回最基底的部分与直回的褶皱，环绕着上嘴形沟的最后部分，也称作扣带极[56]。

终板旁回包绕着隔核[53]，构成隔核区域，对应于所谓的布洛卡（Broca）嗅旁区[23]，隔核带位于大脑半球的内侧面，正面对着前连合。

被称作前穿质的区域构成了在位置上特别重要的基底前脑区（图1-1-5B）。肉眼看，这片区域前界为嗅三角和内、外侧嗅纹，后界为视束的边缘，内界到大脑纵裂，外界到海马旁回钩和岛阈；从位置上看，前穿质位于颈内动脉分叉部的上面，形成包含颈内动脉末端和大脑前、中动脉近端部分区域的顶部。发自这些动脉的穿支构成豆纹动脉，它从前穿质的表面穿透该额叶底部的脑实质。

这个脑区，也称作腹侧纹状体-苍白球系统[18,21]，或简称腹侧纹状体，部分与无名质相关。无名质来自德国历史文学，可能易与现代英国文献中报道的基底前脑的概念相混淆。腹侧纹状体指位于每侧大脑半球前穿质和前连合之间的基底前脑区域。它的上部与内囊前肢最前侧部分紧密相关，其外侧部与颞干脚相连续，内侧与隔核带和下丘脑相连。腹侧纹状体-苍白球区域包括伏隔核，后者与尾状核头与壳核的最前和下面部分（因此称作腹侧纹状体）、基底前脑苍白球及前庭神经外侧核、构成杏仁核腹侧延伸的纤维相连接，并径直向隔核区域、下丘脑、丘脑及终纹的床核走行，位于尾状核头之下[19,23]，Reichert无名质与腹侧苍白球区相对应。因为无名质位置的特殊性，腹侧纹状体被豆纹动脉的穿支动脉呈"十"字穿通而过，功能上，腹侧纹状体与神经精神功能密切相关[19,20,22,38]。

值得注意的是，额叶皮质的内侧基底部分（旁终板回和胼胝体下区域）、嗅皮质（前穿质和梨状叶的组分）及腹侧纹状体-苍白球（及它的辅加核）构成一个皮质及皮质下联合体，沿脑表面腹侧，从颞极内侧到额叶基底内侧部分的后部走行，其后界为前连合的后部。

在这些认识的同时，Mesulam[26]建议由于杏仁体的最内侧部分（在沟回里）、背侧无名质（在腹侧纹状体-苍白球内）及隔核（在终板旁回中）的描述很相像，共同构成了基底前脑，所以应该被认为是大脑皮质的组成部分[56]。

总之，应该注意的是，以上提及的皮质组成了边缘叶的皮质部分，边缘叶的概念作为一个功能单位也包括深部结构的参与，虽然从概念和构成的角度来讲具有争议[18,19,20,38]，然而，从形态学角度看，构成大脑边缘系统的结构表现为一系列以每侧大脑半球丘脑和下丘脑为中心的"C"形弯曲。

结束语

为了理解和正确辨认脑沟及相应的脑回，需要注意的基本概念是一条脑沟并非必然由单纯的连续空间组成，另外，一条脑沟可以构成一个或多个特定部分，在某些情况下可以指向不同的方向。脑沟可长可短，可以是孤立的，也可以连接到其他脑沟[30]。

主要的脑沟在形态和尺寸上因人而异，并且脑沟在脑的表面构成真正的连续体，表现为以蛇状等不同的形式连接并围绕着脑沟的分支走行[56]。相邻脑回之间的分隔也很表浅，在结构上被脑沟的基底围绕并且可以被连续界定。脑沟的中断或游离沟末端的存在必然表明连接不同脑回或同一脑回的不同部分褶皱存在。因此每个脑回都可以理解为脑表面的一个区域，而不是解剖上很好界定的独立的神经结构。

在显微神经外科的应用中，值得注意的是，脑表面的反折机制贯穿大脑的整个进化和胚胎发育过程[43]。大脑的上外侧面和下面连续指向最近的脑室腔，这在冠状位 MRI 的影像研究中表现非常明显。这种脑沟布局在大脑半球的内侧面是见不到的，因为内侧面脑沟的发育直接与胼胝体相关，并且这些脑沟也与胼胝体的连合纤维平行排列[30]。

（公方合　赵恒立　译）

参考文献

[1] Berger MS, Cohen WA, Ojemann GA. Correlation of motor cortex brain mapping data with magnetic resonance imaging. J Neurosurg, 1990, 72：383-387.

[2] Boling W, Olivier A, Bittar RG, et al. Localization of hand motor activation in Broca's pli de passage moyen. J Neurosurg, 1999, 91：903-910.

[3] Broca P. Remarques sur le siège de la facultè du langage articulé：suiries d'une observation d'aphémie（perte de la perole）. Bull Soc d'Anth（Paris）, 1861, 6：330-357, 397-407；cited in Finger S Origins of neuroscience. New York, Oxford University Press, 1994.

[4] Broca P. Sur la cinconvolution limbique et al scissure limbique. Bull Soc d'Anth, 1877, 12：646-657；cited in Finger S Origins of neuroscience. New York, Oxford University Press, 1994.

[5] Broca P. Sur la topographie cranie-cerébrale ou sur les rapports anatomiques du crane et du cerveau. Rev

d' Anthrop, 1876, 5: 193-248.

[6] Broca P. Sur les rapports anatomiques des divers points de la surface du crane et des diverses parties des hémisfères cérébraux. Bull Soc d'Anth 1861, 2: 340; cited in Gusm ão S, Silveira RL, Cabral G. Broca and the birth of modern surgery: Arq Neuropsiquiatr, 2000, 58: 1149-1152.

[7] Brodal A, (1981) Neurological anatomy in relation to clinical medicine, 3rd edn. Oxford University Press, New York.

[8] Butler AB, Hodos W. Comparative vertebrate neuroanatomy: Evolution and adaptation, 2nd edn. John Wiley & Sons, Hoboken. 2005.

[9] Chi JG, Dooling EC, Gilles FH. Gyral development of the human brain. Ann Neurol 1977, 1: 86-93.

[10] Duvernoy HM. The human brain. Springer, Wien, 1991.

[11] Duvernoy MH. The human hippocampus, 2nd edn. Springer, Berlin. 1998.

[12] Ebeling U, von Cramon D. Topography of the uncinate fascicle and adjacent temporal fiber tracts. Acta Neurochir (Wien), 1992, 115: 143-148.

[13] Ebeling U, Eisner W, Gutbrod K, et al. Intraoperative speech mapping during resection of tumors in the posterior dominant temporal lobe. J Neurol, 1992, 369: 104.

[14] Excerpta Medica Foundation. Nomina anatomica, 4th edn. Excerpta Medica, Amsterdam, 1975.

[15] Federative Committee on anatomical terminology. International anatomical terminology. Thieme, Stuttgart, 1998.

[16] Ferreira AG. Latin-Portuguese Dictionary. Porto (in Portuguese). Porto Editora, 1966.

[17] Gratiolet LP. Memoire sur les plis cerébraux de l'homme et des primates. Paris: Bertrand, 1854. cited in Tamraz JC, Comair YG. Atlas of regional anatomy of the brain using MRI. Berlin, Springer, 2000.

[18] Heimer L. The human brain and spinal cord: Functional neuroanatomy and dissection guide, 2nd edn. New York. Springer, 1995.

[19] Heimer L. A new anatomical framework for neuropsychiatric disorders and drug abuse. Am J Psychiatry, 2003, 160: 1726-1739.

[20] Heimer L, Van Hoesen GW. The limbic lobe and its output channels: implications for emotional functions and adaptive behavior. Neurosci Biobehav Rev, 2006, 30: 126-147.

[21] Heimer L, Switzer RC, Van Hoesen GV. Ventral striatum and ventral pallidum. Trends Neurosci, 1982, 5: 83-87.

[22] Heimer L, Van Hoesen GW, Trimble M, Zahm DS. Anatomy of neuropsychiatry: The new anatomy of the basal forebrain and its implications for neuropsychiatric illness. Elsevier, Amsterdam, 2008.

[23] Lockard I. Desk reference for neuroanatomy. A guide to essential terms. New York. Springer, 1977.

[24] Ludwig E, Klinger J. Atlas Cerebri Humani. S. Basel, Karger, 1956.

[25] McGinty JF (ed). Advancing from the ventral striatum to the extended amygdala: Implications for neuropsychiatry and drug abuse. Ann NY Acad Sci 877. New York. The New York Academy of Sciences, 1999.

［26］ Mesulam MM. Patterns in behavioral neuroanatomy：association areas，the limbic system，and hemispheric specialization. In：Davis FA（ed）Principles of behavioral neurosurgery. Philadelphia，1987：1-70.

［27］ Naidich TP，Valavanis AG，Kubik S. Anatomic relationships along the low-middle convexity：Part I-Normal specimens and magnetic resonance imaging. Neurosurgery，1995，36：517-532.

［28］ Nishikuni K. Study of the fetal and post-natal morphological development of the sulci of the brain（thesis）. Faculdade de Medicina，São Paulo（in Portuguese）. Universidade de São Paulo，2006.

［29］ Ojemann G，Ojemann J，Lettich E，et al. Cortical language localization in left，dominant hemisphere. An electrical stimulation mapping investigation in 117 patients. J Neurosurg，1989，71：316-326.

［30］ Ono M，Kubik S，Abernathey CD. Atlas of cerebral sulci. Thieme，Stuttgart，1990.

［31］ Penfield W，Rasmussen T. The cerebral cortex of man. New York. Macmillan，1952.

［32］ Quiñ nes-Hinojosa A，Ojemann SG，Sanai N，et al. Preoperative correlation of intraoperative cortical mapping with magnetic resonance imaging landmarks to predict localization of the broca area. J Neurosurg，2003，99：311-318.

［33］ Rasmussen T. Cortical resection for medically refractory focal epilepsy：results，lessons and questions. In：Rasmussen T，Marino R Jr（ed）Functional neurosurgery. Raven Press，New York，1979：253-269.

［34］ Rasmussen T. Surgery for central，parietal and occipital epilepsy. Can J Neurol Sci，1991，18（Suppl 4）：611-616.

［35］ Rasmussen T. Tailoring of cortical excisions for frontal lobe epilepsy. Can J Neurol Sci，1991，18（Suppl 4）：606-610.

［36］ Rhoton AL Jr. Cranial anatomy and surgical approaches. Neurosurgery，2003，53：1-746.

［37］ Ribas GC. Considerations about the nervous system phylogenetic evolution，behavior，and the emergence of consciousness. Portuguese. Rev Bras Psiquiatr，2006，28：326-338.

［38］ Ribas GC. Neuroanatomical basis of behavior：history and recent contributions. Rev Bras Psiquiatr，Portuguese，2007，29：63-71.

［39］ Ribas GC. Surgical anatomy of microneurosurgical sulcal key-points（thesis）. Faculdade de Medicina，São Paulo（in Portuguese）. Universidade de São Paulo，2005.

［40］ Ribas GC. The cerebral sulci and gyri. Neurosurg Focus，2010，28（2）：E2.

［41］ Ribas GC，Ribas EC，Rodrigues CJ. The anterior sylvian point and the suprasylvian operculum. Neurosurg Focus，2005，18（6）：E2.

［42］ Ribas GC，Yasuda A，Ribas EC，et al. Surgical anatomy of microneurosurgical sulcal key-points. Neurosurgery，2006，59（ONS Suppl 4）：ONS177-ONS209.

［43］ Sarnat HB，Netsky MG. Evolution of the nervous system，2nd edn. New York. Oxford University Press，1981.

［44］ Sociedade Brasileira de Anatomia. Anatomical Terminology São Paulo（in Portuguese），Manole，2001.

［45］ Taveras JM, Wood EH. Diagnostic neuroradiology, Vol 1, 2nd edn. Baltimore Williams and Wilkins, 1976.

［46］ Testut L, Jacob O. Topographic anatomy textbook, 5th edn. Barcelona (in Spain). Salvat, 1932.

［47］ Testut L, Latarjet A. Human anatomy textbook, 8th edn. Barcelona (in Spain). Salvat, 1932.

［48］ Türe U, Yaşargil DCH, Al-Mefty O, et al. Topographic anatomy of the insular region. J Neurosurg, 1990, 90: 730-733.

［49］ Türe U, Yaşargil MG, Friedman AH, et al. Fiber dissection technique: lateral aspect of the brain. Neurosurgery, 2000, 47: 417-427.

［50］ Uematsu S, Lesser R, Fisher RS, et al. Motor and sensory cortex in humans: topography studied with chronic subdural stimulation. Neurosurgery, 1992, 31: 59-72.

［51］ Von Economo C. Cellular structure of the human cerebral cortex (transl. by Triarhou LC). Basel. Karger, 2009.

［52］ Wen HT, Rhoton AL Jr, de Oliveira E, et al. Microsurgical anatomy of the temporal lobe: part 1: mesial temporal lobe anatomy and its vascular relationships as applied to amygdalohippocampectomy. Neurosurgery, 1999, 45: 549-592.

［53］ Williams PL, Warwick R (ed). Gray's anatomy, 36th edn. Saunders, Philadelphia, 1980.

［54］ Yaşargil MG. A legacy of microneurosurgery: memoirs, lessons, and axioms. Neurosurgery, 1999, 45: 1025-1092.

［55］ Yaşargil MG. Microneurosurgery, Stuttgart. Georg Thieme, 1984, 1.

［56］ Yaşargil MG. Microneurosurgery, Stuttgart. Georg Thieme, 1994, 1.

［57］ Yaşargil MG, Cravens GF, Roth P. Surgical approaches to "inaccessible" brain tumors. Clin Neurosurg, 1998, 34: 42-110.

［58］ Yaşargil MG, Kasdaglis K, Jain KK, et al. Anatomical observations of the subarachnoid cisterns of the brain during surgery. J Neurosurg, 1976, 44: 298-302.

［59］ Yaşargil MG, Krisht AF, Türe U, et al. Microsurgery of insular gliomas: Part I: surgical anatomy of the Sylvian cistern. Contemp Neurosurg, 2002, 24: 1-8.

［60］ Yaşargil MG, Teddy PJ, Roth P. Selective amygdalo-hippocampectomy. Operative anatomy and surgical technique. Adv Tech Stand Neurosurg, 1985, 12: 93-123.

Juan Martino，Christian Brogna

|第二节|

白质通路解剖

概　述

大脑的白质由有髓神经纤维束组成，称为束或纤维通路。这些纤维在半球和脑干形成一个复杂的三维结构（图1-2-1）。选择脑内不同部位的手术入路必须首先深入了解白质纤维束，因此，详细地了解白质纤维束的解剖对处理大脑内肿瘤和血管病变是至关重要的。此外，不同白质纤维束的脑内精确走行和皮质终止位置具有很高的神经科学研究价值，因为它为理解大脑功能打开了一扇新窗户。

神经解剖学实验室训练是学习和理解白质纤维解剖及其与血管、脑池和灰质关系最好的方法[44,45]，特别是纤维分离技术可使神经外科医生更好地理解联络纤维、连合纤维和投射纤维的三维结构。

在神经解剖学历史上，纤维分离技术是为解剖学家提供珍贵机会来描述大脑内部结构的首要方法之一。Türe等[40]总结了纤维分离技术的历史。安德雷亚斯·维萨里（Andreas Vesalius，1514—1564年）首次区分出黄色柔软的大脑及其深部的白色质硬组织，是第一位描述胼胝体的人。雷蒙德·维厄桑（Raymond Vieussens，1641—1715年）是第一位描述大脑内部结构的解剖学家，提出"半卵圆中心"，并发现放射冠、内囊和脑干内锥体束的连续性。脑桥下锥体交叉由多梅尼科·米斯蒂切利（Domenico Mistichelli，1675—1715）最早描述。约翰·克里斯蒂安·赖尔（Johann Christian Reil，1759—1813年）首次介绍了用乙醇固定的方法来保存大脑，并描述了毡部纤维和视放射。意大利解剖学家路易吉·罗兰多（Luigi Rolando，1773—1831年）阐明了起自内侧嗅纹，通过胼胝体下区、扣带和海马旁回，终止于沟回，形成近乎完全闭合的连续环路。1855年，巴塞罗米奥·潘尼扎（Bartholomeo Panizza，1785—1867年）描述了视觉通路。路易斯·皮埃尔·格拉提奥莱（Louis

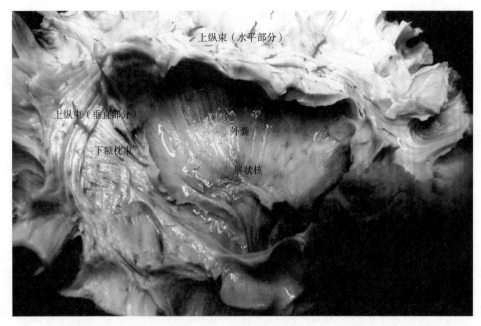

▶图 1-2-1　复杂的脑白质纤维的三维结构。上纵束（superior longitudinal fasciculus，SLF）绕着岛叶走行，在下额枕束（inferior fronto-occipital fasciculus，IFOF）上方与之交叉。屏状核和外囊位于脑岛和最外囊深部，在 IFOF 上方

Pierre Gratiolet，1815—1865 年）描述了从外侧膝状体到枕叶皮质的视放射。

　　20 世纪的前 20 年，由于纤维薄片切片机和组织学技术的更广泛应用，纤维分离技术逐渐被弃用。然而，白质纤维束不能在组织学标本中被追踪，因此，1935 年在瑞士巴塞尔，约瑟夫·科林勒（Joseph Klingler，1888—1963 年）认识到通过纤维分离技术研究白质的重要性，他改良了一种新的脑组织固定技术，即在分离之前冰冻甲醛固定的脑组织[20]。

　　20 世纪 50 年代，亚萨吉尔（Yasargil）是第一位将通过纤维分离技术获得白质纤维这一知识应用到神经外科手术中的医生[46]。20 世纪 90 年代，Türe 等非常详细地描述了白质纤维分离技术，促进了这项技术在神经解剖和神经外科培训中的应用[38-40]。

科林勒技术

　　科林勒技术的主要概念是在用木铲分离前冻结甲醛固定的大脑。冻结可以使纤维间

产生甲醛结晶，通过这个方法，纤维得以扩展和分离，从而在分离过程中更容易追踪其走行。

制备解剖标本必须遵循以下步骤：人大脑半球首先在 10% 甲醛溶液中固定至少 3 周，然后用手术放大系统仔细去除蛛网膜和血管结构，随后，标本于 -16℃ 冻存 3 周，最后用定制的木铲进行分离解剖，通常从颞上沟灰质处开始分离比较好。

白质纤维通路

脑内白质纤维通路可分为 3 种：联络纤维、连合纤维和投射纤维。短联络纤维，也称 U 形纤维，走行在脑沟的最深部，连接相邻的脑回。而长联络纤维连接同一半球的不同脑叶，长联络纤维主要有上纵束（superior longitudinal fasciculus，SLF）、下额枕束（inferior fronto-occipital fasciculus，IFOF）、钩束（uncinate fasciculus，UF）、下纵束（inferior longitudinal fasciculus，ILF）和扣带。越过中线连接两个半球的一些脑区的纤维为连合纤维，包括胼胝体、前连合和海马连合。投射纤维连接脑干与大脑皮质和脊髓，形成放射冠和内囊。

利用磁共振成像（magnetic resonance imaging，MRI）研究人脑发育过程发现，内囊、视放射和胼胝体是最早髓鞘化的。相反，长联合纤维如 SLF 和 IFOF 髓鞘化较晚[29]。

上纵束

赖尔（Reil，1809 年）和奥藤列斯（Autenrieth，1812 年）最早描述了 SLF 作为一组位于外侧裂周围的颞叶、顶叶和额叶的白质纤维。随后，布尔达赫（Burdach，1819—1826 年）和德热里纳（Dejerine，1895 年）详细描述了这种纤维系统，它作为绕过外侧裂的一束弓形纤维，连接颞叶后部与额叶。他们命名这束纤维为"弓状束"（arcuate fasciculus，AF），认为这是 SLF 的一部分，在他们的描述中经常交替使用"上纵束"和"弓状束"这两个名词。不同于这些经典描述，弥散张量成像（diffusion tensor imaging，DTI）白质束追踪技术研究表明，AF 是 SLF 的一个分支。此外，非人类灵长类动物和人类神经影像学实验显示，SLF 是一个复杂的大脑联络纤维系统，由 3 个不同部分[5,8,16,21]（图 1-2-1，在线版图 1-2-2）组成：额顶段或水平段，颞顶段或垂直段，颞额段或 AF。

SLF 的额顶段或水平段起源于角回和缘上回水平的顶叶下部，走行在额叶和顶叶岛盖部中 AF 外侧的白质内，终止于中央前回和额下回后部（Broca 区）水平的额叶后下部[8,16,21]。非人类灵长类动物大脑的类似研究[30,35,36]及 DTI 分析人类大脑[23]发现，额顶段

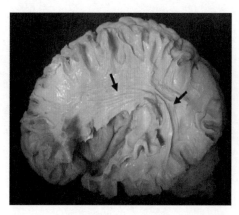

▸图1-2-2　上纵束的颞额段或弓状束（黑色箭头）的解剖图

并非一束纤维，而是在顶叶和额叶白质内，从背侧到腹侧可以分为3部分：SLFⅠ、Ⅱ和Ⅲ。SLFⅠ起自顶叶上背部和顶叶内侧（楔前叶），通过顶叶和额叶上部的白质，终止在运动前区和额前区皮质（6、8和9区的背侧部分和辅助运动区）。SLFⅡ源于顶叶下后部分（角回），通过岛叶上环沟上方的中央核心白质，止于背侧运动前区和前额区。SLFⅢ起自顶叶下前部分（缘上回）。SLFⅢ起自顶叶下前部分（缘上回），穿过顶叶和额叶的盖层白质，止于腹侧前运动区和前额皮质（Broca区域）。

　　SLF的颞顶段或垂直段起源于颞上回和颞中回的后部（韦尼克区），垂直走行于AF的外侧，并且与之平行，终止于顶叶下部[8,16]。

　　颞额段即经典的AF，是一束直接连接颞叶后部和额叶后部的白质纤维。AF的后投射位置并不仅局限于一个有精确标志的解剖区域，常包括颞上回、颞中回和颞下回的后部和内侧部分[2,3,18,32,34]，然后汇聚成一束，弓形绕过侧裂尾端，在顶盖和额盖的白质内走行。这束纤维位于上述两束浅表束的内侧，并与之平行，在皮质脊髓束的外侧。AF的额部终止区域存在争议，有学者认为它终止在中央前回、额下回后部（盖部和三角部）和额中回[18,32,34]，而其他学者认为其主要连接到中央前回，而非额下回[2]。有趣的是，卡塔尼亚（Catani）等[8]根据传导束成像技术，发现Broca区内SLF终止的位置存在一定的规律，AF终止于前部，而额顶段终止于后部。

　　总之，最近的数据表明，颞叶和额叶之间有两条平行的连接通路[8,16]：①直接通路对应于经典的AF；②间接通路走行在直接通路外侧，并与之平行，包括前段和水平段两部分以连接Broca区和顶叶下部，后或垂直段连接顶叶下部与韦尼克区。SLF是从神经生物学角度解释脑的高级功能，尤其是语言功能和语言障碍的关键结构[19,43]。目前将SLF细分为直接和间接通路，强调顶叶皮质下部作为一个独立的初级语言区，与经典的语言区密切相关[8]。

中纵束

恒河猴大脑实验和影像学研究发现一束源自顶叶下方尾侧至颞上回的白质纤维[36]，这束纤维被命名为中纵束。有趣的是，最近在人类的大脑中也发现这束纤维。Makris 等[24] 用 MRI 白质束追踪技术从 4 例人体中发现这束纤维的走行和起止。他们发现中纵束作为一薄层纤维，在经典 AF 的内侧和尾侧，连接角回和颞极。有必要进行进一步研究来确认这些初步结果及阐明中纵束的功能。

下纵束

1822 年，布达赫（Burdach）首次描述了下纵束（inferior longitudinal fasciculus，ILF），在颞叶下部前后走行，连接颞叶前部和枕叶。最近的 DTI 研究证明 ILF 有直接和间接通路[7]。间接通路即枕颞投射系统，由"U"形纤维连接颞叶下部和枕叶凸面相邻的脑回。直接通路由长联络纤维组成，位于短联络纤维的内侧。

尽管很多的 DTI 研究都对 ILF 直接通路的走行进行了分析，但其前部终止皮质仍存在争议。其终止位置有颞叶外侧面的颞上回、颞中回和颞下回的前部、梭状回、海马旁回、杏仁核和海马[7,15,35]。ILF 在侧脑室颞角的前部聚成一束，走行在颞角外侧壁和下外侧。此外，ILF 位于视觉通路的外侧和下方，而 IFOF 位于视放射的内侧和上方。因此，脑室顶是一个区分 ILF（下方）和 IFOF（上方）的极佳解剖标志[25]。在侧脑室房部，ILF 在矢状层（IFOF、视放射和膜状层）外侧，在 AF 和 SLF 颞顶段的内侧。ILF 向后终止于枕极凸面、舌回后部、梭状回后部和楔叶[7]。

下额枕束

下额枕束（inferior frontal occipital fasciculus，IFOF）是一种通过颞叶和脑岛将枕叶和额叶、顶叶连接起来的腹侧联合束。1909 年，库兰（Curran）通过尸体的纤维分离技术第一次描述了这类纤维。此后许多其他学者用白质分离技术阐明了这类纤维的解剖走行[26,27,31,40,41]。最近，DTI 研究和纤维分离技术相关研究也对 IFOF 在岛阈、颞角顶、颞叶前部和中部的走行进行了阐述[5,6,16]。

由于 IFOF 的额叶终点与其他长联络纤维（主要是 SLF）有许多交叉，其确切位置目前尚不清楚。最近 DTI 白质追踪研究发现，IFOF 额部终止于额前皮质的背外侧区和额眶皮质[5,16]。在岛叶位置，IFOF 与钩束（uncinate fasciculus，UF）平行，穿过外囊和屏状核的前下部，然后穿过颞干。研究人员使用纤维分离技术分析了人尸体中 IFOF 在颞干的解剖走行[27]。发现 UF 穿过前 1/3 颞干，在距离岛叶下环状沟数毫米处通过岛阈，而 IFOF 穿过颞干的后 2/3，位于 UF 的后方和外侧膝状体之间（图 1-2-2、图 1-2-3、图 1-2-4）。在颞干的外侧，UF 弯向前方，到达前颞叶，而 IFOF 弯向后方，走行在颞角顶壁之上、视放射的上内侧。听放射、外囊和最外囊的屏状核-岛盖部及岛叶-岛盖部纤维在 IFOF 上方通过颞干，而视放射在其下方通过颞干（图 1-2-3）。UF 与 IFOF 在同一个平面通过颞干前部，而前连合和丘脑下脚在 UF 下方穿过颞干。因此，IFOF 在内侧和外侧膝状体将听放射和视放射的起始段分开：听放射的起始段起源于内侧膝状体，在 IFOF 上方通过颞干；而视放射的起始段起源于外侧膝状体，从 IFOF 下方通过。

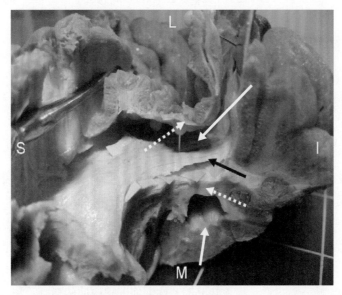

▶图 1-2-3　位于左侧半球的岛叶和颞干的 IFOF。在岛阈后 8 mm 处颞叶的冠状切面，颞角已开放（下方白色箭头）。在岛叶和颞干，IFOF（黑色箭头）已经完全从浅表和深部结构解剖分离开。小块蓝色纸放置在 IFOF 和更深层的结构之间，说明该束的纤维可以与周围的纤维束完全分离。颞盖、岛叶背侧、屏状核、最外囊和外囊由 IFOF 分开并上行。最外囊和外囊中的屏状核-岛盖部和岛叶-岛盖部纤维（靠上的虚线箭头）是"U"形纤维，连接屏状核、岛叶皮质与颞叶岛盖，这些纤维经 IFOF 的上方和岛叶下环沟之间狭小的空间穿过颞干。视放射（较低的虚线箭头）在 IFOF 下方通过颞干。L. 外侧；M. 内侧；S. 上；I. 下

在颞中部，IFOF 走行在颞角顶壁、视放射的上外侧和 ILF 的内侧。在颞干后部，IFOF

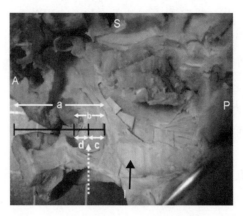

▶图1-2-4 位于左半球的岛叶、颞干和颞叶的IFOF（黑色箭头）解剖。虚线箭头表示颞角尖端的向上投影。在下环岛沟平面，测量颞干上的距离。a. 颞极与IFOF前缘间的前后距离；b. 岛阈与IFOF前缘间的前后距离；c. 颞角前尖与IFOF前缘间的前后距离；d. 岛阈与颞角前尖端间的前后距离。A. 前；P. 后；S. 上；I. 下

转向内侧加入矢状层。在这个平面，IFOF位于AF的内侧，在侧脑室的外侧壁走行在视放射的外侧。

　　关于IFOF的后部皮质终点存在重大争议。事实上，一些学者认为IFOF终止于枕叶腹侧[5]，而另一些学者则认为其终止于颞叶中、后部[16]，还有学者认为它终止于颞叶和枕叶（如颞中回和颞下回、舌回和梭状回）[28]。在最近发表的一篇文章，解剖了14个死后的人类大脑半球，并分析了IFOF的后皮质末端[26]。IFOF两种子成分：浅背侧部分和深腹侧部分，均在外囊的腹侧。浅背侧部分（图1-2-5）向下向后走行，穿过颞干的前部，经过颞角顶部的前部，然后向上穿过脑岛后部的下方，最后在侧脑室外表面的上部与矢状层相连。到达顶叶和枕叶凸面皮质，即顶叶上部和枕上回、枕内回的后部。深腹侧部分（在线版图1-2-6）位于屏状核的深浅部之间，在该平面，它向下向后走行，穿过颞峡的前部，在颞角顶壁上方、视放射的浅表侧走行，然后通过脑室和枕角底壁的外侧向后走行，最后终止于枕下回后部、梭状回后部、颞枕沟和颞下回基底面。

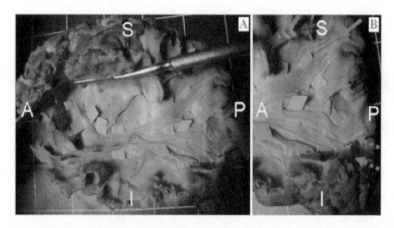

▶图 1-2-5　A. IFOF 浅背侧成分解剖。IFOF 的浅表部分和深部之间已用小块蓝色的纸隔开，证明这些纤维束可以完全从周围的纤维束分离出来。IFOF 的浅表部分位于外囊的腹侧，向下向后走行，穿过颞干的前部，通过颞角顶前部的上方，然后转向上，通过后岛叶深部，最后在房部外侧面的上部加入矢状层，到达顶叶和枕叶。B. IFOF 浅表部和背侧部分皮质终点的放大图。连接顶叶上方（实心箭头）和枕上回、枕中回的后部（虚线箭头）。A. 前；P. 后；S. 上；I. 下

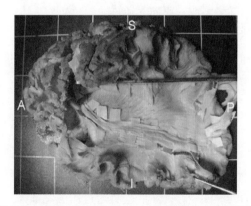

▶图 1-2-6　IFOF 的浅表部分纤维和最外囊被抬起以显露 IFOF 深部腹侧部分。小块的蓝纸放置在 IFOF 的深层部分和更深层次的结构之间，说明该束的纤维可以与周围的纤维束完全分离。在外囊腹侧部层面，IFOF 的深层部分位于 IFOF 浅表部分和深部的屏状核之间。在这个位置，它向下向后穿过颞干前部，在颞角顶的上部走行，较视放射表浅，向后通过侧脑室和枕角的外侧壁，最后到达枕叶和颞叶底部。A. 前；P. 后；S. 上；I. 下

最外囊、外囊、钩束

最外囊是一位于岛叶皮质深部的纤维系统，主要由短联络纤维组成，连接岛叶皮质与额盖、顶盖和颞盖[15]。

外囊和屏状核关系密切，大多数的外囊纤维起源于屏状核（图1-2-1）。最近费尔南德斯-米兰达（Fernandez-Miranda）等[15]对屏状核和外囊的解剖进行了综述，详细描述了通过DTI示踪成像和纤维分析技术得出的屏状核及其投射系统。屏状核是位于最外囊和岛叶深部的一薄层灰质。屏状核和外囊都有两个部分：背侧（或后上）和腹侧（或前下）部分。屏状核和最外囊的背侧或后上部分位于岛叶后短回和前、后长回深部。外囊背侧部分主要由屏状-皮质纤维组成，连接屏状核与额上区、中央前区、中央后区、顶上区和顶枕区。此外，背侧部分的投射也存在一定规律，即后部皮质投射到屏状核背侧的后部，前部皮质投射在其前部。屏状核和外囊的腹侧或前下部分位于岛叶前、中短回的深部。外囊的腹侧部分由UF和IFOF组成。屏状核腹侧由一群被UF和IFOF分离呈弥散或"岛阈样"灰质组成。

UF（图1-2-7）是一束呈钩状且连接前颞叶与内、外侧眶额皮质的腹侧联络纤维[6]。UF连接颞叶皮质的精确位置尚未明确，曾有报道指出其连接颞极、杏仁核、海马结构、颞上回和颞中回[12,36,37]。纤维聚集成一束向上通过颞干，如上所述，UF穿过前1/3颞干，在距离岛叶下环状沟数毫米的位置通过岛阈（图1-2-4）[27]；随后，在外囊腹侧位置钩状绕过岛阈；最后，扇形分布到眶回、胼胝体下区、直回、额极和额下回[12,31,36,41]。

胼胝体下束

1887年，奥奴弗洛维奇（Onufrowicz）首次描述了人脑的胼胝体下束。此束起自额内侧中央前结构（辅助运动区和扣带），然后垂直通过侧脑室额角外侧周围白质，终止于尾状核[9,24]。一直有争论认为扣带下束的外侧部分实际上就是上额枕束[6,42]。

脑室周围白质

术中电刺激运动前皮质腹侧及壳核外侧深部的白质纤维可引起构音障碍或构音不全，且重复性高[10,11,17]。构音障碍和构音不全可能是由参与发音过程的肌肉收缩引起的。根据

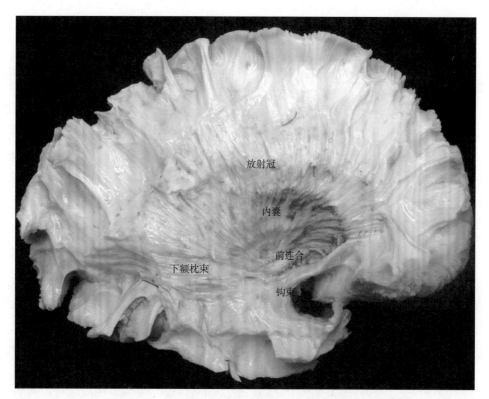

放射冠

内囊

前连合

下额枕束

钩束

▶ 图 1-2-7　放射冠、内囊和前连合之间的解剖关系

这些结果，推测存在一束下行的白质参与语言表达的最后通路[9]。此束可能源于专门参与发音的灰质结构，包括口的初级感觉运动区、腹侧运动前皮质、前岛叶和豆状核。

　　然而，纤维分离技术和白质追踪技术均未发现这束纤维。因此，还需进一步的解剖研究来证明这一纤维束的存在，并明确其精确走行和投射范围。

放射冠和内囊

　　放射冠和内囊包含自头侧向尾侧扩展的投射纤维（图1-2-7）。放射冠向尾侧延续成更致密的内囊，后者延续为大脑脚。如要显露放射冠，需要去除 SLF、IFOF、ILF 和视放射。特别是切除视放射后，才可暴露内囊和大脑脚之间的连接。

　　内囊位于放射冠的内侧和尾侧（图1-2-7），需要由外向内去除最外囊、屏状核、外囊、壳核和苍白球才能显露内囊。在分离过程中，苍白球纤维化程度高，可以与壳核区分开。然而，去除苍白球时需谨慎，以免损坏其下方的前连合。尾状核和丘脑位于内囊的内侧。

内囊由前肢、后肢、膝部、豆状核后部和豆状核下部组成[16,40,47]。内囊的前肢在尾状核和豆状核之间向下走行，后肢则在豆状核和丘脑之间通过。值得注意的是，前肢位于前穿质上方，而膝部恰好位于室间孔外侧的脑室壁。

通过内囊前肢的纤维中有连接额叶与丘脑前部、丘脑内侧和脑桥核团的纤维。通过膝部纤维，除皮质丘脑束和丘脑皮质束外，还有到达脑神经核的皮质核束。内囊后肢的纤维中有连接丘脑和皮质的纤维和控制上下肢和躯干运动的皮质脊髓束。控制上肢的纤维较控制下肢的纤维更靠前、更接近膝部。内囊投射到半球的外侧面，中央前回就位于内囊后肢的前方[47]。皮质脊髓束源于 Brodmann4 区、4a 区、4p 区[13]，穿过内囊后肢到达脑干。皮质脊髓束与 SLF 的关系密切，以 90°的角度与之交叉（图 1-2-8）。

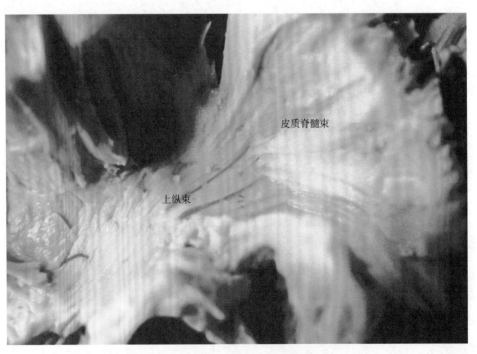

▶图 1-2-8　脊髓束纤维与 SLF 纤维呈 90°交叉

豆状核后纤维包括弯向豆状核后缘的所有纤维，而豆状核下纤维为通过豆状核下方的纤维。丘脑下脚和颞-脑桥纤维组成内囊的豆状核下纤维[40]。视放射大部分通过豆状核下纤维，少数通过豆状核后纤维。豆状核下纤维还包括听放射，它起自外侧膝状体（译者注，应为内侧膝状体），止于颞横回（或 Heschl 回-布罗德曼区 41 区）和颞上回。

视放射

视放射的纤维来自后丘脑的外侧膝状体，后者位于丘脑枕的腹外侧[1]。需要去除一些长、短联络纤维，如最外囊、屏状核、外囊和豆状核，才能显露视放射。此时，可暴露内囊的豆状核下纤维和豆状核后纤维：在这个位置，可分离出视放射，其延伸至枕叶皮质，扇形分散至距状裂。

由于视放射走行在颞角的顶壁和外侧壁，需要去除颞角的底壁才能显露视放射。这些纤维直接覆盖在颞角的室管膜上，在房部被一层薄的毡纤维分离。因此详细了解矢状层对于解析视放射走向至关重要。

矢状层由 IFOF、丘脑后脚和视放射组成[40]。顾名思义，矢状层从颞叶后部到枕叶沿矢状面走行。矢状层内，即使 IFOF 和丘脑后脚混到一起难以分开，视放射也可以被仔细地分离出来。

视放射越向后越厚，这是由于视放射从矢状层获得部分纤维，从 IFOF、前连合和丘脑后脚获得更多的纤维，从而在枕叶变得越来越厚[22]。

视觉纤维可分为 3 组。第一组纤维也称后束，从外侧膝状体直行经过矢状层到枕叶皮质，这些纤维通过脑室和枕角上方，到达距状裂的上唇。从这个角度看，视放射可被认为是丘脑后脚的一部分。第二组也称中央束，其弯曲向前，但不超过颞角前尖端，这些纤维走行在颞角和枕角的外侧壁。第三组也称前束或梅尔襻，完全通过颞角前尖端外侧壁的一半，在进入矢状层之前，通过脑室和枕角的下方，终止于距状裂的下缘。前襻往往达到钩隐窝的位置，通常距颞极后约 25 mm[22,40]。

在冠状位上，自梅尔襻向后至枕叶皮质视放射的形状会发生变化。视放射前部平坦，后部呈"逗号"形，且视放射的外下缘永远不会低于颞下沟。

总之，所有颞叶内部病变的手术入路均应考虑以下的解剖标志。视神经辐射覆盖颞角外侧壁顶端外侧的一半和颞角的顶部。另一方面，颞角内侧壁除了在外侧膝状体处之外不会出现视放射，在外侧膝状体，视放射上升至颞角顶壁上方。

穹窿与扣带

穹窿是海马主要的传出系统，始于海马伞向后延伸。它分为 3 个部分：穹窿脚、穹窿体和穹窿柱[33]。穹窿脚略低于胼胝体压部向前内走行，形成侧脑室的前壁。穹窿脚沿着丘脑的上内界中线，在侧脑室体部的内侧壁走行在一起。穹窿在胼胝体体部下方融合为穹窿连合。

穹窿柱组成室间孔（Monro 孔）的前壁。每个前柱又分叉为止于乳头体的连合后部分和止于隔区的连合前部分。乳头体丘脑束连接乳头体和丘脑前核。

需要去除扣带回，皮质和皮质下短纤维才能显露扣带。扣带是走行在胼胝体上方并与之平行的致密的纵向纤维束，它连接前额叶与后部皮质和海马[40]。扣带接收来自丘脑前核、额上回、中央旁小叶和楔前叶的纤维，来自楔前叶的纤维加入使得扣带明显增大。

头侧扣带在胼胝体膝部前方弯向前方，止于胼胝体下回，也称为 Broca 嗅旁区[40]和终板旁回。尾侧扣带穿过胼胝体辐射线枕部的纤维，覆盖距状沟前部的下缘，延续到前海马旁区，止于前下托区和内嗅皮质[4]。

前连合

前连合是位于苍白球下方和终纹上方的连合纤维系统，其垂直于视束穿过中线，位于钩束的内侧（图 1-2-7）。前连合向外侧可扩展至颞叶。尽管一些前连合纤维加入钩束，经后外侧直接融入 IFOF 和矢状层[40]。

胼胝体

胼胝体（图 1-2-9）是连接两个半球的主要连合纤维。通过打开半球间纵裂、去除扣带回，可以看到胼胝体的嘴部、膝部、体部和压部。如果以外侧向内侧的方式进行分离解剖，胼胝体的纤维与放射冠纤维呈 90°角越过中线。在胼胝体膝部，纤维向前斜形成胼胝体辐射线额部，连接前额叶和额眶区域。在胼胝体压部，纤维向后斜形成胼胝体辐射线顶部，连接顶枕叶和距状回区域。

膜状层代表了胼胝体压部一个亚组的纤维。需要去除颞角顶和侧壁，才能显露膜状层[40]。膜状层形成侧脑室房部顶壁和侧壁，它向前弯曲至颞叶，几乎延伸到颞角的前尖端、尾状核尾部的外侧，并走行到颞角以下，将丘脑后脚与颞角分离。

结　论

尽管近年来开发出多种不同的精准手术方式，如神经导航、术中超声或术中磁共振成像，但我们认为，没有一种技术可以取代在显微外科实验室通过纤维分离技术全面了解三

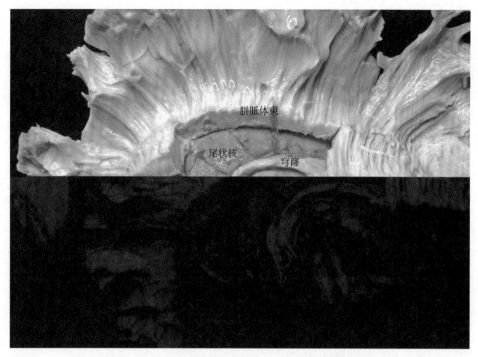

胼胝体束

尾状核

穹窿

▶图 1-2-9 胼胝体连合纤维及其与侧脑室壁的复杂关系

维纤维通路这一技术。纤维分离技术对脑内病变的手术规划至关重要，可保护皮质下结构，从而避免术后长期功能障碍。值得一提的是，术中皮质下电刺激定位时需要准确了解不同白质束的空间关系。

随着 MRI 白质纤维示踪技术的发展，对白质结构的理解进入一个新时代，它可以呈现活体人脑的白质纤维走行。尽管如此，神经外科医生在处理脑内肿瘤和血管病变时，应经过纤维分离技术的培训，以获得他们自己对复杂白质通路三维视图的认识。

（白红民　王伟民　译）

参考文献

［1］Archambault L. Le faisceau longitudinal inférieur et le faisceau optique central：quelques considerations sur les fibres d'association du cerveau. Paris：Rev Neurol，1906，4：1206.

［2］Bernal B，Altman N. The connectivity of the superior longitudinal fasciculus：a tractography DTI study. Magn Reson Imaging，2010，28：217-225.

［3］Bernal B，Ardila A. The role of the arcuate fasciculus in conduction aphasia. Brain，2009（132）：2309-2316.

［4］Carpenter MB，Sutin J. Human neuroanatomy. Williams & Wilkins，Baltimore，1983.

［5］Catani M，Thiebaut de Schotten M. A diffusion tensor imaging tractography atlas for virtual in vivo dissections. Cortex，2008，44：1105-1132.

［6］Catani M，Howard RJ，Pajevic S，Jones DK. Virtual in vivo interactive dissection of white matter fasciculi in the human brain. Neuroimage，2002，17：77-94.

［7］Catani M，Jones DK，Donato R，et al. Occipito-temporal connections in the human brain. Brain，2003，129：2093-2107.

［8］Catani M，Jones DK，ffytche DH. Perisylvian language networks of the human brain. Ann Neurol，2005，57：8-16.

［9］Duffau H. The anatomo-functional connectivity of language revisited. New insights provided by electrostimulation and tractography. Neuropsychologia，2008，46：927-934.

［10］Duffau H，Capelle L，Sichez N，et al. Intraoperative mapping of the subcortical language pathways using direct stimulations. An anatomo-functional study. Brain，2002，125：199-214.

［11］Duffau H，Capelle L，Denvil D，et al. The role of dominant premotor cortex in language：a study using intraoperative functional mapping in awake patients. Neuroimage，2003，20：1903-1914.

［12］Ebeling U，von Cramon D. Topography of the uncinate fascicle and adjacent temporal fiber tracts. Acta Neurochir（Wien），1992，115：143-148.

［13］Economo C von，Koskinas GN. Die Cytoarchitektonik der Hirnrinde des erwachsenen Menschen. Springer，Wien Berlin，1925.

［14］Epelbaum S，Pinel P，Gaillard R，et al. Pure alexia as a disconnection syndrome：new diffusion imaging evidence for an old concept. Cortex，2008，44：962-974.

［15］Fernandez-Miranda JC，Rhoton AL Jr，Kakizawa Y，et al. The claustrum and its projection system in the human brain：a microsurgical and tractographic anatomical study. J Neurosurg，2008，108：764-774.

［16］Fernandez-Miranda JC，Rhoton AL Jr，Alvarez-Linera J，et al. Three-dimensional microsurgical and tractographic anatomy of the white matter of the human brain. Neurosurgery，2008，62（Suppl 3）：989-1026.

［17］Gil Robles S，Gatignol P，Capelle L，et al. The role of dominant striatum in language：a study using intraoperative electrical stimulations. J Neurol Neurosurg Psychiatry，2005，76：940-946.

［18］Glasser MF，Rilling JK，DTI tractography of the human brain's language pathways. Cereb Cortex，2008，18：2471-2482.

［19］Goodglass H，Wingfield A. Selective preservation of a lexical category in aphasia：dissociations in comprehension of body parts and geographical place names following focal brain lesion. Memory，1993，1：313-328.

[20] Klingler J. Erleichterung der makroskopischen Prä paration des Gehirns durch den Gefrierprozess. Schweiz Arch Neurol Psychiatr, 1935, 36: 247-256.

[21] Lawes IN, Barrick TR, Murugam AB, et al. Atlas-based segmentation of white matter tracts of the human brain using diffusion tensor tractography and comparison with classical dissection. Neuroimage, 2008, 39: 62-79.

[22] Mahaney KB, Abdulrauf SI. Anatomic relationship of the optic radiations to the atrium of the lateral ventricle: description of a novel entry point to the trigone. Neurosurgery, 2008, 63 (Suppl 2): 195-202.

[23] Makris N, Kennedy DN, McInerney S, et al. Segmentation of subcomponents within the superior longitudinal fascicle in humans: a quantitative, in vivo, DT-MRI study. Cereb Cortex, 2005, 15: 854-869.

[24] Makris N, Papadimitriou GM, Kaiser JR, et al. Delineation of the middle longitudinal fascicle in humans: a quantitative, in vivo, DT-MRI study. Cereb Cortex, 2009, 19: 777-785.

[25] Mandonnet E, Nouet A, Gatignol P, et al. Does the left inferior longitudinal fasciculus play a role in language? A brain stimulation study. Brain, 2007, 130: 623-629.

[26] Martino J, Brogna C, Gil Robles S, Vergani F, et al. Anatomic dissection of the inferior fronto-occipital fasciculus revisited in the lights of brain stimulation data. Cortex, 2010, 46: 691-699.

[27] Martino J, Vergani F, Gil Robles S, et al. New insights into the anatomic dissection of the temporal stem with special emphasis on the inferior fronto-occipital fasciculus: implications in surgical approach to left mesiotemporal and temporoinsular structures. Neurosurgery, 2010, 66 (Suppl 1): 4-12.

[28] Nieuwenhuys R, Voogd J, van Huijzen C. The human central nervous system. Berlin: Springer, 1988.

[29] Paus T, Collins DL, Evans AC, et al. Maturation of white matter in the human brain: a review of magnetic resonance studies. Brain Res Bull, 2001, 54: 255-266.

[30] Petrides M, Pandya DN. Projections to the frontal cortex from the posterior parietal region in the rhesus monkey. J Comp Neurol, 1984, 228: 105-116.

[31] Peuskens D, van Loon J, Van Calenbergh F, et al. Anatomy of the anterior temporal lobe and the frontotemporal region demonstrated by fiber dissection. Neurosurgery, 2004, 55: 1174-1184.

[32] Powell HW, Parker GJ, Alexander DC, et al. Hemispheric asymmetries in language-related pathways: a combined functional MRI and tractography study. Neuroimage, 2006, 32: 388-399.

[33] Rhoton AL Jr. The cerebrum. Neurosurgery, 2002, 51 (Suppl 1): 1-51.

[34] Rilling JK, Glasser MF, Preuss TM, et al. The evolution of the arcuate fasciculus revealed with comparative DTI. Nat Neurosci, 2008, 11: 426-428.

[35] Schmahmann JD, Pandya DN. Fiber pathways of the brain. New York: Oxford Univerity Press, 2006.

[36] Schmahmann JD, Pandya DN, Wang R, et al. Association fibre pathways of the brain: parallel observations from diffusion spectrum imaging and autoradiography. Brain, 2007, 130: 630-653.

［37］ Sincoff EH, Tan Y, Abdulrauf SI. White matter fiber dissection of the optic radiations of the temporal lobe and implications for surgical approaches to the temporal horn. J Neurosurg, 2004, 101: 739-746.

［38］ Türe U, Yasargil MG, Pait TG. Is there a superior occipitofrontal fasciculus? A microsurgical anatomic study. Neurosurgery, 1997, 40: 1226-1232.

［39］ Türe U, Yasargil DC, Al-Mefty O, et al. Topographic anatomy of the insular region. J Neurosurg, 1999, 90: 720-733.

［40］ Türe U, Yasargil MG, Friedman AH, et al. Fiber dissection technique: lateral aspect of the brain. Neurosurgery, 2000, 47: 417-426.

［41］ Wang F, Sun T, Li X-G, et al. Diffusion tensor tractography of the temporal stem on the inferior limiting sulcus. J Neurosurg, 2008, 108: 775-781.

［42］ Yakovlev PI, Locke S. Corticocortical connections of the anterior cingulate gyrus, the cingulum and subcallosal bundle. Trans Am Neurol Assoc, 1961, 86: 252-256.

［43］ Yamada K, Nagakane Y, Mizuno T, et al. MR tractography depicting damage to the arcuate fasciculus in a patient with conduction aphasia. Neurology, 2007, 68: 789.

［44］ Yasargil MG. Microneurosurgery, 1: microsurgical anatomy of the basal cisterns and vessels of the brain, diagnostic studies, general operative techniques and pathological considerations of the intracranial aneurysms. Stuttgart: Thieme, 1984.

［45］ Yasargil MG. Microneurosurgery, 4A: CNS tumors: surgical anatomy, neuropathology, neuroradiology, neurophysiology, clinical considerations, operability, treatment options. Stuttgart: Thieme, 1994.

［46］ Yasargil MG. Microneurosurgery, 4B: microneurosurgery of CNS tumors. Stuttgart: Thieme, 1996.

［47］ Young P. Basic clinical neuroanatomy. Philadelphia: Williams & Wilkins, 1997.

第二章

脑成像方法的优势及局限性

|第一节|

功能磁共振成像

Alexandre Krainik

前 言

　　从磁共振成像（magnetic resonance imaging，MRI）可以观察血氧水平依赖（blood oxygenation level dependent，BOLD）信号变化[45]，并由神经刺激进行调节[4,46]以来，功能磁共振成像（functional MRI，fMRI）已经成为临床实践和认知神经科学领域最受欢迎的功能神经影像技术。实际上，高场强磁共振扫描仪和BOLD敏感序列现已广泛应用于临床工作和研究中。此外，fMRI是非侵入性的，BOLD信号依赖于脱氧血红蛋白（deoxyHb）浓度，无须注射对比剂即可检测。结合三维脑解剖图像的彩色激活图像使得该成像方法既具有吸引力又具有争议性[44,56]。

　　15年来的临床应用及无数相关科研论文的发表，甚至一些论文发表于顶级科学杂志，fMRI已经在医疗中展现出光明的应用前景[43]。目前fMRI的作用主要集中于神经外科手术前的语言功能区定位。实际上，BOLD fMRI是一项具有挑战性的技术，因为对一特定刺激产生的反应和激活图像之间的关系取决于神经血管耦联、血流动力学反应、MR信号探测及复杂的时间-序列分析[40,8]。

　　尽管其复杂程度显而易见却仅部分能得到解释，以及认知神经学对实验范例解释上的一些担心，fMRI是有牢固的生理学和物理学架构基础的，详见最近杰出的文献[40,8]。BOLD信号在不同受试者和MRI扫描仪上是可重复的[61]。fMRI需要严格的方法以获取和分析数据，需要丰富的脑构造和功能神经解剖学知识来评估局灶性病变造成的空间移位和重组，并且需要丰富的BOLD成像经验来区分伪影和客观的表现[22]。为了在临床工作中更好地发展fMRI，我们在此对fMRI的原理及其结果解释的要点进行一个简要的综述。

fMRI 的原理

一、BOLD 信号的生物物理学基础

大部分人体 fMRI 实验使用 BOLD 信号。这项任务相关信号的产生来源于突触前神经递质的释放，而后者反映了局部信号的传递，取决于抑制与兴奋传入信号的相对水平[40]。然而，依赖血氧变化的 BOLD 信号并不是神经活动的直接标志物。动脉血中，血红蛋白携带氧气形成的氧合血红蛋白是抗磁性的。在毛细血管，氧气被释放到组织进行有氧代谢从而使血红蛋白的空间构型发生了细微变化。脱氧血红蛋白是顺磁性的。这种磁化现象增加了氢原子核自旋的去相位，进而产生血管内外的磁场梯度。在 1.5T 磁场强度下，尽管血容量仅占组织体积的 4%，但约 50% 的 BOLD 对比由血管内信号产生[5]。另外，血管内外表面磁敏感性的差别也与空间去相位的程度有关。与邻近的大血管（如静脉）相比，血管外组织的磁场受脱氧血红蛋白的影响更明显。水分子的弥散有助于相位的分散也影响血管外的磁敏感性，特别是在大静脉周围。因此，由于磁敏感性缩短了 $T2^*$，自旋的去相位也增加了；最明显的 BOLD 变化见于静脉引流区域。这些变化更易被 $T2^*$ 加权像（$T2^*$ weighted image，$T2^*$-WI）梯度回波（gradient recalled echo，GRE）检查探测到，由于血管外效应较弱，自旋回波（spin echo，SE）T2 加权图像对 BOLD 信号的敏感性较低，但 SE T2-WI 对起源于毛细血管的 BOLD 信号的敏感性较高，尤其在较高静态磁场中[8]。

由于 BOLD 成像以脱氧血红蛋白浓度为内源性对比剂，因此，神经元和血管的基本特征及任务相关的反应都能涉及。实际上，脑氧代谢率的变化（cerebral metabolic rate of O_2，$CMRO_2$）、脑血流量（cerebral blood flow，CBF）和脑血容量（cerebral blood volume，CBV）均可对局部脱氧血红蛋白浓度进行调节。血管结构的功能特点如神经血管耦联是非常重要的。实际上，受生理学参数的负面影响，BOLD 信号是十分复杂的。神经元活动增加 $CMRO_2$ 和脱氧血红蛋白浓度，后者降低 BOLD 信号。尽管不稳定并存在争议，这种早期的影响被称为"起始下降"或"快速反应"，是对 $CMRO_2$ 早期变化的反应，而不是小静脉的反应[13]。随之而来的是神经血管耦联使得 CBF 明显增加，而降低了氧摄取量，脱氧血红蛋白被排出，其浓度也随之降低。1~2 秒后，BOLD 信号增高，当神经元的活动维持在 0.5%~5.0% 时，BOLD 信号经历一个 5~8 秒的增长后达到一个平稳状态[2]。因此，BOLD 信号的升高是氧合血液的增加量超出神经细胞摄氧比率的结果（图 2-1-1）。CBV 和体素内脱氧血红蛋白的中度增加在初期并没有补偿 BOLD 信号的升高。然而，静脉系统持续的扩张已用于解释"刺激后反冲信号"，后者使信号在基线下持续数秒[59]。另外，关于神经元、血管和代谢成分对"刺激后反冲信号"的影响仍有争议[8]。

一种校准的 BOLD 方法能更好地评估 $CMRO_2$ 变化，它通过应用 BOLD 和动脉自旋回波

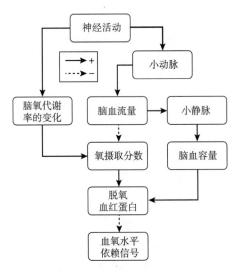

▶图 2-1-1 神经活动的 BOLD 反应

实线和虚线分别代表正负关系，线的粗细与结果的重要性有关。BOLD 反应的时间变化仍有争议，但下面的建议可采纳。首先，神经活动增加 $CMRO_2$，后者产生脱氧血红蛋白，继而降低 BOLD 信号。其次，神经血管耦联使 CBF 增加 2~3 倍，从而导致氧摄取分数（oxygen extraction fraction，OEF）减少，后者又可以增加 BOLD 信号（平台期）。最后，血流的快速增加一过性地储存在静脉系统。在立体像素水平，尽管 OEF 降低，CBV 和脱氧血红蛋白的升高会降低 BOLD 信号（刺激后反向触发）

（arterial spin labeling，ASL）技术同时测量 BOLD 和 CBF。BOLD 的校准是在高碳酸血症[15,25]或高氧血症[10]下完成。因此，该校准工作依赖于轻度吸入而不引起 $CMRO_2$ 变化时的血管反应。对既定的 CBF，神经元相关的 BOLD 信号强度小于碳酸相关的 BOLD 信号强度。这种差别与 $CMRO_2$ 造成的信号下降有关（Davis，1998）。使用 MRI 测量 $CMRO_2$ 的方法也被称为定量的 fMRI。其他 MRI 技术使用动态灌注 ASL 进行神经系统的 fMRI 检查[6]和弥散成像[35]。尽管有一定的吸引力，这些方法在今天仍然存在技术上的挑战，不能应用于临床工作中。

根据生物物理学原理，BOLD 信号表现为：①神经元和血管变化的结合，可提供神经血管单元、血管结构及其特性的信息，而不是单一神经事件的信息。②需要不同的实验条件进行相对的测量，以得到 BOLD 对比信号。

二、实验设计

为了研究认知神经学的神经基础，大部分的实验设计方案依赖于认知减少法。这种方法的有效性颇具争议，因为有纯粹的假设存在，这种假设认为认知过程是附加的、独立的，这种假设常不可信[40]。在时间序列上，BOLD 信号是在变化的条件下进行测量的。因为 MR 信号有噪声，BOLD 信号变化的幅度很小，不得不进行重复测量。这些变化的刺激时间分布是根据组块设计或事件相关设计而进行设定的。

组块设计需要在足够的周期内维持每个条件不变，以便使 BOLD 信号达到一个平台。对每个条件而言，刺激的数量、组块的持续时间及组块的数目必须明确。在检测 BOLD 反应的幅度方面，组块设计模式较事件相关模式有较高的可信度[7]。

事件相关设计倾向于探索单个事件的播散情况。该设计的优化需要得到足够的 BOLD 对比[38]。该模式功能检测反应幅度方面功能较弱，而评估血流动力学反应方面更高效[7,38]。另外，需要增加刺激的数量和刺激间歇仍然是一个主要限制，尤其是在患者有活动倾向、疲劳和表现较差时。

当结合脑电图（electroencephalogram，EEG）记录时，以 EEG-fMRI 使用棘波的时间间期作为变量，在事件相关模式中用于确定癫痫网络[19]。

相对于任务相关的 fMRI，静息态 fMRI 使用单一的静态状态进行成像[15]。通过设定脑的解剖区域、显示潜在的静息态网络进行统计学分析，以明确 BOLD 信号的时间相关性。目前，该技术仍未应用于临床诊疗。

三、fMRI 的工作流程

在整个过程被熟知并由研究者进行及时的管理后，fMRI 可成为一项可靠的技术。在数据获取期间的暂停会增加受试者的疲劳、担心、不适、躁动及其他不良表现。因此，要在预实验中测验、学习并练习 fMRI 的工作流程，使之非常熟练，以能够应对可能出现的技术问题。实践中，MRI 检查时间不能超过 1 小时。数据的处理也需要准备，尤其是在临床应用时，要使数据能够应用于临床。

在检查前，详细的解释对取得受试者的充分合作是非常必要的。指令要解释清楚，检查期间再解释多次。预先训练是必要的。

受试者的头部在线圈内必须保持舒适。特定的设备是根据刺激（耳机、护目镜或镜子，如有必要可戴眼镜……）以及预期的反应（按钮、操纵杆……）放置的。

影像的获取包括解剖和功能数据。解剖图像通常包括 3D T1 加权梯度回度序列，涵盖全脑，空间分辨率为毫米级。功能图像通常包括单脉冲的 EPI T2*WI 序列，覆盖全脑，在每个方向上采用空间分辨率 3~5 mm 的体素。回波时间依场强而定。根据扫描的层面数，采集时间 2~5 秒。功能数据在给定的重复时间内进行反复采集。因此，每个体素均有时间上的变化（图 2-1-2）。

在功能采集时，受试者要遵循认知范式，保持头部的绝对静止。临床实践中，均常规检测感觉运动功能的皮质图像、视觉区域和语言的偏侧化（图 2-1-3）。其他的测量也可根据需要进行，如灌注或必要的 BOLD 校准[7]。

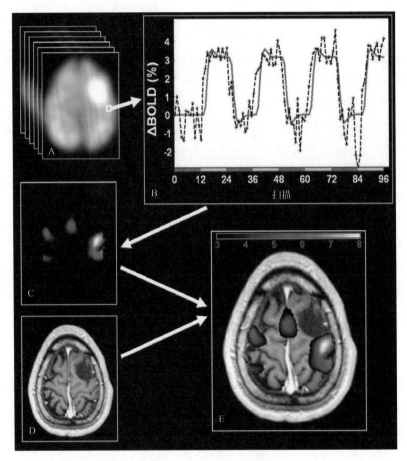

▶▶ 图 2-1-2　数据处理

BOLD. 血氧水平依赖信号

　　用 T2 * WI GRE-EPI 进行功能扫描（A）。在本病例中，每个扫描覆盖全脑，每 3 秒重复 1 次，共 96 次，持续时间为 3×96 = 288 秒（B）。在此期间，受试者完成了一套组块设计实验，后者有 4 个静息周期（蓝线）和右侧手指运动（绿线）。每个组块持续 12 次扫描。在预处理后，每个体素的信号时间变化（虚线）以理论上的信号变化（实线）为参照。在此用线性回归研究进行体素的统计学分析，目的是检验信号变化理论值与实际值之间的关系。统计图用每个体素的统计值表示（C）。在进行同样的检查时获得以 mm 为单位的解剖数据（D）。最后，将统计图叠加在解剖图像上进行展示（E）

　　一种流行的分析数据的方法是基于一般线性模型，它假设得到的 BOLD 信号是一个线性组合的回归量。对于既定的实验设计，刺激的呈现根据规范的血流动力学反应产生，每一种条件均得到一个理论上的 BOLD 时间过程。因此，要进行回顾性分析以便估计在每个体素上 BOLD 信号理论值与实际值间的关系。而且，血流动力学反应的有效性在不同体素

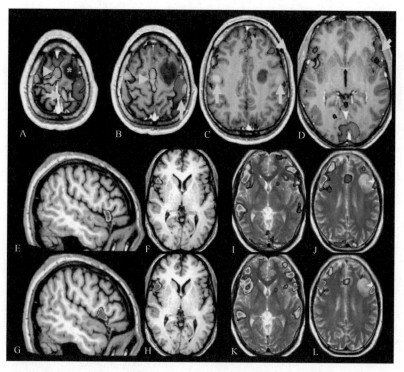

▶图 2-1-3　术前 fMRI

（A~D）：右利手低级别胶质瘤患者，病变位于左侧额叶（星号）。初级感觉运动激活区头，在右侧脚趾活动（A，绿色，箭）、右侧手指活动（B，红色，箭）、嘴唇活动（C，黄色，箭）时，位于病变后方。语句的产生表现出左侧半球优势，激活区在 Broca 区（D，箭）和左侧中回（C，箭头）。辅助运动区和前辅助运动区显示在 A 和 B 上（箭头）。

（E~H）：右侧颞上回发育不良患者，左利手。语句产生任务重复了 2 次以检测该检查方法的可重复性＊。这 2 部分（E、F 和 G、H）均显示位于右半球 Broca 区的激活。术中使用皮质点刺激激发出了语言静默状态。

（I~L）：右利手患者，低级别胶质瘤位于左侧额中回（星号）。检查期间，语言产生任务重复了 2 次（I、J 和 K、L）。大部分激活区位于右侧半球，尽管这些激活区邻近肿瘤。这种情况下，术前点刺激是非常必要的，因为术前点刺激能更好地评估皮质的重组功能，会改善患者的预后

之间、受试者和健康对照者之间也存在不确定性[11,18,48,61]。这也许会极大地影响对结果的分析，即使是在同步脑电功能磁共振成像（EEG-fMRI）[20]分析中。目前，这些分析能够以实时模型进行计算。这些最新的计算方法可对 fMRI 检查质量进行评估校正。

fMRI 结果解释要点

尽管应用了一些先进的成像技术，BOLD fMRI 仍有许多缺点，使其不能在临床实践中直接显示神经元的活动。除了 BOLD 信号的生理学基础和认知的显像方法，成像的分辨率也超出了神经元的范围。实际上，一个标准的 55 mm³ 体素（在每个方向上 3~5 mm）包含 550 万个神经元、(2.2~5.5)×10^{10} 个突触、22 km 的树突及 220 km 的轴突。此外，处理过程中常用 2 倍于体素大小的空间进行平滑化[40]。2~5 秒的时间分辨率也远非神经元的毫秒级别，需要进行多次重复以便于在认知状态下得到充分的对比。

与其他成像方法，如正电子发射体层成像（positron emission tomography，PET）[47]、脑磁图[52]、术中电刺激[36]、Wada 实验诱发的功能变化[24,30-32]相比，尽管存在明显的方法学上的挑战，fMRI 已经显示了个体水平上的有效性。作为血管（尤其是大部分静脉）来源的 BOLD 信号，激活表现更能反映执行任务的区域而不是皮质受激活的程度。因此，在病变中心与激活区域间 1 cm 的间隔是能接受的[3]。

在解决临床上最常见的 fMRI 结果解读问题之前，要对预期结果和方法学、生理学间的干扰十分了解。在临床应用之前，要对数据获取和分析的全部过程进行测验，以确保其有效。

一、图像质量

首先，fMRI 是一种成像技术。校验图像质量这项工作虽然听起来微不足道，但是与传统 MRI 截然不同的是，在临床实践中要校验 fMRI 整个数据组的质量是很困难的。比如，一个标准的 fMRI 检查包括 4 项任务，这 4 项任务来自 4 项单独的访问单元，包括 100 个容积和 40 个层面，总计 16 000 幅图像需要人工去浏览并排除伪影。

在实际情况中，由出血、钙化、金属（植入的金属物质）和先前的手术痕迹造成的磁敏感伪影在神经肿瘤学和血管畸形中非常常见[29]。除了这些由病灶引起的伪影，空气、骨质和组织之间信号变化所引起的固有磁敏感伪影通常见于邻近颅骨的部位。因此，眶额部、颞极、颞底部的 fMRI 很难进行 GRE-T2* 扫描。这种伪影可以通过自旋回波 T2 加权成像减少[60]。

当这些伪影出现的时候，就会出现假阴性和假阳性的结果。一方面，从稳定且均匀的"黑洞"中并不能提取出与激活范例相关的 BOLD 信号改变。另一方面，在伪影的边缘常能见到伪激活现象。这种活化作用大部分由微小运动引起，由于人工信号变化的重要范围而变得非常重要，并与范例保持同步（图 2-1-4）。

目前 MR 处理实时 fMRI 数据包的新技术可提供在线重建，以显示图像和叠加活化脑成

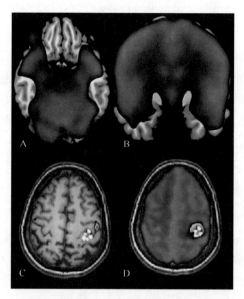

▶图 2-1-4　磁敏感伪影

　　A、B 与解剖模板进行叠加的红色原始轴位 T2* GRE-EPI 显示出常见的信号丢失，这种现象由眶额部和颞底部区域的磁敏感伪影引起；C、D 左侧中央前回见"把手样"海绵状血管瘤造成病理性磁敏感伪影。右手运动引出主要的感觉运动激活区，其靠近伪影，因此伪影可能会部分覆盖语言皮质

像。在这种情况下，能够更好理解检查结果而不是提示异常结果的原因，比如提示存在异常扫描或运动而需要重新进行扫描。

二、图像位置

　　在临床操作中，使用 BOLD 图像计算得到的统计图叠加到解剖图上能更好地描述激活区和周围脑沟或病灶的关系。为了确保有效的叠加，必须要在几何学参数相近的数据组之间进行，或使用能够恰当辨别体素之间可能的位置、角度和运动变化的软件。实际上，在过去的 20 年中，根据图像重建、信息网络和存储介质等的表现，人们采用了很多图像格式。处理加工软件一般不保存或处理详尽的几何信息。这点对避免数据组织间的空间抵消非常重要。通过叠加 BOLD 原始图像和解剖像能够很容易地检查这两者之间的配准情况，也需仔细检查左右的方向问题。必要时也需要主动引导两者之间的配准。

　　自从 MR 制造商能够利用 DICOM 图像进行处理后，人们便能恰当地处理这些步骤。其他图像格式或许能恰当地解释不同系列之间图像容积的位置。然而，操作者需要特别注意几何图像，尤其是当数据从外部资源库写入或读取时，在后处理之前浏览数据并核对其配准是最基本的步骤。

虽然人们十分重视空间配准，但是在手术过程中及切除占位性病变时，脑部有可能发生移动。因此，在导航系统中除了应用模拟移动外，还建议行术前 fMRI 检查[17]。

三、个体操作

与其他的功能神经成像技术类似，不良操作是造成结果不理想的原因之一。评价任务相关神经活动需要适当的刺激感知及对任务指示的执行。在条件与会话之间还需要控制注意力，注意力和疲劳确实能够调节 BOLD 对比度[40]。也要注意避免过长的示范。对于患者来说，实验设置和设计应当简洁、易于操作、避免患者疲劳、降低任务难度和速度。因此，有必要进行预实验来估计任务是否恰当。

在 fMRI 之前，需要对检查的流程和任务进行详细说明，而且需要足够的预先训练。检查时，需要对实验要求进行重复解释。在特定的初始点，需要专用的软件发送刺激信号。任务执行时需要监测，运动任务至少需要目测。力量、振幅、频率或运动准备都会对结果产生影响。在认知性任务中，操作者记录行为数据并通过精密的设备获得特定的结果。为了研究大脑半球语言优势区，生产性任务要稳定且简单。由于显性范式增加了与任务相关的动作，且其控制的"非语言"条件难以公开执行，因此隐性任务通常被执行。同时这些指令控制的"非语言"情况也很难显现出来，此时常会采用隐藏式任务，然而监测一项隐藏式任务非常困难。实时分析对于估计结果、必要时重复任务及阳性强化有益。为了更好地估计任务执行和信号变化之间的关系，可以将检测执行记录作为统计回归量。

四、运动

由于每一层图像的采集时间很短（<100 ms），因此，在图像中产生运动伪影的可能性很小。但是对于觉醒状态下的受试者，通常会随着图像的采集观察到微小的运动。运动的振幅、空间连贯性及和示例任务的同步关系会造成明显的信号改变[21]。在运动的情况下，最重要的信号变化通常是沿着包含脑组织和脑脊液的体素的脑实质边缘检测到的。当这些变化与任务执行同步时，就会在脑与脑室的边缘检测到长条纹状的假阳性激活区。一些磁敏感灶，包括出血和钙化灶，它们所对应的体素内会出现极低信号和脑实质的信号，这些磁敏感灶的边缘也会与周围假阳性激活相关。

为了尽可能减少受试者的运动，需要改善线圈内受试者头部固定物的舒适度。需要事先检测示例任务以避免产生过多的任务相关运动，fMRI 的整体扫描时间也应有所限制。再次说明：预评价、解释说明、训练、对话和实时分析对于避免过多的运动非常重要。图像采集完成后，可以通过空间重新排列进行矫正。统计学分析或许也能评估因头部运动产生的干扰。

五、生理学干扰

正如前文所言，BOLD 对比依赖于神经活动、灌注和血氧任务相关变化。这种复杂的机制受基础条件和生理特征调控，如静息神经元活动、氧化作用、神经血管耦合、灌注和血管运动等。年龄、药物、病理状态、二氧化碳、烟碱（又称尼古丁）或咖啡因都会影响 BOLD 对比度[7,8,11,18,22]。这些混杂因素需要在跨人群的比较研究中加以控制。就个体来言，大脑病灶可能会影响局部 BOLD 对比，进而导致错误的结果解释[9,16,26,27,28,33,37,39,41,53,54,58]。例如，邻近肿瘤部位的激活程度降低，距离肿瘤 10 mm 的部位也会受到影响[27,28,39,41,58]。对于术前 fMRI，高级别胶质瘤和脑膜瘤患者中的 BOLD 信号会受到影响[26,54,39,41,9,28]。然而，低级别胶质瘤一般不会受到这种影响[28]，表明对于那些能够从肿瘤全切术中受益的群体来说，fMRI 具有较高的可靠性[14]。

由于 BOLD 对比度的丢失可能会低估局部神经活动，语言偏侧优势结果与 Wada 检测相比会有不一致性[37,53,58]。实际上，当发现单侧病灶或血管损害时，通过半球间的比较并不一定能准确地评估大脑皮层的重组。在这种情况下，需要检验 BOLD 对比（图 2-1-5）[23,33,28]。

受损的 BOLD 对比会反映出氧化作用的变化，这与 fMRI-NIRS 联合研究得到的结果一致[50]。原发肿瘤和脑卒中患者执行运动任务时，病灶同侧语言皮质会出现去氧血红蛋白水平升高[16]。针对这种现象主要有以下几种假设：①氧气转运减少；②受损的血流动力学导致氧气摄取增加，包括血液转运时间增加；③静脉血氧化作用和血容量的变化。

除了脑内病灶周围氧化作用的紊乱，之前的研究还发现受损的血管舒缩反应可能与 BOLD 的差异有关[11,18]。简要来说，一些变化会导致病理生理学的变化：①联系特异刺激和血管运动反应（神经活动引起的神经血管耦联、循环气体引起的血管反应性和灌注压引起的自我调节）的功能机制。②血管基础灌注压的局部变化和血管结构异常会影响血流动力学反应的质量。

一种功能性假设是基于脑血管生理特征的选择性功能障碍。虽然机制未完全阐明，但是神经血管耦联和血管反应性受一些常见代谢变化调节，如 NO 和 H^+，并依赖于血-脑脊液屏障（brain blood barrier，BBB）的完整性[18,34]。因此，BBB 破坏会引起 BOLD 对比受损，这种损伤与之前在脑卒中里观察到的一样[11,49,33,26,9,28]。

一种血流动力学假设可通过局部灌注变化来解释，这种变化是由病灶血管化或病灶周围脑血管结构的变化引起。与健康受试者一致，BOLD 信号会随着脑血容量（cerebral blood volume，CBV）的增加而降低[8]，有学者提出基础灌注的局部变化可以解释肿瘤患者[27,41,28]、脑卒中患者[1]和血管畸形患者[42]BOLD 对比的差异（图 2-1-5）。

研究发现，脑膜瘤的富血管化和高级别胶质瘤（high grade glioma，HGG）中新生血管的局部效应可以解释 fMRI 激活水平下降[26,27,41,9]。当血流动力学对血管运动刺激发生反应时，功能性高灌注区部分被肿瘤周围高灌注区吸收，类似于功能性的盗血现象。虽然 CBV 变化较大，但是有研究发现肿瘤邻近部位局部 CBV 增加[9,49]。这种高灌注源于肿瘤的富血管化或代偿性自我调节，由于盗血现象和局部占位效应的存在，通过代偿由盗血现象或占

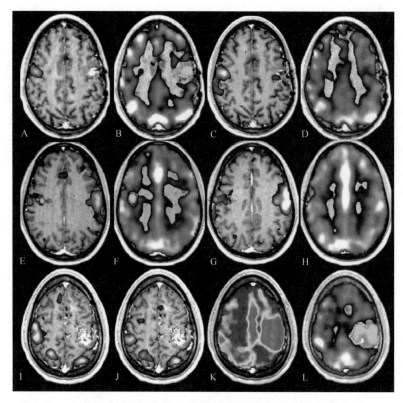

▶图2-1-5 术前fMRI的假阴性

在fMRI中,我们希望观察到邻近语言皮质区BOLD对比的阳性变化。如果没有出现这种变化,提示病灶周围BOLD对比可能受损。阴性激活区应该可以被检测到。灌注和血管反应成像有助于更好地表现这些异常。

(A~D):左侧中央前回多形性黄色星形细胞瘤复发,表现为右半侧面部症状发作。术前没有发现面瘫。手术前(A、B),与肿瘤对侧半球相比,在肿瘤后部沿中央沟的部位,唇部运动没有引出基本的感觉运动激活区(A)。二氧化碳刺激时,来自BOLD对比的血管反应性绘图显示除了位于语言皮质区肿瘤周围的信息反转区外,红色区域为广泛的皮质反应区(B)。术后fMRI(C、D)显示局部切除区邻近的主要感觉运动区"恢复"(C),与肿瘤周围血管反应性的恢复一致(D)。

(E~H):右侧中央前回节细胞胶质瘤患者无面瘫。手术前肿瘤毗邻组织(E、F),唇部运动引出中央后回感觉区激活,但不伴有中央前回运动区激活(E)。血管反应图显示语言皮质区局灶阴性反应,并且被术前电刺激所证实(F)。术后fMRI(G、H)显示邻近切除部位沿中央沟分布的运动感觉激活区(G)和血管反应性(H)"恢复"。

在这2个例子中,语言皮质的灌注是正常的。病灶周围的血管运动紊乱可能见于BBB破坏的部位。

(I~L):左侧中央前回动静脉畸形(arteriovenous malformation,AVM)患者。左侧手指运动引出右侧基本感觉运动区激活(I),而右侧手指运动时,在AVM后部左侧中央沟部位并没有引出激活现象(J)。灌注成像显示CBF明显升高(K),血管反应图显示病灶周围BOLD对比大范围减损,同时对高碳酸血刺激表现出阴性反应(L)

位效应导致的平均动脉压下降来维持灌注压。自我调节机制能够维持基础灌注，但是部分血管舒张功能会被部分耗竭，从而限制潜在灌注上升和诱发 BOLD 信号的范围。除了小动脉紊乱，静脉回流受损和血流淤滞也会对 BOLD 对比造成影响。最终，当氧气摄取量和去氧血红蛋白浓度增加时，平均通过时间（mean transit time，MTT）升高能引起 BOLD 信号下降[50]。

脑血管结构改变也可能损害由功能性刺激引起的形态学改变。在这种情况下，无论使用何种功能性刺激，所有功能特征都会受到影响。这些变化是由血管硬化引起，并可导致慢性低灌注，多见于脑血管病、糖尿病、慢性高血压患者和衰老[11,23,49,33,18]，在神经退行性疾病患者中也能见到，如阿尔茨海默病患者[18,51]。在肿瘤患者中，伴脑水肿的病例多出现微血管的结构异常[57]。

在脑部疾病患者中，采用校准 BOLD 方法的定量 fMRI 是一项很有前景的估测潜在神经活动技术。然而，在患者中常规开展这种方法还存在一定的困难。另外一种选择是使用温和、简单的呼吸方法检验 BOLD 对比的质量，如使用过度通气[33]、二氧化碳或混合氧吸入（一种在 93%～95% O_2 中含有 5%～7% CO_2 的混合气体）[28,55]。使用 BOLD 信号、混合氧或 CO_2 吸入进行脑血管反应（cerebral vasoreactivity，CVR）成像已经经过测试，尤其对于血管紊乱和 fMRI 假阴性结果患者[23,28]。这种方法提供的 BOLD 图覆盖了 95%功能激活区。对于脑卒中和肿瘤患者，CVR 图检测到的语言区的局部不对称能够很好地预测受损的运动激活区[28,33]。

由于 BOLD fMRI 集成了激发血液氧化作用和脑灌注的功能改变，对于 fMRI 的解读尚不确定，特别是对于那些可能改变这些参数的局部病灶而言。目前先进的多模态成像包括使用扩散张量成像（diffusion tensor imaging，DTI）检测肿瘤周围浸润和水肿、研究血管大小和通透性的灌注成像、使用动脉自旋标记的灌注功能成像和使用 MRI 或近红外光谱成像（near infrared spectroscopy，NIRS）的氧化作用成像等，这些技术可用于更好地解读患者的 fMRI 数据，更好地理解大脑病灶周围的结构和功能变化。

结 论

BOLD fMRI 建立在坚实的生物物理框架之上，该框架对全身和局部病理生理学变化敏感。虽然我们对它的理解尚不全面，但自 BOLD fMRI 被广泛应用以来，患者术前每天都可以进行大脑地图描绘，也能够更好地描述人和动物在进行认知活动时皮质的变化。基于海量需求，制造商和研究机构也已开始广泛提供能够简易生成脑激活地图的有效工具。然而，fMRI 是一项复杂的技术和生理学挑战，其数据采集和解读对其临床实践提出了严格的要求。

若使 fMRI 成为一种可靠的大脑绘图技术，必须记住在解释结果时应考虑到它是一种间接的功能神经成像技术，包含了 4 种重要的应用局限性。

第一，与其他成像技术一样，特别是对于存在脑部疾病的患者或涉及神经心理学及道德问题时，需要查看原始图像。确切来讲，即时的彩图可能会"隐藏"原始图像。如果没有首先仔细观察图像，很可能误判。

第二，这种具有毫米级空间分辨率的神经成像技术需要扎实的神经解剖学知识，以便能够在个体水平上精确定位大脑活动，特别是在脑损伤旁。虽然立体定位解剖也有助于提供一个总体结果，但该方法在个体层面是远远不够的，甚至具有危险性。

第三，出于功能性的目的，fMRI 依赖于对任务刺激和任务执行具有恰当的洞察力，在数据采集时对该方面进行调查是十分必要的。为了对图像进行监测及在数据采集过程中提供组块设计示例的初始结果，目前大部分制造商均可提供简单实用的工具来实施"实时"fMRI 监测。

第四，通过测量更广时空范围中的血液氧化和大脑灌注变化，BOLD fMRI 提供的神经活动图片是间接性的，特别是对患者而言还需要额外的独立灌注测量及 BOLD 对比度绘制。

脑电图联合 fMRI（electroencephalography combined with fMRI，EEG-fMRI）、静息态 fMRI、校准的 BOLD fMRI、灌注 fMRI 和弥散 fMRI 是未来极具前景及挑战的技术。目前，它们与侵入性操作相对的有效性仍处于研究中。

缩略语

ASL：动脉自旋标记
BOLD：血氧水平依赖
CBF：脑血流
CBV：脑血流量
$CMRO_2$：脑 O_2 代谢率变化
CVR：脑血管反应
deoxyHB：去氧血红蛋白
DICOM：数字图像和医学通信
EEG-fMRI：脑电图联合 fMRI

EPI：平面回波成像
fMRI：功能磁共振成像
GRE：梯度回波
MTT：平均通过时间
NIRS：近红外光谱成像
OEF：氧摄取分数
SE：自旋回波
WI：加权像
PET：正电子发射体层成像

（江 涛 陈绪珠 王 凯 马 军 译）

参考文献

［1］Altamura C, Reinhard M, Vry MS, et al. The longitudinal changes of BOLD response and cerebral hemodynamics from acute to subacute stroke. A fMRI and TCD study. BMC Neurosci, 2009, 10: 151.

［2］Bandettini PA, Jesmanowicz A, Wong EC, et al. Processing strategies for time-course data sets in functional MRI of the human brain. Magn Reson Med, 1993, 30: 161-173.

［3］Bartos R, Jech R, Vymazal J, et al. Validity of primary motor area localization with fMRI versus electric cortical stimulation: a comparative study. Acta Neurochir (Wien), 2009, 151: 1071-1080.

［4］Belliveau JW, Kwong KK, Kennedy DN, et al. Magnetic resonance imaging mapping of brain function. Human visual cortex. Invest Radiol, 1992, 27 (Suppl) 2: S59-65.

［5］Boxerman JL, Bandettini PA, Kwong KK, et al. The intravascular contribution to fMRI signal change: Monte Carlo modeling and diffusion-weighted studies in vivo. Magn Reson Med, 1995, 34: 4-10.

［6］Brown GG, Eyler Zorrilla LT, Georgy B, et al. BOLD and perfusion response to finger-thumb apposition after acetazolamide administration: differential relationship to global perfusion. J Cereb Blood Flow Metab, 2003, 23: 829-837.

［7］Brown GG, Perthen JE, Liu TT, et al. A primer on functional magnetic resonance imaging. Neuropsychol Rev, 2007, 17: 107-125.

［8］Buxton RB. Introduction to functional magnetic resonance imaging. 2nd edn. Cambridge University Press, Cambridge, 2009.

［9］Chen CM, Hou BL, Holodny AI. Effect of age and tumor grade on BOLD functional MR imaging in preoperative assessment of patients with glioma. Radiology, 2008, 248: 971-978.

［10］Chiarelli PA, Bulte DP, Wise R, et al. A calibration method for quantitative BOLD fMRI based on hyperoxia. Neuroimage, 2007, 37: 808-820.

［11］D'Esposito M, Deouell LY, Gazzaley A. Alterations in the BOLD fMRI signal with ageing and disease: a challenge for neuroimaging. Nat Rev Neurosci, 2003, 4: 863-872.

［12］Davis TL, Kwong KK, Weisskoff RM, et al. Calibrated functional MRI: mapping the dynamics of oxidative metabolism. Proc Natl Acad Sci USA, 1998, 95: 1834-1839.

［13］Devor A, Dunn AK, Andermann ML, et al. Coupling of total hemoglobin concentration, oxygenation, and neural activity in rat somatosensory cortex. Neuron, 2003, 39: 353-359.

［14］Duffau H, Lopes M, Arthuis F, et al. Contribution of intraoperative electrical stimulations in surgery of low grade gliomas: a comparative study between two series without (1985—96) and with (1996—2003) functional mapping in the same institution. J Neurol Neurosurg Psychiatry, 2005, 76: 845-851.

［15］Fox MD, Raichle ME. Spontaneous fluctuations in brain activity observed with functional magnetic resonance imaging. Nat Rev Neurosci, 2007, 8: 700-711.

[16] Fujiwara N, Sakatani K, Katayama Y, et al. Evoked-cerebral blood oxygenation changes in false-negative activations in BOLD contrast functional MRI of patients with brain tumors. Neuroimage, 2004, 21: 1464-1471.

[17] Gasser T, Sandalcioglu E, Schoch B, et al. Functional magnetic resonance imaging in anesthetized patients: a relevant step toward real-time intraoperative functional neuroimaging. Neurosurgery, 2005, 57: 94-99.

[18] Girouard H, Iadecola C. (2006) Neurovascular coupling in the normal brain and in hypertension, stroke, and Alzheimer disease. J Appl Physiol, 2006, 100: 328-335.

[19] Gotman J. Epileptic networks studied with EEGfMRI. Epilepsia, 2008, 49 (Suppl) 3: 42-51.

[20] Grouiller F, Vercueil L, Krainik A, et al. Characterization of the hemodynamic modes associated with interictal epileptic activity using a deformable model-based analysis of combined EEG and functional MRI recordings. Hum Brain Mapp (in press), 2010.

[21] Hajnal JV, Myers R, Oatridge A, et al. Artifacts due to stimulus correlated motion in functional imaging of the brain. Magn Reson Med, 1994, 31: 283-291.

[22] Haller S, Bartsch AJ. Pitfalls in FMRI. Eur Radiol, 2009, 19: 2689-2706.

[23] Hamzei F, Knab R, Weiller C, et al. The influence of extra-and intracranial artery disease on the BOLD signal in FMRI. Neuroimage, 2003, 20: 1393-1399.

[24] Hertz-Pannier L, Gaillard WD, Mott SH, et al. Noninvasive assessment of language dominance in children and adolescents with functional MRI: a preliminary study. Neurology, 1997, 48: 1003-1012.

[25] Hoge RD, Atkinson J, Gill B, et al. Linear coupling between cerebral blood flow and oxygen consumption in activated human cortex. Proc Natl Acad Sci USA, 1999, 96: 9403-9408.

[26] Holodny AI, Schulder M, Liu WC, et al. The effect of brain tumors on BOLD functional MR imaging activation in the adjacent motor cortex: implications for image-guided neurosurgery. Am J Neuroradiol, 2000, 21: 1415-1422.

[27] Hou BL, Bradbury M, Peck KK, et al. Effect of brain tumor neovasculature defined by rCBV on BOLD fMRI activation volume in the primary motor cortex. Neuroimage, 2006, 32: 489-497.

[28] Jiang Z, Krainik A, David O, et al. Impaired fMRI activation in patients with primary brain tumors. Neuroimage, 2010, 52: 538-548.

[29] Kim MJ, Holodny AI, Hou BL, et al. The effect of prior surgery on blood oxygen level-dependent functional MR imaging in the preoperative assessment of brain tumors. Am J Neuroradiol, 2005, 26: 1980-1985.

[30] Krainik A, Lehericy S, Duffau H, et al. Role of the supplementary motor area in motor deficit following medial frontal lobe surgery. Neurology, 2001, 57: 871-878.

[31] Krainik A, Lehericy S, Duffau H, et al. Postoperative speech disorder after medial frontal surgery: role of the supplementary motor area. Neurology, 2003, 60: 587-594.

[32] Krainik A, Duffau H, Capelle L, Cornu P, et al. Role of the healthy hemisphere in recovery after resection of the supplementary motor area. Neurology, 2004, 62: 1323-1332.

[33] Krainik A, Hund-Georgiadis M, Zysset S, et al. Regional impairment of cerebrovascular reactivity and BOLD signal in adults after stroke. Stroke, 2005, 36: 1146-1152.

[34] Lavi S, Gaitini D, Milloul V, et al. Impaired cerebral CO_2 vasoreactivity: association with endothelial dysfunction. Am J Physiol Heart Circ Physiol, 2006, 291: H1856-1861

[35] Le Bihan D. The "wet mind": water and functional neuroimaging. Phys Med Biol, 2007, 52: R57-90.

[36] Lehericy S, Duffau H, Cornu P, et al. Correspondence between functional magnetic resonance imaging somatotopy and individual brain anatomy of the central region: comparison with intraoperative stimulation in patients with brain tumors. J Neurosurg, 2000, 92: 589-598.

[37] Lehericy S, Biondi A, Sourour N, et al. Arteriovenous brain malformations: is functional MR imaging reliable for studying language reorganization in patients? Initial observations. Radiology, 2002, 223: 672-682.

[38] Liu TT, Frank LR, Wong EC, et al. Detection power, estimation efficiency, and predictability in event-related fMRI. Neuroimage, 2001, 13: 759-773.

[39] Liu WC, Feldman SC, Schulder M, et al. The effect of tumour type and distance on activation in the motor cortex. Neuroradiology, 2005, 47: 813-819.

[40] Logothetis NK. What we can do and what we cannot do with fMRI. Nature, 2008, 453: 869-878.

[41] Ludemann L, Forschler A, Grieger W, et al. BOLD signal in the motor cortex shows a correlation with the blood volume of brain tumors. J Magn Reson Imaging, 2006, 23: 435-443.

[42] Mangia S, Di Salle F, Garreffa G, et al. Perfusion-and BOLD-based fMRI in the study of a human pathological model for task-related flow reductions. Brain Res Bull, 2004, 63: 1-5.

[43] Matthews PM, Honey GD, Bullmore ET. Applications of fMRI in translational medicine and clinical practice. Nat Rev Neurosci, 2006, 7: 732-744.

[44] Miller G. Neuroimaging. Growing pains for fMRI. Science, 2008, 320: 1412-1414.

[45] Ogawa S, Lee TM, Kay AR, et al. Brain magnetic resonance imaging with contrast dependent on blood oxygenation. Proc Natl Acad Sci USA, 1990, 87: 9868-9872.

[46] Ogawa S, Tank DW, Menon R, et al. Intrinsic signal changes accompanying sensory stimulation: functional brain mapping with magnetic resonance imaging. Proc Natl Acad Sci USA, 1992, 89: 5951-5955.

[47] Ramsey NF, Kirkby BS, Van Gelderen P, et al. Functional mapping of human sensorimotor cortex with 3D BOLD fMRI correlates highly with H2 (15) O PET rCBF. J Cereb Blood Flow Metab, 1996, 16: 755-764.

[48] Rombouts SA, Goekoop R, Stam CJ, et al. Delayed rather than decreased BOLD response as a marker for early Alzheimer's disease. Neuroimage, 2005, 26: 1078-1085.

[49] Rossini PM, Altamura C, Ferretti A, et al. Does cerebrovascular disease affect the coupling between neuronal activity and local haemodynamics? Brain, 2004, 127: 99-110.

[50] Sakatani K, Murata Y, Fujiwara N, et al. Comparison of bloodoxygen-level-dependent functional magnetic resonance imaging and near-infrared spectroscopy recording during functional brain activation in patients with stroke and brain tumors. J Biomed Opt, 2007, 12: 062110.

[51] Silvestrini M, Pasqualetti P, Baruffaldi R, et al. Cerebrovascular reactivity and cognitive deFunctional MRI 59 cline in patients with Alzheimer disease. Stroke, 2006, 37: 1010-1015.

[52] Stippich C, Freitag P, Kassubek J, et al. Motor, somatosensory and auditory cortex localization by fMRI and MEG. Neuroreport, 1998, 9: 1953-1957.

[53] Ulmer JL, Krouwer HG, Mueller WM, et al. Pseudo-reorganization of language cortical function at fMR imaging: a consequence of tumor-Induced neurovascular uncoupling. Am J Neuroradiol, 2003, 24: 213-217.

[54] Ulmer JL, Hacein-Bey L, Mathews VP, et al. Lesion-induced pseudo-dominance at functional magnetic resonance imaging: implications for preoperative assessments. Neurosurgery, 2004, 55: 569-579; 580-561.

[55] van der Zande FH, Hofman PA, Backes WH. Mapping hypercapnia-induced cerebrovascular reactivity using BOLD MRI. Neuroradiology, 2005, 47: 114-120.

[56] Van Horn JD, Poldrack RA. Functional MRI at the crossroads. Int J Psychophysiol, 2009, 73: 3-9.

[57] Vaz R, Borges N, Sarmento A, et al. Reversion of phenotype of endothelial cells in brain tissue around glioblastomas. J Neurooncol, 1996, 27: 127-132.

[58] Wellmer J, Weber B, Urbach H, et al. Cerebral lesions can impair fMRI-based language lateralization. Epilepsia, 2009, 50: 2213-2224.

[59] Yacoub E, Ugurbil K, Harel N. The spatial dependence of the poststimulus undershoot as revealed by high-resolution BOLD-and CBV-weighted fMRI. J Cereb Blood Flow Metab, 2006, 26: 634-644.

[60] Ye Y, Zhuo Y, Xue R, et al. BOLD fMRI using a modified HASTE sequence. Neuroimage, 2010, 49: 457-466.

[61] Zou P, Mulhern RK, Butler RW, et al. BOLD responses to visual stimulation in survivors of childhood cancer. Neuroimage, 2005, 24: 61-69.

|第二节|

弥散成像示踪技术绘制白质通路：
专注于神经外科的应用

Marco Catani，Flavio Dell'Acqua

弥散磁共振成像简介

弥散磁共振成像（magnetic resonance imaging，MRI）示踪技术是一种可以在体内用于量化组织微结构完整性和虚拟重建白质通路的方法[3]。弥散加权 MRI 脉冲序列对生物组织内水分子的位移敏感[2]。通常生物组织中水分子的位移符合如下爱因斯坦方程，其中位移均方 $\langle r^2 \rangle$ 与观察时间（t）成正比：

$$\langle r^2 \rangle = 6Dt$$

在体温 37 ℃ 下，游离水的弥散系数（diffusion coefficient，D）是 3×10^{-3} mm^2/s。因此，在 1 个体素内，脑脊液的 D 与自由水的系数非常接近，水分子在各方向上随机移动，平均 20 ms 移动约 20 μm 的距离。这种情况仅存在于水分子能自由移动时，而神经组织中的水不符合上述规则，因为其中的细胞膜、蛋白质、髓磷脂、细胞微丝和细胞器等会阻碍水分子的移动。由于存在这种移动，脑组织中的弥散系数小于自由水中的弥散系数，因此术语"表观弥散系数"（apparent diffusion coefficient，ADC）被创造出来，它在一定程度上反映了组织中多种生物屏障阻碍水弥散。在脑部疾病中，这些生物屏障的阻碍效应会改变（Le Bihan 等，1986）[38a]。例如，发生病理改变时，早期的缺血组织影响了水弥散，从而导致 ADC 的普遍下降。在这种情况下，弥散 MRI 与其他结构的 MRI 序列相比，有可能在较早的时间窗口内发现与脑卒中相关的变化[49]。

在弥散 MRI 上，信号通常对选定方向上的位移水分子敏感。因此，ADC 测量严格依赖于所选择的方向。如果组织的构成物是各向同性的（即它的物理性质在所有方向上是相同的），水分子沿所有方向的弥散减低是相等的，此种情况下的皮质或皮质下灰质核团见图

2-2-1）。

其他组织如大脑和脊髓的白质是各向异性的。在这些区域，纤维束与轴突膜和髓鞘板平行走行，它们对水的弥散形成了巨大的生物学屏障。因此，沿垂直于纤维束方向上测量的 ADC 值总是低于沿着纤维束的方向上测量的 ADC 值。所以，各向异性脑白质组织的扩散是有一个优先方向的特点，其根据纤维束的主要方向而变化（图 2-2-1）。换言之，测量白质内部 ADC 值的方向是不固定的（图 2-2-2A）。

ADC 方向变化恰当地反映了弥散信号的局部变化，特别是位于 ADC 值减少的特定纤维束内的局部病变，ADC 值的下降可以简单地与纤维束的不同方向相对应[39,50]。我们将在下一段看到这个问题是通过数学方法，即利用每个脑体素内弥散张量的水弥散模型来解决。

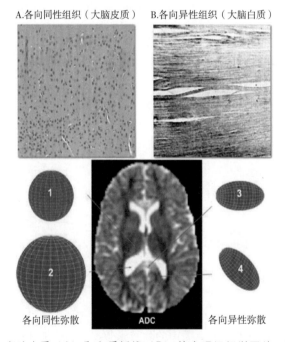

▶▶图 2-2-1　上图为大脑皮质（A）和白质纤维（B）的病理组织学图片。图中显示这两种组织不同的结构组成和架构组织的生物成分。下图为轴向位人脑 ADC 图和水分子在不同脑区相应三维位移的可视化图显示：①丘脑各向同性弥散减低；②侧脑室脑脊液各向同性弥散增高；③沿胼胝体压部的正中矢状面纤维的水平各向异性弥散；④沿胼胝体压部的外侧纤维的倾斜各向异性弥散。注意，3 和 4 具有相同的各向同性特性，但 ADC 的信号是不同的，这是因为下层纤维的方向是不同的

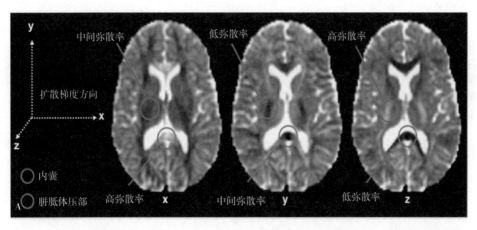

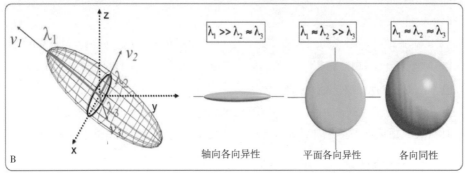

▶图2-2-2　（A）在单向 ADC 图中，信号对水分子沿三个正交平面的位移敏感（x，横-横；y，前-后；z，上-下）。内囊和胼胝体压部的纤维具有不同的方向，因此它们的 ADC 值根据测量的弥散系数的趋势变化。（B）以弥散椭圆体表示弥散张量，其大小和形状完全由 3 个本征值（红色）确定，空间方向则由 3 个本征向量（蓝色）描述

弥散张量成像

1994 年，Peter Basser、James Mattiello 和 Denis Le Bihan 发表了弥散成像的开创性论文，文中指出，如果弥散沿着至少 6 个不同的方向测量，有可能获得水分子整体位移的数学描述，即弥散张量（diffusion tensor，DT）[2]（图 2-2-2B）。DT 在三维空间对水弥散进行了综合描述，被形象化为一个"弥散"椭圆体。它描绘了水位移的几何轮廓，仅由 3 个主轴方向的 3 个弥散系数或本征值（λ_1、λ_2、λ_3）和方向或本征向量（v_1、v_2、v_3）来定义（图 2-2-2B）。DT 可以用来提取作为旋转不变的定量指数（即独立于测量方向）。

平均弥散率（mean diffusivity，MD）描述水分子的平均迁移率。*MD* 是张量的 3 个本征值的平均值：

$$MD = \frac{\lambda_1 + \lambda_2 + \lambda_3}{3}$$

在大脑中，MD 的正常值范围为 2.0×10^{-3} mm^2/s 以上（脑脊髓）至 0.6×10^{-3} mm^2/s（灰质）和 0.9×10^{-3} mm^2/s（白质）。MD 在生命早期随着年龄增长而降低，在脱髓鞘、炎症、轴索损伤和水肿等疾病中升高。

各向异性分数（fractional anisotropy，FA）取值从 0~1，表示各向异性程度的定量指标。FA 与 MD 类似，也有一个旋转不变量，并根据下式计算：

$$FA = \frac{\sqrt{3[(\lambda_1 - \bar{\lambda})^2 (\lambda_2 - \bar{\lambda})^2 (\lambda_3 - \bar{\lambda})^2]}}{\sqrt{2(\lambda_1^2 + \lambda_2^2 + \lambda_3^2)}}$$

（此处 $\bar{\lambda} = MD$）。

FA 提供有关微结构组成和白质完整性的信息（如髓鞘形成水平或白质纤维的密度）。

在单一纤维定向的白质体素中，轴向弥散率被定义为沿着 DT 的主要方向的底层纤维束的弥散率。这个测量值对轴索内的变化敏感，可以被定义为：

$$ADC \parallel = \lambda_1$$

径向弥散率是垂直于 λ_1 方向上的弥散率，反映了轴突膜和髓鞘板的阻碍。径向弥散率被定义为：

$$ADC_\perp = \frac{\lambda_2 + \lambda_3}{2}$$

径向弥散对影响纤维髓鞘化程度或轴突完整性的病理变化特别敏感。

上述弥散指数的描述对组织微结构的组成提供了补充信息。

对椭圆体的详细分析不但可以提供体素内平均水分子位移（即 MD），还可提供组织各向异性（即 FA）的程度和底层纤维束主要方向的信息（主要本征向量和最大弥散率方向）。因此，像丘脑和胼胝体压部的中部有相似的 MD，但具有不同的 FA（图 2-2-3 上）。这可以通过其各自具有不同的形状（如不同的 FA）但平均"大小"相同（即同一 MD）（图 2-2-1 和图 2-2-3 上）的张量椭圆体予以很好的描述。

相反地，两个具有相似 MD 和 FA 的白质区域，如在主要本征向量图或颜色编码图中显示胼胝体压部的中部和外侧，可以有不同的最大弥散率方向（即不同的纤维方向）（图 2-2-3 下）[59]。

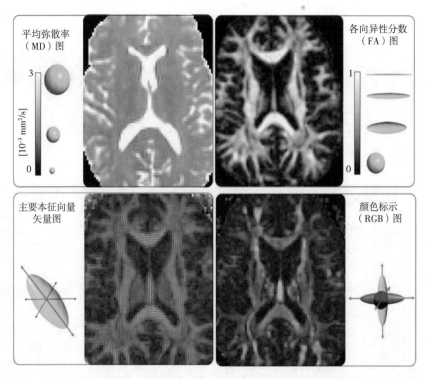

▶图 2-2-3　弥散张量允许提取定量指数和重建二维图，提供关于生物组织微结构属性及其组成的信息。数字表示：①丘脑；②胼胝体压部的中部；③胼胝体压部的外侧部

白质通路虚拟重建

　　弥散张量示踪技术是一种完全无创的技术，与现有的轴突示踪方法相比，可用于研究活体人脑的纤维连接。此外，在采集时间范围为 5~20 分钟的标准临床 MRI 设备上，通过纤维束成像容易地获得所需的数据。纤维束成像的主要假设依据是在数学上大脑内水分子的弥散由弥散张量和每个体素内沿着主要纤维方向排列的张量主轴来描述[39]。纤维束成像的算法是利用从体素到体素推断连续性的方法追踪白质通路。这个过程利用纤维束成像软件重构连续流线，即从一个给定体素的最大弥散方向到达相邻的体素来实现（图 2-2-4）[3,39,46]。

　　大多数纤维束成像算法使用"追踪"和"停止"法则，以减少通路虚拟重构的误差。最常见的法则是选取角和各向异性阈值，以避免不切实际的纤维弯曲或追踪到白质以外的

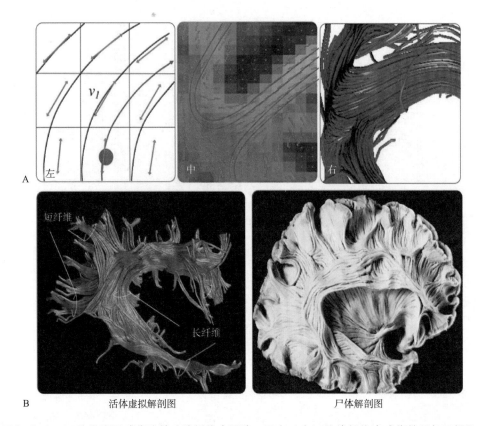

▶图 2-2-4　A. 弥散张量成像连续追踪纤维束通路。图中（左）流线纤维束成像基于如下假设，即每个白质体素的主要本征向量（红色箭头）与底层纤维（黑线）的主要轨迹正切。以种子体素（蓝圈）为起点的纤维束成像算法，通过逐个体素向下追踪，流线（蓝色）平行于白质纤维。（中）轴向截面的本征向量图和通过胼胝体压部的流线（蓝色）。（右）胼胝体压部流线的纤维束成像重建能直观显示三维流管。B. 对照活体内虚拟重建弓状纤维（左）[10]和相应的人类大脑连接的尸检解剖图（右）[25]

区域[3,47]。纤维成像技术为活体内研究白质通路轨迹[10]，并根据其连接形态解析皮质提供了可能性[4]。通过沿切开的纤维束提取定量弥散指数，有可能获得特定纤维束的显微结构组成、成分及关于感兴趣纤维束完整的测量指标。最常用的指标是 FA、MD、轴向和径向弥散率。虽然流线的数目与解剖结构直接对应的假设是不正确的（如流线的数目与轴索纤维的根数不对应），但它通常被用来作为测量纤维束体积的替代物。这些指标均已在活体研究中被用来测量神经外科癫痫和脑肿瘤患者的白质变化（图 2-2-5）。

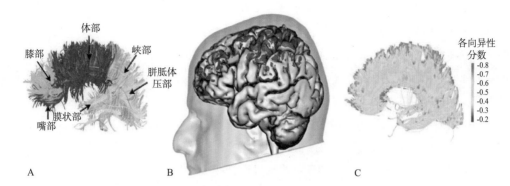

▶ 图 2-2-5　弥散纤维束成像可用于研究白质纤维的解剖结构和纤维束微小结构的组成，如胼胝体。A. 虚拟的解剖结构可以被重建并研究胼胝体主要划分结构的三维轨道。B. 皮质区域可以根据胼胝体不同亚成分的投射予以划分。C. 沿纤维束的特殊测量（该病例是 FA）用于获得定量测量和开展病理情况下影响白质纤维解剖的病例对照比较研究。（第 2 个图像来自 Dr. Michel Thiebaut de Schotten）

癫痫和脑肿瘤的弥散信号变化

通过弥散信号的变化常能发现癫痫和脑肿瘤白质组织的生物学变化，这些变化与 3 个主要的病理机制有关：细胞毒性水肿、血管性水肿和细胞构成。

细胞毒性水肿与能量底物供应减少导致的细胞代谢停止相关。能量底物的减少造成细胞内液增加和细胞外间隙减小，从而导致细胞内含水量调节受损。在包含细胞毒性水肿组织的体素中，最常见的是水弥散减低（即 MD 减低）。与此相反，血管性水肿的特征是血脊液脑屏障功能障碍，血浆蛋白和其他大分子可以自由进入血管周围和细胞外间隙，细胞外液随之增加。因此，血管性水肿常与水的弥散增加相关（即 MD 和径向弥散增加，FA 减少）。细胞构成增加是脑肿瘤的特点，特别是在肿瘤终末期，与此相关的是细胞外间隙中水流动性减少继发出现的弥散减低。在某些肿瘤（如神经胶质瘤）早期，细胞构成增加与细胞外间隙中水积聚导致的水弥散增加相关。

在癫痫患者中，能观察到弥散信号的特征性改变，在发作后的早期阶段弥散率下降，随后正常，然后短暂或缓慢地增加[63]。早期的弥散率下降与细胞毒性水肿相关[72]，同时继发的血管性水肿则有可能延迟增加[55,62]。弥散率变化的强度与癫痫发作的严重程度相关[55,67,72]，长期的癫痫发作可能造成永久性改变[77]。这些变化被认为可能是细胞死亡的结果[73]，并且合并细胞膜溶解，从而导致细胞外间隙增宽和弥散率增加[28,66]。

本质上，脑肿瘤患者的瘤周水肿主要是与血-脑脊液屏障功能障碍有关的血管性水肿。血管性水肿弥散率增加，FA减少[51]。瘤周组织中血管性水肿的原因还不太清楚，可能与内皮细胞间紧密连接缺陷导致的血-脑脊液屏障泄漏有关。另一种可能的机制是，肿瘤侵袭性较强，坏死和胶质细胞增生导致的细胞外间隙蛋白质增加，使细胞外体积增加，导致低电阻，有利于液体从毛细血管内到达细胞外间隙[57]。肿瘤内细胞外间隙的液体能够跨越肿瘤周围胶质组织的边缘到达病灶周围脑实质。胶质组织对细胞外液的总体流动表现出明显的阻碍作用，有可能导致肿瘤内细胞外压力增加。最终，水肿液形成自身的移动路径，从胶质边缘到达瘤周实质，经过白质纤维形成血管性水肿[68]。

由于存在其他影响水肿分布的因素，病理组织的弥散率变化很可能是不均匀的。例如，与低级别肿瘤（如弥漫性星形细胞瘤）相比，高级别胶质瘤由于细胞构成增加而具有较低的弥散率[15,26]。以上结果表明，可用弥散成像划分肿瘤等级和间接量化浸润的程度。动物模型和人类研究的最新数据表明，弥散成像对预测治疗效果敏感[14]，但还需要进一步研究，以评估该技术的临床潜力。

最后需强调，肿瘤组织和周围白质的改变影响弥散信号及纤维束重建的可行性。另外，病变组织弥散张量的方向可能并不影响下层纤维束的方向。由此也就能够获得一种可能的方法用来区分神经外科患者虚拟重建的纤维束和真实解剖的纤维束。

一、在神经外科脑肿瘤患者中的临床应用

白质纤维束成像可用于神经外科手术设计，而神经导航技术是最早适用于临床的技术之一[16,32,48]。最早将纤维束成像技术应用于需要手术的肿瘤患者的临床实践，集中发现由于肿瘤本身或肿瘤向周围侵袭导致的运动神经通路变形或破坏[16]。纤维束成像技术用于重建运动神经通路中的一个限制性因素是不能发现起源于外侧皮质运动区的神经束。这个问题限制了纤维束成像技术的适用性，使其仅适用于与下肢和躯干区域相关的皮质脊髓束中间区域受损的患者。

直接对比运动神经通路的纤维束成像和手术中的皮质电刺激点，得出很多可以影响皮质脊髓束重建的因素，导致重建出来的纤维通路与功能纤维的确切位置没有直接对应关系[48]。Berman等[8]研究发现皮质电刺激点的映射可以用于指导运动神经通路的神经束成像，成功地从胶质瘤患者的27个刺激点中的16个刺激点获得了大脑脚图像。水肿导致刺激点发生不完全或5个点的轨道移位，建议尽可能地控制细胞外间隙扩张和降低各向异性。Clark等曾经预先提到这是一个很重要的需要考虑到的混杂变量[16]。从图2-2-6我们可以看到，左侧大脑半球肿瘤患者的皮质脊髓束成像存在偏差。Kinoshita等[37]使用相对高的FA临界值0.3，这促成了他们的新发现，即纤维示踪成像技术低估了运动神经通路大小。

Berman等[9]在9例胶质瘤患者的16个刺激点中发现皮质下刺激点位置和纤维束成像

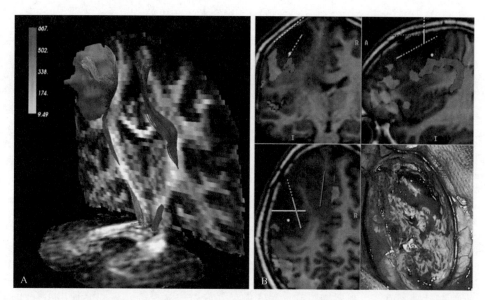

▸图 2-2-6　A. 邻近左侧前旁扣带回区多形性胶质母细胞瘤（蓝色）的左侧皮质脊髓束纤维束成
　　　　　像存在重建偏差。左侧皮质脊髓束邻近肿瘤各向异性减低。两侧皮质脊髓束被 FA 图
　　　　　覆盖冠状位和轴位。B. 弓形束（红色）的纤维束成像重建用于神经导航系统，用来
　　　　　帮助神经外科医生为 1 例 27 岁患者术中切除渗透到左侧背外侧前额叶的皮质纤维型
　　　　　星形细胞瘤。术中皮质下电刺激验证纤维示踪成像的结果：有一个动词生成任务中，
　　　　　对手术腔底部的刺激会导致说话停顿。双极电极并列的刺激点（标签号：45）在神
　　　　　经导航仪的三维展示中显示是 1 个黄点（来自于 Carlo Marras 和 Alberto Bizzi, Fon-
　　　　　dazione IRCCS-IstitutoNeutologico "CarloBesta"，Milan，Italy）

衍生出的运动神经通路平均距离是（8.7±3.1）mm。Mikuni 等[45] 对比了 40 例手术治疗的
运动神经通路附近脑肿瘤患者的皮质电刺激和纤维束成像，结果显示 20 例患者中的 18 例
患者的运动诱发电位是从皮质下 1 cm 内重建的运动神经通路引出的，20 例患者的运动神
经通路与皮质下刺激区域的距离都>1 cm，但是仅检测到 3 例患者的运动诱发电位。Mikuni
等强调纤维束成像技术和术中皮质电刺激属于互补技术[45]，而且两者结合获得的信息效果
优于皮质电刺激[13,22,35] 或单独使用纤维束成像技术[7,76] 所获得的信息效果。以上研究都表
明纤维束成像技术可以用于定位皮质电刺激最初的位置，从而更快地在术中定位运动性语
言中枢。

　　纤维束成像技术可以融入神经导航系统（图 2-2-6）[31,53,54,56]。Nimsky 等发现胶质瘤
手术患者术中白质纤维束（如内囊）的移位可以从-8 mm 到+15 mm。这些发现强调了在
切除靠近功能区的深层肿瘤时，导航系统术中校正的重要性[53]。在运动神经通路研究中，

Nimsky 等发现显示的纤维束体积存在差异，观察者内部和观察者之间的可变性分别为>1 mm 和 2~3 mm[54]。这些数值与 1 mm 的目标重合误差具有可比性。

纤维束成像技术也已经用于地图语言和视觉传导通路。连接额叶、顶叶和颞叶的弓形束与语言功能相关，该结构的解剖和组成已经通过纤维束成像技术进行了研究[11,12]。在 22 例患者中，Kamada 等[34]通过动词生成任务的 fMRI 激活区和阅读任务的脑磁图描记，描述了弓形束的纤维束成像。上述 22 例患者中 2 例患者的图像信息输入到神经导航系统，并将弓形束的位置与 fMRI 确定的激活区的皮质电刺激图对比，发现了弓形束在 6 mm 内的映射标记。Henry 等[30]对 1 例 40 岁男性患者使用纤维束成像技术，用于研究术中起始于语言和命名相关的皮质刺激区的纤维束。近期有文献描述了被胶质瘤破坏的语言通路，包括弓形束、下额枕束（infe rior frontaloccipital fasciculus，IFOF）和钩束[6]。

纤维束成像技术可以直观显示视放射，从而用于癫痫患者前额叶术前计划的制订。Kikuta 等[36]通过对 10 例动静脉畸形患者的研究发现，视放射的不完全重建与视野丢失相关。

视放射纤维束成像也可以回顾性地融入伽马刀放射治疗系统，由此体现出治疗计划制订的原则是减轻放射治疗对视放射的损害[42]。

二、在神经外科癫痫患者中的临床应用

癫痫手术患者中使用纤维束成像技术通过外科手术评估结构改变的扩展并预测癫痫患者的结局[75]。手术导致的视放射和边缘结构白质纤维的改变已被广泛研究。Concha 等[18]评估了颞叶癫痫患者和单侧颞叶内侧硬化患者术前和颞叶切除术后 1 年穹窿和扣带回的变化，患者术前弥散异常（例如，FA 降低和 MD 升高），术后这种变化更为明显，表明是手术导致的白质纤维束沃勒变性[18]。非手术直接导致的对侧纤维束弥散指数亦可在无癫痫患者中表现异常，这表明白质纤维束的不正常改变是不可逆的。有研究对同一组接受了胼胝体切除术患者的胼胝体膝部和体部的弥散指数做纵向分析[17]，在 3 例患者中，用纤维束成像测量胼胝体纤维横断部分，通过观察弥散的变化来推测沃勒变性。这些发现表明弥散纤维束成像是一项令人兴奋的应用，可用于活体内评价轴索损伤后的微观结构改变。

纤维束成像技术另一个让人感兴趣的应用是预测难治性癫痫手术的并发症。这将使得纤维束成像技术能够用来帮助术前计划的制订和预防皮质功能区的损害。例如，Powell 等[60]报道概率性的纤维束成像可以用于评估 Flechsig-Meyer 循环的定位和扩展，以及预测由颞叶前部切除术导致的对侧上象限偏盲。作者发现视野缺损患者的视放射纤维已被破坏，而视放射纤维未被破坏的患者无视野缺损。最近，Nilsson 等[52]运用一项具有决定意义的纤维示踪技术延伸了这些研究成果，他们使用纤维示踪技术重建视放射，并测量 Flechsig-Meyer 襻最前方的部位与两侧颞极、颞角之间的距离，证明颞叶切除术后发生术后象限盲的患者，其 Flechsig-Meyer 襻被破坏，而没有术后视野缺损的患者其 Flechsig-Meyer 襻是

完整的。令人感兴趣的是，这两种患者 Flechsig-Meyer 襻的不同之处是 Flechsig-Meyer 襻至颞角的距离，术后象限盲的患者距离短了 5 mm，这意味着这两种解剖结构的关系可以用来预测难治性癫痫颞叶切除术后是否会出现视野缺损[52]。还有一些研究者将 fMRI 与纤维概率示踪结合起来研究语言优势半球前颞叶切除术后的患者[61]。术前优势半球的神经纤维束偏侧性越大，术后命名功能减弱就越明显，表明这项技术可用于预测术后语言障碍。

从以上研究可以看出，对于涉及术中 MRI 的癫痫患者而言，纤维示踪技术很有发展前景，它可以降低手术并发症的风险，并且将需要横断的白质纤维可视化，从而断开癫痫发作点。最近的一篇文章表明将纤维示踪技术和 EEG、fMRI 结合起来可以描绘出癫痫活动的播散路径[27]。尽管这只是个案报道，纤维示踪也不能辨别传入和传出路径，但是这篇文章向大家展示了一项有前景的技术，这项技术可以用来识别癫痫样放电期间不同结构之间的功能联系和解剖关系。未来的研究将会阐明一些因素，如发病年龄、癫痫的严重程度和左右利手等是否与纤维束偏侧性和功能重塑有关[15a]。

弥散示踪的局限性和未来的研究方向

注入示踪剂可以追踪出单个神经元的终端，而纤维示踪则沿着弥散张量主轴，弥散张量是通过将 1 个体素内的 MRI 信号进行平均得来。通常，如果体素的分辨率太低则难以鉴别出小的纤维束，并且弥散数据中的噪声水平及固有的 MR 伪影[40]是影响弥散测量准确性和精确性的重要因素，因此需要重建纤维束。我们需要认识到，通过纤维示踪技术得到的结果也取决于实验人员控制下的若干因素，如角和各向异性阈值、选用的白质算法本身的影响等。最后，DT 纤维示踪技术是基于假设每个体素中的纤维被单向评估完整描述，因此，当区域纤维束过多或纤维束出现交叉、融合、分叉时，这些技术无法得到令人满意的结果。最近许多纤维示踪技术的发展依赖于高角分辨率弥散成像（high angular resolution diffusion imaging，HARDI）技术[24]，而适当的后处理技术可以处理纤维束的交叉问题[1,5,69,70,74]。初步研究表明将纤维示踪和球面反褶积算法结合，用以示踪有多个纤维交叉区域内的纤维路径，如胼胝体（图 2-2-7）[20]。球面反褶积数据库可以通过临床可行的协议获得。

与传统的轴突示踪研究相比，纤维示踪不能区别顺行和逆行的联系，无法发现突触的存在，不能确定路径是否有功能。这些局限性可能导致纤维示踪技术追踪得出并不存在的路径（假阳性），或虽然存在但无效的路径（假阴性）。因此，对于纤维示踪结果的解释需要经验和既往的解剖知识。

此外，在患病的大脑中，由于病理过程（如脑水肿、出血和组织受压改变等）导致的变化和解剖畸变很可能重建出假阳性的纤维路径。

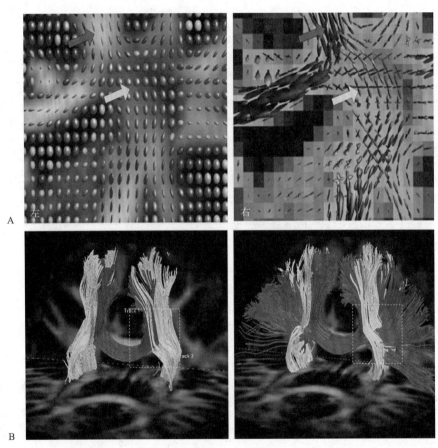

▶ 图2-2-7　A. 放射冠内部白质组织的可视化基于张量模型（左）和球面反褶积（右）[21]。对于
　　　　　只有1个纤维单元的体素，例如胼胝体（红色箭头），2个模型描述的方向均与已知
　　　　　的解剖相符。然而，对于有2个以上交叉纤维（黄色箭头）的区域，张量模型只给
　　　　　出了水扩散的平均代表方向，而球面反褶积模型能区分出不同的纤维组成，描述出
　　　　　它们各自的方向。B. 弥散张量纤维示踪和球面反褶积纤维示踪。弥散张量纤维示踪
　　　　　得到的胼胝体虚拟解剖重建了胼胝体最核心的部分（红色），而球面反褶积纤维示踪
　　　　　则显示了胼胝体的许多流线、皮质脊髓束（黄色）的交叉流线和到达外侧皮质的流线

　　目前为止，已有部分研究用神经示踪剂对纤维示踪成像的结果进行了验证[19,23]，或者
对人体进行了重复性分析研究[29,38,71]。需要指出的是相关文献中已经讲述了许多算法，但
哪种方法最有效，目前并没有一致性结论。

　　总之，纤维示踪技术在神经外科领域的重要性逐渐提高，在全球范围内也越来越多地
被神经外科所需要。然而，目前它主要应用在专业机构，这些机构有必要的基础设施（来

自当地物理学家和影像学专家的技术支持），从而保证其作为一种可靠的临床可行性方法。随着弥散采集能力（例如更高的空间分辨率、更高的信噪比）的提高和处理图像能力（例如复合纤维取向模式化、纤维示踪技术的算法）的改进，以及反映弥散参数与病理改变之间关系的特征性描述的改善，在未来几年，纤维示踪技术有望成为常规的临床检查。

致　谢

以上图像是使用内部研发的软件和 Trackvis 软件获得的。Natbrainlab 的成员受以下单位资助：维康基金会、盖伊和圣托马斯慈善机构、孤独症之声、玛丽·居里、英国医学研究理事会、国立伤残人研究所专家、生物医学研究中心在伦敦南部的心理健康研究中心、莫兹利 NHS 信托基金会和精神病学研究所、伦敦国王学院（伦敦，英国）。

（江　涛　陈　谦　齐草源　邹丽丽　马　军　译）

参考文献

[1] Alexander DC. Multiple-fiber reconstruction algorithms for diffusion MRI. Ann NY Acad Sci, 2005, 1064：113-133.

[2] Basser PJ, Mattiello J, LeBihan D. Estimation of the effective self-diffusion tensor from the NMR spin echo. J Magn Reson B, 1994, 103：247-254.

[3] Basser PJ, Pajevic S, Pierpaoli C, et al. In vivo fiber tractography using DT-MRI data. Magn Reson Med, 2000, 44：625-632.

[4] Behrens TE, Johansen-Berg H, Woolrich MW, et al. Non-invasive mapping of connections between human thalamus and cortex using diffusion imaging. Nat Neurosci, 2003, 6：750-757.

[5] Behrens TE, Woolrich MW, Jenkinson M, et al. Characterization and propagation of uncertainty in diffusion-weighted MR imaging. Magn Reson Med, 2003, 50：1077-1088.

[6] Bello L, Gambini A, Castellano A, Carrabba G, et al. Motor and language DTI fiber tracking combined with intraoperative subcortical mapping for surgical removal of gliomas. Neuroimage, 2008, 39：369-382.

[7] Beppu T, Inoue T, Kuzu Y, Ogasawara K, et al. Utility of three-dimensional anisotropy contrast magnetic resonance axonography for determining condition of the pyramidal tract in glioblastoma patients with hemiparesis. J Neurooncol, 2005, 73：137-144.

[8] Berman JI, Berger MS, Mukherjee P, et al. Diffusion-tensor imaging-guided tracking of fibers of the pyramidal tract combined with intraoperative cortical stimulation mapping in patients with gliomas. J

Neurosurg, 2004, 101: 66-72.

［9］ Berman JI, Berger MS, Chung SW, et al. Accuracy of diffusion tensor magnetic resonance imaging tractography assessed using intraoperative subcortical stimulation mapping and magnetic source imaging. J Neurosurg, 2007, 107: 488-494.

［10］ Catani M, Howard RJ, Pajevic S, et al. Virtual in vivo interactive dissection of white matter fasciculi in the human brain. Neuroimage, 2002, 17: 77-94.

［11］ Catani M, Jones DK, Donato R, et al. Occipito-temporal connections in the human brain. Brain, 2003, 126: 2093-2107.

［12］ Catani M, Jones DK, Ffytche DH. Perisylvian language networks of the human brain. Ann Neurol, 2005, 57: 8-16.

［13］ Cedzich C, Taniguchi M, Schäfer S, et al. Somatosensory evoked potential phase reversal and direct motor cortex stimulation during surgery in and around the central region. Neurosurgery, 1996, 38: 962-970.

［14］ Chenevert TL, McKeever PE, Ross BD. Monitoring early response of experimental brain tumors to therapy using diffusion magnetic resonance imaging. Clin Cancer Res, 1997, 3: 1457-1466.

［15］ Chenevert TL, Stegman LD, Taylor JM, et al. Diffusion magnetic resonance imaging: an early surrogate marker of therapeutic efficacy in brain tumors. J Natl Cancer Inst, 2000, 92: 2029-2036.

［15a］ Ciccarelli O, Catani M, Johansen-Berg H, et al. Diffusion-based tractography in neurological disorders: concepts, applications, and future developments. Lancet Neurology, 2008, 7: 715-727.

［16］ Clark CA, Barrick TR, Murphy MM, et al. White matter fiber tracking in patients with space-occupying lesions of the brain: a new technique for neurosurgical planning? NeuroImage, 2003, 20: 1601-1608.

［17］ Concha L, Gross DW, Wheatley BM, Beaulieu C. Diffusion tensor imaging of time-dependent axonal and myelin degradation after corpus callosotomy in epilepsy patients. Neuroimage, 2006, 32: 1090-1099.

［18］ Concha L, Beaulieu C, Wheatley BM, et al. Bilateral white matter diffusion changes persist after epilepsy surgery. Epilepsia, 2007, 48: 931-940.

［19］ Dauguet J, Peled S, Berezovskii V, Delzescaux T, et al. Comparison of fiber tracts derived from in-vivo DTI tractography with 3D histological neural tract tracer reconstruction on a macaque brain. Neuroimage, 2007, 37: 530-538.

［20］ Dell'Acqua F, Scifo P, Catani M, et al. Combining spherical deconvolution with streamline tractography: preliminary results. Proc 16th Annual Meeting Int Society of Magnetic Resonance in Medicine, 2008, Toronto, Ontario, Canada, 2008.

［21］ Dell'Acqua F, Scifo P, Rizzo G, et al. A modified damped Richardson-Lucy algorithm to reduce isotropic background effects in spherical deconvolution. Neuroimage, 2010, 49: 1446-1458.

［22］ Duffau H. Lessons from brain mapping in surgery for low-grade glioma: insights into associations between tumour and brain plasticity. Lancet Neurol, 2005, 4: 476-486.

[23] Dyrby TB, Sogaard LV, Parker GJ, et al. Validation of in vitro probabilistic tractography. Neuroimage, 2007, 37: 1267-1277.

[24] Frank LR. Anisotropy in high angular resolution diffusion-weighted MRI. Magn Reson Med, 2001, 45: 935-939.

[25] Gluhbegovic N, Williams TH. The human brain. Harper and Row, Hagerstown, MD, 1980.

[26] Guo AC, Cummings TJ, Dash RC, et al. Lymphomas and high-grade astrocytomas: comparison of water diffusibility and histologic characteristics. Radiology, 2002, 224: 177-183.

[27] Hamandi K, Powell HW, Laufs H, et al. Combined EEG-fMRI and tractography to visualise propagation of epileptic activity. J Neurol Neurosurg Psychiatry, 2008, 79: 594-597.

[28] Hasegawa D, Orima H, Fujita M, et al. Diffusion-weighted imaging in kainic acid-induced complex partial status epilepticus in dogs. Brain Res, 2003, 983: 115-127.

[29] Heiervang E, Behrens TE, Mackay CE, et al. Between session reproducibility and between subject variability of diffusion MR and tractography measures. Neuroimage, 2006, 33: 867-877.

[30] Henry RG, Berman JI, Nagarajan SS, et al. Subcortical pathways serving cortical language sites: initial experience with diffusion tensor imaging fiber tracking combined with intraoperative language mapping. Neuroimage, 2004, 21: 616-622.

[31] Hlatky R, Jackson EF, Weinberg JS, et al. Intraoperative neuronavigation using diffusion tensor MR tractography for the resection of a deep tumor adjacent to the corticospinal tract. Stereotact Funct Neurosurg, 2005, 83: 228-232.

[32] Holodny AI, Ollenschleger MD, Liu WC, et al. Identification of the corticospinal tracts achieved using blood-oxygen-level-dependent and diffusion functional MR imaging in patients with brain tumors. AJNR Am J Neuroradiol, 2001, 22: 83-88.

[33] Kamada K, Todo T, Masutani Y, et al. Combined use of tractography-integrated functional neuronavigation and direct fiber stimulation. J Neurosurg, 2005, 102: 664-672.

[34] Kamada K, Todo T, Masutani Y, et al. Visualization of the frontotemporal language fibers by tractography combined with functional magnetic resonance imaging and magnetoencephalography. J Neurosurg, 2007, 106: 90-98.

[35] Keles GE, Lundin DA, Lamborn KR, et al. Intraoperative subcortical stimulation mapping for hemispherical perirolandic gliomas located within or adjacent to the descending motor pathways: evaluation of morbidity and assessment of functional outcome in 294 patients. J Neurosurg, 2004, 100: 369-375.

[36] Kikuta K, Takagi Y, Nozaki K, et al. Early experience with 3-T magnetic resonance tractography in the surgery of cerebral arteriovenous malformations in and around the visual pathway. Neurosurgery, 2006, 58: 331-337.

[37] Kinoshita M, Yamada K, Hashimoto N, et al. Fiber-tracking does not accurately estimate size of fiber

bundle in pathological condition: initial neurosurgical experience using neuronavigation and subcortical white matter stimulation. NeuroImage, 2005, 25: 424-429.

[38] Lawes IN, Barrick TR, Murugam V, Spierings N, Evans DR et al. Atlas-based segmentation of white matter tracts of the human brain using diffusion tensor tractography and comparison with classical dissection. Neuroimage, 2008, 39: 62-79.

[38a] Le Bihan D, Breton E, Lallemand D, et al. MR imaging of intravoxel incoherent motions: application to diffusion and perfusion in neurologic disorders. Radiology, 161: 401-407 M. Catani and F. Dell'Acqua 74.

[39] Le Bihan D, Mangin JF, Poupon C, et al. Diffusion tensor imaging: concepts and applications. J Magn Reson Imaging, 2001, 13: 534-546.

[40] Le Bihan D, Poupon C, Amadon A, et al. Artifacts and pitfalls in diffusion MRI. J Magn Reson Imaging, 2006, 24: 478-488.

[41] Lo CY, Chao YP, Chou KH, et al. DTI-based virtual reality system for neurosurgery. Conf Proc IEEE Eng Med Biol Soc, 2007: 1326-1329.

[42] Maruyama K, Kamada K, Shin M, et al. Optic radiation tractography integrated into simulated treatment planning for Gamma Knife surgery. J Neurosurg, 2007, 107: 721-726.

[43] Mikuni N, Okada T, Enatsu R, et al. Clinical impact of integrated functional neuronavigation and subcortical electrical stimulation to preserve motor function during resection of brain tumors. J Neurosurg, 2007, 106: 593-598.

[44] Mikuni N, Okada T, Enatsu R, et al. Clinical significance of preoperative fibre-tracking to preserve the affected pyramidal tracts during resection of brain tumours in patients with preoperative motor weakness. J Neurol Neurosurg Psychiatry, 2007, 78: 716-721.

[45] Mikuni N, Okada T, Nishida N, et al. Comparison between motor evoked potential recording and fiber tracking for estimating pyramidal tracts near brain tumors. J Neurosurg, 2007, 106: 128-133.

[46] Mori S, Van Zijl PC. Fiber tracking: principles and strategies-a technical review. NMR Biomed, 2002, 15: 468-480.

[47] Mori S, Crain BJ, Chacko VP, et al. Threedimensional tracking of axonal projections in the brain by magnetic resonance imaging. Ann Neurol, 1999, 45: 265-269.

[48] Mori S, Frederiksen K, van Zijl PC, et al. Brain white matter anatomy of tumor patients evaluated with diffusion tensor imaging. Ann Neurol, 2002, 51: 377-380.

[49] Moseley ME, Cohen Y, Mintorovitch J, et al. Early detection of regional cerebral ischemia in cats: comparison of diffusion-and T2-weighted MRI and spectroscopy. Magn Reson Med, 1990, 14: 330-346.

[50] Moseley ME, Kucharczyk J, Asgari HS, et al. Anisotropy in diffusion-weighted MRI. Magn Reson Med, 1991, 19: 321-326.

[51] Nedelcu J, Klein MA, Aguzzi A, et al. Biphasic edema after hypoxic-ischemic brain injury in

neonatal rats reflects early neuronal and late glial damage. Pediatr Res, 1999, 46: 297-304.

[52] Nilsson D, Starck G, Ljungberg M, et al. Intersubject variability in the anterior extent of the optic radiation assessed by tractography. Epilepsy Res, 2007, 77: 11-16.

[53] Nimsky C, Ganslandt O, Hastreiter P, et al. Preoperative and intraoperative diffusion tensor imaging-based fiber tracking in glioma surgery. Neurosurgery, 2005, 56: 130-137; discussion 138.

[54] Nimsky C, Ganslandt O, Merhof D, et al. Intraoperative visualization of the pyramidal tract by diffusion-tensor-imaging-based fiber tracking. Neuroimage, 2006, 30: 1219-1229.

[55] Nitsch C, Klatzo I. Regional patterns of bloodbrain barrier breakdown during epileptiform seizures induced by various convulsive agents. J Neurol Sci, 1983, 59: 305-322.

[56] Okada T, Mikuni N, Miki Y, et al. Corticospinal tract localization: integration of diffusion-tensor tractography at 3-T MR imaging with intraoperative white matter stimulation mapping-preliminary results. Radiology, 2006, 240: 849-857.

[57] Papadopoulos MC, Saadoun S, Binder DK, et al. Molecular mechanisms of brain tumor edema. Neuroscience, 2004, 129: 1009-1018.

[58] Parmar H, Sitoh YY, Yeo TT. Combined magnetic resonance tractography and functional magnetic resonance imaging in evaluation of brain tumors involving the motor system. J Comput Assist Tomogr, 2004, 28: 551-556.

[59] Pierpaoli C, Jezzard P, Basser PJ, et al. Diffusion tensor MR imaging of the human brain. Radiology, 1996, 201: 637-648.

[60] Powell HW, Parker GJ, Alexander DC, et al. MR tractography predicts visual field defects following temporal lobe resection. Neurology, 2005, 65: 596-599.

[61] Powell HW, Parker GJ, Alexander DC, et al. Imaging language pathways predicts postoperative naming deficits. J Neurol Neurosurg Psychiatry, 2008, 79: 327-330.

[62] Prichard JW, Zhong J, Petroff OA, et al. Diffusion-weighted NMR imaging changes caused by electrical activation of the brain. NMR Biomed, 1995, 8: 359-364.

[63] Righini A, Pierpaoli C, Alger JR, et al. Brain parenchyma apparent diffusion coefficient alterations associated with experimental complex partial status epilepticus. Magn Reson Imaging, 1994, 12: 865-871.

[64] Schonberg T, Pianka P, Hendler T, et al. Characterization of displaced white matter by brain tumors using combined DTI and fMRI. Neuroimage, 2006, 30: 1100-1111.

[65] Staempfli P, Reischauer C, Jaermann T, et al. Combining fMRI and DTI: a framework for exploring the limits of fMRI-guided DTI fiber tracking and for verifying DTI-based fiber tractography results. Neuroimage, 2008, 39: 119-126.

[66] Sundgren PC, Dong Q, Gómez-Hassan D, et al. Diffusion tensor imaging of Mapping white matter pathways with diffusion imaging tractography 75 the brain: review of clinical applications. Neuroradiology, 2004, 46: 339-350.

［67］Tanaka T, Tanaka S, Fujita T, et al. Experimental complex partial seizures induced by a microinjection of kainic acid into limbic structures. Prog Neurobiol, 1992, 38: 317-334.

［68］Thapar KR. Brain edema, increased intracranial pressure, vascular effects and other epiphenomena of human brain tumors. In: Kaye AH and Laws ER (eds) Brain tumors: an encyclopedic approach. Churchchill Livingstone, Edinburgh, 1995: 163-189.

［69］Tournier JD, Calamante F, Gadian DG, et al. Direct estimation of the fiber orientation density function from diffusion-weighted MRI data using spherical deconvolution. Neuroimage, 2004, 23: 1176-1185.

［70］Tuch DS. Q-ball imaging. Magn Reson Med, 2004, 52: 1358-1372.

［71］Wakana S, Caprihan A, Panzenboeck MM, et al. Reproducibility of quantitative tractography methods applied to cerebral white matter. Neuroimage, 2004, 36: 630-644.

［72］Wang Y, Majors A, Najm I, et al. Postictal alteration of sodium content and apparent diffusion coefficient in epileptic rat brain induced by kainic acid. Epilepsia, 1996, 37: 1000-1006.

［73］Wasterlain CG, Fujikawa DG, Penix L, et al. Pathophysiological mechanisms of brain damage from status epilepticus. Epilepsia, 1993, 34 (Suppl 1): S37-53.

［74］Wedeen VJ, Hagmann P, Tseng WY, et al. Mapping complex tissue architecture with diffusion spectrum magnetic resonance imaging. Magn Reson Med, 2005, 54: 1377-1386.

［75］Yogarajah M, Duncan JS. Diffusion-based magnetic resonance imaging and tractography in epilepsy. Epilepsia, 2008, 49: 189-200.

［76］Yu CS, Li KC, Xuan Y, et al. Diffusion tensor tractography in patients with cerebral tumors: a helpful technique for neurosurgical planning and postoperative assessment. Eur J Radiol, 2005, 56: 197-204.

［77］Zhong J, Petroff OA, Pleban LA, et al. Reversible, reproducible reduction of brain water apparent diffusion coefficient by cortical electroshocks. Magn Reson Med, 1997, 37: 1-6.

|第三节|

脑 磁 图

Sylvain Baillet

概　述

基于血流动力学和代谢相关的神经影像学技术时间分辨率不足已被充分证明并进行了深入的探讨。在研究复杂脑网络的形成、重塑和大量动态信息的集成过程中，时间分辨率不足的局限性显得尤为突出[41,42]。

本节主要综述了脑磁图（magnetoencephalography，MEG）如何提供脑在正常功能状态下和功能障碍情况下的时间分辨图像序列。

脑磁图的原理和设备

一、电磁场的生理起源

由于有大量的神经元作为基本的电位发生器，因此大脑一直维持着流入和跨细胞的离子电流。细胞内电流通路的一个简单模型是一个小的、直的电偶极子将离子电流从一个源传导到一个接收器。一个神经元细胞内电流的起源由两部分组成：①沿轴突快速放电的动作电位；②从几十到几百毫秒时长的慢兴奋和抑制性突触后电位，通常会在细胞胞体或树突的基底部与顶端之间形成一个不平衡电流。然而，这两部分电流源产生的电磁场，在时空上叠加起来的动作电位不足以形成大的电流流动。大部分神经细胞是沿着纵向几何形状形成的，即新皮质层Ⅱ/Ⅲ和Ⅴ中的锥体细胞有利于产生较大的净电流。神经元还被细胞间紧密连接分成若干组集合体。因此，突触后电位很可能被平均分布到每一个这样的细胞集合体上，有助于它们形成更高水平的电流，进而使其能够产生足够强度甚至于可在颅外被检测到的电磁场（图 2-3-1）。

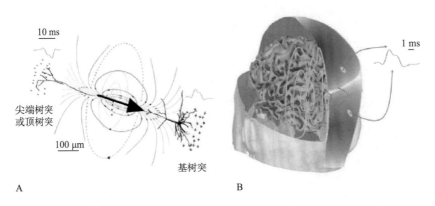

▶▶图 2-3-1　脑磁图和脑电图的基本电生理学原理

A. 大神经细胞（如皮质 V 层的锥体神经元）驱动离子电流。后者混合了兴奋和抑制性突触后电位，在本质上是基底树和树突之间或细胞体之间不同的电位传递，与动作电位放电相比，它们要慢一些（>10 ms），以提升神经元集群同步的水平。这些初级电流可用等效电流偶极子模型模拟，在图中用一个大的黑箭表示。电路的电流在整个磁体积内由次级电流闭合，体积电流用黑色平行线表示。此外，磁场是由初级和次级电流产生。由初级电流产生的磁场用环绕在偶极源周围成圈的虚线表示。B. 在一个较大空间范围内，由神经细胞持续性的类似突触后电位混合在一起所产生电流的规模效应在局部累加，也表现为一个电流偶极子（红色表示）。由基本源所产生的通过头部组织的次级电流（黄色表示）最终到达头皮表面，通过脑电图的成对电极可以进行检测。磁场（绿色）在组织内的传播过程不受拘束，并且失真程度少于电流，它们可被 MEG 的磁力仪所捕获。在头皮上的蓝色和红色分布区域显示磁场和电场及电位在头部表面的连续分布

当磁场的振幅足够大时，MEG 可在头皮表面检测到电流强度为 10 nA·m 的电流源所产生的磁场，即至少 50 000 个电流密度为 0.2 pA·m 的锥体细胞电流的集合[31]。

二、设备

虽然 MEG 和脑电图（electroencephalography，EEG）所检测的神经信号起源相同，但由于 MEG 信号的磁场密度为（10~50）×10⁻¹⁵ T/Hz$^{1/2}$，使得这两种技术有各自显著的特点。因此，检测 MEG 的信号需要非常敏感的磁力计。MEG 的 1 套基本的磁力计包括 1 个捕获线圈和与之配套的超导电流检测装置（即超导量子干涉仪）。MEG 设备自带 1 个含有300 多个传感器的全头型头盔（图 2-3-2）：单个或成对的磁力计即梯度计。对道路交通、电梯和心搏等所产生的磁场不敏感。MEG 可同时与其他辅助电生理检查（如眼电图、肌电图和心电图）共同完成神经电流的特征性电磁记录。所有通道上的采样率可高达 5 kHz。超导感应技术可以将设备的噪声保持在低于几个飞特斯拉（femtotesla，磁场强度单位）每

平方根赫兹的水平，这需要液氦冷却至-269 ℃。

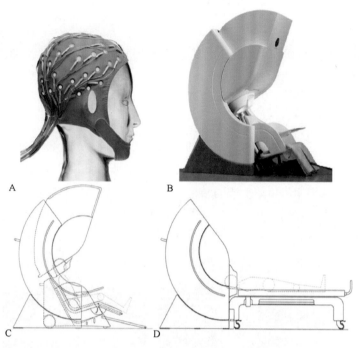

▶图 2-3-2　典型 MEG 和 EEG 设备

A. 弹性脑电图帽与 60 个电极。B. MEG 系统。它可在受检者直坐（C）或水平仰卧（D）进行工作。有磁兼容电极和导线的 EEG 可以与 MEG 同时进行记录［承蒙医科达（Elekta）提供插图］

　　超敏传感器的工作有时会遇到问题，因为它们对外部源造成的影响和电磁干扰也十分敏感。由多层合金制成（也可能辅以主动屏蔽解决的方法）的磁屏蔽室可以减弱外部磁场，为 MEG 记录创造条件。

　　由于涉及 MEG 检测、每周液氦灌注及多种材料制成的磁屏蔽室等多项技术，使得 MEG 设备造价昂贵。最近如高温磁力计等令人欣喜的技术的发展，有望在未来降低 MEG 使用成本，并有助于提升实用性和促进 MEG 检测技术的进步。

　　MEG 与 EEG 相比，有诸多优点：①由于头部组织的导电特性不一致（如绝缘性颅骨与导电头皮），EEG 的功能受到很大的限制，而这些对 MEG 影响甚微，使得 MEG 对神经组织有更好的空间分辨率。②受检者的检查准备时间显著缩短。③检测是独立的，如 MEG 检测不依赖于参考电极的选择。④因为没有传感器与皮肤直接接触，受检者的舒适度得到改善。目前，在研究和临床中心，新安装 MEG 系统的数量在不断增长（全球约有 200 家中心安装了 MEG 系统）。

典型 MEG 和 EEG 的检测流程

成功的 MEG 或 EEG 研究离不开状态良好、设计精良的检测仪器及对预处理的准确把握，以及整合多种分析方法的高效率软件。

一、受检者的准备

要做好防范措施，因为由受检者携带的任何磁性物质都可能会对 MEG 产生伪影。建议对用于眼电图、心电图和肌电图记录的导线进行人工监测，并予以相应的修正。贴在受检者头部的头定位线圈用于检测头部与传感器阵列的相对位置。有些 MEG 系统还具备在信号采集和离线状态下连续监测头部并修正位置的可能（更多细节和解剖基准点的数字化的信息见图 2-3-3）。

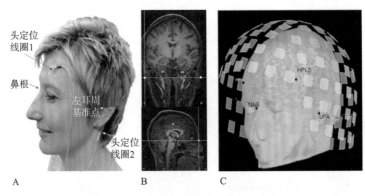

▶▶图 2-3-3　多模态 MEG-MRI 的几何配准

A. 在受检者的头皮上粘贴 3~5 个头定位坐标。它们的位置，连同另外 3 个解剖基准点（鼻根、左右耳周点）由磁性笔数字化仪进行数字化。B. 解剖基准点需要在受检者解剖结构的 MRI 体积数据上被检测和标记（白点），并可连同可选的另外 3 点在 Talairach 坐标上确定前、后连合和纵裂空间的位置。C. 这些解剖标志为 MEG 传感器位置与头部组织表面的各层结构（例如，从 MRI 图像体积中分割出的头皮和脑表面）进行配准确定了几何参照。MEG 传感器显示为在头周围正方形的位置。解剖基准点（NAS、LPA）及头部位置指示器（head position indicator，HPI）的位置都由黑点标识

二、设计模型

由于 MEG 和 EEG 时间维度易于分析，因此可以设计出多种不同的实验模型。简而言之，研究者设计一个 MEG 和 EEG 实验，首要关心的是事件相关大脑反应的类型：诱发、

感知或持续。迄今最常见的实验设计形式是在代表不同测试条件下短暂刺激的交错呈现。刺激的间隔时间通常比 fMRI 模型短得多，从几十毫秒到几秒。每次呈现都是一次实验性的事件；因此这样的模型被称之为事件相关。

另一类实验设计是利用特定时间编码的持续刺激进行呈现（例如，固定频率的视觉图案反转或声音调制）以触发处于稳态的大脑对刺激呈现速率或其谐波固定的反应。这种方法有时被称为（大脑反应）标注频率[35]。

三、数据采集

一节典型的 MEG 和 EEG 采集通常包括若干个进程。一个进程是一系列的实验性测试。一次测试就是在实验设计模型内一定条件下，刺激呈现给一个受检者或受检者执行预先确定好的动作。

绝大多数研究的目标是由刺激诱发和结果平均后大脑的反应。大多数这些反应的特点是约 20 ms 或更长的半周期，即 100 Hz 或更低的频率。因此，300~600 Hz 的采样率是足够的。在躯体感觉皮质或癫痫发作间期[5]，高频（600~900 Hz）振荡成分已经在体感皮层或癫痫发作间期[5]中得到证实，因此在这种情况下需要更快的采样率 [（3~5）kHz]。

数据预处理

数据预处理的目的是将所记录的数据加强兴趣信号的强度，同时降低干扰或剔除伪影事件。伪影事件有生理性的，如来自眼、心脏、肌肉，或其他配套实验设备的电磁干扰及电源线漏电的影响，通常的带宽滤波法不能很好地将其滤除。这些干扰被认为是独立于我们感兴趣的大脑活动的过程，且是从经验性统计数据中得到的。这些经验来源于一系列呈现的事件（如眨眼、心脏搏动、肌肉收缩）中 MEG 可能刚好采集到的系统性生成的干扰。在这方面，诸如主要或独立成分分析方法被证明是有效的[9]。同时为 MEG 提取出所采集信号的空间分化和变化形式[39]：它们基本上被包括在设计好的软件空间滤波器内，其思想是将包含在 MEG 头盔内受检者的头部虚拟为球体，从而减少球体的外源性干扰。

一、诱发反应信号的平均化

对于 MEG 和 EEG 信号的分析，传统沿用的方法包括通过在整个测试期间平均每次事件的数据确定时间点来增强由刺激或动作所诱发的脑反应。其假设前提是存在一些持续不断的脑反应，而这种反应井然有序地重复进行并锁定时间，与对应的事件发生无周期性变化（"锁相"）。假设剩余的数据与对应的兴趣事件在时空上都不符合，则将整个实验的信号进行平均，提取出来的这些信号将得到增强。这种简单的方法对事件相关电位（脑电图的事件相关电位）和事件相关磁场（脑磁图的事件相关磁场）领域做出了卓著贡献[15]。平均实验中信号的方法可以在受检者个体或群体水平（"大平均"）的各个实验条件下进行。测量事件相关磁场的各组分，这些组分是以数据中高于基线的波形成分来确定的，其特征例如相对潜伏期、波形、振幅和相对于基线或某个特定测试条件的持续时间。

二、感知反应信号的平均化

大量事件相关细胞同步化不一定能保证与某个事件同时发生。对由重复事件激发的相位颤动的实验数据平均化，其敏感性降低。这一假设可以在感知和认知过程中细胞集群分式同步振荡的理论和实验框架中得到进一步阐述[37,41]，特别是在伽马频段范围内（40~60 Hz及以上）。最近还有论述提到这些刺激诱导的反应与因血流动力学波动而形成的fMRI有共同的位置[32]。

时频分解（例如使用小波[28]）是一种用来检测感知反应成分的方法，可估算时间序列中时频域的瞬时功率，对信号相位的变化不敏感。

三、新的趋势和方法：连接性和复杂性分析

脑连接分析在神经科学领域发展迅速。MEG的时间分辨率为研究多时空跨度下细胞集群参与的快速神经连接机制提供了独特的视角。近年来，有两种方法得到了不同程度的发展，尽管我们可以预测，它们最终将与即将到来的研究成果相融合。

第1种方法假定细胞同步是神经通信的核心特征。因此，在广义上估算信号间相互关系的专用分析方法被广泛应用于MEG中。例如，一致性的测量对信号谱内每个波段的功率同步变化敏感[33]。然而，一致性的假设认为神经信号可以同步自己的相位，这种同步不需要同时发生，增强功率调制[41]。近来有学者通过运用因果理论开始研究连接性分析，这种理论认为神经区域之间以一种非对称、直接的方式相互影响[13]。这种对直接影响的研究在参数模型的规则下进行，直接影响不仅是成对的，还包括时间序列上大的集合（如MEG传感器或大脑区域）。后者可能与时间序列的范围（如通过因果关系评价的自回归模型[27]）或神经元簇集合间连接性模型（如结构方程模型[1]或动态因果模型[23]）有关。

第2种方法的连接性分析适用于对新出现的复杂网络及其相关方法的研究。复杂网络科学是应用数学近期发出的一个分支，旨在确定和描述神经元相互连接而组成庞大网络的组织模式特征。最近，在此背景下形成了大脑"连接组"的概念，目的是在多时空模态下动态捕捉神经处理过程中空间分布的特性[36]。无论是将脑视为一个复杂系统理论和计算模型[19]，还是通过提出新指数和新指标（如节点、枢纽、效率和模块化）的实验方法来表征和量化在大脑健康和疾病状态下的功能组织[4]，脑"神经连接组学"作为一门新兴的学科都将起到推动作用。

电磁源性成像

在传感器水平对效应的解剖起源进行直接评估是必要的。对此,电磁源成像可通过建立一个关于数据的信号源模型来解决这个问题。

一、MEG-EEG 源估算的建模问题

从方法论的角度,MEG 源模型被称为逆问题,这是物理学家在从医学成像到粒子物理学等众多科学领域都熟知的一个普概念[38]。在实验科学领域,模型与观察得到的科学结论和(或)估算某些尚未知晓的模型参数有关,逆问题框架有助于其概念化和规范化。参数是可以在不违背理论模型的前提下改变的量。从一个给定一组参数的模型预测观测到的数据,称为求解正问题。相反,用观测到的数据去估算一些模型参数的值称为逆问题。

MEG 正向模型包括预测由任意源模型产生电磁场的定位、方向和神经电流的强度参数的值。通常,MEG 正向模型的某些参数是已知和固定的,如头部的几何形状、组织的电导率和传感器的位置等。MEG 反向模型的数据与正向模型有关,因而可以评估源活动的参数。

经典物理学中,正问题只有唯一的解,逆问题可能有多个解,即模型等同于预测观察结果。问题的不唯一性并不是 MEG 特有的,数学中的不适定性和反向建模时亦会谨慎地处理,有必要引入更多的情景信息以完善基本理论模型。目前,利用脑磁图进行电磁脑成像已达到一定的技术成熟度。方法也减少到了简单易辨识的几类。

二、头部组织的电磁建模

(一)神经发生器模型

MEG 的正向建模需要两个以互补方式共同工作的基本模型:一个是神经源的物理模型,另一个是预测这些源如何产生颅外电磁场的模型。这种典型的神经集合内净初级细胞内电流源模型是一种简单的等效电流偶极子(equivalent current dipole,ECD)模型。ECD 模型分布在整个大脑容积内或皮质表面,从而在基本的活动区域形成一个密集栅格,其强度分布由数据决定。

(二)头部组织建模

由源模型产生的预测电磁场称为磁头建模。MEG 的物理学过程受电流体力学理论[10]指导,亦简化成在拟静态假设下的麦克斯韦方程组。后者认为,从脑内起源的电磁波在传播过程中的延迟对 MEG 传感器而言是可以忽略的[14]。这是一个非常重要的、简化的假设,

它对 MEG 磁头模型的计算方面有直接的影响。

事实上，静磁学的均势决定了在将头部的几何形状视为球形时存在着对 MEG 头部模型的分析性解析。因此，目前在应用于 MEG 时，最流行的头部几何形状模型是单层球面。实际上，MEG 对不同导电率的球面数目并不敏感，它可显示的唯一位置位于球体物质的中心。这种对组织电导率的相对敏感性是 EEG 和 MEG 之间的一个普遍且重要的不同点。

球对称的另一个显著结果是径向取向的脑电流不在球对称的容积导体外产生磁场。基于这个原因，相对于那些垂直于脑沟壁的电流，由脑回顶或脑沟深部产生的电流，其 MEG 信号弱。这是 MEG 和 EEG 对源方向敏感的另一个重要区别[17]。

最后，在从源到传感器之间的这段距离，磁场振幅减小的速度比电势减小的速度更快。因此，人们一直认为，与 EEG 相比，MEG 对中央和皮质下的大脑结构不敏感。然而，实验和建模的结果表明，MEG 可以探测到更深部脑区的神经活动[2]。

虽然球形头部模型较方便，但其与人头部形状的近似度差，这将对 MEG 源估计的准确性产生一定影响[12]。通过以计算数值的方法解决麦克斯韦方程，研究出了更多更接近于真实头部形态的方法。边界元和有限元方法是解决离散域的连续方程所通用的数值方法。组成头部组织所叠加镶嵌的不同层结构，需要从个体 MRI 数据中提取得到，以便用来形成接近于真实头部几何形状的模型。虽然目前已有高效软件，但是这仍然是一个比较复杂的工作。边界元特别是有限元方法的计算时间依然十分冗长，但是已有学术和商业软件可以从算法和实际运用角度来解决这一问题。

三、MEG 源建模

(一) 源定位与源成像

MEG 源定位的方法认为任何瞬时大脑活动都是由数量相对较少的（最多一小部分）脑区产生的。因此，每个源可由一个捕获神经电流局部分布的基本模型来表示，如 ECD。

另一种成像方法最初是在大量研究图像复原和重建时受启发产生的。电流偶极子密集排列在整个脑体内或仅限于灰质表面。这些偶极子位置固定，并且在数字图像中通常与像素的方向性同源。在成像过程中将所有这些基本的电流值同时估算放大。因此，与定位模型明显相反，每个区域内活动的源本身并无内在的意义。要将区域活动显著地标识出来，通常需要经验性的或推理得出的振幅阈值。在这方面，MEG 的源成像除了具有时间分辨率的优势外，本质上与 fMRI 中获得的激活图非常相似（图 2-3-6）。

早期的 MEG 相关文献研究单偶极子源模型的报道很多。例如躯体特定区、音质听觉和初级视觉反应中的单偶极子模型有助于更好地研究大脑初级反应的时间特性。

诱发磁场的迟反应成分要对初级源进行调整，但这不利于反向模型数值的稳定性和抗变换性。在该模型中，基本源的数量往往由有经验的研究者判定，这可能会引起对可重复性分析的质疑。因此，估计源模型的稳定性和抗变换性的评价应特别谨慎。在知悉上述内容后，即使在复杂的实验设计中，源定位技术也被证明是有效的[16]。

在这方面，信号分类和空间滤波技术是可供选择的有效方法。近几年来，这些技术在MEG 研究领域发展迅猛。

（二）扫描技术：空间滤波器、波束形成器和信号分类器

扫描技术的出现与应用并不是通过调整离散源集合的位置参数来进行识别，而是通过在大脑空间内评估处于主导地位的基本源模型是如何在每一个脑容积内与数据匹配的。为了使这种定位模型更加详细具体，需要集成并锁定脑内的其他源。因此，这些技术被称为空间滤波器和波束形成器（创建虚拟波束只定向和"收听"某些脑区[18]）。

波束形成是一种将源定位问题转化为信号检测问题的便捷方法。长期以来，人们对波束形成的初始技术缺陷进行了深入的研究，提出了多信号分类等技术作为波束形成的一种确切的替代方案[30]。

综上所述，空间滤波器、波束形成器和信号分类方法使我们更加了解大脑电活动的分布表征。需要额外说明的是，通过这些技术所得到的结果并不是对神经电流分布的估算。它们代表的是一个评估预先定义的空间点阵的源模型（一般为单电流偶极子）的得分图，这有时会造成误解。

（三）分布式源成像

源成像模型通常由确定了位置和方向的基本源的分布所构成，同时对其振幅进行估算。MEG 源图像表示对分布于大脑体积内或局限于皮质表面的神经电流总体强度图的估算。成像模型的自由参数是分布在大脑几何结构上基本源电流的振幅。

影像空间的合理空间采样需要几千（通常约 10 000）个基本源。因此，成像逆问题是明显不确定的，并且成像模型需要由一个先验信息来补充[3]，这可能需要多方面的条件：使电流分布具有高时空的平滑性，摒弃不真实的电流和非生理性振幅，证实与 fMRI 激活图相匹配或更倾向于逐段同质活性区域所组成的成像模式等。选择正确的先验的一个诱人的好处是它们可以确保成像逆问题的最优解的唯一性。了解现有的许多源成像技术通常具有相同的技术背景是很重要的。此外，先验图像的选择可能具有随意性和主观性。模型选择的综合方案已形成，并提示依据数据可以帮助决定最佳模型的大致级别，这样能对数据进行合理的解释[8]。然而，很可能源建模问题的临界不确定性不利于在可容许模型参数上建立严格边界的效率。这些技术对计算资源方面的要求仍然极为苛刻。

在图像重建领域，一种被广泛采纳的前提条件认为预期源的振幅在平均水平尽可能小。这很好地描述了最小范数模型及其多种变体[25,26]，为此，定量和定性的实验性证据的空间分辨率在厘米级实现[6]（图 2-3-4）。

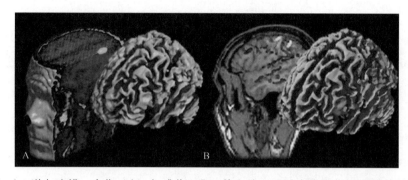

▶图2-3-4 逆向建模：定位（A）与成像（B）的方法。通过定位进行源建模的过程包括将
MEG/EEG 生成器分解为几个基本的源组件；在这种情况下 ECD 是最简单的源模
型。这里用实验数据来说明一点，这些数据来自于对手部主要皮层表征的躯体位置
组织的测试。单 ECD 的参数已经调整为刺激开始后（右正中神经刺激）20~40 ms
的时间窗。发现 ECD 沿着对侧中央沟进行定位，这是在源位置被记录到个体解剖结
构后获得的三维显示结果。在成像方法中，源模型在空间上分布有大量的 ECD。在
这里，MEG-EEG 的源表面模型受到从 T1 加权 MRI 中提取的个人脑表面的约束。基
本源振幅可插入到皮质，将产生类似皮质电流的振幅分布图像

四、MEG 源模型的评估

MEG 成像意味着建模时需要处理好相关的不确定性：数据复杂并受到各种干扰，源模
型简单，头部模型接近真实的几何形状和导电性能等。因此，有必要评估源估算对建模误
差和偏倚的敏感性，这可以通过估计源模型的参数和非参数统计[7,29]估计值的可信区间来
实现。

相反，假设检验可以通过统计推断的方法实施。在神经成像中，群体样本将支持试验
或受检者的推断，分别在个体和群体水平进行假设检验。例如，在可信区间内估算，存在
着参数和非参数方法的统计推断。参数化模型在最近应用于 EEG 和 MEG 之前已被广泛用
于 fMRI 和正电子发射体层扫描的研究中[22]，并借由统计参数图（statistical parametric map-
ping，SPM）等软件得以普及[11]。另外，如置换检验等非参数方法也已经开始应用于神经
成像数据的统计推断。非参数统计检验不是对数据进行转换以保证其呈正态分布，而是对
足够偏离正态分布的数据进行检验[34]。参数和非参数方法很好地解决了多重假设检验的问
题，通过由大量源域的多个实例的相同推论进行误差检测。

MEG 统计推断方法的出现使电磁源成像的成熟度与其他神经影像学技术水平相当（图
2-3-5、图 2-3-6）。

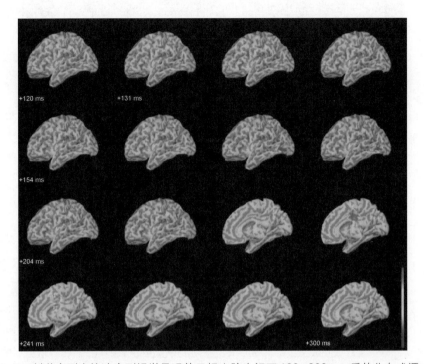

▶▶ 图 2-3-5　刺激序列中快速序列视觉呈现的目标人脸在间隔 120~300 ms 后的分布式源成像。试验包含对一个视觉"刺激"的检测。脸的图片均快速呈现，对受检者每隔 100 ms 呈现一次，刺激持续 50 ms，间隔 50 ms。约 15％的试验呈现受检者认识的脸。这就是目标刺激，需要受检者在未知和干扰的脸中计数他（她）已经看到的目标。试验分为4 个进程，约 200 次试验，共产生 120 个目标陈述。这些图像显示的是 1 个受检者略微平滑版本的皮质表面。颜色编码对比了目标和控制反应之间 MEG 源的振幅。视觉反应在 120 ms 被检测到，并迅速向前传播。从 250 ms 开始，在扣带回皮质可检测到有力的前正中线反应。后者是对目标检测的大脑反应的主要贡献者

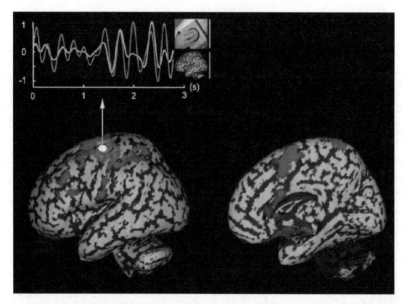

▶图2-3-6　群体水平的 MEG 功能连接和统计推断。Jerbi 等[21] 在低频率（4 Hz）揭示了涉及手部动作协调的皮质功能网络。在群体水平上的统计推断首先包括对实验中的每个试验拟合一个分布式源模型，该模型受限于所涉及的 14 名受试者的个人解剖结构。瞬时手速的最大相关活化大脑区域位于对侧感觉运动区内（白点）。从上面的追溯阐明在这些测量（手速在蓝绿色和 M1 运动活动）之间 3~5 Hz 的范围具有良好的一致性。其次，在寻找与 M1 显著相关的活动脑区时揭示了一个更大的分布式局部网络。所有受试者在 Talairach 标准化空间中与脑表面模板互相配准，受试者脑部相应的激活区域会在模板表面展示。非参数 t 检验以排列的方式完成静息和工作条件之间的对比（P<0.01）

结论：一个现实观点

在本章中，我们试图从现实的角度对 MEG 技术上的困难提供意见。尽管 MEG 存在不少缺点，但也足以令人印象深刻。如果定位的方法选用得当，MEG 源分析能够展示出近乎完美的相对空间分辨率，而且成像模型可以帮助研究者描述在控制试验条件时大脑的级联放大反应。越来越多的其他神经成像模式研究者也认识到，除了单纯的绘图外，时间和大脑反应的振荡是认识和解释神经元集合之间主要信息处理过程基本机制的关键。安装在 MR 磁体内的 EEG 系统及 MEG 设备的不断增多，为一个充满活力和积极向上的科学界展示出了多学科脑研究激动人心的未来。

（江涛乔慧译）

参考文献

［1］ Astolfi L, Cincotti F, Babiloni C, et al. Estimation of the cortical connectivity by high-resolution EEG and structural equation modeling: simulations and application to finger tapping data. IEEE Trans Biomed Eng, 2005, 52: 757-768.

［2］ Attal Y, Bhattacharjee M, Yelnik J, et al. Modelling and detecting deep brain activity with MEG and EEG. IRBM Ing Rech Biomed, 2009, 30: 133-138.

［3］ Baillet S, Mosher J, Leahy R. Electromagnetic brain mapping. IEEE Signal Process Mag, 2001, 18 (6): 14-30.

［4］ Bassett DS, Bullmore ET. Human brain networks in health and disease. Curr Opin Neurol, 2009, 22: 340-347.

［5］ Cimatti Z, Schwartz DP, Bourdain F, et al. Timefrequency analysis reveals decreased high-frequency oscillations in writer's cramp. Brain, 2007, 130: 198-205.

［6］ Darvas F, Pantazis D, Kucukaltun-Yildirim E, et al. Mapping human brain function with MEG and EEG: methods and validation. Neuroimage, 2004, 23 (Suppl 1): S289-S299.

［7］ Darvas F, Rautiainen M, Pantazis D, et al. Investigations of dipole localization accuracy in MEG using the bootstrap. Neuroimage, 2005, 25: 355-368.

［8］ Daunizeau J, Mattout J, Clonda D, et al. Bayesian spatio-temporal approach for EEG source reconstruction: conciliating ECD and distributed models. IEEE Trans Biomed Eng, 2006, 53: 503-516.

［9］ Delorme A, Sejnowski T, Makeig S. Enhanced detection of artifacts in EEG data using higher-order statistics and independent component analysis. Neuroimage, 2007, 34: 1443-1449.

［10］ Feynman RP, Leighton RB, Sands ML. The Feynman lectures on physics. Addison-Wesley, Reading, MA, 1964.

［11］ Friston K, Ashburner J, Kiebel S, et al. Statistical parametric mapping: the analysis of functional brain images. London: Academic Press, 2007.

［12］ Fuchs M, Drenckhahn R, Wischmann H, et al. An improved boundary element method for realistic volume-conductor modeling. IEEE Trans Biomed Eng, 1998, 45: 980-997.

［13］ Gourévitch B, Le Bouquin Jeannès R, Faucon G. Linear and nonlinear causality between signals: methods, examples and neurophysiological applications. Biol Cybern, 2006, 95: 349-369.

［14］ Hämäläinen M, Hari R, Ilmoniemi R, et al. Magnetoencephalography-theory, instrumentation and applications to noninvasive studies of the working human brain. Rev Mod Phys, 1993, 65: 413-497.

［15］ Handy TC (ed). Event-related potentials: a methods handbook. MIT Press, Cambridge, MA, 2004.

［16］ Helenius P, Parviainen T, Paetau R, et al. Neural processing of spoken words in specific language impairment and dyslexia. Brain, 2009, 132: 1918-1927.

[17] Hillebrand A, Barnes GR. A quantitative assessment of the sensitivity of whole-head MEG to activity in the adult human cortex. Neuroimage, 2002, 16: 638-650.

[18] Hillebrand A, Singh KD, Holliday IE, et al. A new approach to neuroimaging with magnetoencephalography. Hum Brain Mapp, 2005, 25: 199-211.

[19] Honey CJ, Kötter R, Breakspear M, et al. Network structure of cerebral cortex shapes functional connectivity on multiple time scales. Proc Natl Acad Sci USA, 2007, 104: 10240-10245.

[20] Hoogenboom N, Schoffelen JM, Oostenveld R, et al. Localizing human visual gammaband activity in frequency, time and space. Neuroimage, 2006, 29: 764-773.

[21] Jerbi K, Lachaux J, N'Diaye K, et al. Coherent neural representation of hand speed in humans revealed by MEG imaging. Proc Natl Acad Sci USA, 2007, 104: 7676-7681.

[22] Kiebel SJ, Tallon-Baudry C, Friston KJ. Parametric analysis of oscillatory activity as measured with EEG/MEG. Hum Brain Mapp, 2005, 26: 170-177.

[23] Kiebel SJ, Garrido MI, Moran RJ, et al. Dynamic causal modelling for EEG and MEG. Cogn Neurodyn, 2: 121-136.

[24] Leahy RM, Mosher JC, Spencer ME, et al. A study of dipole localization accuracy for MEG and EEG using a human skull phantom. Electroencephalogr Clin Neurophysiol, 1998, 107: 159-173.

[25] Lin FH, Belliveau JW, Dale AM, et al. Distributed current estimates using cortical orientation constraints. Hum Brain Mapp, 2006, 27: 1-13.

[26] Lin FH, Witzel T, Ahlfors SP, et al. Assessing and improving the spatial accuracy in MEG source localization by depth-weighted minimum-norm estimates. Neuroimage, 2006, 31: 160-171.

[27] Lin FH, Hara K, Solo V, et al. Dynamic Granger-Geweke causality modeling with application to interictal spike propagation. Hum Brain Mapp, 2009, 30: 1877-1886.

[28] Mallat S. A wavelet tour of signal processing. Academic Press, San Diego, CA, 1998.

[29] Mosher JC, Spencer ME, Leahy RM, et al. Error bounds for EEG and MEG dipole source localization. Electroencephalogr Clin Neurophysiol, 1993, 86: 303-321.

[30] Mosher JC, Baillet S, Leahy RM. EEG source localization and imaging using multiple signal classification approaches. J Clin Neurophysiol, 1999, 16: 225-238.

[31] Murakami S, Okada Y. Contributions of principal neocortical neurons to magnetoencepha-lography and electroencephalography signals. J Physiol, 2006, 575: 925-936.

[32] Niessing J, Ebisch B, Schmidt KE, et al. Hemodynamic signals correlate tightly with synchronized gamma oscillations. Science, 2005, 309: 948-951.

[33] Nunez PL, Srinivasan R, Westdorp AF, et al. EEG coherency. I: Statistics, reference electrode, volume conduction, Laplacians, cortical imaging, and interpretation at multiple scales. Electroencephalogr Clin Neurophysiol, 1997, 103: 499-515.

[34] Pantazis D, Nichols TE, Baillet S, et al. A comparison of random field theory and permutation

methods for the statistical analysis of MEG data. Neuroimage, 2005, 25: 383-394.

[35] Parkkonen L, Andersson J, Hämäläinen M, et al. Early visual brain areas reflect the percept of an ambiguous scene. Proc Natl Acad Sci USA, 2008, 105: 20500-20504.

[36] Sporns O, Tononi G, Kötter R. The human connectome: a structural description of the human brain. PLoS Comput Biol, 2005, 1: e42.

[37] Tallon-Baudry C. The roles of gamma-band oscillatory synchrony in human visual cognition. Front Biosci, 2009, 14: 321-332.

[38] Tarantola A. Inverse problem theory and methods for model parameter estimation. Society for Industrial and Applied Mathematics, Philadelphia, PA, 2004.

[39] Taulu S, Kajola M, Simola J. Suppression of interference and artifacts by the signal space separation method. Brain Topogr, 2004, 16: 269-275.

[40] Tikhonov AN, Arsenin VYa. Solutions of ill-posed problems. Winston, Washington, DC, 1977.

[41] Varela F, Lachaux JP, Rodriguez E, et al. The brainweb: phase synchronization and large-scale integration. Nat Rev Neurosci, 2001, 2: 229-239.

[42] Werner G. Brain dynamics across levels of organization. J Physiol Paris, 2007, 101: 273-279.

|第四节|

术外皮质功能定位

Peter A. Winkler

概　述

　　所有癫痫手术术前评估的主要目的是明确导致癫痫的致癫痫灶和（或）肿瘤区域，以及与重要脑功能皮质的关系，同时评价患者的神经心理状况，从而保证癫痫患者的术后生活质量不会下降。

　　术前评估的各种方法中埋藏电极监测是其中的一种重要手段。本节侧重描述术中和术外皮质刺激，并将两者进行对比。这两种方法对明确致癫痫灶和重要脑功能皮质都极为重要[3,6]。在本节中我们将分别描述并比较这两种方法，同时介绍皮质刺激技术在癫痫手术患者中的应用情况。

一、皮质功能的评价和皮质刺激

评价皮质功能有 3 种生理学测试：
- 皮质自发电活动的记录[13,34,39]；
- 皮质诱发电位的记录[2,5,16,31]；
- 皮质刺激[9,12,24,40]。

　　皮质自发电活动常不足以作为皮质定位的可靠标志[30]。对各类诱发电位而言，只有体感诱发电位在明确皮质功能时才可提供有用的信息[30]。在皮质功能定位中最有效的手段是皮质电刺激。皮质刺激可以确定感觉运动皮质的边界，也可用于语言区和其他高级皮质功能的定位[30]。皮质电刺激通过在电极上释放很小的电流观察患者的症状，从而明确皮质功能[28,38]。这种电极通过放置在硬膜下或脑内（术外刺激）或在术中对皮质进行直接电刺激（术中皮质电刺激），在癫痫手术中通过皮质电刺激来保护重要脑功能区，这两种方法都可以被用来进行皮质功能定位。皮质电刺激（没有后放电）的结果和仅限于同一电极由电刺激造成的后放电所导致的生理现象比较，电刺激的生理结果与癫痫放电活动导致的症状极为类似[48]。换言之，皮质电刺激是评价癫痫患者皮质激活产生临床症状的理想实验方法[26]。目前癫痫的术前评估有许多方法，尽管其他的无创监测方法［如正电子发射断层成像（positron emission tomography，PET）、单光子发射计算机化断层显像（single-photon emission computerized tomography，SPECT）、fMRI］已被广泛应用于临床，但是皮质电刺激仍然是皮质脑功能定位的重要方法。当无创的定位方法与癫痫致癫痫区的定位不吻合或需要更多的信息时，常采用埋藏电极进行脑功能区定位。埋藏电极记录和刺激需要与其他无创的评价方法，包括常规脑电图结合，对癫痫患者进行综合评价[32,33,41]（图2-4-1）。

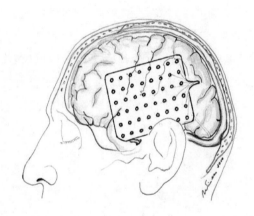

▶图2-4-1　覆盖左侧额颞顶的栅状电极。注意对下吻合静脉（即拉贝静脉）的保护

二、侵袭性脑电图和视频脑电监测

侵袭性脑电图（invasive electroen cepholography，EEG）与术外皮质刺激使用同样的颅内电极。当术前评估不能明确定位癫痫灶，或者癫痫灶在重要脑功能区内或邻近功能区时，需要行颅内电极埋置术[5]。当神经影像学检查未发现明确的结构性病变而其他检测手段高度怀疑癫痫为局部起源时，也进行颅内电极埋置术[46]。埋置电极的患者需进行详细的评估，并根据患者需要设计埋置方案[45]。埋置脑电监测适应证可以分为以下相互交叉的3种类型：明确癫痫灶的部位和范围（刺激区和癫痫电起始区）；明确癫痫灶和与之相对的结构性病变；明确癫痫灶和与之相对的重要脑功能区[17]。

埋置电极监测主要用于如下情况：
- 发作能被定侧，但不能被定位（如左利手癫痫患者广泛的额颞叶脑电起始）；

- 发作能被定位，但不能被定侧（如发作期脑电图显示主要为双颞叶起源）；
- 发作既不能被定位也不能被定侧（如刻板的复杂部分性发作伴有弥漫性的发作期脑电变化或发作起始脑电伴有大量伪影）；
- 发作的定位与各种检查结果不符［如头皮脑电监测发作期的结果与神经影像学检查（MRI、PET、SPECT）或神经心理学结果不一致］；
- 需要明确癫痫灶与重要脑功能区的关系（如癫痫发作早期累及语言或运动功能）；
- 需要明确癫痫起始与癫痫灶之间的关系（如双重病理或颅内多发病变）；
- 临床怀疑为癫痫发作，但视频脑电图结果不能确认［如检测不到发作时脑电图的单纯部分性发作，发作形式少见、不能确定为癫痫样发作而怀疑为精神源性发作（假性发作）］。

通过颅内埋置电极监测，可以明确重要脑功能区和癫痫起始区，从而了解这两个区的关系，并可以确定是否可行切除性手术及切除范围。通过颅内埋置电极监测，还可以明确是否需要进行其他的评估及再次进行侵袭性脑电图记录或刺激（再次术外或术中的记录或刺激）。目前，由于各种诊断手段的进步，通过半侵袭性［如硬膜外和（或）卵圆孔电极］或侵袭性的脑电监测［如硬膜下和（或）脑内深部电极］来进行癫痫起始区的精确定位，相较过去而言，所定位的区域已明显缩小。通过视频脑电监测，可以明确患者发作的类型，同时对发作的起始进行定位[19]。

皮质刺激效应

皮质电刺激是重复皮质被癫痫样放电激活后产生症状最理想的方法[26]。所谓皮质电刺激是指 0.3 ms 时长交替极性的电刺激，对电极周围的神经元进行去极化和超极化，而细胞膜的去极化和超极化产生动作电位，导致临床可见的阴性或阳性结果[30]。刺激的强度及区域决定着临床效果是阴性还是阳性[22,25,30]。通过已发表的癫痫的动物模型和人类皮质电刺激经验，我们知道不是所有的皮质刺激均能产生反应，即便是刺激重要脑功能区，也不一定会产生应答。因此，刺激参数的设定非常重要，可以通过调节刺激参数提高刺激的阳性率。

用于皮质刺激和（或）脑电记录的不同电极及其适应证

一、硬膜下栅状和条状电极

硬膜下条状电极由一排电极触点组成。包裹电极的材料必须有弹性且有一定的组织相容性（硅橡胶、特氟龙等），制作电极触点的材料通常为不锈钢。有些厂家采用铂金电极，这样可以极大地减少电极的磁性，有些铂金电极即使进行 MEG 检查也不受干扰[54]。条状电极的长度通常为 5~9 cm，有的长达 16 cm，而每个电极的触点有 4~8 个，电极触点的直径为 2~5 mm，相邻电极触点中心距离为 1 cm 或 2 cm[23]。在某些重要脑功能区埋置电极，相邻电极间的距离可在 1 cm 以下。

适应证及临床应用

硬膜下条状电极埋置的目的是明确致癫痫灶。尽管埋置硬膜下电极的目的是探寻致癫痫灶，但切除性手术前致癫痫灶的定侧和精确定位往往未知。当各种非侵袭性的术前评估手段对癫痫起始灶的定位不一致及癫痫起始灶不能明确时，常需要进行颅内电极埋置监测[54]。与条状电极不同，栅状电极由平行的多排电极触点构成。电极的材料与条状电极一样，通常有 2 排或 8 排多达 64 个电极触点，形状为长方形或正方形，电极触点的直径为 2~5 mm，相邻电极的触点为 1~2 cm[23]。

硬膜下栅状电极常适用于以下两种情况：明确癫痫起始灶；确定需要在手术中进行保护的重要脑功能区[23]。因此，硬膜下栅状电极主要应用于探寻疑似导致癫痫电活动的皮质区域及通过皮质刺激对重要脑功能区进行精确定位。

二、深部电极

深部电极是由聚亚氨酯或其他材料制作的多触点针状电极，常通过立体定向的方法钻颅并将电极植入脑内[56]。

适应证及临床应用

总体而言，深部电极和硬膜下栅状电极的目的都是为了探寻和明确癫痫起始灶。深部电极常被应用于疑似双侧颞叶癫痫的定侧，以及颞叶内侧、眶额或扣带回发作起源的精确定位。深部电极被认为是双侧颞叶癫痫定位的"金标准"[56]。我们最近也开展了联合应用栅状电极、条状电极和深部电极进行癫痫灶的定位（图 2-4-2）。

我们的神经影像团队与慕尼黑大学合作开发的软件可以将人类大脑皮质的神经影像进行三维重建，明确硬膜下电极在颅内的精确位置，以利于癫痫外科的手术设计[53]。

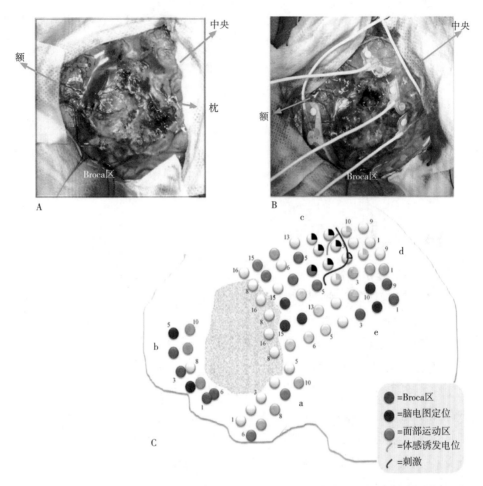

▶ 图 2-4-2　病例 1：12 岁女童，罹患严重的药物难治性癫痫。检查发现左侧额底区域巨大海绵状血管瘤，累及额中回、额下回的眶部、岛盖部及三角部，向后延伸至中央前区。术后无语言障碍，无明确的功能缺失，术后无癫痫发作。A. 暴露海绵状血管瘤；B. 用 5 条 2 排的栅状电极覆盖病灶区域，特别是 Broca 区和中央区基底部；C. Broca 区运动语言区的定位，面部运动区、脑电异常区及体感诱发电位结果

三、术外皮质刺激

术外皮质刺激常通过栅状电极完成，而栅状电极则是在第 1 次手术时将栅状电极埋置于可疑的致癫痫区脑表面（硬膜下间隙）。硬膜下条状电极主要应用于颅内脑电描记，根据患者的临床病史、神经影像、神经心理和视频脑电监测的结果来确定放置电极的形状、数量和位置[1]。电极埋置完成后，将患者转入癫痫重症监护病房进行监护、颅内电极监测

和刺激。在重症监护病房，随着抗癫痫药物逐渐减量可以监测到患者癫痫的发作；对不同电极进行电刺激，同时观察患者反应并进行皮质功能定位。如上所述，刺激参数对于诱发相应的生理学效应极为重要。在开始时对条状或栅状电极的两个触点进行刺激并观察刺激效果，我们在刺激开始时电流强度设置为 1 mA，刺激时间为 5 s，逐渐加量直至产生刺激应答，最大刺激电流量为 15 mA。在刺激过程中根据刺激部位不同，患者需完成数项任务，常见的任务是向不同方向移动手臂或手指（向上或向下），物体命名，年、月、日的判定，以及大声读书或杂志等。一旦观察到患者的行为有变化或患者报告有异常感觉，我们将设计更详细的任务来进一步明确刺激的结果。刺激时产生的症状包括阳性症状（肌群的强直或阵挛性收缩）、阴性症状（舌、手指或脚趾自主运动的抑制）、躯体感觉现象（如身体某一部位的麻木、收紧或刺痛感），或者言语功能障碍（言语迟疑或中断、命名不能或重复困难）[4]。当电刺激后患者出现可感觉到的症状，即为阳性刺激；而当刺激后患者无反应，即为阴性刺激。在刺激的第 2 个阶段，将位于阴性刺激区的一个电极作为参考电极，选择条状或栅状电极的其他电极进行双极刺激。通常皮质刺激需进行 5~7 天，每天 4~5 小时，将所有的刺激结果汇总后可描绘出患者的皮质功能定位图。随后，癫痫学家、神经心理学家、神经生理学家和癫痫外科医生将对患者的所有资料进行讨论。通常在电极埋置术后8~14 天后进行致癫痫灶的切除。为避免克罗伊茨费尔特-雅各布病的传播，使用过的电极不再二次使用。对于婴幼儿和低龄儿童，皮质电刺激更具挑战性。对于婴幼儿，通过皮质刺激得到的感觉负性运动和语言功能的结果通常不可靠。对<4 岁的幼儿，为获得阳性的运动刺激结果通常需要设定特殊的刺激参数[20,35]。

四、两种刺激方法的联合应用

当癫痫起始区与重要运动区或语言区邻近或重叠时（图 2-4-3），常需要综合应用术中直接皮质电刺激和术外皮质电刺激。由于已进行术外刺激，当发生这种区域重叠时，术中皮质电刺激是用关注与切除区域最近的有重要功能的位置。例如术外刺激证明致癫痫区邻近运动语言中枢，为在术中了解语言区，我们往往进行唤醒手术，在术中进行直接刺激。在切除致癫痫区时连续监测患者的语言功能。两种刺激方法相结合的目的在于最大限度切除致癫痫组织的同时，尽可能保护重要脑功能区。在这种情况下，对癫痫起始区可行最大范围切除至软脑膜边缘，而不损伤邻近的重要脑功能区。软脑膜内的血管需一并保留[8]。

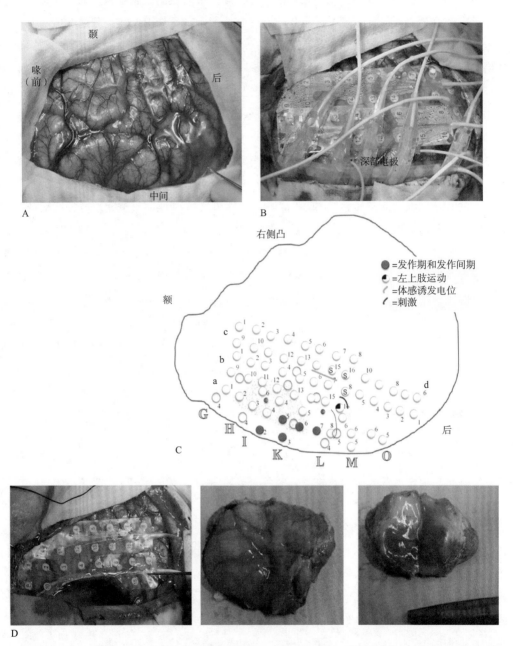

▶图 2-4-3　病例 2：2 岁男童，罹患结节硬化，癫痫频繁发作，检查发现 1 个巨大结节邻近中央和中央前区，累及辅助感觉运动区。术后无癫痫发作，无明显神经功能障碍。A. 暴露位于中央前区的巨大结节，累及大部分的辅助感觉运动区；B. 埋置多条栅状和条状电极，在结节的额和顶边缘埋置 2 条深部电极（见箭头）；C. 发作期和发作间期的脑电记录和皮质功能定位，左上肢运动功能，躯体感觉诱发电位及刺激结果；D. 皮质结节切除后的残腔及标本

后放电

皮质电刺激最常见的问题之一是后放电。后放电的定义是"其是神经刺激应答的一部分，是在刺激区域产生的电刺激结束后持续存在的、与背景电活动截然不同的节律性、高波幅、高频的棘波、尖波和棘慢复合波"[7]。只有一定的强度、频率和时长的电刺激才能产生后放电。后放电通常局限在刺激电极附近，但播散至邻近电极导致广泛的皮质区域激活也不少见[14,15]。由于后放电的存在，皮质刺激产生的症状既可以是刺激区域直接产生，也可以是由后放电波及的脑区产生[42,43]。在这种情况下，由于刺激产生的症状和体征不能明确区分是由皮质刺激本身产生的症状还是由后放电造成的。

为解决由后放电导致的结果误判，目前主要的方法是对特定的刺激皮质逐步增加刺激强度直至出现症状或出现后放电，这种方法的缺点在于不同部位刺激产生后放电强度差异极大。因此，当我们对特定皮质区域进行刺激，当刺激强度稍低于引起后放电的阈值时，不能得出该区域为非功能区的结论[29]。

术外皮质刺激的并发症

颅内电极埋置记录的并发症主要与电极的数量有关，脑脊液漏是最常见的并发症，通常发生在记录电极导线出头皮处[1]。硬膜下电极埋置后的脑脊液漏可导致感染[44]。文献报道栅状电极和条状电极埋置术后感染发生率分别为7%和0.85%。一旦引起脑膜炎必须立即拔出电极，并进行抗感染治疗[55]。其他并发症包括颅骨感染、骨髓炎和骨瓣无菌性坏死等。当置入电极数量较多或监测时间过长时，可出现广泛的脑水肿[52]。埋置电极后，几乎所有的患者都会出现厚度不同的硬膜下血肿。因此，当患者出现新的症状或原有神经功能障碍加重时，需要考虑是否出现电极相关的并发症。因有报道电极埋置导致的克罗伊茨费尔特-雅各布病，因此电极应一次性使用。

结　论

需要强调的是，当电刺激皮质后产生相应的症状时，即便此区域对于产生症状极为重要，我们也不能假定该区域是产生此症状的唯一区域。某些情况下，即便手术切除重要脑功能区，术后也不一定就出现功能缺失[49,50]。同时还发现，当对某一皮质持续较长时间的刺激或刺激间隔较短时，原有刺激应答不再发生。与此类似的现象也出现在脑卒中患者中，外周神经性病变导致的急性神经功能障碍也可随着时间推移逐渐恢复。此现象表明大脑皮质进行了解剖-功能重构[10,11,21]。目前认为，这种解剖-功能重构现象的产生不是由于建立了新的突触连接，而是由于原有突触连接的强化，以及累及脑区兴奋性和抑制性连接的改变[18,34,47]。应用皮质电刺激进行脑功能区定位的基本原理是刺激产生局部的应答，然而，电刺激皮质本身波及的范围仍存在争议[7]。虽然Ojemann及其同事通过对人类和猴的枕叶皮质、运动及相关皮质进行双极刺激可以产生相应的局部症状[37]。而Van Buren及合作者报道在皮质刺激区域较远范围还发现烟酰胺腺嘌呤二核苷酸（nicotinamide adenine dinucleotide，NADH）的荧光变化，特别是刺激电流较大时，后放电可波及至较远的脑区[51]。由于双极刺激应答需要的电流强度较大，因此，皮质功能区定位结果的解读应非常谨慎[7]。尽管有学者认为，颅内埋置电极进行皮质功能定位的方法最终会被近年来不断发展的MRI技术替代，但近年来我们的经验并不支持这一观点。因为与其他检测手段类似，随着MRI敏感性的增强，假阴性和假阳性的结果也随着增加，当患者有多个颅内病变时，由此带来的问题是是否存在单一致癫痫病灶，以及哪一个病变是真正的癫痫病灶；当颅内存在一个或多个较轻的结构性异常，需要明确的是这些异常是否是真正的致癫痫病灶[1]。对于一个特定患者来说，最终决定是否行颅内电极埋置进行脑电监测及皮质定位，必须根据患者的具体情况来决定。

致　谢

衷心感谢Schoen Klinik Vogtareuth神经儿科-癫痫科的Tom Pieper博士，感谢神经外科-癫痫外科的Manfred Kudernatsch博士提供术中照片，感谢德累斯顿大学神经外科的Daniel Martin博士审阅手稿。

（王　伟　张　旋译）

参考文献

[1] Alarcon G, Valentin A, Watt C, et al. Is it worth pursuing surgery for epilepsy in patients with normal neuroimaging? J Neurol Neurosurg Psychiatry, 2006, 77: 474-480.

[2] Allison T, Goff WR, Williamson PD, et al. On the neural origin of early components of the human somatosensory evoked potential. In: Desmedt JE (ed) Clinical uses of cerebral, brain stem, and spinal somatosensory evoked potentials. Progress in Clinical Neurophysiology, Karger, 1980, 7: 51-68.

[3] Awad IA, Rosenfeld J, AhlJ, et al. Intractable epilepsy and structural lesions of the brain: mapping,

resection strategies and seizure outcome. Epilepsia, 1990, 32（2）: 179-186.

［4］ Benbadis S, Wyllie E, Bingman WE Intracranial electroencephalography and localisation studies. In: Wyllie E（ed）The treatment of epilepsy, 3rd edn. Lippincott Williams & Wilkins, 2001.

［5］ Broughton RJ. Somatosensory evoked potentials in man: cortical and scalp recordings. Thesis, McGill University, 1967.

［6］ Carreno M, Lüders HO. General principles of presurgical evaluation. Epilepsy Surg, 2001, 20: 185-199.

［7］ Cataltepe O, Comair YG. Intrasurgical cortical electrical stimulation. In: Lüders HO and Noachtar S（eds）Epileptic seizures pathophysiology and clinical semiology. Elsevier LTD, Oxford, 2000: 172-186.

［8］ Cohen-Gadol AA, Britton JW, Collignon FP, et al. Nonlesional central lobule seizures: use of awake cortical mapping and subdural grid monitoring for resection of seizure focus. J Neurosurg, 2003, 98（6）: 1255-1262.

［9］ Cushing H. A note upon the faradic stimulation of the postcentral gyrus in conscious patients. Brain, 1909, 32: 44-54.

［10］ Donoghue JP, Sanes JN. Organization of adult motor cortex representation patterns following neonatal forelimb nerve injury in rats. J Neurosci, 1988, 8: 3221-3232.

［11］ Donoghue JP, Sunner S, Sanes JN. Dynamic organisation of primary motor cortex output to target muscles in adult rats, II. Rapid reorganization following motor cortex nerve lesions. Exp Brain Res, 1990, 79: 492-503.

［12］ Foerster O. Sensible cortical field. In: Bumke O and Foerster O（eds）Handbuch der Neurologie. Springer, Berlin, 1936: 388-448.

［13］ Gastaut H. Etude electrocorticographique de la reactivite des rhytmes rolandiques. Rev Neuro, 1952, 187: 176-182.

［14］ Goddard GV. The kindling model of epilepsy Trends Neurosci, 1982, 6: 275-279.

［15］ Goddard GV, Mclntyre DC, Leech CK. A permanent change in brain function resulting from daily electrical stimulation. Exp Neuro, 1969, 125: 295-330.

［16］ Golding S, Gregorie EM. Surgical management of epilepsy using epidural recordings to localise the seizure focus. Review of 100 cases. J Neurosurg, 1984, 60: 451-466.

［17］ Hamer HM, Morris HH. Indications for invasive video-electroencephalographic monitoring. In: Lüders HO and Comair YG（eds）Epilepsy surgery. Lippincott Williams & Wilkins, Philadelphia, 2001: 559-566.

［18］ Jacobs KM, Donoghue JP. Reshaping the cortical motor map by unmasking latent intracortical connections. Science, 1991, 252: 94.

［19］ Jayakar P, Duchowny M, Reschnik TJ, Localization of seizure foci: pitfalls and caveats. J Clin Neurophysiol, 1991, 8: 414-431.

［20］ Jayakar P, Alvarez LA, Duchowny MS, et al. A safe and effective paradigm to functionally map the cortex in childhood. J Clin Neurophysiol, 1992, 9: 288-293.

［21］ Jenkins WM, Merzenich MM. Reorganization of neocortical representations after brain injury：A neurophysiological model of the bases of recovery from stroke. Prog Brain Res，1987，71：249-266.

［22］ Krnjevic K, Randic M, Strnoghan DW. An inhibitory process in the cerebral cortex. J Physiol（Lond），1966，184：16-48.

［23］ Lesser RP, Gordon B, Fisher R, et al. Subdural grid electrodes in surgery of epilepsy. Epilepsy Surg，1991，46：399-408.

［24］ Lesser RP, Gordon B. Methodologic considerations in cortical electrical stimulation in adults. In：Lüders HO and Noachtar S（eds）Epileptic seizures pathophysiology and clinical semiology. Elsevier LTD, Oxford，2000：153-165.

［25］ Li CL, Chou SN. Cortical intracellular synaptic potentials and direct cortical stimulation. J Cell Comp Physio，1962，160：1-66.

［26］ Lüders HO, Noachtar S. Atlas und Video epileptischer Anfälle und Syndrome. Wehr，Ciba-Geigy Verlag，1995.

［27］ Lüders HO, Awad I. Conceptual considerations. Epilepsy Surg，1991，7：51-62.

［28］ Lüders H, Lesser RP, Dinner D S, et al. Chronic intracranial recording and stimulation with subdural electrodes. In：Engel J Jr（ed）Surgical treatment of the epilepsies. Raven Press，New York，1987：297-321.

［29］ Lüders HO. Symptomatogenic areas and electrical cortical stimulation. In：Lüders HO and Noachtar S（eds）Epileptic seizures pathophysiology and clinical semiology. Elsevier LTD, Oxford，2000：131-140.

［30］ Lüders H, Lesser RP, Dinner D, et al. Commentary：Chronic intracranial recording and stimulation with sub dural electrodes. In：Engel J Jr（ed）Surgical treatment of the epilepsies. Raven Press，New York，1987.

［31］ Lüders H, Lesser RP, Hahn J, et al. Cortical somatosensory evoked potentials in response to hand stimulation. J Neurosurg，1983，58：885-894.

［32］ Lüders HO, Dinner DS, Morris HH, et al. EEG evaluation for epilepsy surgery in children. Cleve Clin J Med，1989，56：S53-S61.

［33］ Lüders HO, Engel J Jr, Munari C. Noninvasive preoperative evaluation：general principles. In：Engel J Jr（ed）Surgical treatment of epilepsy, 2nd edn. Raven Press，New York，1993：137-155.

［34］ Morris HH, Lueders H. Electrodes, long-term monitoring in epilepsy. Elsevier Science Publishers，Amsterdam，1985：3-25.

［35］ Nespeca M, Wyllie E, Lüders HO, et al. Subdural electrodes in infants and young children. J Epilepsy，1990，3：107-124.

［36］ Noachtar S, Winkler P, Lüders HO. Surgical therapy of epilepsy. Neurological disorders：course and treatment, 2nd edn. Elsevier Science Publishers，Amsterdam，2003.

［37］ Ojemann GA, Sutherling WW, Lesser RP, et al. Cortical stimulation. In：Engel J Jr（ed）Surgical treatment of the epilepsies, 2nd ed. New York，Raven Press，1993：339.

［38］ Ojemann GA, Sutherling WW, Lesser RP, et al. Cortical stimulation. Engel J Jr（ed）Surgical treatment of the epilepsies, 2nd ed. New York: Raven Press, 1993: 399-414.

[39] Penfield W, Jasper HH. Epilepsy and the functional anatomy of the human brain. Little Brown, Boston, 1954.

[40] Penfield W. The excitable cortex in conscious man. Liverpool: Liverpool University Press, 1958.

[41] Quesney LF, Risinger MW, Shewmon DA. Extracranial EEG evaluation. In: Engel J Jr (ed) Surgical treatment of epilepsy, 2nd ed. New York: Raven Press, 1993: 173-196.

[42] Racine RJ. Modification of seizure activity by electrical stimulation. II. Motor seizure. Electroencephalogr Clin Neurophisio, 1972, 132: 281-294.

[43] Racine RJ. Modification of seizure activity by electrical stimulation. I. Afterdischarge treshold. Electroencephalogr Clin Neurophysio, 1972, 132: 269-279.

[44] Roper SN. Implantation of grid and strip electrodes. Tech Neurosurg, 1995, 1: 5-10.

[45] Rosenow F, Lueders H. Presurgical evaluation of epilepsy. Brain, 2001, 124: 1683-1700.

[46] Smith SJM. EEG in the diagnosis, classification, and management of patients with epilepsy. J Neurol Neurosurg Psychiatry, 2005, 76 (Suppl 2): ii2-ii7.

[47] Smits E, Gordon DC, Witte S, et al. Synaptic potentials evoked by convergent somatosensory and corticocortical inputs in raccoon motor cortex: Substrates of plasticity. J Neurophysio, 1991, 166: 688-695.

[48] Tailarach J, Bancaud J. Stereotactic exploration and therapy in epilepsy. Clin Neurol, 1974, 15: 758-782.

[49] Uematsu S, Lesser RP, Gordon B. Localization of sensorimotor cortex: The influence of Sherrington and Cushing on the modern concept. Neurosurgery, 1992, 30: 904-913.

[50] Uematsu S, Lesser RP, Fisher RP, et al. Motor and sensory cortex in humans: Topography studied with chronic subdural stimulation. Neurosurgery, 1992, 31: 59-72.

[51] Van Buren J, Lews D, Sceuttew W, et al. Fluorometric monitoring of NADH levels in cerebral cortex. Neurosurgery, 1978, 2: 114.

[52] Wiggins GC, Elisevich K, Smith BJ. Morbidity and infection in combined subdural grid and strip electrode investigation for intractable epilepsy. Epilepsy Res Oct, 1999, 37 (1): 73-80.

[53] Winkler PA, Vollmar C, Krishnan KG, et al. Usefulness of 3-D reconstructed images of the human cerebral cortex for localization of subdural electrodes in epilepsy surgery. Epilepsy Res, 2000, 41: 169-178.

[54] Wyler AR. Subdural strip electrodes in surgery of epilepsy. In: Lüders H (ed) Epilepsy surgery. New York: Raven Press, 1991: 395-398.

[55] Wyler AR, Walker G, Somes G. The morbidity of long-term seizure monitoring using subdural strip electrodes. J Neurosurg, 1991, 74: 734-737.

[56] Wyllie E, Awad I. Intracranial EEG and localization studies. In: Wyllie E (ed) The treatment of epilepsy: principles and practices. Lea & Febiger, Philadelphia, 1993: 1023-1037.

术中皮质功能定位：
进展、不足及展望

Emmanuel Mandonnet

在癫痫外科手术中，应用直接电刺激技术（direct electrical stimulation，DES）以确定脑皮质功能区并加以保护被确定为可靠的常规方法，其建立源于 Penfield[42]1937 年的重要论文。20 世纪 70 年代，Ojemann 引入双相脉冲电流刺激并优化该技术在术中测试的程序，使该技术方法得到进一步完善[52]。20 世纪 90 年代，Berger 将该方法应用于神经肿瘤手术中的皮质功能区定位[5]。其后，Duffau 将该方法扩展应用于皮质下传导通路的定位[10]。近 10 年来，大量成功的报道[9,46]显示，该技术方法已经得到广泛普及[24]。

本节的主要内容是回顾当前我们对大脑与 Ojemann 刺激术（Ojemann Stimulation，OS：60 Hz、1 ms 双相方波脉冲电流-双极刺激术）之间相互作用关系的认识，分析该技术在预测局灶性脑切除后临床结果的敏感性和特异性。

直接电刺激的局部电生理效应：实验和模型研究中的发现

我们现在介绍 DES 导致的局部生物物理学结果。在聚焦更为复杂的细胞外刺激前，先介绍细胞内刺激对试验模型中单个神经元细胞（如细胞膜动力学方面）的影响结果。

单个神经元的研究最早源于 Hodgkin 和 Huxley1952 年发表的关于跨膜电位、细胞内电流的实验数据及数学方程模型[18-22]。该项开创性的研究被后续的膜片钳技术进一步完善，各种神经元细胞膜的特性通过实验得到确定。他们的部分原始数学方程是基于细胞膜的生物电模型（即每个离子电流等效的多个并联 RC 电路），而部分来源于最契合实验数据的纯现象推导。基本概念是，跨膜电位去极化会产生神经元外流的跨膜电位（如静息状态下，细胞内电位为负电位，而细胞外电位为正电位）。而跨膜电位是基于钠、钾离子通道电阻的差异产生的。当电位差达到去极化、动作电位产生的某个阈值，不需要额外的电刺激，就可导致某个微分方程式的非线性耦合。依照文献[18]结论，理想的实验模型应具备以下几点：产生动作电位的阈值（以及这个电位的波形）；动作电位传播速度；不应期；阈值下反应，包括震荡；顺应性现象；超极化突然中断后的动作电位（亦称为阳极断电反应）。

任何细胞外 DES 产生效应的建模和分析，都要考虑 3 个独立的系统：单个神经元单位、神经元周围组织和刺激物。McNeal[36] 和 Warman 等[50]建议，细胞外电刺激效应建模应分为 2 步：第 1 步确定周围组织中刺激物产生的细胞外电位；第 2 步包括揭示决定目标神经元的跨膜电位演变，以及第 1 步产生电位差累积而产生跨膜电位的非线性方程。最后，正如 Rattay[44] 所述："导致中枢神经系统的高度易兴奋性元素可以同时明显增强膜电流，从而影响细胞外电位。"因此，首次刺激后，第 1 步的细胞外电位应该重新计算。

在详细研究上述第 2 步之前，简要回顾历史上首次模拟细胞外刺激实验，事实上，早在 Hodgkin 和 Huxley 之前，1907 年 Lapicque 就建议将青蛙外周神经的神经元细胞膜作为渗漏型电阻的简易并联固定电容器模型[6,25,26]，此模型中，假设细胞膜为一时间常数（电阻电容的产物），依据这种假设，他得出强度-时间曲线的数学方程式（该实验曲线表示，根据单脉冲时值产生一个刺激所需要的细胞外电流的临界强度）。这个强度-时间曲线中有 2 个量值可以定义：基强度（长时脉冲产生兴奋的最小电流值）和时值（2 倍基强度的刺激所需脉冲时程）。显而易见，时值与膜的时间常数成正比，因此，测量某组织的时值就成为"在给定的刺激下，各自独立的"量化该组织兴奋性和评估细胞膜内在易兴奋性元素的最简单方法[26]。这就是为什么 100 年来时值仍在使用的原因，尤其在心脏组织兴奋性领域，尽管近期的现代数学建模提出，在中枢神经系统电刺激案例中，该方法显得过时，且存在不甚精确的缺陷（如参考文献［33，48］）。此外，该模型初步显示了时值是强度-时间曲线中产生动作电位的能量最小点，这既是减少被刺激组织损伤的风险，又是刺激设备电池延长使用寿命的最佳选择点。

第 1 步是计算给予电刺激时产生的细胞外电位，如果将被刺激物当作均质、非限制性组织时，通过一个解析公式直接计算并不困难[33,44]。但是考虑到皮质存在确切的沟回结构，上述假设无法成立，解决这个问题需要数学方法[29,30]。就我们所知，还没有关于电刺激轴突后高度非均质性的神经纤维对细胞外电位影响的研究。描述一个组织特性的重要参数是它的电阻率，灰质的电阻率比脑脊液高 4~6 倍（这就意味着脑脊液可以分流电流，造成假阴性的刺激结果），但比白质低 2~3 倍[43]。垂直方向纤维的电阻率数值为 800 Ω/cm，约是平行方向纤维的 10 倍[39]。

第 2 步是解决神经元单位在前一步计算后的细胞外电位影响下的非线性方程。然而，解决这些问题却证实：大量现象来源于细胞外刺激的特性，而并非细胞内刺激。我们向读者提供了大量有关这些现象的文献[3,12,43]。文献显示，计算激活功能区域，所谓沿轴索长轴电场元件的空间导数，是一个非常有效、直观的近似值。这些仅限于：

- 轴突为产生动作电位区域[33,40,41,44]；

- 轴突的直径越大，其兴奋性越高[3,12]；

- 以刺激中心为虚拟阳极而远处两端视为阴极，导致出现环绕阳极阻滞现象，并且出现靠近阴极小直径的轴突被刺激，而大直径的轴突却不能的悖论[3,12,43]；

- 而以刺激中心为虚拟阴极而远处两端视为阳极，会出现相似的情况；

- 如果阳极优先刺激皮质表面垂直的轴突，那么阴极将刺激与皮质表面平行的轴突[29]，可能的话，设计出一个特殊的电极，可以获得单向传导的电刺激[49]，或者直径选择性的电刺激[27]。

总而言之，上述作用显示了细胞外电刺激的复杂性。1975 年 Ranck[43] 提出 "哺乳动物中枢神经系统电刺激中，到底什么元素被兴奋"，或者更确切地说 "什么元素被兴奋或抑制或扰乱（阈下效应）" 的问题依然存在。此外，需要注意的是，前述的认识部分源自 OS 的人脑皮质定位研究，但大多数来源于其他组织，有些是周围神经组织的 DES，而且采用的是单频脉冲、单极电极刺激。事实上，近期在疼痛的皮质刺激[29,30]和运动障碍性疾病的深部大脑刺激[33,35]方面，现在的数学计算模型取得了较大的进展，填补了这些研究与临床现实状况之间的差异，使人们更好地理解两者局部刺激的效应。就我们所知，这些研究尚没有关于 OS 的大脑皮质功能定位，仅有一项研究是关于视觉成像内部信号的高度局限空间（电极尖端周围组织）的最低阻抗[16]。

局灶性病变对大脑非局部功能的影响

毋庸置疑，高度指令性认知过程的物质基础是遍布全脑的大规模网络系统。换言之，某一特殊功能归功于某一局部脑区域是不可能的。但是，截至目前，我们仍不十分清楚整个大规模网络之中非局部功能区相互作用的方式。现阶段我们能做的是分析作用于整个系统的部分区域产生的局部扰乱。不管怎样，局灶性病变至少会对单一区域产生扰乱，而且很可能波及多个联合区域（但是并非波及全脑，就像各个功能之间存在一定的空间分割一样）。也就是说，整个大规模网络系统（包括病灶周围、病灶间、病灶内区域的大脑半球、对侧大脑半球、皮质下结构和小脑）功能确实受到影响。因此，大脑的某个局部会因为局灶性病理而改变，这意味着认知的动态过程都将受到影响和重排，包括未直接受影响的网络。最终，重塑不足以恢复正常的脑功能，最终导致临床神经功能缺失的现象。

单凭直觉推断，大脑某一区域在其受损前就已经出现功能缺失的现象。然而，我们不能排除通过未受影响的脑区功能重新分布恢复该功能的可能。同时，脑区功能重新分布，其他的功能可能已经受到损害（这将导致由损害脑区支持但与之完全不相关的正常脑功能缺失）。换言之，局域论是适用于初级感觉-运动区定位的强大理论，在定位高指令性认知过程中使用可能产生误导。脑功能区与病灶性缺失的现象之间缺乏一一对应的关系，是所有"互不干扰的大脑皮质定位方法"应用于预测外科切除后认知功能结果的根本局限。这也是解释，至少能部分性解释，fMRI 与 OS 技术在语言网络识别中，不存在哪一个敏感性和特异性更好的原因[45]。

多数情况下，整个大脑的重塑是即刻的，但有些情况，非线性复杂动力学在达到一个新的稳定状态前，需要数分钟至数小时。这将导致迟发性功能缺失发生。这种现象可见于辅助运动区（supplementary motor area，SMA）切除后半个小时才出现功能缺失的临床现象[11]。

大脑网络的快速动态重排的过程，也可以解释临床观察到的切除后最初的功能缺失可能在短时间内，如半个小时后快速恢复的现象[37]。这种现象可称之为动态短期重塑性。

最后，从病损一开始造成功能缺失，数天至数年后可发生长期重塑机制，试图修复损伤。个体神经元性能的生物学改变将支持大脑的重新塑形，通常康复性的治疗策略可以加速其进程。这个过程相当于生物的长期重塑性。

瞬时的 DES 损害与外科切除的最后结果比较

DES 是向大脑引入一个人工的非生理性的信号，然而手术切除并非如此。手术切除可以干扰大脑网络。作为结果，外科切除易造成一些功能损伤，但是 OS 的效果更为复杂。在感觉-运动功能区，Ojemann 刺激可以模拟感觉、运动的行为，有时称之为"阳性"效果[7,13,42]，然而高指令性认知过程，如语言、运算或空间意识等，同样的刺激技术似乎可以阻断功能，就像生理信号被 60 Hz 的刺激所阻断（该理论用于解释高频刺激在运动障碍性疾病中的治疗效果[4]）。目前急诊的焦点是，Ojemann 刺激引发的运动可能是运动网络的功能障碍，因为患者并没有运动的意向。而且，也无法解释为什么 Ojemann 刺激不能促使患者发声讲话。这些问题可能与信号工程学（高或低的频率，周期性或随机性，信号脉冲的波形）有关，导致有些功能被 OS 激活，而有些功能被抑制。因此，人们不得不承认现有的 OS 技术，既可以模拟手术切除造成的伤害，又可以激活简单的感觉-运动行为，这提示对刺激反应区需要加以保护。

这个非生理信号可能影响与刺激区域相联系的其他网络。例如，我们考虑生理条件下，网络 A 与网络 B 存在单向的投射通路联系（如听觉理解的网络 A 投射至自传性的语言记忆网络 B）。OS 在联络的神经纤维束上产生一个轴索放电棘波，可逆向传播至网络 A 造成功能缺失，如果去掉该通路就不会观察到上述缺失现象。

最后，OS 技术采用 3 秒的短时刺激，实际上排除了前述的时间依赖现象的发生，包括：

- 迟发性的功能缺失；

- 动态短期重塑性的快速恢复；
- 生物的长期重塑性的晚期恢复。

OS 假阴性和假阳性的分析

假阴性的后果严重。尽管术中 OS 皮质功能定位没有出现任何功能障碍，但假阴性的脑组织一旦被切除，可造成术后永久性功能损害。有文献[28]已经明确和探讨了一些方法学上造成假阴性结果误差的原因，包括：

- 阈值下的刺激（或者刺激强度低，或者刺激时程短，或者脑脊液分流）；
- 后放电的不应期中的刺激；
- 测试任务选择不当。

最后但同样重要的，近期研究显示[2]，当采用短串脉冲技术时，刺激与认知功能的测试过程的同步化问题可能造成假阴性。尽管 OS 的技术标准为 3 秒，但长于 3 秒的刺激可以减少假阴性结果。外科医生可以利用机器"bip"声音来控制刺激过程，限制重复性的误差，以达到最接近同步化的操作。完美的同步化刺激能够产生完全的命名性失语症，而较差的同步化刺激仅能产生语义错乱症。

即便假设最严格地采用该技术标准实施，仍有较高比例的患者立刻表现出短暂的术后功能缺失现象，具体原因尚不确定。就我们现有的认识，手术创伤的炎性反应过程和（或）小静脉血管阻塞很可能是其中的原因。再者，出现如前所述的迟发性功能缺失现象：持续 3 秒的 OS 产生的扰乱仅产生起初功能静默，而在功能缺失表现出来前，可能需要维持更长时的扰乱。在运动障碍性疾病治疗中关闭高频刺激时观察到原因不明的相似现象：功能障碍不是立刻出现，而是在数小时后才逐渐显现[15,47]。

我们已经研究了假阳性的可能原因[28]。假阳性也就是刺激诱发功能反应的区域得到了保留，而事实上切掉它也不会有长期功能缺失的现象发生。有些方法上的原因（如患者疲劳或后放电的发生）可以较容易确定，其他的原因是受 OS 内在固有特性的限制：

- 短暂的功能缺失，事实上与直接受刺激的网络无关，而是有固定轴索联系的远隔网络因刺激逆向传播受到影响的结果[23]；
- 术后的功能缺失（因切除了手术进行当中产生反应的区域），事实上在术后一段时间都可以得到解决，或者是动态短期重塑性恢复[37]，或是生物的长期重塑性恢复[8]。

结论和将来的工作方向

这里提出的基本概念为：高指令性认知活动中，不存在某一功能与某一局部区域存在明确相互作用的局域论假设，这也解释了为何术前非干预脑成像技术不能很好预测手术切除局部病灶后产生影响。解决当前技术中的缺陷，唯一的方法是利用这些研究的数据，建立大规模网络化的大脑生物数学模型（临床患者个体化的总框架），并采用计算机仿真研究脑局部切除后对整个网络动力学的影响效果。投入大量的努力致力于这一终极目标，期待产生有前景的结果[1]。从长远的观点看，新的方法终将取代侵入性的脑皮质功能定位技术。即便如此，至少到 2010 年为止，OS 仍然是目前裁剪式切除术中确定功能区边界的最好工具。

OS 是目前脑功能定位的金标准，本节主要展示了它存在的一些局限性。多数局限性问题可以通过提高在认知功能定位过程中 OS 产生的局部和非局部效应的理解而加以克服和改进。就此目标，轴突传导通路刺激相对于皮质刺激，似乎为最佳选择。的确，依据已知的简单的轴突传导通路解剖结构（与复杂的多层皮质结构相比较），完全可以构建 OS 直接作用于传导通路而产生局部效应的现实计算模型。与上述比较，相似的工作已经在疼痛皮质刺激[29,30]和运动障碍性疾病深部脑刺激[35]中开展，新颖之处是，对 5 mm 置入双极电极探头几何结构、双相脉冲信号及在高度非均质组织中的特性分析，以及可以系统理论化的确定多个参数（包括纤维之间的距离、方向和脉冲波形的变化）的影响。模型预测法应该在动物实验中验证，例如局部刺激视束对视觉成像的影响[17]。

一旦 OS 在局部纤维的效应清晰描绘出来，人们就可以集中研究 OS 的非局部效应。DES 的全局网络概念的系统建模已经在多种临床设置场景中涌现，例如脑功能定位[28]、深部脑刺激[34]、癫痫[51]等。这也使得信号工程显得很重要，刺激信号变化（短串脉冲/重复脉冲[2]、周期性/随机性脉冲、低频/高频等）产生的效应和功能反应亦会不同[53]。所有这些通过计算机仿真后，再与手术中轴突传导束刺激时皮质电生理记录结果相比较，经皮质-皮质诱发电位、皮质下-皮质诱发电位数据的修整[31,32]，建立起较为完善的数学模型[28]。

我们确信，这个数学模型与实验研究的结合体，将为我们创造新的、更特异性的刺激方法，促使我们更好地理解脑功能的神经因素，最终使患者获得更好的手术效果。

（林 健 尹 怡 张 超 译）

参考文献

[1] Alstott J, Breakspear M, Hagmann P, et al. Modeling the impact of lesions in the human brain. PLoS Comput Biol, 2009, 5: e1000408.

[2] Axelson HW, Hesselager G, Flink R. Successful localization of the Broca area with short-train pulses instead of "Penfield" stimulation. Seizure, 2009, 18: 374-375.

［3］ Basser PJ, Roth BJ. New currents in electrical stimulation of excitable tissues. Annu Rev Biomed Eng, 2000, 2: 377-397.

［4］ Benabid AL, Pollak P, Gao D, et al. Chronic electrical stimulation of the ventralis intermedius nucleus of the thalamus as a treatment of movement disorders. J Neurosurg, 1996, 84: 203-214.

［5］ Berger MS, Ojemann GA. Intraoperative brain mapping techniques in neuro-oncology. Stereotact Funct Neurosurg, 1992, 58: 153-161.

［6］ Brunel N, van Rossum MC. Lapicque's 1907 paper from frogs to integrate-and-fire. Biol Cybern, 2007, 97: 337-339.

［7］ Desmurget M, Reilly KT, Richard N, et al. Movement intention after parietal cortex stimulation in humans. Science, 2009, 324: 811-813.

［8］ Duffau H. Does post-lesional subcortical plasticity exist in the human brain? Neurosci Res, 2009, 65: 131-135.

［9］ Duffau H. Surgery of low-grade gliomas: towards a "functional neurooncology". Curr Opin Oncol, 2009, 21: 543-549.

［10］ Duffau H, Capelle L, Sichez N, et al. Intraoperative mapping of the subcortical language pathways using direct stimulations. An anatomo-functional study. Brain, 2002, 125: 199-214.

［11］ Duffau H, Lopes M, Denvil D, et al. Delayed onset of the supplementary motor area syndrome after surgical resection of the mesial frontal lobe: a time course study using intraoperative mapping in an awake patient. Stereotact Funct Neurosurg, 2001, 76: 74-82.

［12］ Durand DM. Electric stimulation of excitable tissue. In: Bronzino JD (ed) The biomedical engineering handbook, 2nd edn. Boca Raton, CRC Press, 2000.

［13］ Fried I, Katz A, McCarthy G, et al. Functional organization of human supplementary motor cortex studied by electrical stimulation. J Neurosci, 1991, 11: 3656-3666.

［14］ Gil-Robles S, Duffau H. Surgical management of World Health Organization grade Ⅱ gliomas in eloquent areas: the necessity of preserving a margin around functional structures. Neurosurg Focus, 2010, 28: E8.

［15］ Grips E, Blahak C, Capelle HH, et al. Patterns of reoccurrence of segmental dystonia after discontinuation of deep brain stimulation. J Neurol Neurosurg Psychiatry, 2007, 78: 318-320.

［16］ Haglund MM, Ojemann GA, Blasdel GG. Optical imaging of bipolar cortical stimulation. J Neurosurg, 1993, 78: 785-793.

［17］ Histed MH, Bonin V, Reid RC. Direct activation of sparse, distributed populations of cortical neurons by electrical microstimulation. Neuron, 2009, 63: 508-522.

［18］ Hodgkin AL, Huxley AF. A quantitative description of membrane current and its application to conduction and excitation in nerve. J Physiol, 1952, 117: 500-544.

［19］ Hodgkin AL, Huxley AF. Currents carried by sodium and potassium ions through the membrane of the giant axon of Loligo. J Physiol, 1952, 116: 449-472.

［20］ Hodgkin AL, Huxley AF. The components of membrane conductance in the giant axon of Loligo. J Physiol, 1952, 116: 473-496.

［21］ Hodgkin AL, Huxley AF. The dual effect of membrane potential on sodium conductance in the giant axon of Loligo. J Physiol, 1952, 116: 497-506.

［22］ Hodgkin AL, Huxley AF, Katz B. Measurement of current-voltage relations in the membrane of the giant axon of Loligo. J Physiol, 1952, 116: 424-448.

［23］ Ishitobi M, Nakasato N, Suzuki K, et al. Remote discharges in the posterior language area during basal temporal stimulation. Neuroreport, 2000, 11: 2997-3000.

［24］ July J, Manninen P, Lai J, et al. The history of awake craniotomy for brain tumor and its spread into Asia. Surg Neurol, 2009, 71: 621-625.

［25］ Lapicque L. Recherches quantitatives sur l' excitation électrique des nerfs traitée comme une polarisation. J Physiol Pathol Générale, 1907, 9: 620-635.

［26］ Lapicque L. Quantitative investigations of electrical nerve excitation treated as polarization. 1907. Biol Cybern, 2007, 97: 341-349.

［27］ Lertmanorat Z, Gustafson KJ, Durand DM. Electrode array for reversing the recruitment order of peripheral nerve stimulation: experimental studies. Ann Biomed Eng, 2006, 34: 152-160.

［28］ Mandonnet E, Winkler PA, Duffau H. Direct electrical stimulation as an input gate into brain functional networks: principles, advantages and limitations. Acta Neurochir (Wien), 2010, 152: 185-193.

［29］ Manola L, Holsheimer J, Veltink P, et al. Anodal vs cathodal stimulation of motor cortex: a modeling study. Clin Neurophysiol, 2007, 118: 464-474.

［30］ Manola L, Roelofsen BH, Holsheimer J, et al. Modelling motor cortex stimulation for chronic pain control: electrical potential field, activating functions and responses of simple nerve fibre models. Med Biol Eng Comput, 2005, 43: 335-343.

［31］ Matsumoto R, Nair DR, LaPresto E, et al. Functional connectivity in human cortical motor system: a cortico-cortical evoked potential study. Brain, 2007, 130: 181-197.

［32］ Matsumoto R, Nair DR, LaPresto E, et al. Lüders HO: Functional connectivity in the human language system a cortico-cortical evoked potential study. Brain, 2004, 127: 2316-2330.

［33］ McIntyre CC, Grill WM. Excitation of central nervous system neurons by nonuniform electric fields. Biophys J, 1999, 76: 878-888.

［34］ McIntyre CC, Hahn PJ. Network perspectives on the mechanisms of deep brain stimulation. Neurobiol Dis, 2010, 38: 329-337.

［35］ McIntyre CC, Miocinovic S, Butson CR. Computational analysis of deep brain stimulation. Expert Rev Med Devices, 2007, 4: 615-622.

［36］ McNeal DR. Analysis of a model for excitation of myelinated nerve. IEEE Trans Biomed Eng, 1976, 23: 329-337.

[37] Mikuni N, Ohara S, Ikeda A, et al. Evidence for a wide distribution of negative motor areas in the perirolandic cortex. Clin Neurophysiol, 2006, 117: 33-40.

[38] Neher E, Sakmann B. Single-channel currents recorded from membrane of denervated frog muscle fibres. Nature, 1976, 260: 799-802.

[39] Nicholson PW. Specific impedance of cerebral white matter. Exp Neurol, 1965, 13: 386-401.

[40] Nowak LG, Bullier J. Axons, but not cell bodies, are activated by electrical stimulation in cortical gray matter. I. Evidence from chronaxie measurements. Exp Brain Res, 1998, 118: 477-488.

[41] Nowak LG, Bullier J. Axons, but not cell bodies, are activated by electrical stimulation in cortical gray matter. II. Evidence from selective inactivation of cell bodies and axon initial segments. Exp Brain Res, 1998, 118: 489-500.

[42] Penfield W, Boldrey E. Somatic motor and sensory representation in the cerebral cortex of man as studied by electrical stimulation. Brain, 1937, 60: 389-443.

[43] Ranck JB, Jr. Which elements are excited in electrical stimulation of mammalian central nervous system: a review. Brain Res, 1975, 98: 417-440.

[44] Rattay F. The basic mechanism for the electrical stimulation of the nervous system. Neuroscience, 1999, 89: 335-346.

[45] Roux FE, Boulanouar K, Lotterie JA, et al. Language functional magnetic resonance imaging in preoperative assessment of language areas: correlation with direct cortical stimulation. Neurosurgery, 2003, 52: 1335-1345; discussion, 1345-1337.

[46] Sanai N, Berger MS. Intraoperative stimulation techniques for functional pathway preservation and glioma resection. Neurosurg Focus, 2010, 28: e1.

[47] Temperli P, Ghika J, Villemure JG, et al. How do Parkinsonian signs return after discontinuation of subthalamic DBS? Neurology, 2003, 60: 78-81.

[48] Testerman RL. Comments on "accuracy limitations of chronaxie values". IEEE Trans Biomed Eng, 2005, 52: 750.

[49] van den Honert C, Mortimer JT. Generation of unidirectionally propagated action potentials in a peripheral nerve by brief stimuli. Science, 1979, 206: 1311-1312.

[50] Warman EN, Grill WM, Durand D. Modeling the effects of electric fields on nerve fibers: determination of excitation thresholds. IEEE Trans Biomed Eng, 1992, 39: 1244-1254.

[51] Wendling F. Computational models of epileptic activity: a bridge between observation and pathophysiological interpretation. Expert Rev Neurother, 2008, 8: 889-896.

[52] Whitaker HA, Ojemann GA. Graded localization of naming from electrical stimulation mapping of left cerebral cortex. Nature, 1977, 270: 50-51.

[53] Zangaladze A, Sharan A, Evans J, et al. The effectiveness of low-frequency stimulation for mapping cortical function. Epilepsia, 2008, 49: 481-487.

第三章

脑成像为神经认知提供新视觉

大脑皮质躯体感觉及运动区的经验依赖性重建：康复治疗的神经生物学

Christian Xerri

概　述

大脑皮质是一个具有高度内在联系和空间分布的神经动态网络结构，即它的形态和功能的联系遵循经验依赖的可塑性机制而持续改变。功能依赖性神经网络活动可以通过改变突触的强度、突触的形成或减少来重塑神经回路。过去数十年间，无论是临床研究还是基础研究均证实，丰富经历和强化训练可使皮质和皮质下脑组织的功能映射区出现广泛变化，其中包括感觉认知、运动整合和记忆的形成，从而获得新的感觉运动和认知能力。相反，早已证明长时间失用会对神经元回路产生有害的形态和生物化学改变，进而影响感觉运动和认知能力。近期的研究揭示，有一种强大的、自上而下的作用影响皮质和丘脑间的相互联系，使注意力、期待及动机以一种行为相关的形式改变皮质功能映射区。另外，周围或中枢神经系统损伤所致的神经元网络的毁坏可触发大范围的皮质结构重构，这种重构随时间而变化，并能通过经验依赖的神经重塑机制影响神经功能的恢复。

皮质可塑性的研究得益于在突触和单细胞水平及在神经元群落和网络水平追踪变化的动物研究。近来发展的多电极记录和视觉影像技术可记录动物在觉醒和相关活动环境中的神经元群落活动。另外，人脑影像学研究也为广泛分布的皮质网络的功能重建研究开辟了新的思路。本节主要讲述目前的主流观点和关于动物和人的躯体感觉和运动功能映射区可塑性的近期研究进展，这种可塑性为技能获得和损伤后行为修复，尤其是临床康复治疗提供了神经理论基础。

一、强化训练重塑躯体感觉和运动功能定位

大脑皮质具有在新的经验和行为环境中持续重构的能力。Jenkins 等[46]进行了一项前

沿研究。他们让猴子在一定条件下每天重复用两手指尖接触旋转圆盘，经过数月的练习，皮肤刺激特异性增加了被刺激皮肤的表达功能区，减小了位于Ⅳ层3b区初级感觉皮质（S1）的神经元接收区的面积。在更加自然的环境中也记录到动物有类似的与行为相关的神经功能代表区变化。比如大鼠处于哺乳期[106]或暴露于丰富环境能促进感知体验[19]。另外，我们发现短时的哺乳体验对大鼠造成的S1区脑功能定位变化是可逆的[79]。这些研究提示躯体拥有特定感觉部位细化的能力，如重复的感觉刺激会进一步将皮质脑区分割为非连续的功能模块。同时在所有这些研究中，皮肤感觉区的选择性增大同时伴有皮肤附近或本体觉功能区的缩小，这显示了潜在的神经网络的竞争性。

经验依赖性的躯体感觉皮质重塑现象最初由动物的电生理功能成像发现，此后在人脑成像上也得到了证实。比如脑磁图（magnetoence phalography，MEG）研究发现，小提琴家因为手指长期接触琴弦，其S1区异常增大[29]。这种增大与小提琴家开始学习小提琴的年龄有关。长期进行精细运动技巧训练的人在大脑皮质会形成另一个M1区域，以保证精细运动的实施[39,40]。相反，针对专业钢琴家的功能磁共振成像（functional magnetic resonance imaging，fMRI）研究发现，长期的练习使钢琴家在做过度复杂的手指运动时，M1区、辅助运动区、运动前区和顶上小叶的激活像素减少。这一研究说明过度训练的个体可能通过减少控制运动序列的皮质运动区神经元的募集数量使运动更加简单和有效[43,54]。

令人惊奇的是躯体感觉功能成像中的感觉区变化也可因短期的实践或练习而改变，如数天的哺育行为[106]，甚至是数小时的技能刺激[80]。研究者曾利用经颅磁刺激（transcranial magnetic stimulation，TMS）对音乐新手进行脑功能定位。这些被试人员每天进行2小时的钢琴琴键五指练习，经过5天练习，其手指屈伸肌肉的皮质代表区兴奋性增高、范围扩大，其弹奏技能也明显提高[73]。然而在停止训练1周后，这些改变又回到基点，这说明这些早期变化是一过性的。我们也发现触觉辨识任务的短程每日强化训练可以使S1区的代表区改变，这种改变胜过无论是暴露在丰富环境还是单调房间环境中的长程训练[110]。

运动皮质输出至运动神经元池的快速可逆变化不仅参与了已经存在神经连接的开启[44,81]和再关闭过程，也与树突棘[92]和突触[51]（综述，见参考文献［2］）的快速形成和消失有关。Greenough等[37]最早发现了长期神经结构变化，如与运动训练相关的运动感觉皮质神经元的树突分支形式的增加，它有助于在皮质内和皮质下的网络中形成更加稳定的形态学变化，从而巩固技能，并使这一过程自动完成。

二、皮质功能重构是获得感觉和运动能力的神经学依据

有个引人深思的观点认为，在成年大脑中神经学表征体现在初级感觉和运动皮质中，这种表征通过使用依赖的机制动态维持，通过加强训练来进行重塑。这就是提出了关于皮质构建方面的与知觉和行为学相关的以经验为导向的问题。皮质功能区的变化是如何转化成知觉和运动能力的提高或退化的呢？

在猴子的手指灵活训练任务中，我们发现猴子经过每天数小时持续 2 个月的练习，能获得新的操作技能，同时其 S1 区的手代表区出现了分化[107,109]。这些变化包括脑功能代表区的扩张及更小、更少重叠的神经元接收区。高强度的手部任务需要精细的躯体感觉反馈，而这些变化都局限于与之相关的指尖皮肤代表区（图 3-1-1）。需要学习肌肉和关节的精确短暂协同工作以完成精细手指运动的相同的手指灵巧训练任务，可使与之相关的 M1 运动代表区增大，而非挑战性运动练习则不能产生明显的脑区定位改变[71]。在这些研究中，脑功能代表区的变化与手部技能学习相平行，它的变化趋势是形成一个更大的控制协同运动的功能单元，而不是把功能代表区进一步分割成不同手指肌肉的控制区。然而这可能也反映了这种皮质间刺激技术的局限性。

一项 MEG 研究显示，先天性并指患者其手指 S1 功能区常出现错误排列，这源自患者对并指的错误感知[67]。同样，盲人因为每天用多个手指进行盲读，其手功能代表区也出现形态学的紊乱[87]。这些使用多指的盲人阅读者，在轻触觉刺激时会认错手指，这说明功能代表区的错构会导致感知能力的退化。相反，功能代表区正常构建的人如果用一个手指进行盲读，无论其是盲人或视力限制者，均未发生错误定位。

一项早期研究显示，代表手指皮肤的长期分辨触觉刺激的皮质功能代表区面积和感知分辨阈值呈负相关[76]。同时该研究还证实感知能力的提高最初与皮质神经元时间反应特性有关。这一发现与人的 Hebbian 共激活实验同时行配对触觉刺激的结果是一致的[74]。受试者在空间触觉分辨能力提高的同时，其中央后回的示指 N20-偶极子出现侧方移位，提示其功能代表区扩张。在同一实验中，fMRI 研究发现，学习导致的个体分辨阈值的提高与手指 S1 功能代表区的功能性增大间存在线性关系[40,75]。另一项 fMRI 研究显示，S1 区激活范围的增大与研究个体感觉和运动能力提高同步[39]，这与前面提到的电生理脑功能定位研究的结果一致[109]。同样，非音乐专业者进行复杂的弹奏训练数月，其 M1 区 fMRI 上激活范围增大约 25%[49]。当非音乐专业者和有熟练技巧的钢琴家同时完成新的弹奏任务时，后者能很快增加 M1 激活区，而非音乐专业者没有出现上述变化[43]，这说明先前的训练对学习新的任务有一定作用。

Karni 等[49]进行的 fMRI 研究发现，经过手指顺序训练数周的人，其 M1 功能区反应区域大于没有进行相应训练的人。顺序训练激活区域局限于手功能代表区，后者总体范围维持不变。由此让我们想到，学习相关的变化实际是神经元总数和皮质输出的相互竞争，或者是选择性的与其他运动功能的神经元群体共享皮质空间。Hlustik 等[39]研究了训练 3 周或不训练所引发的 M1 和 S1 区运动代表区的变化。结果显示，无论是手指顺序练习还是单指和腕部训练，运动表现均逐步提高。这与另外 2 个独立的研究猴手灵活训练对手 S1 和 M1 区功能定位影响的实验结果一致[71,109]。Hlustik 等[39]报道，在手指运动时，猴的 M1 和 S1 区激活区均逐渐增大，然而这种激活区的扩大不仅体现在手指练习对应脑区，而且也体现在其他手部运动对应的脑。有趣的是，不同手指的运动在 M1 和 S1 区激活区的重叠程度

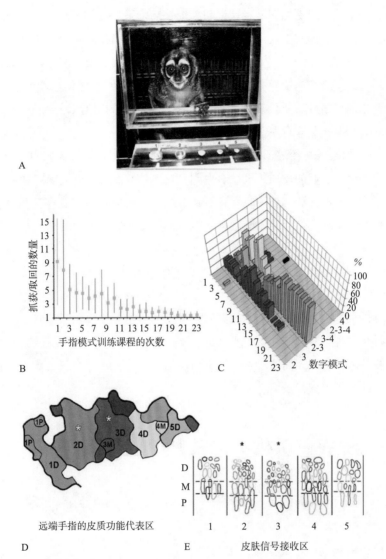

▶ 图 3-1-1 手指灵活任务导致的初级躯体感觉皮质的 3b 功能代表区的变化。A. 用于评估枭猴手指灵活性的实验设备（Klüver 板）。B. 成功将小球从最小食物井中取回（每次成功取回的平均抓获次数；竖线为标准差）与训练课程数量的关系。C. 每天训练课程中，20 次从最小的食物井中取球的不同手指使用模式的频率。注意 2 指和 3 指的组合逐渐被选择为最有效的方式。D. 五指尖代表的功能区卡通图。该图的绘制是基于Ⅳ 层神经元接收区的特性（"亚模式"，位置和大小）。星号表示在训练的后期动物优先采用从小井中取球的手指尖。这些手指的功能代表区扩大。E. 标注为近端（P）、中端（M）和远端（D）指骨的皮肤感觉接收功能区。感觉接收功能区由人工划分（它们通常相互重叠），以便识别。在取回任务中，请注意被训练的手指（2 和 3）指尖感觉接收功能区小于其他不常用的手指，改编自参考文献 [109]

也增加，而且精细技巧组更加明显，这说明精细技巧学习需要初级运动和躯体感觉功能区的物质共享。皮质领域的共享理论由 Hlustik 等[39] 提出，让我们联想到早期关于小鼠躯体感觉皮质的 2-脱氧葡萄糖研究[52]。该实验发现触须的皮质功能区的学习依赖性和选择性增大。这种增大的区域与周围一排在训练中不受刺激触须的不变化功能区相重叠。据此，我们可以大胆推断，多种功能代表区共同形成动态网络，同时存在于相同的皮质区域内，而不应认为它们相互排除和竞争。

Hlustik 等[39] 发现没有经过训练的简单动作也可引起 M1 功能代表区的扩大，而且可能与训练过的手部运动引起的皮质扩大没有差别，这也是首次在猴身上观察到的[71]。后来的实验采用皮质内刺激的方法构建 M1 区输出到各肌肉的功能定位图，该实验结果与手的灵巧任务训练没有关系。我们可以推断运动功能区的扩大可能是因为在进行非练习手指动作时，肌肉训练后控制能力增强的结果。根据 Hlustik 等[39] 的实验，无论行为还是脑影像学数据，均提示与练习和技能学习有关的神经变化也可能由其他运动产生。根据这一结论，我们可以推断，通过学习，前期由联合神经元单元形成的运动元件可能更容易获得新的运动技能。成年的枭猴被训练区分触觉的振翼样振动的刺激频率、刺激位置是一个恒定的皮肤区域，同样也发现了其皮肤接收区范围增加，而且并不在被训练手指的功能区范围内。结果显示，其他邻近的手表面的接收区域也出现增大，这说明行为表现能力的提高也可以转移到周围的非训练的皮肤表面[76]。

注意力、期待和动机参与皮质功能区的重构

Recanzone 等[76] 研究发现，当在给予触觉分辨任务的同时给予听觉刺激吸引注意力后，不会出现与触觉学习相关的皮质变化。这项发现非常重要，它让我们进一步思考在感觉功能代表区的应用依赖改变中，强化训练与注意力和知觉环境相比，对感觉模式接收的作用。大鼠训练分辨实验发现，大鼠在地板上运动的同时分辨不同质地的触觉越强，其前足光洁皮肤表面的功能皮质区域就越大，相应神经元的接收范围就越小[110]。这种关系仅出现在动物进行非常有挑战性的感觉任务时，如分辨粗糙度逐步降低的不同物体。那些在低要求感知任务中表现更好的动物，其前足功能区的范围与训练的时间相关，但与感知敏感度无关。另外，在随机分布的奖励情况下，感觉刺激本质上只决定部分接收区的敏捷度。与粗糙度辨识相关的奖励性感觉体验中，动物的注意力和动机的参与会引起接收区域大小的补偿性降低。因此，使用依赖性皮质功能区的重组和感知能力变化之间的关系比之前想象的更为复杂。实验中，训练动物的第 1 和第 5 指进行同时触觉刺激方向辨识，每天 1 小时，共进行 4 周。高分辨率 EEG 数据提示 S1 区的 D1 和 D5 功能代表区在训练后进一步分离，这说明刺激手指的表达功能区扩大[3]。相反，在非歧视环境中给大鼠刺激时，被刺激

手指的皮质功能代表区间的距离会缩小，并且在训练中，实验动物会将接近阈值触觉刺激的那根手指错误地定位为共刺激的远处手指。因此，在不同的任务中，短时间的重复刺激 4 周对激活区内的手指功能代表区的空间关系产生了相反的作用。其作用的方向性取决于实验对象是否在功能评估中表现积极或专注于分辨任务。在一个随访磁源影像研究[4]中，实验对象要进行触觉刺激手势的方向性检测，是跨过单一手指（手指条件）还是跨过附近的手指指尖（手条件），而在两种情况下均释放可识别的刺激方式。在与手条件相关的手指中，第 2 指的皮质功能代表区与第 3~5 指的皮质功能表达区是分离的。这种分离发生在训练开始时，因此可以排除是训练造成的影响。由此可知，改变注意力的重点对信号接收区的功能性转变具有重要意义。

前面提到，新手通过钢琴键盘训练可重建出手指屈肌和伸肌不同的皮质功能代表区[73]。当练习者在脑中练习运动任务 5 天后，也会出现相似但不太明显的变化[72]。脑中进行的训练重演能激活一些与真实运动相同的中枢神经结构，被认为足以调节运动技能学习早期的神经环路。这与经常报道的音乐家或运动员在脑海中回顾性练习有益于运动表现是一致的。因此，我们应该考虑实际练习和脑海中回顾性练习相结合是否能提高康复治疗的效果。

但是，有证据表明过度训练可导致局部的重复激活方式，进而引起不依赖于行为环境和注意力功能代表区的重构。在没有注意力或加强因素，或是显著输入的条件下，重复暴露于感觉输入时间模式中的显著变化可以导致快速和可逆的皮质重建，进而提高运动表现（综述，见参考文献［104］）。皮质的这种可塑性方式是一个自下而上的过程，这一过程如致敏一样通过非相关性学习进行操控。相反，当皮质变化与提高目标-导向的分辨测试能力有关时，如任务复杂性增加，皮质变化可以因情景而异，并启动自上而下的过程。无论是注意力还是动机，均可调节输入的情景，但是进一步提高感知技能还需要考虑可塑性的变化。

总之，这些发现证实了因空间重构和接收区的反馈而出现的皮质可塑性，它反映了一个自我重组的过程。这一过程与神经元数量局部募集的选择性变化有关，遵循分割和去分割机制。这种神经元资源的不断再分配反映了行为相关感觉输入的皮质整合，这种整合是适应性行为变化所需要的。但一些重要感知能力的提高在功能代表区没有变化，仅发现非常小的神经元反应特性改变。因此，复杂感知能力的提高可源于多种神经元反应特性的情景改变，这些神经元分散在紧密联系的神经网络中的动态感觉功能代表区内。

一、异常的颞叶输入模式对皮质脑功能定位的不良影响

目前比较公认的观点是，经验驱使的皮质感觉功能代表区的重组受局部输入至皮质的感觉信号同步程度的影响。关于这种以时间为基础的神经可塑性的突触机制研究很多（综述，见参考文献［104］）。异常强烈的刺激或用力使用手指会破坏正常的与训练时间相关

的输入模式，称其为皮质可塑性的"暗边"或适应不良。继而，皮质功能定位图上会出现功能区紊乱表现，如正常分开的功能代表区会融合，或者在躯体感觉和运动功能区内出现功能成像排列的分解，这提示可能出现了无意识的手指协同运动和单独控制的损害。比如，采用过度重复同步刺激周围手指的方法实验性诱导出现局部手肌张力异常，就可以产生这样的功能代表和感觉运动变化[6]。局部手肌张力异常的音乐家，其 S1 区的手功能代表区遭到破坏[1,30]。音乐家的局部肌张力异常[3]或书写痉挛症[82,83]均是由指尖的时间和空间的错误辨识导致的。但纠正训练后，这些神经的异常功能会恢复正常。时间相关的训练模式可以影响大脑皮质功能图的重建，这提示我们可以利用这一原理治疗长期存在症状的专业音乐家的局部手肌张力异常。对这类患者进行治疗后，发现患者症状有显著的提高[12]。MEG 相关研究还发现，S1 区中躯体特定的手指功能代表区也恢复正常[13]。

二、失用对皮质功能定位造成的不良影响

感觉剥夺也是一个被用来研究经验依赖性皮质功能代表区的方法。在神经电生理皮质功能定位研究中，我们报道了当大鼠被关在一个环境贫乏的房间 3 个月或将其前肢固定 1 周后，大鼠 S1 区躯体感觉功能区结构遭到了严重的破坏。接收躯体感觉输入后，其前肢皮肤功能代表区整体出现明显减小，且分散于皮质上[20]。当大鼠后肢固定 2 周，其皮肤功能定位区会出现缩小，而接收区面积增大[27,57]。这种功能代表区面积的减少与细胞核脱氧染色的结果一致[14]。这些研究与成年大鼠被剪掉触须或重复拔除触须后其 IV 层反应 S1 桶状区细胞核氧化酶染色减少相一致[56,103]。而且快速去掉触须后其功能代表区的 2-脱氧葡萄糖的摄取也减少了[28]。老年大鼠的 S1 功能代表区会出现破坏[86]。这种破坏也可以发生在因年龄增长而出现的触觉探索和运动能力下降的自然过程中，特别是在贫乏环境中更容易引发[21]。贫乏环境导致的皮质重构不仅出现在躯体感觉皮质。在一项 TMS 的脑功能定位研究中，足踝不能动的人其 M1 区的胫前肌功能定位区缩小[59]。这种运动功能定位区的缩小程度与不能运动的时间长短一致，但与脊髓兴奋性或运动阈值的改变没有关系。有趣的是，当肌肉主动收缩恢复后，这种运动功能区的缩小可以迅速恢复。

脑卒中后皮质重构：从局部重建到新区域的广泛招募

20 世纪 50 年代，Glees 和 Cole 对恒河猴做了表面刺激电极研究，首次证实了 M1 区拇指运动功能代表区的局部损伤后，在损伤周围的皮质区域出现一个新的功能代表区。此后，一项皮质内微刺激研究[70]发现，松鼠猴 M1 手功能代表区的渐进性缺血损伤会导致手功能定位区的缩小，取而代之的是邻近的运动功能代表区。相反，使用微电极记录，Jenkins 等[47]报道采用局部缺血损害的方法造成猫头鹰猴的指尖皮肤功能代表区的 S1 的 3b

区出现永久性损害，而病变皮肤表面新的功能代表区出现在梗死周围的皮质区域。这两项研究结果的不同可能原因是缺血损伤的程度不同（在躯体感觉皮质区更小），以及损伤后患肢失用对运动皮质的影响不同。临床研究证实，梗死周围无功能的皮质可能参与神经功能的恢复[22,45,91]。但是在这些动物和人的临床研究中，功能恢复均是自发完成的，没有在手术后进行功能恢复的锻炼。一项针对脑卒中患者的 TMS 研究发现，患者损伤点运动皮质兴奋性减低，同时运动功能受损的皮质功能代表区面积也减小[5,93]。这种影响可能已经导致了损伤诱导的患肢失用。

局部皮质梗死影响了大鼠皮质 S1 区前足功能代表区的实质部分后，暴露于丰富环境 3 周的动物，其损伤区周围的皮肤功能代表区得到了奇迹般的保护。而暴露于贫乏环境中的大鼠，其功能代表区非但没有得到保护，而且相对于早期的损伤还出现了进一步损害[105]（图 3-1-2）。有趣的是，脑卒中患者在一次物理治疗后，其输出至瘫痪肌肉的运动皮质出现扩大，手的灵活性也提高了[61]。研究者们认为运动输出功能定位区面积和运动功能可在治疗一天后部分逆转。大量实验进行了脑损伤后训练对皮质功能定位的可塑性影响的研究。Nudo 和 Milliken[70]证实与没有进行训练的猴相比，进行患肢康复训练的动物，其未受损前肢和前肢远端未受损节段的运动功能定位区得到了保护，甚至其面积也增大了。这一发现提示，经过训练的动物，其投射至手运动神经元区的局部网络神经元得以保存。协调介导复杂触觉功能的 S1 区具有广泛的相互连接：3b 区主要投射至 1 区和 2 区，而 1 区也反过来与 2 区和 3b 区联系。因此，这一网络为其中一个组成区域的局部损害后的功能改变提供了物质基础。在两指皮肤的 3b 功能代表区局部缺血损害后，我们采用了与 Nudo 研究相同的手灵活性康复训练，早期两手指的灵活性出现损害。我们发现新的功能代表区出现在损伤区数毫米外的皮肤功能定位 1 区附近。新出现的皮肤功能代表区还出现在邻近的非皮肤功能区的 3a 区，这一区域在受伤前只接受本体觉的输入[107,109]。猴子的这个皮质变化形式是非常特殊的，它依赖于各手指的使用和取回的策略。实际上，原来的皮肤表面重新获得了异位的皮质区作为新的功能区，而这些区域对应于康复过程中参与康复性训练的手指（图 3-1-3、图 3-1-4）。重要的是，随着手灵活性的恢复，动物逐步重新使用手指，这些手指通过经验依赖性躯体感觉功能定位区的重建，恢复了触觉敏感性。这一研究为经验驱使的躯体感觉区的功能替代机制提供了最早的证据，该机制可能参与局部缺血性损伤后精细感觉运动调节的保护。针对受益于数周康复锻炼的脑卒中患者的研究显示，一些区域对受损半球的运动功能代表区进行了实质上的补充[15,60,93]。

Frost 及其同事[32]报道了导致部分或完全 M1 手区损害的缺血性脑梗死是如何影响投射皮质内投射纤维至 M1 区的腹侧运动前区（ventral premotor area，PMv）的。M1 手功能区损伤>50%会导致 PMv 手表达区的扩张。如果损伤影响了整个手功能区，PMv 扩张可达到 50%。这种 M1 区损伤后出现远处运动前区的招募性重建，可能是损伤后手精细功能恢复的神经学依据。M1 手功能区缺血损伤 5 个月后，PMv 的皮质功能区出现重建，伴有 PMv

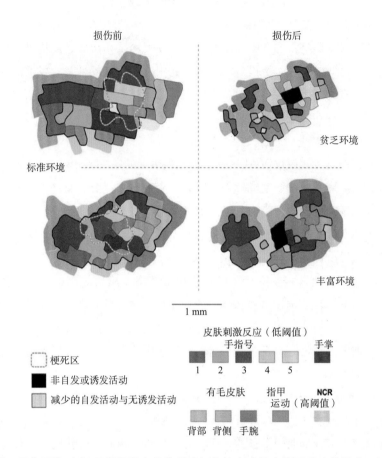

▶ 图 3-1-2　居住环境对 S1 区局部缺血损伤后脑躯体特定功能定位图重建的影响。2 只大鼠在损伤前居住于标准环境中，损伤后分别居住于贫乏环境或丰富环境中，损伤前获得的前爪的脑功能代表区定位（左侧）和损伤 3 周后诱发情况（右侧）。基于神经元记录的损伤区域被标注在损伤前脑功能定位图上（虚线）。损伤后脑功能定位图上标记皮质分段在电生理上没有显示或显示为一个降低的自发激活区，没有诱发反应。图中记录了居住于丰富环境大鼠的前爪功能代表区得到了保留，而居住于贫乏环境大鼠的损伤区周围出现了相应的破坏，改编自参考文献[105]

终端区域的增生，同时在可能为手功能代表的 1/2 S1 区内出现逆向标记的细胞胞体，说明在这些远隔部位形成了新的联系[23]。另外，在损伤位置周围，由 PMv 起源的轴突轨迹出现变化。皮质间联系的再通参与了 PMv 区和 S1/S2 区的本体感觉与新的皮肤传输过程，这种皮质联系再通可能在 Frost 等[32]报道的行为恢复实验中起到补偿作用。

电生理皮质功能定位因空间分辨率高，在检测皮质改变中具有优势。但因为每只动物

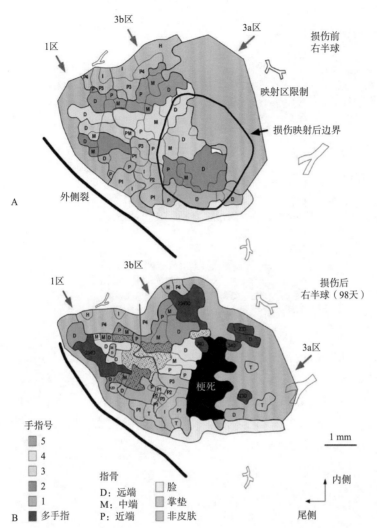

▶▶图3-1-3　局部皮质缺血后手灵活性的恢复伴随着手 S1 功能代表区的外扩重建。猫头鹰猴 3b 手
指功能代表区皮质损伤前（A）和损伤 98 天后（B）的手皮肤表面功能地形图。损伤
前的图片标注了损伤的范围，损伤后 2 小时采用电生理记录梗死范围。通过观察取回食
物球的情况，手 2 和 3 指指尖更多地用于评价对侧手指灵活性的最终恢复情况。1~5
指（1 为拇指）；D、M 和 P 为远端、中端和近端；在图上标注了多指功能代表区（如，
23 为接收 2 和 3 指指尖信号的神经元所在皮质区）；P1~P4 为手指基部的手掌垫；H
为小鱼际隆起，I 为手掌中心的岛叶区；T 为鱼际隆起；那些不能激发出皮肤反应的区
域被标记为浅灰色。背侧皮肤功能代表区标记为点状区。红线标记 3b 区和 1 区的边界。
黑色的梗死区为损伤后功能定位实验中既不出现皮质自发活动，也不能诱发神经元放电
的区域。实验半球上可见常用的血管标记，以方便比较。图上标记了在 3a 区和 1 区均
出现新的皮肤功能代表区，改编自参考文献[108]

损伤前　　　　　　损伤后

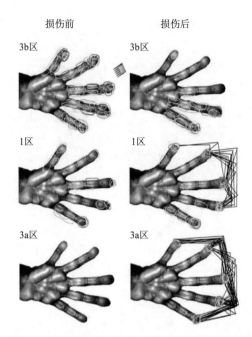

▶图3-1-4　S1 手功能代表区局部皮质缺血后新皮肤信号接收区（receptive fields，RFs）在 1 区和 3a 区的出现与手灵活性的恢复同时发生。进行小球取回实验的手指表面的皮肤信号接收区在损伤前和功能恢复后均是完整的。密集的标记了损伤后期出现在 1 区和 3a 区的多手指指尖多处皮肤接收区。但是刺激 2 和 3 指时记录到的反应更强。用各自的记录位点标记的多个信号接收区用实线相互连接，没有标记位于手掌的信号接收区。改编自参考文献[108]

进行功能定位锻炼课程的数量及功能成像的脑区在空间上缺限，该检查不能评估皮质区空间分布变化的时间过程。而其他脑影像技术包括 TMS、fMRI、EEG、MEG 和 PET，为我们提供了进一步检查的可能。这些脑影像技术已经证实，皮质或皮质下脑卒中后功能恢复的患者，在患侧或对侧半球相互联系区域会出现解剖和功能上的广泛募集[18,97]。例如，针对局部皮质下损害的慢性脑卒中患者的 TMS 研究显示，在患侧半球运动前区出现的一过性脑激活区紊乱可导致患肢运动能力的恶化[5,31,98]。这提示无功能区可能参与了脑受损后行为学的恢复过程。

特别是在皮质下脑卒中后，脑影像学研究发现，功能恢复早期非病变半球出现了显著的激活，而在功能恢复晚期，这一激活区域向病变半球发生转移[15,22,65]。Calautti 等[9]用 PET 进行了一项有趣的试验，发现单侧纹状体内囊梗死 2 个月后，患者在做由拇指到示指的敲击动作时双侧第一感觉运动皮质的手功能区及对侧半球的运动前区和附属运动区出现了过度激活。受损 8 个月后仍会出现过度激活，但在患侧的第一感觉运动皮质和运动前区激活的程度有所减弱，这提示双侧运动神经网络招募能力的下降，并且当功能恢复进展时，半球间的平衡会出现重要的变化。但是有部分患者在脑卒中 8 个月后仍出现新的过度激活区，主要位于左侧前额区、壳和运动前区，这提示可能存在晚期的脑补偿重建。除梗死面积和部位的相对一致外，在临床症状上，这种特异的皮质脊髓束的损伤后补偿性过度激活显示了个体间与运动表现相关的感觉运动策略和认知过程上的差异。

除了相对公认的看法认为补偿性神经网络的功能招募在恢复过程中随时间的变化而变化外，目前还没有一个统一的关于损伤对侧脑激活是否能维持一个更好或更快的神经恢复过程的观点[63]。比如，一项关于皮质脊髓束梗死的偏瘫患者的 fMRI 研究显示，与同侧（损伤对侧）相比，瘫痪手的功能恢复与对侧（病损同侧）感觉运动皮质的活性相对增加有关，也与前额和同侧顶后区的活性相对降低有关[65]。Calautti 等[10] 的 PET 研究分析，通过评估皮质下、纹状体内囊梗死患者的运动能力（从拇指到示指的敲击）和偏侧指数，进一步证实了以上的这些研究发现。他们发现，随着时间延长，S1~M1 区的激活区在向非病损半球迁移，但这种迁移与更少的功能恢复有关。一项关于能引起对侧前肢急性功能缺失的大鼠脑卒中模型的纵向 fMRI 研究发现，神经功能的恢复与对侧大脑半球的参与减少有关，同时也与梗死周围区域的逐步反应恢复有关[25]。另一些得出相同结论的研究发现，当感觉运动神经网络正常的促进损伤功能获得功能活性和激活的神经网络再次整合时，会出现瘫痪后神经功能的最佳恢复[8,11,33,62,63,96]。

总之，这些研究均显示，在脑损伤后数天至数周的恢复过程中，双侧运动区会出现活化增加，但对侧大脑半球出现得更早。在恢复过程的后期，3~6 个月中，损伤对侧的激活会减弱，而激活会集中于损伤半球的梗死灶周围和其他备用运动区[16,65,69,95]。所有远隔部位的变化可能是为了保持皮质损伤后该处的神经元兴奋性变化，通过上调 N-甲基-D-天冬氨酸受体和下调 γ-氨基丁酸 A 受体表达，文献报道这些变化可发生在双侧的大脑半球[77,99,100]。然而，寻找损伤对侧半球激活范围、速度、程度或功能恢复质量间的相关性不应掩盖给定区域的功能及其在损伤后恢复中的潜在关系。比如，fMRI 的结果显示，早期的辅助运动区和患侧下 Brodmann 40 区的招募与运动功能恢复呈正相关，而对侧半球的前额和顶叶皮质的激活预示神经功能会出现缓慢且不完全的恢复[62]。

康复训练诱导的神经功能提高被认为与损伤对侧半球的激活有关[24,50,85]。另外 Loubinoux 及其同事[63] 采用内囊损伤模型，探讨了能提示预后质量的指标。他们发现患侧 Brodmann 4 区、S1 区和岛叶的早期激活越强，1 年后患者的功能恢复越好。这也提示脑卒中后早期增加患侧 M1 区活性，如对轻瘫患者做康复治疗，可起到有益的作用。有趣的是，近期一项 fMRI 研究指出，脑卒中后最初数天内脑激活的形式与此后的运动恢复相关，因此建议脑卒中后早期针对目标结构的康复介入可促进恢复[66]。

损伤后训练的保护作用，关键时期锻炼过度的危害

依赖性皮质重建的应用和恢复相关可塑性变化原理的阐明促进了脑卒中后运动康复治疗的发展。代偿机制导致学习性失用与脑损伤后可能出现的缺陷性皮质重构之间的相互作用能否促进行为学的恢复，目前还存在很大争议[58,90]。因此，强制性诱导运动疗法（constraintinduced movement tnerapy，CIMT）与动物和脑卒中患者受损肢体的强迫使用的相关性引起了广泛关注。实际上，有很多关于 CIMT 有效促进功能迅速恢复的报道[68,89,94,101,102]。

早期实施 CIMT 对治疗是有益的，因为早期对患肢进行治疗可减少或避免学习性失用。早期训练患肢可促进和优化损伤后的神经可塑性。但是在局部缺血的超早期实施 CIMT[53]或训练没有固定完整功能的前肢[78]也会加重损伤范围和阻碍大鼠患肢的运动功能恢复。相反，限制功能好的肢体[41]或在脑损伤 7 天后再训练患肢其结果更为理想，并且不会增加皮质梗死的体积。这些研究增加了我们对早期损伤后易受损时期的关注。也有一些研究专注于了解 N-甲基-D-天冬氨酸受体参与这种使用依赖性训练加重脑损伤的机制[42]。在贫乏环境大鼠 S1 区前爪支配区出现局部缺血性损伤后，其皮质记录显示缺血区域增大，而且在损伤部位周围的闲置皮质区域出现了残存的前爪皮肤功能代表区的收缩和分裂。相反，那些处于丰富环境中的动物，其缺血区域没有增加，而且其前爪功能区不仅缩小范围有限，很多功能区域都得到了保留[105]。因此我们推断，局部皮质缺血后进行早期强化训练可能会损害损伤周围的脑组织，对行为恢复不利，而早期适度的刺激可能对缺血周围的皮质功能区有保护作用。事实上，我们发现在缺血后 1 周内每天对处于丰富环境中的大鼠进行短时的前爪皮肤刺激足以对其功能起到保护作用。另外，我们还观察到在缺血后第 2 周，再进行类似的治疗，其作用就非常有限了。尽管在前面的研究中我们已经提到缺乏刺激可导致缺血区域向外扩大，同时还会出现皮质功能代表区的丢失。前爪功能区的保护作用与刺激皮肤部位相关（图 3-1-5）。

脑结构或功能的变化及感觉运动功能的提高之间的直接因果关系目前还没有完全阐明。然而，Liepert 等[60,61]采用 TMS 首次观察到 CIMT 增大了脑卒中患者患肢的手运动功能定位区，对侧运动区也得到了相似的变化，以此平衡双侧半球的手运动功能区。受损半球输出功能的定位中心出现移位，取而代之的是向周围脑区的扩张。脑功能区的扩张程度与运动能力的提高有关[60,84]，这就形成了因果关系。

此结果与本综述中提到过的非人类灵长动物的研究结果相一致。在进行 CIMT 6 个月后，运动表现仍保持较好水平，而双侧半球皮质的激活区面积大小几乎相同，提示半球间兴奋性回归正常平衡[61]。在约束非病变肢体的同时，逐步锻炼脑卒中患者患肢后，手功能提高的程度与位于患肢对侧的运动前区和次级躯体感觉皮质和双侧小脑半球的上后方的 fMRI 激活区的增加相一致[48]。这一发现说明，治疗导致的感觉运动区的招募与成功的运动康复锻炼有关。

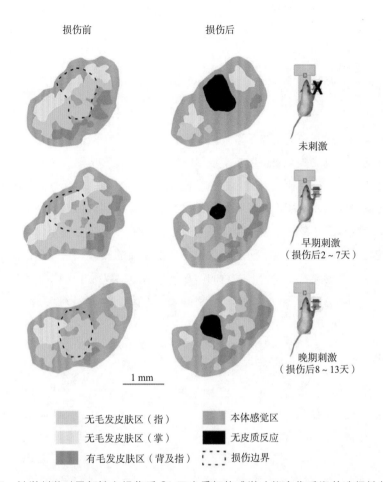

▶图 3-1-5　触觉刺激对局部缺血损伤后 S1 区皮质躯体感觉功能定位重塑的选择性作用。个体损伤前和损伤后功能定位图记录了大鼠损伤后 1 周和 2 周对侧前爪在旋转的粗糙圆筒上未受刺激或受刺激的情况。每天进行 2 次课的手指无毛区的刺激，每次 30 分钟，中间休息 15 分钟。在损伤后第 1 周行触觉刺激，大鼠的受刺激皮肤表面的功能代表区保护得非常好

　　脑卒中患者在 CIMT 治疗早期，病变对侧 M1 区激活程度的改变能预测治疗后运动功能的恢复情况[26]。但是与 CIMT 治疗所致的运动功能提高相关的脑激活情况变化会随时间而变化，也会因脑卒中患者个体不同而不同。CIMT 所致的运动能力提高的基础是脑重建，而脑重建形式很可能因为梗死类型和梗死体积的不同及损害白质的不同而不同[38]。但是，皮质脊髓束的损伤程度是否会影响 CIMT 导致的重要运动能力的恢复目前还存在争议[34,35]。这个问题是非常重要的，因为近期的一项研究指出，强迫大鼠在皮质脊髓束损伤后使用病

变前肢，其运动功能恢复的同时，皮质脊髓束最终表现为去神经化脊髓的轴突分支密度增高[64]。

结 论

本节中回顾的上述发现清楚显示了皮质回路局部出现的经验依赖性变化是获得新技能的基础，局限的皮质或皮质下损害影响了更多分散皮质区域的功能。这种损害引发的复杂时间关联性变化与行为恢复相关。因为神经结构具有使用依赖的可塑性，早期开始的康复治疗似乎能提高机体恢复潜能。为了将动物的研究发现转化到可控制的临床病例中，进一步探索康复治疗的神经生理学，下一步的研究应该把多种技术结合起来，寻找经验导致的脑结构和功能的变化，以及感觉、运动和认知能力恢复间的因果关系。我们需要进一步理解神经功能恢复过程的异常变化，开发新的治疗干预措施，以优化个体治疗或康复治疗。

（崔高宇 刘 智 李明熹 译）

参考文献

［1］ Bara-Jimenez W, Catalan MJ, Hallett M, et al. Abnormal somatosensory homunculus in dystonia of the hand. Ann Neurol, 1998, 44: 828-831.

［2］ Barnes SJ, Finnerty GT. Sensory experience and cortical rewiring. Neuroscientist, 2010, 16: 186-198.

［3］ Braun C, Schweizer R, Elbert T, et al. Differential activation in somatosensory cortex for different discrimination tasks. J Neurosci, 2000, 20: 446-450.

［4］ Braun C, Haug M, Wiech K, et al. Functional organization of primary somatosensory cortex depends on the focus of attention. Neuroimage, 2002, 17: 1451-1458.

［5］ Butefisch CM, Kleiser R, Seitz RJ. Post-lesional cerebral reorganisation: evidence from functional neuroimaging and transcranial magnetic stimulation. J Physiol, 2006, 99: 437-454.

［6］ Byl NN, Merzenich MM, Jenkins WM. A primate genesis model of focal dystonia and repetitive strain injury: I. Learning-induced dedifferentiation of the representation of the hand in the primary somatosensory cortex in adult monkeys. Neurology, 1996, 47: 508-520.

［7］ Byl NN, Merzenich MM, Cheung S, et al. A primate model for studying focal dystonia and repetitive strain injury: effects on the primary somatosensory cortex. Phys Ther, 1997, 77: 269-284.

［8］ Calautti C, Baron JC. Functional neuroimaging studies of motor recovery after stroke in adults: a review. Stroke, 2003, 34: 1553-1566.

［9］ Calautti C, Leroy F, Guincestre JY, et al. Dynamics of motor network overactivation after striatocapsular stroke: a longitudinal PET study using a fixedperformance paradigm. Stroke, 2001, 32: 2534-2542.

［10］ Calautti C, Leroy F, Guincestre JY, et al. Sequential activation brain mapping after subcortical stroke: changes in hemispheric balance and recovery. Neuroreport, 2001, 12: 3883-3886.

［11］ Calautti C, Naccarato M, Jones PS, et al. The relationship between motor deficit and hemisphere activation balance after stroke: a 3T fMRI study. Neuroimage, 2007, 34: 322-331.

［12］ Candia V, Schafer T, Taub E, et al. Sensory motor retuning: a behavioral treatment for focal hand dystonia of pianists and guitarists. Arch Phys Med Rehabil, 2002, 83: 1342-1348.

［13］ Candia V, Wienbruch C, Elbert T, et al. Effective behavioral treatment of focal hand dystonia in musicians alters somatosensory cortical organization. Proc Natl Acad Sci USA, 2003, 100: 7942-7946.

［14］ Canu MH, Stevens L, Falempin M. Effect of hindlimb suspension on activation and MHC content of triceps brachii and on the representation of forepaw on the sensorimotor cortex. Exp Neurol, 2007, 203: 521-530.

［15］ Carey JR, Kimberley TJ, Lewis SM, et al. Analysis of fMRI and finger tracking training in subjects with chronic stroke. Brain, 2002, 125: 773-788.

［16］ Carey LM, Abbott DF, Egan GF, et al. Evolution of brain activation with good and poor motor recovery after stroke. Neurorehabil Neural Repair, 2006, 20: 24-41.

［17］ Carmichael ST. Plasticity of cortical projections after stroke. Neuroscientist, 2003, 9: 64-75.

［18］ Chollet F, DiPiero V, Wise RJ, et al. The functional anatomy of motor recovery after stroke in humans: a study with positron emission tomography. Ann Neurol, 1991, 29: 63-71.

［19］ Coq JO, Xerri C. Environmental enrichment alters organizational features of the forepaw representation in the primary somatosensory cortex of adult rats. Exp Brain Res, 1998, 121: 191-204.

［20］ Coq JO, Xerri C. Impoverishment and sensorimotor restriction deteriorate the forepaw cutaneous map in the primary somatosensory cortex of adult rats. Exp Brain Res, 1999, 129: 518-531.

［21］ Coq JO, Xerri C. Sensorimotor experience modulates age-dependent alterations of the forepaw representation in the rat primary somatosensory cortex. Neuroscience, 2001, 104: 705-715.

［22］ Cramer SC, Nelles G, Benson RR, et al. A functional MRI study of subjects recovered from hemiparetic stroke. Stroke, 1997, 28: 2518-2527.

［23］ Dancause N, Barbay S, Frost SB, et al. Extensive cortical rewiring after brain injury. J Neurosci, 2005, 25: 10167-10179.

［24］ Dechaumont S, Marque P, Carel C, et al. Neural correlates of sensory and proprioceptive integration in the controlesional hemisphere of poor recovered patients with subcortical stroke? An fMRI study. Neurology, 2004, 62: A541, S566. 005.

［25］ Dijkhuizen RM, Ren J, Mandeville JB, et al. Functional magnetic resonance imaging of reorganization in rat brain after stroke. Proc Natl Acad Sci USA, 2001, 98: 12766-12771.

[26] Dong Y, Dobkin BH, Cen SY, et al. Motor cortex activation during treatment may predict therapeutic gains in paretic hand function after stroke. Stroke, 2006, 37: 1552-1555.

[27] Dupont E, Canu MH, Langlet C, et al. Time course of recovery of the somatosensory map following hindpaw sensory deprivation in the rat. Neurosci Lett, 2001, 309: 121-124.

[28] Durham D, Woolsey TA. Acute whisker removal reduces neuronal activity in barrels of mouse SmL cortex. J Comp Neurol, 1978, 178: 629-644.

[29] Elbert T, Pantev C, Wienbruch C, et al. Increased cortical representation of the fingers of the left hand in string players. Science, 1995, 270: 305-307.

[30] Elbert T, Candia V, Altenmuller E, et al. Alteration of digital representations in somatosensory cortex in focal hand dystonia. Neuroreport, 1998, 9: 3571-3575.

[31] Fridman EA, Hanakawa T, Chung M, et al. Reorganization of the human ipsilesional premotor cortex after stroke. Brain, 2004, 127: 747-758.

[32] Frost SB, Barbay S, Friel KM, et al. Reorganization of remote cortical regions after ischemic brain injury: a potential substrate for stroke recovery. J Neurophysiol, 2003, 89: 3205-3214.

[33] Fujii Y, Nakada T. Cortical reorganization in patients with subcortical hemiparesis: neural mechanisms of functional recovery and prognostic implication. J Neurosurg, 2003, 98: 64-73.

[34] Gauthier LV, Taub E, Mark VW, Improvement after constraint-induced movement therapy is independent of infarct location in chronic stroke patients. Stroke, 2009, 40: 2468-2472.

[35] Gauthier LV, Taub E, Perkins C, et al. Remodeling the brain: plastic structural brain changes produced by different motor therapies after stroke. Stroke, 2008, 39: 1520-1525.

[36] Glees P, Cole J. Recovery of skilled motor functions after small repeated lesions in motor cortex in macaque. J Neurophysiol, 1950, 13: 137-148.

[37] Greenough WT, Larson JR, Withers GS. Effects of unilateral and bilateral training in a reaching task on dendritic branching of neurons in the rat motor-sensory forelimb cortex. Behav Neural Biol, 1985, 44: 301-314.

[38] Hamzei F, Liepert J, Dettmers C, et al. Two different reorganization patterns after rehabilitative therapy: an exploratory study with fMRI and TMS. Neuroimage, 2006, 31: 710-720.

[39] Hlustik P, Solodkin A, Noll DC, et al. Cortical plasticity during three-week motor skill learning. J Clin Neurophysiol, 2004, 21: 180-191.

[40] Hodzic A, Veit R, Karim AA, et al. Improvement and decline in tactile discrimination behavior after cortical plasticity induced by passive tactile coactivation. J Neurosci, 2004, 24: 442-446.

[41] Humm JL, Kozlowski DA, James DC, et al. Use-dependent exacerbation of brain damage occurs during an early post-lesion vulnerable period. Brain Res, 1998, 783: 286-292.

[42] Humm JL, Kozlowski DA, Bland ST, et al. Use-dependent exaggeration of brain injury: is glutamate involved? Exp Neurol, 1999, 157: 349-358.

［43］ Hund-Georgiadis M， von Cramon DY. Motorlearningrelated changes in piano players and non-musicians revealed by functional magnetic-resonance signals. Exp Brain Res， 1999， 125：417-425.

［44］ Jacobs KM， Donoghue JP. Reshaping the cortical motor map by unmasking latent intracortical connections. Science， 1991， 251：944-947.

［45］ Jaillard A， Martin CD， Garambois K， et al. Vicarious function within the human primary motor cortex? A longitudinal fMRI stroke study. Brain， 2005， 128：1122-1138.

［46］ Jenkins WM， Merzenich MM， Ochs MT， et al. Functional reorganization of primary somatosensory cortex in adult owl monkeys after behaviorally controlled tactile stimulation. J Neurophysiol， 1990， 63：82-104.

［47］ Jenkins WM， Merzenich MM， Recanzone G. Neocortical representational dynamics in adult primates：implications for neuropsychology. Neuropsychologia， 1990， 28：573-584.

［48］ Johansen-Berg H， Dawes H， Guy C， et al. Correlation between motor improvements and altered fMRI activity after rehabilitative therapy. Brain， 2002， 125：2731-2742.

［49］ Karni, A， Meyer G， Jezzard P， et al. Functional MRI evidence for adult motor cortex plasticity during motor skill learning. Nature， 1995， 377：155-158.

［50］ Kimberley TJ， Lewis SM， Auerbach EJ， et al. Electrical stimulation driving functional improvements and cortical changes in subjects with stroke. Exp Brain Res， 2004， 154：450-460.

［51］ Knott GW， Quairiaux C， Genoud C， et al. Formation of dendritic spines with GABAergic synapses induced by whisker stimulation in adult mice. Neuron， 2002， 34：265-273.

［52］ Kossut M， Siucinska E. Learning-induced expansion of cortical maps-what happens to adjacent cortical representations? Neuroreport， 1998， 9：4025-4028.

［53］ Kozlowski DA， James DC， Schallert T. Use-dependent exaggeration of neuronal injury after unilateral sensorimotor cortex lesions. J Neurosci， 1996， 16：4776-4786.

［54］ Krings T， Topper R， Foltys H， et al. Cortical activation patterns during complex motor tasks in piano players and control subjects. A functional magnetic resonance imaging study. Neurosci Lett， 2000， 278：189-193.

［55］ Kuhnke N， Juenger H， Walther M， et al. Do patients with congenital hemiparesis and ipsilateral corticospinal projections respond differently to constraint-induced movement therapy? Dev Med Child Neurol， 2008， 50：898-903.

［56］ Land PW， Simons DJ. Metabolic activity in SmI cortical barrels of adult rats is dependent on patterned sensory stimulation of the mystacial vibrissae. Brain Res， 1985， 341：189-194.

［57］ Langlet C， Canu MH， Falempin M. Short-term reorganization of the rat somatosensory cortex following hypodynamia-hypokinesia. Neurosci Lett， 1999， 266：145-148.

［58］ LeVere T. Recovery of function after brain damage. A theory of the behavioral deficit. Physiol Psychol， 1980， 8：297-308.

［59］ Liepert J， Tegenthoff M， Malin JP. Changes of cortical motor area size during immobilization.

Electroencephalogr Clin Neurophysiol, 1995, 97: 382-386.

[60] Liepert J, Miltner WH, Bauder H, et al. Motor cortex plasticity during constraint-induced movement therapy in stroke patients. Neurosci Lett, 1998, 250: 5-8.

[61] Liepert J, Graef S, Uhde I, et al. Training-induced changes of motor cortex representations in stroke patients. Acta Neurol Scand, 2000, 101: 321-326.

[62] Loubinoux I, Carel C, Pariente J, et al. Correlation between cerebral reorganization and motor recovery after subcortical infarcts. Neuroimage, 2003, 20: 2166-2180.

[63] Loubinoux I, Dechaumont-Palacin S, Castel-Lacanal E, et al. Prognostic value of fMRI in recovery of hand function in subcortical stroke patients. Cereb Cortex, 2007, 17: 2980-2987.

[64] Maier IC, Baumann K, Thallmair M, et al. Constraint-induced movement therapy in the adult rat after unilateral corticospinal tract injury. J Neurosci, 2008, 28: 9386-9403.

[65] Marshall RS, Perera GM, Lazar RM, et al. Evolution of cortical activation during recovery from corticospinal tract infarction. Stroke, 2000, 31: 656-661.

[66] Marshall RS, Zarahn E, Alon L, et al. Early imaging correlates of subsequent motor recovery after stroke. Ann Neurol, 2009, 65: 596-602.

[67] Mogilner A, Grossman JA, Ribary U, et al. Somatosensory cortical plasticity in adult humans revealed by magnetoencephalography. Proc Natl Acad Sci USA, 1993, 90: 3593-3597.

[68] Myint JM, Yuen GF, Yu TK, et al. A study of constraintinduced movement therapy in subacute stroke patients in Hong Kong. Clin Rehabil, 2008, 22: 112-124.

[69] Nhan H, Barquist K, Bell K, et al. Brain function early after stroke in relation to subsequent recovery. J Cereb Blood Flow Metab, 2004, 24: 756-763.

[70] Nudo RJ, Milliken GW. Reorganization of movement representations in primary motor cortex following focal ischemic infarcts in adult squirrel monkeys. J Neurophysiol, 1996, 75: 2144-2149.

[71] Nudo RJ, Milliken GW, Jenkins WM, et al. Use-dependent alterations of movement representations in primary motor cortex of adult squirrel monkeys. J Neurosci, 1996, 16: 785-807.

[72] Pascual-Leone A. The brain that plays music and is changed by it. Ann N Y Acad Sci, 2001, 930: 315-329.

[73] Pascual-Leone A, Nguyet D, Cohen LG, et al. Modulation of muscle responses evoked by transcranial magnetic stimulation during the acquisition of new fine motor skills. J Neurophysiol, 1995, 74: 1037-1045.

[74] Pleger B, Dinse HR, Ragert P, et al. Shifts in cortical representations predict human discrimination improvement. Proc Natl Acad Sci USA, 2001, 98: 12255-12260.

[75] Pleger B, Foerster AF, Ragert P, et al. Functional imaging of perceptual learning in human primary and secondary somatosensory cortex. Neuron, 2003, 40: 643-653.

[76] Recanzone GH, Merzenich MM, Jenkins WM. Frequency discrimination training engaging a restricted skin surface results in an emergence of a cutaneous response zone in cortical area 3a. J Neurophysiol,

1992, 67: 1057-1070.

[77] Redecker C, Wang W, Fritschy JM, et al. Widespread and long-lasting alterations in GABA (A) -receptor subtypes after focal cortical infarcts in rats: mediation by NMDA-dependent processes. J Cereb Blood Flow Metab, 2002, 22: 1463-1475.

[78] Risedal A, Zeng J, Johansson BB. Early training may exacerbate brain damage after focal brain ischemia in the rat. J Cereb Blood Flow Metab, 1999, 19: 997-1003.

[79] Rosselet C, Zennou-Azogui Y, Xerri C. Nursinginduced somatosensory cortex plasticity: temporally decoupled changes in neuronal receptive field properties are accompanied by modifications in activity-dependent protein expression. J Neurosci, 2006, 26: 10667-10676.

[80] Rosselet C, Zennou-Azogui Y, Escoffier G, et al. Nursing-induced new input timing remodels cortical maps after skin flap rotation. Eur J Neurosci, 2008, 27: 1245-1260.

[81] Sanes JN, Wang J, Donoghue JP. Immediate and delayed changes of rat motor cortical output representation with new forelimb configurations. Cereb Cortex, 1992, 2: 141-152.

[82] Sanger TD, Tarsy D, Pascual-Leone A. Abnormalities of spatial and temporal sensory discrimination in writer's cramp. Mov Disord, 2001, 16: 94-99.

[83] Sanger TD, Pascual-Leone A, Tarsy D, et al. Nonlinear sensory cortex response to simultaneous tactile stimuli in writer's cramp. Mov Disord, 2002, 17: 105-111.

[84] Sawaki L, Butler AJ, Leng X, et al. Constraintinduced movement therapy results in increased motor map area in subjects 3 to 9 months after stroke. Neurorehabil Neural Repair, 2008, 22: 505-513.

[85] Schaechter JD, Kraft E, Hilliard TS, et al. Motor recovery and cortical reorganization after constraint-induced movement therapy in stroke patients: a preliminary study. Neurorehabil Neural Repair, 2002, 16: 326-338.

[86] Spengler F, Godde B, Dinse HR. Effects of ageing on topographic organization of somatosensory cortex. Neuroreport, 1995, 6: 469-473.

[87] Sterr A, Muller MM, Elbert T, et al. Perceptual correlates of changes in cortical representation of fingers in blind multifinger Braille readers. J Neurosci, 1998, 18: 4417-4423.

[88] Stowe AM, Plautz EJ, Eisner-Janowicz I, et al. VEGF protein associates to neurons in remote regions following cortical infarct. J Cereb Blood Flow Metab, 2007, 27: 76-85.

[89] Taub E, Miller NE, Novack TA, et al. Technique to improve chronic motor deficit after stroke. Arch Phys Med Rehabil, 1993, 74: 347-354.

[90] Taub E, Crago JE, Burgio LD, et al. An operant approach to rehabilitation medicine: overcoming learned nonuse by shaping. J Exp Anal Behav, 1994, 61: 281-293.

[91] Teasell RW, Kalra L. What's new in stroke rehabilitation: back to basics. Stroke, 2005, 36: 215-217.

[92] Trachtenberg JT, Chen BE, Knott GW, et al. Long-term in vivo imaging of experience-dependent synaptic plasticity in adult cortex. Nature, 2002, 420: 788-794.

[93] Traversa R, Cicinelli P, Bassi A, et al. Mapping of motor cortical reorganization after stroke. A brain stimulation study with focal magnetic pulses. Stroke, 1997, 28: 110-117.

[94] van der Lee JH, Wagenaar RC, Lankhorst GJ, et al. Forced use of the upper extremity in chronic stroke patients: results from a single-blind randomized clinical trial. Stroke, 1999, 30: 2369-2375.

[95] Ward NS, Brown MM, Thompson AJ, et al. The influence of time after stroke on brain activations during a motor task. Ann Neurol, 2004, 55: 829-834.

[96] Ward NS, Newton JM, Swayne OB, et al. Motor system activation after subcortical stroke depends on corticospinal system integrity. Brain, 2006, 129: 809-819.

[97] Weder B, Seitz RJ. Deficient cerebral activation pattern in stroke recovery. Neuroreport, 1994, 5: 457-460.

[98] Werhahn KJ, Conforto AB, Kadom N, et al. Contribution of the ipsilateral motor cortex to recovery after chronic stroke. Ann Neurol, 2003, 54: 464-472.

[99] Witte OW. Lesion-induced plasticity as a potential mechanism for recovery and rehabilitative training. Curr Opin Neurol, 1998, 11: 655-662.

[100] Witte OW, Stoll G. Delayed and remote effects of focal cortical infarctions: secondary damage and reactive plasticity. Adv Neurol, 1997, 73: 207-227.

[101] Wolf SL, Lecraw DE, Barton LA, et al. Forced use of hemiplegic upper extremities to reverse the effect of learned nonuse among chronic stroke and head-injured patients. Exp Neurol, 1989, 104: 125-132.

[102] Wolf SL, Winstein CJ, Miller JP, et al. Effect of constraint-induced movement therapy on upper extremity function 3 to 9 months after stroke: the EXCITE randomized clinical trial. JAMA, 2006, 296: 2095-2104.

[103] Wong-Riley MT, Welt C. Histochemical changes in cytochrome oxidase of cortical barrels after vibrissal removal in neonatal and adult mice. Proc Natl Acad Sci USA, 1980, 77: 2333-2337.

[104] Xerri C. Imprinting of idiosyncratic experience in cortical sensory maps: neural substrates of representational remodeling and correlative perceptual changes. Behav Brain Res, 2008, 192: 26-41.

[105] Xerri C, Zennou-Azogui Y. Influence of the postlesion environment and chronic piracetam treatment on the organization of the somatotopic map in the rat primary somatosensory cortex after focal cortical injury. Neuroscience, 2003, 118: 161-177.

[106] Xerri C, Stern JM, Merzenich MM. Alterations of the cortical representation of the rat ventrum induced by nursing behavior. J Neurosci, 1994, 14: 1710-1721.

[107] Xerri C, Coq JO, Merzenich MM, et al. Experience-induced plasticity of cutaneous maps in the primary somatosensory cortex of adult monkeys and rats. (Paris): J Physiol, 1996, 90: 277-287.

[108] Xerri C, Merzenich MM, Peterson BE, et al. Plasticity of primary somatosensory cortex paralleling

sensorimotor skill recovery from stroke in adult monkeys. J Neurophysiol, 1998, 79: 2119-2148.

[109] Xerri C, Merzenich MM, Jenkins W, et al. Representational plasticity in cortical area 3b paralleling tactual-motor skill acquisition in adult monkeys. Cereb Cortex, 1999, 9: 264-276.

[110] Xerri C, Bourgeon S, Coq JO. Perceptual context-dependent remodeling of the forepaw map in the SI cortex of rats trained on tactile discrimination. Behav Brain Res, 2005, 162: 207-221.

脑功能影像对语言
神经生理学的新认知

Pascale Tremblay，Anthony St. Dick，Steven L. Small

概　述

　　语言无疑是人类认知的最显著特点，尽管我们每天毫不费力地应用语言进行观察、交流和理解，但对于语言的确切机制仍不清楚。经过 20 世纪的认知科学革命，大部分学者认为语言是由中枢神经系统内孤立的小块区域完成的。这一观点又结合了神经心理学家的"创伤模型分析"，基本确立了语言是由分别位于左额下回、左颞上回和左顶下小叶的小块区域完成。这个模型（Broca-Wernicke-Geschwind 模型）最明显的特征就是白质纤维束（弓状纤维）将代表感觉性语言中枢的颞下回（Wernicke 区）与运动性语言中枢（Broca 区）连接起来。19 世纪对于脑损伤后出现语言功能障碍患者的研究对语言神经生理学研究产生了巨大影响。例如，法国神经病学家 Broca 在 1861 年对 2 名经典语言功能障碍患者（Leborgne 和 Lelong）的报道，使人们在此后的很多年间都确信额下回的后 2/3 区域是运动性语言中枢。然而脑损伤模型是有其缺陷的，最近对 Leborgne 和 Lelong 的大脑进行的 MRI 发现，他们的脑组织损伤区域还包括岛叶和侧裂周围的白质联系纤维，这说明他们的语言障碍不一定是 Broca 区损伤引起的。尽管如此，对脑损伤和其伴发的功能障碍的研究对于语言神经生理学仍有重要意义，但需要注意的是，脑组织损伤的范围往往较大，以及脑组织损伤发生后立即出现的代偿机制往往会对损伤模型的解释更加复杂。近 15 年来，先进的神经影像技术、神经生理技术和脑电刺激技术的应用极大地提高了脑语言功能定位的准确性，加深了对语言神经基础的理解。实际上，人们对语言的脑机制的认知在以下 3 个方面有了较大的变化：①越来越多的证据表明语言的理解和产生并不是由某块孤立的脑组织完成，而是由广泛分布的皮质和皮质下结构完成。②对脑连接性的关注越来越多，即这些广泛分布的网络结构是如何由特定的纤维联系在一起的。③涉及语言的皮质和皮质下结构也参加其他传统上认为与语言无关的认知和感觉运动功能。本节我们将回顾语言的组织和解剖,主要关注不同语言成分(语言产生、语言感知和语言理解)之间的和其与其他功能系统间的交叉(图 3-2-1)。

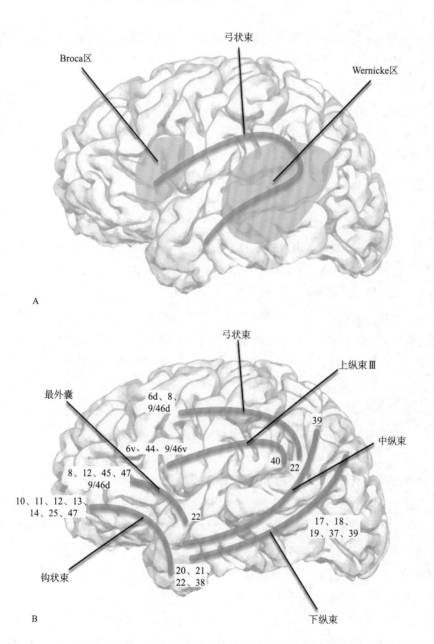

▶▶ 图 3-2-1　A. 经典的 Wernicke-Lichtheim-Geschwind 语言模型,Broca 区被认为是语言产生中枢,而 Wernicke 区被认为是语言理解中枢,两者由弓状束连接。B. 目前通过人类和猴研究更新的模型,提示脑内可能有 6 条纤维束参与语言处理。数字表示 Brodmann 分区和纤维束可能的起点和终点

语言网络：超过和超越分割化理论

对于语言研究神经科学需要解决的基本问题就是确定涉及语言产生、语言感知和语言理解的脑区和其中的连接纤维。如上所述，过去主要关注的 Broca 区和 Wernicke 区，并认为其分别与语言产生和理解相关，由弓状束相连。将语言功能分割成独立的功能组块会使人产生一种错觉，即语言的产生是由这些功能组块连续完成的，或者这些组块间没有太多互动。下面我们回顾一下语言产生的神经机制、语言的感知及语言被理解的过程，特别需要强调的是在执行这些不同层次语言功能时功能结构的重叠和交叉。

一、语言的产生

语言的产生是一个精细和多阶段的进程，它起始于交流的意向（语义前的），接着是将接收到的信息转换成语义单位（词语），并反过来将词语进行有序的排列和语音编码[56a]，这个过程最终以说出这些词语而完成。这个最终的输出过程是非常复杂的，它需要多种感觉和运动成分之间紧密的协调，包括呼吸系统（产生语言输出的动力）、喉部功能（将气流通过声带的振动转换出语音）、发音系统（改变声带的外形使喉部的气流输出转变成元音和辅音的序列）。由此可见语言产生的神经结构高度复杂，包括多个皮质和皮质下控制中枢，6 对脑神经及其相关核团（面神经、舌下神经、三叉神经、舌咽神经、迷走神经和副神经），位于腹部、颈部、面部、口部和咽部的多块肌肉，以及位于关节、肌腱和肌肉的更多感受器的参与。尽管这个系统如此复杂，语言的产生却可以在几百毫秒内完成。熟练的演讲者可以每秒说出多达 14 个音素，相当于每秒 6~9 个音节[53]。

关于语言产生的神经机制的理论有很多，但目前仍未完全清楚。其中一个主要的原因是相对于语言理解的研究，语言产生的神经影像很难获得。特别是脑电图和 fMRI 检查时极易受到头动干扰，甚至在 fMRI 中头动也会引起磁场的变化[10]。对脑损伤患者的结构 MRI 检查和其语言功能障碍的观察可以避免以上问题，通过这种方法收集的数据促使了对传统语言产生理论的修改。例如在 1996 年，Dronkers 和同事[24]发现 25 例发音障碍（言语失用）患者均有岛叶损伤，但不是所有患者均有 Broca 区的损伤。这个发现表明，Broca 区并不是唯一的参加语言产生的重要皮质结构。

采用稀疏矩阵方案可以较好地解决 fMRI 的头动问题，最近的研究[42]得到了和 Dronkers 一致的数据。这些研究均表明岛叶在语言产生中的重要作用[66,72,11,71,2]。其他脑区也参与单个词语重复和更复杂的词语产生任务，这包括位于中央前回和中央后回的初级感觉运动皮质、额下回、背侧运动前区、内侧运动区（扣带回运动区、辅助运动区和辅助运动前区）、岛叶、基底核和小脑[66,97,37,1,88,89,3]。关于存在仅用于产生音节和单词的专门负责产生语言输出的脑结构，这种观点至少得到了一代人的推崇[57,99]，目前看来这种观点并不正确，一个共同的感觉运动系统负责语言产生，同时还负责吞咽和其他口面运动[75,12,89]。

许多新的语言产生模型随着新的研究结果出现，并且都将语言产生的神经系统内在复杂性考虑在内。例如 Riecker 等[72]提出了一个语言产生的双系统理论，一个是预备环路包括辅助运动区、岛叶、小脑上部和背外侧额叶，另一个是执行环路包括初级运动皮质、丘脑、基底核和小脑下部。Guenther 及同事[43,44]提出了一个详细的运动产生模型（DIVA），该模型主要关注在语言理解和产生中的感觉反馈（听觉和躯体感觉），同时将颞上回和顶下小叶、额下回联系起来，并且还包括小脑对语言产生的前馈作用。尽管研究者们也承认目前的 DIVA 在神经生理水平仍不完善，且需要更多数据来补充，但包括 DIVA 在内的各种模型均试图解释高度复杂的语言产生的神经机制，这个完整的模型必须详尽到包括语言的计划、语言的产生机制和语言的理解机制在内的语言的各个方面。

总之，语言的产生是个复杂的过程，其神经机制亦是如此，并且涉及除 Broca 区之外的很多皮质和皮质下多领域的控制中枢。

二、语言的感知和理解：从声波到意义

尽管语言的理解经常被描述成将亚语义单位组合成语言流（如音节、音素），但语言感知的最终目的是理解和交流。本节我们回顾一下关于语言感知和理解的研究进展。

感觉性语言的第 1 个神经信号产生于内耳，并通过前庭耳蜗神经（听神经，第 8 对脑神经）传入脑干，再传到中脑的下丘，然后进入丘脑内侧膝状体核，最后进入位于颞横回（Heschl 回）的初级听觉皮质。尽管经过皮质下的多极传递，但在刺激后的 50~200 ms 后皮质即可迅速感知到声音。初级听觉皮质（A_1）接收由丘脑发出的呈频率拓扑结构排列的投射[45]，并且其自身也是呈频率拓扑结构排列，高频声音投射至内侧。

与内耳的拓扑结构相比，初级听觉皮质的拓扑结构显得更弥散，这提示频率分析在听觉通路的低级水平已经完成。功能影像学研究发现，初级听觉皮质不只对语音有反应，而且对于有相似声学特征的噪声刺激也有反应，说明初级听觉皮质并不只是处理语言。

从初级听觉皮质听觉信号被传出至其他相关脑区，目前对于声音从初级听觉皮质开始的进一步处理主要有 2 种解释。Rauschecker 和同事提出存在声音传导的背侧通路和腹侧通路，根据这个观点腹侧通路涉及听觉信号的辨别并构成听觉感知的"什么"通路[69,70]，而腹侧通路除了初级听觉皮质还包括颞上回前部，这个区域对语音和元音较敏感[8,9,64]，还包括部分额下回（岛盖部和三角部）。这种解释推测还存在一个背侧通路，主要涉及声音的空间识别。在猴和人类中这个通路又被称为"哪里"通路[70]，包括初级听觉皮质、颞平面（在颞上回上方平面上紧邻颞横回后方）、顶叶后部、运动前区和前额叶皮质（相当于 Brodmann 6 区和 8 区）[68]；在这个通路中顶下小叶和额上回主要负责空间信息的处理，而颞平面对于空间和非空间信息的反应类似，这为"哪里"通路的存在提供了部分证据[4]。

Hickok 和 Poeppel[48,50,51]也曾提出了一个语言的双通道理论，根据他们的观点，所有的声音均经过颞上回背部和颞上沟后部的频谱和语音分析，然后从这里出发，声音的处理分出听觉-运动转换的背侧通路和听觉语言理解的腹侧通路。背侧通路负责听觉-运动转换、发音和语言感知，包括从颞平面到腹侧运动前区、额下回后部和岛叶的连接。根据 Hickok 和 Poeppel 的解释，他们认为颞平面是听觉-运动转换的重要组成部分，并非 Rauschecker 等提出的颞平面涉及对空间信息的处理[70]，而是听觉-运动转换的重要组成部分。目前很多脑影像研究均为这个理论提供了证据，有研究发现颞平面不仅在发音的语言产生试验中被激活[95,97,87,11,71]，而且在不发音的语言产生或默念中也被激活，而后者并不涉及语言的听觉反馈[14,97,49,17]。此外，在不发声的听觉复述刺激试验中，颞平面尾部的激活比单纯听觉刺激的感知要强烈[14,49]，这提示颞平面在听觉-运动转换中扮演重要角色。Rauschecker 及其同事在背侧-腹侧通路模型中主要强调声音的定位和辨别，而 Hickok 和 Poeppel 在背侧-腹侧通路模型中强调背侧通路负责语言感知、腹侧通路负责语义处理和语言理解。

语言处理通路的研究发现，语言产生和语言理解在神经基础上存在大量的重叠。有研究发现，被动音节和音素的听觉刺激可以激活在背侧中央前回和周围的额叶运动区，该区域主要控制口的运动[94,68,93]。被动观看演讲者讲述故事时也会激活背侧运动前区，而且比单纯听该段故事时要强烈，表明运动前区皮质在分辨演讲者发音姿势时发挥作用[81]。TMS研究也发现，在被动语言听觉刺激和视觉刺激时，刺激左侧主管面部运动的初级运动皮质会出现唇和舌的运动诱发电位增强[33,82,90,91]，而且刺激腹侧运动前区时会干扰噪声中语音的识别[61]。

总之，脑影像学和 TMS 研究均表明，腹侧运动前区及其邻近的额下回后方——通常与语言产生有关——在语言感知中发挥作用。目前主要的争论是这些参加语言感知的运动成分是否为其所必需，或者仅是支持作用。最近的研究提示，当语言理解较难时语言感知会动用运动皮质，而语言理解较简单时则不需要。例如，重复 TMS 腹侧运动前区并不干扰被试者在无噪声环境时辨别和分类语音[82,76]，提示腹侧运动前区并不是在所有正常情况下均参与语言感知，但是当在嘈杂的环境中或执行较难的语音任务时，可能就需要腹侧运动前区的参与。

由词语的语音组成句子，最终可以理解说话者的意思。尽管这个过程看起来很直接，但实际上很难分辨何时语言感知结束而语言理解开始。不过在大的解剖结构上，颞叶后部主要涉及声音的处理，而颞叶前部主要涉及语义和语言的理解过程。根据 Hickok 和 Poeppel 的双通道模型[48,50,51]，所有的声音均要经过颞上沟背侧和中后部的频谱和语言分析，这些分析紧接着经过颞中回后部和颞下沟的词汇界面进入语义表征。更高级别的句法和组合语义（例如句子水平的语义）涉及颞中回前部和颞上沟前部。除颞叶外，通过影像学和脑刺激研究还发现，额下回前部可能也参与语义处理。Petersen 及同事[65]最早应用 PET 发现词语产生在额下回前部，且激活强度高于词语重复的激活强度，词语产生显然比词语重复需要更多的语义处理，这提示额下回前部参与语义处理。很多 fMRI 研究发现，在进行基于语义的选择任务时，均出现额下回前部的激活[52,3,88,89]。Devlin 等[22] 还发现应用 TMS 额下回前部时，可以延迟语义决定任务，但对于感知决定任务无影响。Gough 等[41] 用经颅磁刺激额下回前部得出了类似的结果，在刺激时，执行同义词判断任务受影响，而同音词判断任务无影响。综合以上研究，额下回前部参加语义的分析。

根据"表现语义"支持者的观点，脑内的语义处理更加复杂，在理解与运动相关的词语和句子时，需要征用产生相关动作的运动环路。从恒河猴的研究中可以推论，参与此处理的机制类似于镜像神经元。镜像神经元是指部分在运动执行和观察同样运动时均被激活的神经元[23,38,73]，在恒河猴的背侧运动前区（F_5 区）和顶下小叶发现具有这种双重特性的神经元。几个脑影像研究均发现，在执行被动语言任务时出现初级运动区和运动前区皮质的激活[46,85,6]。脑刺激实验也发现，在处理句子、词语时出现运动皮质躯体特定区域的运动调节[15,67]。

综上所述，这些研究结果均提示运动系统参与语言的理解，但运动区域的激活可能并不是语言刺激时语义分析的必要条件，而只是代表语言理解过程中的联合激活[58]。

正如我们在本节所阐述的，语言感知和听觉语言理解涉及新皮质的大部分成分，在语言产生、语言感知和语言理解过程中涉及一些相对独立的区域，但也有大范围的重叠区域。

三、语言相关的重要纤维通路

以上小节展示出，在语言产生、语言感知和语言理解过程中，需要激活大量的脑区，这也说明语言相关神经结构的高度复杂性。当考虑到语言是由广泛分布于皮质和皮质下的网络结构完成的[62]，对功能联系性的研究愈发重要[34]，即特定的纤维通路是如何将这些脑区连接在一起的。对连接性的研究不断加深了我们对脑功能的理解。目前，该方面的主要研究方法包括弥散张量纤维束成像、术中直接电刺激和对恒河猴的顺行纤维束追踪。针对与语言相关的重要纤维束，目前这 3 种研究方法提供了既互相矛盾又相互补充的研究结果。目前认为，可能有 6 条与语言功能密切相关的纤维束（见图 3-2-1B），它们分别是：①上纵束第 3 组成部分（the third subcomponent of the superior longitudinal fasciculus，SLF Ⅲ）。②弓状束（arcuate fasciculus，AF）。③中纵束（middle longitudinal fasciculus，MdLF）。④下纵束（inferior longitudinal，ILF）。⑤钩束（uncinate fasciculus，UF）。⑥最外囊（extreme capsule，EF）。

四、人类纤维束的鉴定：弥散张量成像（DTI）和术中电刺激

以往对人类纤维束的了解主要来自尸体解剖[21,19]，而最近应用弥散张量成像（diffusion tensor imaging，DTI）技术[63] 可以在活体追踪纤维束。DTI 利用水分子在纤维束

内弥散的各向异性及特殊的磁共振脉冲序列进行检测。因为水分子顺着纤维束流动，所以白质内水分子具有更高的部分各向异性，通过计算可以分辨出白质和灰质，而且通过像素可以追踪不同方向的部分各向异性，并以此描绘白质纤维束，该技术被称为纤维束成像[7]。应用该技术可以追踪与语言相关的纤维束。

根据以往的研究成果，几条被认为与语言相关的纤维束（如上纵束、弓状束）均进行了 DTI 研究[18,40]，同时也有新的纤维束被发现。Makris 及其同事[59]发现上纵束可以分成 3 种成分，并均有别于弓状束。他们认为上纵束的第 3 支（SLF Ⅲ）可能连接额下回的后部和顶下小叶的缘上回，并与语言发音相关，而传统上这一功能被认为与连接 Broca 区和 Wernicke 区的弓状束有关[29]。反而 Makris 等争论，弓状束连接颞叶皮质后部和更背侧的额叶皮质，可能与声觉信息的空间定位有关。严格来说弓状束并不属于语言传导束的一部分。最近的一些 DTI 研究结果也支持弓状束和上纵束的分离[35,74,77]。

通过 DTI 发现的其他语言相关纤维束还包括外囊、中纵束和下纵束[35,77]。Saur 及其同事[77]通过 fMRI 和 DTI 研究发现，在重复假词时涉及上纵束的第 3 支、弓状束和中纵束（分布于颞上回和颞中回的全长），这些构成了语音的听觉-运动转换的"背侧通路"。而涉及句子理解的语音向语义的转换主要与中纵束、外囊（连接额下回前部与颞上回前部）和下纵束（涉及颞下回的全长）相关，这些构成了语义处理的"腹侧通路"。以上纤维束的发现为"背侧"和"腹侧"语言通路理论提供了证据[48,50,51]。

尽管通过 DTI 在大脑白质纤维束的研究中取得了很大进展，但 DTI 纤维束成像技术也存在重大的缺陷，并且在很多文献中被轻视和忽略了[5,86]。首先为了进行纤维束成像需要选择一个种子区，即感应区，而这些被选择的区域是根据以往尸体解剖结果确定的，即先验假设的纤维束走行路径。如果这些假设的功能区本身就是错的，那么以此为基础的研究文献可能都是错误的[78]。DTI 假设在一个像素内只存在一个弥散张力，这种假设显然是错误的，因为在一个像素内，灰质/白质和白质/脑脊液是相互重叠的（部分容积平均），而且还存在纤维束的交叉，部分容积效应和纤维束的交叉会导致在 MRI 上出现低信号，并且这种错误会累及纤维束的全长[55,84]。因此会导致几个问题，如纤维束的过早终止，出现不存在的纤维束，或将 2 条或多条纤维束误认为是 1 条[5]。目前弥散谱成像的发展部分解决了以上问题[80,92]，但通过 DTI 得到的结果最好同其他方法得到的结果进行互相验证。

除了 DTI 外，术中电刺激也被广泛应用于功能区间白质纤维束通路的研究[28,29,30,31,32,47,60]。这项技术主要用于术中唤醒手术的患者，在患者执行认知任务时应用电极刺激已暴露的白质[83]。如果刺激导致某一个任务的中断（如图片命名、数数），那么该白质区域被认为与执行该任务相关，电刺激可以提供 DTI 无法提供的重要信息。

这些电刺激研究的结果也支持 DTI 的结果，提示更背侧的纤维（上纵束和钩束）更多地参与语音和发音过程，而更腹侧的纤维（颞下回的纤维束）更多地参与语义加工。当电刺激额叶下部、顶叶下部和颞上回后部的白质纤维时，出现与语音相关的语言错乱（如发音异常)[28]和语言暂停[28,29]。在执行图片命名任务时，刺激颞下回的白质纤维时出现与语义相关的语言错乱（如不能正确命名图片，患者通常应用与图片物体同类词语代替，或应用反义词命名，或用与之相关联的词语）。当刺激腹侧通路的全程时（颞枕、岛叶和额叶的下方），均可出现与语义相关的语言错乱[31,60]。但当刺激连接颞叶前部和眶额部的钩束时，并不出现语义处理异常[32]。如何解释这种阴性结果，我们要格外谨慎，可能钩束与其他语言功能相关，也可能选择的语义任务（图片命名）并不具有足够的敏感性来激活这条通路，因此钩束与语言的关系仍待进一步研究。

尽管 Duffau 及同事[30]提出存在一条与下纵束不同的下枕额束（inferior occipital-frontal fasciculus，IOFF）来连接枕叶和额叶皮质，但最近恒河猴的顺行纤维束追踪研究并未发现存在枕额间的不中断联系纤维[78]。

术中电刺激确定语言相关的白质纤维束既有优点，也有缺点。主要优点是该方法在时间和空间方面的准确性，该方法可以在活体中确定参与某个语言任务的白质纤维，这远远超越了脑组织损伤模型所能提供的信息。主要缺点是无法确定白质纤维束的起点和终点，而在这方面唯一可行的方法就是放射示踪，显然这只能应用于动物实验。

五、恒河猴的纤维束追踪：顺行纤维束示踪

顺行纤维束示踪技术利用神经元的轴突传导作用将放射标志物沿轴索传导，通常在完成组织学分析后再将放射复合物注射入动物脑组织，这样可以显示纤维束及其终点[54]。最近，Schmahmann 和 Pandya[78]对恒河猴的纤维束进行了详细的研究，根据猴与人脑的可能同源性发现，SLFⅢ、外囊和 MdLF 可能与语言的关系更为密切。值得注意的是，另外 2 条通过其他方法确定的重要纤维束并不在其中。第 1 个是 IOFF，通过示踪方法得到的结果对其是否存在提出了疑问。Schmahmann 和 Pandya 认为下纵束的头侧延伸就是钩束和外囊纤维，而 IOFF 实际上是由这 3 条纤维束构成的。目前很多研究[26,27,32,36,40]均认为钩束与语言无关，这与传统的观念[21,39]不符。而恒河猴研究却发现，钩束连接颞叶皮质尾部和更背部和外侧的前额叶区域，这些额叶区域离经典的侧裂周围语言皮质更远一些。这些发现补充了很多人类 DTI 的研究工作[35,59,74,77]，但与尸体解剖和电刺激的结果相矛盾。考虑到弓状束在语言传导束中的重要地位，这些不一致结果仍需要进一步探讨。

顺行纤维束示踪技术有其明显的优点：①它可以准确地确定长纤维束的起点和终点。②这种准确性是其他方法无法比拟的。但其主要的缺点是只能应用于动物实验，在语言研究中的应用明显受限，所以以上 3 种方法要互为补充。

六、语言相关纤维束研究的总结

目前很多证据均表明有多条纤维束参与了语言功能（见图 3-2-1B），不过我们在以上的回顾内容中排除了那些可以参与语言输出的其他皮质-纹状体、皮质-丘脑和皮质-脑桥

小脑通路[30,79]。

但对于语言感知和理解来说，连接额叶下部、顶叶小部和颞中上回皮质的纤维束应该为其核心纤维束，这包括上纵束、中纵束、外囊和下纵束。对于上纵束是否又可被分为SLFⅢ和AF两条通路，并且两者是否均参与语言构建仍无定论。UF作为语言通路的地位仍有待进一步研究，下一步争论的焦点是是否存在一条贯穿腹侧颞叶的纤维束，将枕叶、颞叶和额叶区域连接起来，并参与语义处理（如IOFF）。相关的恒河猴研究发现，所谓的IOFF是由可分离的下纵束、弓状束和外囊构成的。

结 论

通过本节对语言相关神经基础研究现状的简短回顾，我们认为，语言作为一种较高级的人类认知功能，是由广泛分布的网络结构协调完成的，以此实现语言的感知、产生和理解。我们发现有许多区域同时参与语言各个水平（语言感知、产生和理解）的处理，应用目前先进的工具和方法，再无必要将语言分成独立的成分进行研究。

（高　寒　王磅博　张开元　李明熹　译）

参考文献

［1］Abrahams S, Goldstein LH, Simmons A, et al. Functional magnetic resonance imaging of verbal fluency and confrontation naming using compressed image acquisition to permit overt responses. Hum Brain Mapp, 2003, 20：29-40.

［2］Ackermann H, Riecker A. The contribution of the insula to motor aspects of speech production：a review and a hypothesis. Brain Lang, 2004, 89：320-328.

［3］Alario FX, Chainay H, Lehericy S, et al. The role of the supplementary motor area（SMA）in word production. Brain Research, 2006, 1076：129-143.

［4］Arnott SR, Binns MA, Grady CL, et al. Assessing the auditory dual-pathway model in humans. Neuroimage, 2004, 22：401-408.

［5］Assaf Y, Pasternak O. Diffusion tensor imaging（DTI）-based white matter mapping in brain research：A review. J Mol Neurosci, 2008, 34：51-61.

［6］Aziz-Zadeh L, Koski L, Zaidel E, et al. Lateralization of the human mirror neuron system. J Neurosci, 2006, 26：2964-2970.

［7］Basser PJ, Pajevic S, Pierpaoli C, et al. In vivo fiber tractography using DT-MRI data. Magn Reson Med, 2000, 44：625-632.

［8］ Belin P, Zatorre RJ. Adaptation to speaker's voice in right anterior temporal lobe. Neuroreport, 2003, 14：2105-2109.

［9］ Belin P, Zatorre RJ, Ahad P. Human temporallobe response to vocal sounds. Brain Res Cogn Brain Res, 2002, 13 (1)：17-26.

［10］ Birn RM., Bandettini PA, Cox RW, et al. Magnetic field changes in the human brain due to swallowing or speaking. Magn Reson Med, 1998, 40：55-60.

［11］ Bohland JW, Guenther FH. An fMRI investigation of syllable sequence production. Neur-oimage, 2006, 32 (2)：821-841.

［12］ Bookheimer SY, Zeffiro TA, Blaxton TA, et al. Activation of language cortex with automatic speech tasks. Neurology, 2000, 55 (8)：1151-1157.

［13］ Brauer J, Anwander A, Friederici AD. Neuroanatomical prerequisites for language functions in the maturing brain. Cereb Cortex DOI. 10. 1093/cercor/bhq108, 2010.

［14］ Buchsbaum B, Hickok G, Humphries C. Role of left posterior superior temporal gyrus in phonological processing for perception and production. Cogn Sci, 2001, 25：663-678.

［15］ Buccino G, Riggio L, Melli G, et al. Listening to action-related sentences modulates the activity of the motor system：a combined TMS and behavioral study. Brain Res Cogn Brain Res, 2005, 24 (3)：355-363.

［16］ Cabanis E, Iba-Zizen M, Abelanet R, et al. Tan-Tan" the first Paul Broca's patient with "Aphemia" (1861)：CT (1979), and MRI (1994) of the brain. In：Picard SGL (ed) The refresher course of the ESNR：language and the aphasias. European Society of Neuroradiology, Nancy, 9-22.

［17］ Callan DE, Tsytsarev V, Hanakawa T, et al. Song and speech：brain regions involved with perception and covert production. Neuroimage, 2006, 31 (3)：1327-1342.

［18］ Catani M, Howard RJ, Pajevic S, et al. Virtual in vivo interactive dissection of white matter fasciculi in the human brain. NeuroImage, 2002, 17：77-94.

［19］ Clarke E, O' Malley CD. The human brain and spinal cord：A historical study illustrated by writings from antiquity to the twentieth century, 2nd edn. Norman, San Francisco, 1996.

［20］ Corfield DR, Murphy K, Josephs O, et al. Cortical and subcortical control of tongue movement in humans：a functional neuroimaging study using fMRI. J Appl Physiol, 1999, 86 (5)：1468-1477.

［21］ Déjerine JJ. Anatomie des centres nerveux. Rueff et Cie, Paris, 1895.

［22］ Devlin JT, Matthews PM, Rushworth MFS. Semantic processing in the left inferior prefrontal cortex：A combined functional magnetic resonance imaging and transcranial magnetic stimulation study. J Cogn Neurosci, 2003, 15 (1)：71-84.

［23］ di Pellegrino G, Fadiga L, Fogassi L, et al. Understanding motor events：a neurophysiological study. Exp Brain Res, 1992, 91 (1)：176-180.

［24］ Dronkers NF. A new brain region for coordinating speech articulation. Nature, 1996, 384：159-161.

［25］ Dronkers NF, Plaisant O, Iba-Zizen MT, et al. Paul Broca's historic cases：high resolution MR imaging of the brains of Leborgne and Lelong. Brain, 2007, 130 (Pt 5): 1432-1441.

[26] Dubois J, Hertz-Pannier L, Cachia A, et al. Structural asymmetries in the infant language and sensori-motor networks. Cereb Cort, 2009, 19: 414-423.

[27] Duffau H. The anatomo-functional connectivity of language revisited: New insights provided by electrostimulation and tractography. Neuropsychologia, 2008, 46: 927-934.

[28] Duffau H, Capelle L, Sichez N, et al. Intraoperative mapping of the subcortical language pathways using direct stimulations: An anatomo-functional study. Brain, 2002, 125: 199-214.

[29] Duffau H, Gatignol P, Denvil D, et al. The articulatory loop: Study of subcortical connectivity by electrostimulation. NeuroReport, 2003, 14: 2005-2008.

[30] Duffau H, Gatignol P, Mandonnet E, et al. Intraoperative subcortical stimulation mapping of language pathways in a consecutive series of 115 patients with grade Ⅱ glioma in the left dominant hemisphere. J Neurosurg, 2008, 109: 461-471.

[31] Duffau H, Gatignol P, Mandonnet E, et al. New insights into the anatomo-functional connectivity of the semantic system: A study using cortico-subcortical electrostimulations. Brain, 2005, 128: 797-810.

[32] Duffau H, Gatignol P, Moritz-Gasser S, et al. Is the left uncinate fasciculus essential for language? J Neurol, 2009, 256: 382-389.

[33] Fadiga L, Craighero L, Buccino G, et al. Speech listening specifically modulates the excitability of tongue muscles: a TMS study. Eur J Neurosci, 2002, 15 (2): 399-402.

[34] Ffyche DH, Catani M. Beyond localization: From hodology to function. Philos Trans Roy Soc: Biol Sci, 2005, 360: 767-779.

[35] Frey S, Campbell JSW, Pike GB, et al. Dissociating the human language pathways with high angular resolution diffusion fiber tractography. J Neurosci, 2008, 28 (45): 11435-11444.

[36] Friederici AD. Pathways to language: Fiber tracts in the human brain. Trends Cogn Sci, 2009, 13: 175-181.

[37] Fu CH, Morgan KJS, Williams SC, et al. A functional magnetic resonance imaging study of overt letter verbal fluency using a clustered acquisition sequence: greater anterior cingulate activation with increased task demand. Neuroimage, 2002, 17 (2): 871-879.

[38] Gallese V, Fadiga L, Fogassi L, et al. Action recognition in the premotor cortex. Brain, 1996, 119 (2): 593-609.

[39] Geschwind N. The organization of language and the brain. Science, 1970, 170: 940-944.

[40] Glasser MF, Rilling JK. DTI tractography of the human brain's language pathways. Cereb Cort, 2008, 18: 2471-2482.

[41] Gough PM, Nobre AC, Devlin JT. Dissociating linguistic processes in the left inferior frontal cortex with Transcranial Magnetic Stimulation. J Neurosci, 2005, 25 (35): 8010-8016.

[42] Gracco VL, Tremblay P, Pike B. Imaging speech production using fMRI. Neuroimage, 2005,

26（1）：294-301.

［43］Guenther FH. Cortical interactions underlying the production of speech sounds. J Commun Disord, 2006, 39：350-365.

［44］Guenther FH, Ghosh SS, Tourville JA. Neural modeling and imaging of the cortical interactions underlying syllable production. Brain Lang, 2006, 96：280-301.

［45］Hackett TA. Information flow in the auditory cortical network. Hear Res, 2011, 271（1-2）：133-146.

［46］Hauk O, Johnsrude I, Pulvermuller F. Somatotopic representation of action words in human motor and premotor cortex. Neuron, 2004, 41（2）：301-307.

［47］Henry RG, Berman JI, Nagarajan SS, et al. Subcortical pathways serving cortical language sites：Initial experience with diffusion tensor imaging fiber tracking combined with intraoperative language mapping. NeuroImage, 2004, 21：616-622.

［48］Hickok G, Poeppel D. Towards a functional neuroanatomy of speech perception. Trends Cogn Sci, 2000, 4（4）：131-138.

［49］Hickok G, Buchsbaum B, Humphries C, et al. Auditory-motor interaction revealed by fMRI：speech, music, and working memory in area Spt. J Cogn Neurosci, 2003, 15（5）：673-682.

［50］Hickok G, Poeppel D. Dorsal and ventral streams：A framework for understanding aspects of the functional anatomy of language. Cognition, 2004, 92（1-2）：67-99.

［51］Hickok G, Poeppel D. The cortical organization of speech processing. Nat Rev Neurosc, 2007, 8（5）：393-402.

［52］Hirshorn EA, Thompson-Schill SL. Role of the left inferior frontal gyrus in covert word retrieval：neural correlates of switching during verbal fluency. Neuropsychologia, 2006, 44（12）：2547-2557.

［53］Kent RD. Research on speech motor control and its disorders：a review and prospective. J Commun Disord, 2000, 33（5）：391-427；quiz 428.

［54］Köbert C, Apps R, Bechmann I, Current conecpts in neuroanatomical tracing. Prog Neurobiol, 2000, 62：327-351.

［55］Lazar M, Alexander AL. An error analysis of white matter tractography methods：Synthetic diffusion tensor field simulations. NeuroImage, 2003, 20（2）：1140-1153.

［56］Levelt WJ. Models of word production. Trends Cogn Sci, 1999, 3（6）：223-232.

［56a］Levelt WJ, Roelofs A, Meyer AS. A theory of lexical access in speech production. Behav Brain Sci, 1999, 22（1）：1-75.

［57］Liberman AM, Mattingly IG. The motor theory of speech perception revised. Cognition, 1985, 21（1）：1-36.

［58］Mahon BZ, Caramazza A. A critical look at the embodied cognition hypothesis and a new proposal for grounding conceptual content. J Physiol Paris, 2008, 102：59-70.

［59］Makris N, Kennedy DN, McInerney S, et al. Segmentation of subcomponents within the superior longitudinal fascicle in humans: A quantitative, in vivo, DT-MRI study. Cereb Cort, 2005, 15: 854-869.

[60] Mandonnet E, Nouet A, Gatignol P, et al. Does the left inferior longitudinal fasciculus play a role in language? A brain simulation study. Brain, 2007, 130: 623-629.

[61] Meister IG, Wilson SM, Deblieck C, et al. The essential role of premotor cortex in speech perception. Curr Biol, 2007, 17: 1692-1696.

[62] Mesulum MM. From sensation to cognition. Brain, 1998, 121 (6): 1013-1052.

[63] Mori S, van Zijl PCM, Oishi K, et al. MRI atlas of human white matter, 2nd edn. New York: Elsevier Science, 2010.

[64] Obleser J, Boecker H, Drzezga A, et al. Vowel sound extraction in anterior superior temporal cortex. Hum Brain Mapp, 2006, 27 (7): 562-571.

[65] Petersen SE, Fox PT, Posner MI, et al. Positron emission tomographic studies of the cortical anatomy of single-word processing. Nature, 1988, 331 (6157): 585-589.

[66] Price CJ, Moore CJ, Humphreys GW, et al. The neural regions sustaining object recognition and naming. Proc Biol Sci, 1996, 263 (1376): 1501-1507.

[67] Pulvermuller F, Hauk O, Nikulin VV, et al. Functional links between motor and language systems. Eur J Neurosci, 2005, 21 (3): 793-797.

[68] Pulvermuller F, Huss M, Kherif F, et al. Motor cortex maps articulatory features of speech sounds. Proc Natl Acad Sci USA, 2005, 103: 7865-7870.

[69] Rauschecker JP, Scott SK. Maps and streams in the auditory cortex: nonhuman primates illuminate human speech processing. Nat Neurosci, 2009, 12 (6): 718-724.

[70] Rauschecker JP, Tian B. Mechanisms and streams for processing of "what" and "where" in auditory cortex. Proc Natl Acad Sci USA, 2000, 97 (22): 11800-11806.

[71] Riecker A, Brendel B, Ziegler W, et al. The influence of syllable onset complexity and syllable frequency on speech motor control. Brain Lang, 2008, 107 (2): 102-113.

[72] Riecker A, Mathiak K, Wildgruber D, et al. fMRI reveals two distinct cerebral networks subserving speech motor control. Neurology, 2005, 64: 700-706.

[73] Rizzolatti G, Fadiga L, Gallese V, et al. Premotor cortex and the recognition of motor actions. Brain Research. Cogn Brain Res, 1996, 3 (2): 131-141.

[74] Rushworth MFS, Behrens TEJ, Johansen-Berg H. Connection patterns distinguish 3 regions of human parietal cortex. Cereb Cort, 2006, 16: 1418-1430.

[75] Saarinen T, Laaksonen H, Parviainen T, et al. Motor cortex dynamics in visuomotor production of speech and non-speech mouth movements. Cereb Cort, 2006, 16 (2): 212-222.

[76] Sato M, Tremblay P, Gracco VL. A mediating role of the premotor cortex in phoneme segmentation. Brain Lang, 2009, 111 (1): 1-7.

[77] Saur D, Kreher BW, Schnell S, et al. Ventral and dorsal pathways for language. Proc Natl Acad Sci

USA, 2008, 105 (46): 18035-18040.

[78] Schmahmann JD, Pandya DN. Fiber pathways of the brain. New York: Oxford University Press, 2006.

[79] Schmahmann JD, Pandya DN. Disconnection syndromes of basal ganglia, thalamus, and cerebrocerebellar systems. Cortex, 2008, 44: 1037-1066.

[80] Schmahmann JD, Pandya DN, Wang RP, et al. Association fibre pathways of the brain: Parallel observations from diffusion spectrum imaging and autoradiography. Brain, 2007, 130: 630-653.

[81] Skipper JI, Nusbaum HC, Small SL. Listening to talking faces: motor cortical activation during speech perception. Neuroimage, 2005. 25 (1): 76-89.

[82] Sundara M, Namasivayam AK, Chen R. Observation-execution matching system for speech: a magnetic stimulation study. Neuroreport, 2001, 12 (7): 1341-1344.

[83] Szelényi A, Bello L, Duffau H, et al. Intraoperative electrical stimulation in awake craniotomy: Methodological aspects of current practice. Neurosurg Focus, 2010, 28 (2): E7.

[84] Tench CR, Morgan PS, Wilson M, et al. White matter mapping using diffusion tensorMRI. Magn Reson Med, 2002 (47): 967-972.

[85] Tettamanti M, Buccino G, Saccuman MC, et al. Listening to action-related sentences activates fronto-parietal motor circuits. J Cogn Neurosci, 2005, 17 (2): 273-281.

[86] Tournier JD, Calamante F, King MD, et al. Limitations and requirements of diffusion tensor fiber tracking: An assessment using simulations. Magn Reson Med, 2002 (47): 701-708.

[87] Tourville JA, Reilly KJ, Guenther FH. Neural mechanisms underlying auditory feedback control of speech. Neuroimage, 2008, 39 (3): 1429-1443.

[88] Tremblay P, Gracco VL. Contribution of the frontal lobe to externally and internally specified verbal responses: fMRI evidence. Neuroimage, 2006, 33 (3): 947-957.

[89] Tremblay P, Gracco VL. On the selection of words and oral motor responses: evidence of a response-independent fronto-parietal network. Cortex, 2009, 46 (1): 15-28.

[90] Watkins K, Paus T. Modulation of motor excitability during speech perception: the role of Broca's area. J Cogn Neurosci, 2004, 16 (6): 978-987.

[91] Watkins KE, Strafella AP, Paus T. Seeing and hearing speech excites the motor system involved in speech production. Neuropsychologia, 2003, 41 (8): 989-994.

[92] Wedeen VJ, Wang RP, Schmahmann JD, et al. Diffusion spectrum magnetic resonance imaging (DSI) tractography of crossing fibers. Neuro Image, 2008 (41): 1267-1277.

[93] Wilson SM, Iacoboni M. Neural responses to non-native phonemes varying in producibility: Evidence for the sensorimotor nature of speech perception. Neuroimage, 2006, 33 (1): 316-325.

[94] Wilson SM, Saygin AP, Sereno MI, et al. Listening to speech activates motor areas involved in speech production. Nat Neurosci, 2004, 7 (7): 701-702.

[95] Wise R, Chollet F, Hadar U, Friston K, et al. Distribution of cortical neural networks involved in

word comprehension and word retrieval. Brain, 1991 (114): 1803-1817.

[96] Wise RJ, Greene J, Büchel C, et al. Brain regions involved in articulation. Lancet, 1999, 353: 1057-1061.

[97] Wise RJ, Scott SK, Blank SC, et al. Separate neural subsystems within "Wernicke's area". Brain, 2001, 124: 83-95.

[98] Zatorre RJ, Evans AC, Meyer E, et al. Lateralization of phonetic and pitch discrimination in speech processing. Science, 1992, 256: 846-849.

[99] Ziegler W. Speech motor control is task-specific. Evidence from dysarthria and apraxia of speech. Aphasiology, 2003, 17: 3-36.

| 第三节 |

记忆的神经基础

Matthew A. Lambon Ralph

"你看"夏洛克·福尔摩斯解释说，"我认为人的大脑就像一个空置的阁楼，你必须在其中放置中意的家具。笨拙的工人会将所见过的各种不同类型的东西全放进去，以至于那些对于他而言可能有用的知识会被挤得满满的，或者这些知识与其他事物混在一起，以至于寻找它们时会变得十分困难。而娴熟的工人则会非常留意那些置入他'大脑阁楼'的物品……当然，如果认为这座'小阁楼'拥有弹性的墙壁并能够无限扩展容量也是错误的。正基于此，当人类汲取更多的知识时，就会在一段时间内遗忘过去的一些事物。所以，对我们来说最为重要的是，不要摄入那些无用的事物而最终对那些有用的知识产生影响。"

——来自《血字的研究》，阿瑟·柯南·道尔于1887年创作

虽然没有作为记忆的神经科学理论，但夏洛克·福尔摩斯的探案假设中所包含的一些要素却与当代记忆的形成理论及其神经机制不谋而合。首先，大多数关于记忆的理论及与之相关的数学模型一致认为：我们长期的言行举止是通过逐渐学习最终形成的，而这些学习过程又是建立在我们日常生活经验的基础之上。从这个意义上来讲，福尔摩斯准确解释了我们的知识基础（如今称之为语义记忆）是对于语言及非语言性经验的反映或精简过程。其次，另一项与如今计算神经科学相类似的要素是：存在一种极为不利的情况，即新的学习过程可能会影响既往已形成的记忆内容（如今称之为灾难性干扰）[27]。正如上所述，形成记忆并加以巩固所需的"神经建筑"最终以这种形式构建出来，也正是为了将这种由新事物影响既往经验的危险性降到最低。最后，存在着一种类似于福尔摩斯工作方式的假设，即记忆并非仅仅被动地记录既往事物，相反，它是一种需要不断加工并处理信息的数据库。当我们互相交流、使用物品或从事其他非语言性活动时，记忆就会影响我们对周围世界的感知（最为著名的事例就是当福尔摩斯不停地提及华生时，他对于犯罪现场感知能力的增强并不是为了强化视觉能力，而源于既往经验会影响并促进其对犯罪现场的感

知）。当我们考虑神经疾病患者或神经外科手术可能带来的不良影响时，既往的学习经验就会产生明显的暗示作用；而当这些经过加工处理的数据库开始退化甚至功能低下时，其带来的危害不仅局限于对既往事物记忆（例如事物性质、特征及其重要因素）的影响，同时也会导致最终不能有效地进行某些交流或日常活动。

另一项关键因素（引用中未提及），即记忆不是一个看似单一的过程。Tulving 于 1972 年首次在现代文献中提及：记忆应当分割为不同的部分。此后，神经精神领域的相关研究表明，记忆的不同部分可以分别出现在大脑不同部位受到损伤的患者中[14]。虽然记忆的不同分割方式被提及多年，但人们仍普遍认同 Tulving 的建议，并将长时程记忆分为两种类型：情景记忆和语义记忆。

情景记忆

一、顺行性遗忘症与颞叶中部

情景记忆是长时程记忆的一种子类型，而这种长时程记忆能够使我们对特殊事物的相关信息进行编码。就其本身而言，情景记忆的一个重要特征是时间相关性，并最终使我们能够对不同事物进行区分（例如，去年的全家度假与最近的公务旅行进行区别）。大量研究表明，颞叶中部区域（尤其是海马）对于情景及信息的起始标记起着重要作用（这个结论是在动物的切除实验中得以阐明的）。当然，最为经典的描述来自于 Scoville、Penfield 及 Milner[40]对一些癫痫患者进行的一系列开创性研究，而这些患者中也包括著名的 Henry Gustav Molaison。为了能对患有严重致残性颞叶型癫痫的患者进行治疗，Scoville 对接受双侧海马切除术患者的术后疗效进行研究。最终他发现这种手术确实改善了患者癫痫发作的程度，但也使他们产生了严重的顺行性遗忘，例如，患者丧失了对于新事物的记忆及认知学习能力。而接受了双侧颞叶中部切除术的 HM 及其他患者的相关认知评估也证实，并不是记忆的所有方面都与近期接受到的事物信息及其记忆途径相关联，至少情景记忆相对完好。

由这些开创性研究衍生出的另外两个神经科学实验及其临床理论同样占有重要的地位。第一，单侧海马切除术不会导致严重的健忘症[40]。这类患者在患病初期表现为轻度健忘，相关的测试评估也会显示出轻度的顺行性遗忘，然而其遗忘程度与双侧海马切除术患者不同。这也对神经外科的手术操作具有重要的启示意义。第二，情景记忆的神经机制建立在双侧神经系统基础上，而有关的神经系统结构在双侧大脑半球之间至少以一种方式对记忆形成产生作用。以此推断，这种神经结构有利于抵御来自于单侧的局部损伤对最终记忆的形成所产生的不利影响。相对而言，双侧海马切除术或双侧颞叶中部的神经系统疾病

（如阿尔茨海默病早期）则会导致严重的顺行性遗忘。

从颞叶中部损伤的相关研究中得出了第3个结论：情景记忆与语义记忆之间的概念没有明确的分界，同时两者之间的差异可能正是记忆中的一个重要时程。例如，HM的记忆缺陷并不是仅局限于情景记忆——他能够回忆起童年的情景（情景记忆），不过，手术后在学习新事物或词汇方面（语义记忆）存在明显缺陷。因此，更加倾向于认为，颞叶中部的神经结构在起始阶段对于事物的信息建立及在与其他信息之间建立联系方面是至关重要的；随着时间流逝，颞叶中部对于信息重摄取的作用也会逐渐减弱。人类晚年阶段在记忆的重摄取过程中不再需要海马发挥作用。结合实际，对于阿尔茨海默病的早期阶段与语义性痴呆之间的区分标准众说纷纭。当然，关于这两种疾病的神经生理学研究对他是相当有启发性的。在早期的研究中，这两种疾病形成了神经病学领域的两大对立：双侧颞叶中部功能障碍（阿尔茨海默病）与双侧新皮质前部及侧下部的萎缩（语义性痴呆）[14]。从神经心理学的角度上看，这种对立形成了明确的定义区分，有利于最终诊断——原发性阿尔茨海默病患者存在着严重的对于新事物的顺行性遗忘，而语义性记忆（长时程逆行性记忆）却保留下来了；然而语义性痴呆患者却呈现截然相反的现象。也有证据表明：由这两种功能障碍引起的情景重现的差异与记忆的时程有关，原发性阿尔茨海默病患者表现出Ribot效应，即对于既往记忆的重现（从童年到成年）较新近事物的记忆重现更加深刻；而在语义性痴呆患者中呈现完全相反的现象，即对于新近事物（限于过去2年内）的记忆明显优于其对于童年记忆的重现[18]。结合人类的语言表达能力存在着逐步衰退的自然特性，更多人倾向于，对于既往事物所残留的一些记忆碎片能够通过图像刺激或语言提示等方式再次激发出来[47]。

二、由新到旧的记忆强化过程：互补的学习系统学说

如果说记忆的时程对于其神经机制而言是一个重要的因素，那么对于记忆编码及强化机制的研究就显得更加重要了。大脑若要完成整个记忆过程需要面临至少四大挑战：①为了将来能够准确地进行记忆回顾，需要将多种模式及文字信息从一个简单的事物中整合出来并给予编码，因此，这个系统必须迅速并精确地将不同类型的感觉及文字信息整合起来。②每一个新事物的相关信息必须与既往经验相隔离，除非两者非常相似，否则我们会将两者不同特征或时间点的相关因素混淆（例如，我们能够回忆起每天来回班车上的一些特殊信息，即使是一成不变的事物，包括车程、时间和车号等）。③在较长的时程中，事物及其他文字信息需要以一种长时程的形式编码（例如，我们能够回忆起孩提时初次涉及的一些事物）。④这种逐渐形成的知识（例如，语义信息）是通过反复的重现及练习才能够最终形成。就其本身而言，为了能够产生流畅并一致的概念，整合不同学习阶段和不同类型的感觉信息及文字信息就显得格外重要。例如，我对于"面包"这个词的认识往往来源于日常的生活经历及不同词语的概念（制作、食用、准备、购买、馈赠及破坏等）。尽

管我们对事物的认知是多层面的，但在实际生活中，我们并没有将各种类型的情景及感觉记忆彼此隔离开来；相反，这些信息往往以一种更加有效并连贯的形式整合，因此人类就更加难以在记忆的起始阶段对各种因素的差异进行辨认。

为了迎接这些挑战，计算神经学的相关研究已经产生了一套对于神经结构而言行之有效的学说[27]。Mc Clelland 设计的模型是根据上述的神经结构差异建立起来的，即颞叶中部区域及大脑皮质的神经学习系统。两者彼此以互补的形式发挥着重要的作用，例如颞叶中部区域采用稀疏矩阵编码的方式，这种方式能够对新事物或信息的起始编码过程进行认证并许可。由于彼此之间是分散的，那么完成整个记忆过程就需要区域间的相互协作：①将来自多种感觉及视觉结构域的不同信息片段连接起来。②处理快捷，以至于丝毫没有受到既往知识的影响。③将每一项事物的相关信息彼此分隔开，甚至不用去考虑事物之间表面的相似性。而大脑皮质学习系统则是一种弥漫性的编码方式，这种编码方式通过一系列信息处理单位之间（而不是单一信息处理单位）的编码从而形成最终信息。这种方式不能应用于快速学习过程，因为快速学习过程会使某些长时程信息更易于受到新近事物的影响（如灾难性干扰）。不过，这种弥漫性的编码方式可以利用长时程记忆的大容量对语义性记忆的信息进行整合，从而解决这个问题。如果学习时间延长，同时事物之间的联系性加强，那么这种方式就能够编码更多的信息并长时间储存[38]。因此，对于编码信息而言，弥漫性编码方式是行之有效的方法，其原因在于可以避免局部损伤及某些使记忆效率下降的相关事件（如衰老导致的功能退化[11]）。弥漫性编码方式也能够从所有的学习经验中编码有关统计学的信息结构。就其本身而言，这种方式允许连续的概念信息出现，而这种概念是将不同的信息融合成单一的表达形式，并将相似概念进行归纳，不需考虑彼此间表面上的相似性[23]。

当这两种互补的学习系统同时工作时，两者就能够应对以上提及的四大挑战。在第一阶段，颞叶中部分散性表达形式能够快速将单个事件及经历编码出来，并彼此分离。而位于大脑皮质的弥漫性表达形式能够逐渐将这些信息资源全部编码出来，并最终产生长时程、深刻的并且易于归纳总结的记忆信息。

语义性记忆

在了解了情景记忆及其信息的强化机制后，Tulving 定义的第 2 种长时程记忆——语义性记忆引起我们更多的关注。语义性记忆包含所有类型的语言及非语言性的外界刺激，包括词语、图像、物体及面目表情等。除了对相关概念的理解外，语义性记忆同样使我们能够表达来自于更宽广领域的知识，包括语言性信息（如命名和口头定义）及非语言性信息（如画图和使用物品）。就其本身而言，语义性记忆与我们的日常生活密切相关，同时其功能损害的后果也极其严重。因此，相关的神经科学所研究的关键问题就是：大脑的哪些区域对语义性记忆发挥了作用，其作用方式又是怎样的？

在"语义性记忆"这个概念提出前，Wernicke 及 Meynert[9]对语义概念在大脑中的形成机制产生了浓厚的兴趣，这个过程被其称之为"概念化"过程。Wernicke 及 Meynert 的概念化模型基于以下假设建立：①与语义概念相关的结构区域是一些特殊形式的记忆印迹（信息的存储），而这些印迹正好位于人类运动、感觉及语言区域的大脑皮质区。②在全脑区域中，这些记忆印迹彼此之间紧密联系。③这种联系的网络正是概念化的基础，通过所有与之相关的记忆印迹的互相作用，最终形成了特定的概念（图 3-3-1A）。当我们品尝 1个苹果时（甚至在闭眼的状态下），特定的味觉记忆印迹就会自动将与之相关的其他记忆印迹激活，并迅速地检索与之相关的知识：其视觉形态、可能的颜色、名称、有无苹果籽和怎么去剥开它等。与此同时，Wernicke 及 Meynert 认为，与失认症和失语症不同，中枢性概念化的功能障碍是全脑损伤（痴呆）的结果，原因在于只有这种广泛的皮质损伤才能够中断这种弥漫性记忆印迹的再激活过程。或许这种"弥漫性"的语义性记忆理论特征在当今整个神经科学领域仍然十分普遍[26]。因此，这种记忆理论的特点就在于，相关信息及概念的形成过程就是多模态记忆印迹的提取精炼过程。

对于这种"弥散性"语义性记忆模型的关键假设在于，概念归纳的功能损害不应在局部颅脑损伤的情况下发生，相反，应建立在全脑功能退化的基础上。对于发生在局部记忆印迹或特定模式信息区域的颅脑损伤同样也会导致选择性记忆功能丧失，包括特殊类型的功能障碍及失认症（如有关操作的记忆印迹的功能退化可能导致对操作的记忆减退以至于使用工具的能力下降）。如今，大量的研究证据正成为这部分假设强有力的理论支持，即除了这些特殊类型的信息区域，颞叶前部（anterior temporal lobe，ATL）的某些区域在概念的总结及形成过程中发挥了重要的作用。其第 1 个理论根据来源于 Warrington 的创新性研究[46]，她对 3 位某种进行性颅脑疾病的患者进行描述，而这种疾病导致语义性记忆不同印迹之间的联系断裂，但并未对记忆的核心功能结构域造成损伤，最终所有患者均出现了严重的语义记忆功能障碍。最终，Snowden 将这种类型的记忆障碍纳入额颞痴呆的范畴，并将其定义为语义性痴呆（semantic dementia，SD）。虽然 Warrington 的研究缺乏病灶相关的神经解剖资料，然而现代的神经结构影像学技术已经确认，SD 与双侧的选择性萎缩密切相关，尤其是 ATL 的基底部。SD 的基础代谢率减退很大程度来源于 ATL 的功能下降，这也提示我们，与之相关的认知功能障碍很可能来源于这个区域的损伤，而并非由全脑功能异常导致[29,39]。

SD 的相关研究对语义性记忆弥漫性学说的理论支持是通过两种方式表现出来的。第一，与失认症或特定类型语义性记忆功能损害的患者不同，SD 患者表现出选择性多模式语义性记忆功能障碍[4]。大量神经心理领域的研究表明，虽然每一种模式都表现出一种基本的感知觉，然而 SD 患者却在激活每一种外界刺激的意图方面越来越困难[25,32]。因此，这

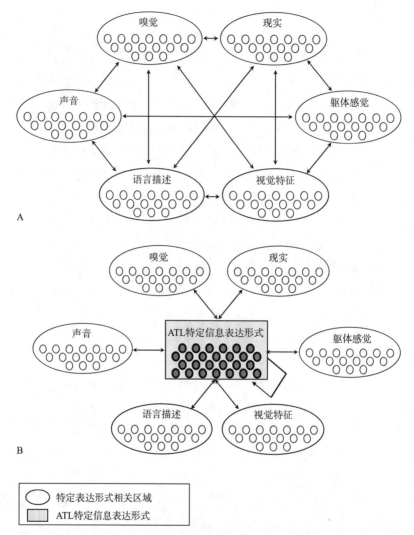

▶图 3-3-1　A. Meynert-Wernicke 概念化模型；B. 语义性记忆系统的"中心辐射"模型

种患者表现出对于所有语言及非语言结构域信息的理解及总结方面能力下降，包括词语、物体、图片、声音、气味及触觉等；而能接受的信息仅仅包括演讲、物品使用、画图及表达等。回到刚才的例子，上述患者能够表达出苹果的外形（如能够将其与类似的水果区别开）或味道（如能够将其与梨的味道相鉴别），然而在表达含义方面却存在困难，最终无法说出苹果的吃法、生长环境和种植方法，甚至无法说出"苹果"的名字。第二，SD 患者语义性记忆障碍表现为对于某些概念之间的细微差异无法辨别，但并非完全丧失对于这些概念本身的理解[19,37]。因此，语义性记忆的神经系统并不是囊括每一个概念的"百科全书",而是建立在弥散性表现形式的基础之上,以至于颅脑损伤会造成渐进性概念总结的能力下降。

一、概念化的"中心辐射"模型

根据 ATL 得知 SD 的这些特点能够有力地证明,语义系统的神经枢纽模式正是大脑较为普遍的神经表达形式。需要特别指出的是,这种理论不仅保留着全脑网络信息表达形式的基本概念,同时也通过 ATL 的表达形式将这些信息联系起来。在神经科学领域中,Rogers 等[37]认为,这种"中心辐射"框架的中心成分将各种特殊信息的表达形式联系起来,并且产生语义性记忆特有的信息表达形式。如图 3-3-1B 所示,Rogers 等的模型可以认为是 Meynert-Wernicke 模式的延伸。每种特定表达形式产生的信息(如苹果的形状、颜色、气味、用途、名称和视觉描述等)正是由于感觉、运动或语言皮质特定区域的相互配合才得以编码的,而特定区域的信息表达形式也正是将 ATL 不同的信息表达形式融合在一起而得来的。Rogers 等也认为,对于这些枢纽单元的模拟损伤能够复制语义性痴呆的重要特征。因此,随着损伤程度的逐渐加重,完成与概念相关的任务也更加困难。而且,正是由于其信息处理的核心地位,语义性记忆枢纽区域的损伤能够导致在接受并表达语言及非语言性信息方面的障碍。

二、ATL"中心辐射"语义模型的证据汇总

尽管语义性痴呆能够明确证明双侧 ATL 在语义性记忆表达中的作用,但是这个区域还是经常被忽略,或者在有关语义性记忆的其他研究中对其产生争议[17,26],原因可能与以下几个因素有关。首先,典型的失语症没有将 ATL 与理解能力障碍联系在一起——患有 Wernicke 失语的患者往往存在左侧颞叶后部皮质损伤,而患有皮质性失语的患者却在左侧颞枕区皮质或前额叶皮质存在损伤[1,2]。其次,随着单侧颞极的切除,癫痫患者没有表现出语义性障碍,或者其障碍程度与 SD 患者完全不同[16]。最后,在与语义有关的任务态功能磁共振成像研究中,几乎没有颞叶前部区域被激活,然而在失语症患者中却发现左侧颞顶区皮质及前额叶皮质得以激活[7]。

最近的研究证明以上这些表现与语义性痴呆并不矛盾。首先,将 SD 患者与理解能力下降的失语患者相比显示,尽管两者都能够导致多类型语义性认知功能障碍,但也存在着区别,患有 SD 的患者表现为自身语义表达的渐进性功能丧失;患有多类型理解能力障碍的失语症患者在控制或形容与任务相关的信息方面能力低下,而并非在语义性知识本身存在障碍[6,20]。这也证明了这种由语言驱动的行为(我们称之为"语义性认知")是由 2 个彼此相互联系的重要成分构成:①核心语义表达区域。②语义的"控制-执行-再控制"机制。这种机制将与之相关的语义表达区域彼此联系起来,并在合适的条件和时间点激活与手头任务相关的重点知识。这与功能神经影像显示,左侧颞顶区皮质及前额叶皮质区域参

与"控制或选择"机制，这种机制能够对不同类型的认知过程给予加强，包括语义性认知[13,31]相一致。其次，癫痫灶切除术后患者的典型症状主要由2个重要因素组成：①长时程癫痫可能会导致神经组织的改变。最新的影像学研究表明，在癫痫状态下白质连接及神经递质的功能状态发生了明显改变[15,36]。②单侧致癫痫灶切除术患者却表现为双侧颞叶萎缩。其他类型的神经功能障碍（如单纯疱疹病毒性脑炎）在与语义性痴呆部位相同的双侧颞叶区域遭受损伤时也会出现语义性功能障碍[21]，而且，将单侧海马切除与双侧海马切除所导致的2种健忘症比较发现，严重的语义性功能障碍仅发生于双侧 ATL 区域损伤的情况下[23]。

语义性记忆的神经基础虽然存在着争议，我们仍着力于使用一些神经科学技术来证明"中心辐射"框架的正确性，包括重复经颅磁刺激（repetitive transcranial magnetic stimulation，rTMS）及功能磁共振成像。基于一系列研究，我们已经可以证明，rTMS 对于患有神经疾病患者的一侧 ATL 扫描结果与 SD 患者的相关数据具有一致性。特别是，对于 ATL 的 rTMS 扫描能够同时将感觉性及运动性语义任务放慢。而对于 SD 患者，这种现象呈现出一种选择性，原因在于相同的刺激没有对相同难度的非语言性任务产生影响[35]。然而，来自 ATL 的刺激却同时对语言性及非语言性语义性记忆能力产生影响。最后，使用 rTMS 证明相同患者不同大脑区域的功能是有可能实现的（如果损伤处于原始控制而非实验人员的干预，在神经心理方面则是不可能实现的）。我们使用 rTMS 的特性来证明"中心辐射"这种表达形式的作用，正如之前预测的，我们发现对于一侧 ATL 的刺激可以对命名时间产生不同程度的减慢（如对有生命及无生命个体的命名时间减慢），而对顶叶前部刺激能够产生不同程度的损伤（对使用物品及工具的选择性时间延长），因为这个区域与实践相关信息的编码密切相关。

三、ATL 的哪部分区域在语义性记忆中发挥了重要作用

要完成本小节内容，需要进一步明确 ATL 的神经解剖概念。许多学者偏向于将"ATL"特指对于 SD 患者产生重要影响的那部分区域[30]。考虑到 SD 包含一个相当广泛的囊括了颞叶前部区域，这样的概念缺乏特异性。从神经解剖学的角度来讲，将 ATL 区域仅仅视为统一的功能体似乎是不合理的。考虑到这个区域对 SD 患者的影响，应该将其区分为至少 8 个细胞结构彼此不同的区域[5]。事实上，最近的研究表明，仅仅位于颞极的皮质中就含有至少 7 个子区域[8]。

功能磁共振成像可以显示更为精确的神经解剖结构，不仅因其具有更为细微的空间分辨率（与 PET 及 EEG 相比），而且也受到其对 SD 研究空间范围较为局限的影响。同时，TMS 也可以用于对 SD 患者不同功能区域的研究。例如，SD 属于一种渐进性神经功能退化性疾病，表现为受损区域间组织的渐进性死亡而不是发生于我们在急性脑卒中中描述的组织边界。rTMS 的局部作用比大脑疾病更具有空间特异性，使用 TMS 不可绘制出颞叶的深

部结构或颞极。当然，其具有更加重要的意义：①相关研究表明这些区域在早期就表现出具有与语言选择性有关的神经活动[24]。②大量的 PET 研究发现这个区域呈现出与语言密切相关的神经活动[41]。③SD 患者大脑的萎缩结构在这个区域特别明显[12,39]。

我们必须要指出的是，现阶段的功能磁共振成像及其他神经影像学研究在涉及语义性记忆中的 ATL 部分仍然一筹莫展。相关的 Meta 分析表明，部分证据的缺失源于其技术或方法学上仍存在着争议[45]，例如，功能磁共振成像的敏感性不能囊括全脑区域。使用反向加权 EPI 时，ATL 及毗邻的额眶部皮质会导致成像上的不一致性，最终呈现为空间扭曲及信号缺失[7]。借助于最新的影像重建技术（如平行线圈接收器）及影像获取处理技术（影像后获取、自旋回波 EPI 数据的 K 空间校正[10,44]），证实了患有神经疾病患者的 ATL 区域，而这些患者所完成的语义性记忆任务、神经心理评估及 rTMS 相关研究结果与 SD 患者一致。这些研究证明，对于语义性记忆而言 ATL 至少有 2 个重要子区域在发挥作用：①颞叶前外侧基底部区域（包括梭状回前 1/3 及颞下回）。②STS/STG 前部[3,44]。有趣的是，ATL 基底部区域（在梯度未校正 EPI 中的重要影响区域之一）已经在其他的神经科学文献中被证实，其不仅仅被视为"颞叶基础语言区域"（通过 PET 神经影像学及皮质内电极的相关研究[41]，还被视为与语义及视觉活动相关的区域[24]，这与 Rogers 等通过计算机成像技术发现的语义性记忆中枢所编码的特定信息表达方式不谋而合。

（刘帅 杨阳 王杰 译）

参考文献

[1] Alexander MP, Hiltbrunner B, Fischer RS. Distributed anatomy of transcortical sensory aphasia. Arch Neurol, 1989, 46: 885-892.

[2] Berthier ML. Unexpected brain-language relationships in aphasia: Evidence from transcortical sensory aphasia associated with frontal lobe lesions. Aphasiology, 2001, 15: 99-130.

[3] Binney RJ, Embleton KV, Jefferies E, et al. The ventral and inferolateral aspects of the anterior temporal lobe are crucial in semantic memory: Evidence from a novel direct comparison of distortion-corrected fMRI, rTMS, and semantic dementia. Cereb Cortex, 2010, 20: 2728-2738.

[4] Bozeat S, Lambon Ralph MA, Patterson K, et al. Non-verbal semantic impairment in semantic dementia. Neuropsychologia, 2000, 38: 1207-1215.

[5] Brodmann K. Vergleichende Lokalisationslehre der Grosshirnrinde. Barth, Leipzig, 1909.

[6] Corbett F, Jefferies E, Ehsan S, et al. Different impairments of semantic cognition in semantic dementia and semantic aphasia: evidence from the non-verbal domain. Brain, 2009, 132: 2593-2608.

[7] Devlin JT, Russell RP, Davis MH, et al. Susceptibility-induced loss of signal: Comparing PET and fMRI on a semantic task. Neuroimage, 2000, 11: 589-600.

［8］ Ding S, Van Hoesen GW, Cassell MD, et al. Parcellation of human temporal polar cortex: A combined analysis of multiple cytoarchitectonic, chemoarchitectonic, and pathological markers. J Comp Neurol, 2009, 514: 595-623.

［9］ Eggert GH. Wernicke's works on aphasia: A source-book and review. Mouton, The Hague, 1977.

［10］ Embleton KV, Haroon HA, Morris DM, et al. Distortion correction for diffusion weighted MRI and tractography in the temporal lobes. Hum Brain Mapp (in press), 2010.

［11］ Farah MJ, McClelland JL. A computational model of semantic memory impairment: Modality specificity and emergent category specificity. J Exp Psychol General, 1991, 120: 339-357.

［12］ Galton CJ, Patterson K, Graham KS, et al. Differing patterns of temporal atrophy in Alzheimer's disease and semantic dementia. Neurology, 2001, 57: 216-225.

［13］ Garavan H, Ross TJ, Li SJ, et al. A parametric manipulation of central executive functioning. Cereb Cortex, 2000, 10: 585-592.

［14］ Graham KS, Hodges JR. Differentiating the roles of the hippocampal complex and the neocortex in longterm memory storage: Evidence from the study of semantic dementia and Alzheimer's disease. Neuropsychology, 1997, 11: 77-89.

［15］ Hammers A, Koepp MJ, Richardson MP, et al. Grey and white matter flumazenil binding in neocortical epilepsy with normal MRI. A PET study of 44 patients. Brain, 2003, 126: 1300-1318.

［16］ Hermann B, Davies K, Foley K, et al. Visual confrontation naming outcome after standard left anterior temporal lobectomy with sparing versus resection of the superior temporal gyrus: A randomized prospective clinical trial. Epilepsia, 1999, 40: 1070-1076.

［17］ Hickok G, Poeppel D. The cortical organization of speech processing. Nat Rev Neurosci, 2007, 8: 393-402.

［18］ Hodges JR, Graham KS. A reversal of the temporal gradient for famous person knowledge in semantic dementia: implications for the neural organisation of long-term memory. Neuropsychologia, 1998, 36: 803-825.

［19］ Hodges JR, Patterson K. Semantic dementia: a unique clinicopathological syndrome. Lancet Neurology, 2007, 6: 1004-1014.

［20］ Jefferies E, Lambon Ralph MA. Semantic impairment in stroke aphasia vs. semantic dementia: A caseseries comparison. Brain, 2006, 129: 2132-2147.

［21］ Lambon Ralph MA, Lowe C, Rogers TT. Neural basis of category-specific semantic deficits for living things: evidence from semantic dementia, HSVE and a neural network model. Brain, 2007, 130: 1127-1137.

［22］ Lambon Ralph MA, Cipolotti L, Manes F, et al. Taking both sides: Do unilateral, anterior temporal-lobe lesions disrupt semantic memory? Brain, 2010, 133: 3243-3255.

［23］ Lambon Ralph MA, Sage K, Jones RW, et al. Coherent concepts are computed in the anterior temporal lobes. Proc Natl Acad Sci, 2010, 107: 2717-2722.

［24］ Liu H, Agam Y, Madsen JR, Kreiman G. Timing, timing, timing: Fast decoding of object information from intracranial field potentials in human visual cortex. Neuron, 2009, 62: 281-290.

［25］ Luzzi S, Snowden JS, Neary D, et al. Distinct patterns of olfactory impairment in Alzheimer's disease, semantic dementia, frontotemporal dementia, and corticobasal degeneration. Neuropsychologia, 2007, 45: 1823-1831.

［26］ Martin A. The representation of object concepts in the brain. Ann Rev Psychol, 2007, 58: 25-45.

［27］ McClelland JL, McNaughton BL, O'Reilly RC. Why there are complementary learning-systems in the hippocampus and neocortex: Insights from the successes and failures of connectionist models of learning and memory. Psychol Rev, 1995, 102: 419-457.

［28］ Mioshi E, Dawson K, Mitchell J, et al. The Addenbrooke's Cognitive Examination Revised (ACE-R): a brief cognitive test battery for dementia screening. Int J Geriatr Psychiatry, 2006, 21: 1078-1085.

［29］ Nestor PJ, Fryer TD, Hodges JR. Declarative memory impairments in Alzheimer's disease and semantic dementia. Neuroimage, 2006, 30: 1010-1020.

［30］ Patterson K, Nestor PJ, Rogers TT. Where do you know what you know? The representation of semantic knowledge in the human brain. Nat Rev Neurosci, 2007, 8: 976-987.

［31］ Peers PV, Ludwig CJH, Rorden C, et al. Attentional functions of parietal and frontal cortex. Cereb Cortex, 2005, 15: 1469-1484.

［32］ Piwnica-Worms KE, Omar R, Hailstone JC, et al. Flavour processing in semantic dementia. Cortex, 2010, 46: 761-768.

［33］ Pobric G, Jefferies E, Lambon Ralph MA. Amodal semantic representations depend on both anterior temporal lobes: Evidence from repetitive transcranial magnetic stimulation. Neuropsyc-hologia, 2010, 48: 1336-1342.

［34］ Pobric G, Jefferies E, Lambon Ralph MA. Category-specific versus category-general semantic impairment induced by transcranial magnetic stimulation. Curr Biol, 2010, 20: 964-968.

［35］ Pobric GG, Jefferies E, Lambon Ralph MA. Anterior temporal lobes mediate semantic representation: Mimicking semantic dementia by using rTMS in normal participants. Proc Natl Acad Sci, 2007, 104: 20137-20141.

［36］ Powell HWR, Parker GJM, Alexander DC, et al. Abnormalities of language networks in temporal lobe epilepsy. Neuroimage, 2007, 36: 209-221.

［37］ Rogers TT, Lambon Ralph MA, Garrard P, et al. The structure and deterioration of semantic memory: A neuropsychological and computational investigation. Psycholl Rev, 2004, 111: 205-235.

［38］ Rogers TT, McClelland JL. Semantic cognition: A parallel distributed processing approach. Cambridge, The MIT Press, MA, 2004.

［39］ Rohrer JD, Warren JD, Modat M, et al. Patterns of cortical thinning in the language variants of frontotemporal lobar degeneration. Neurology, 2009, 72: 1562-1569.

［40］ Scoville WB, Milner B. Loss of recent memory after bilateral hippocampal lesions. J Neurol Neurosurg Psychiatry, 1957, 20: 11-21.

［41］ Sharp DJ, Scott SK, Wise RJS. Retrieving meaning after temporal lobe infarction: The role of the basal language area. Ann Neurol, 2004, 56: 836-846.

［42］ Snowden JS, Goulding PJ, Neary D. Semantic dementia: A form of circumscribed cerebral atrophy. Behav Neurol, 1989, 2: 167-182.

［43］ Tulving E. Episodic and semantic memory. In: Tulving E and Donaldson W (eds) Organisation of memory. London: Academic Press, 1972.

［44］ Visser M, Embleton KV, Jefferies E, et al. The inferior, anterior temporal lobes and semantic memory clarified: Novel evidence from distortion-corrected fMRI. Neuropsychologia, 2010, 48: 1689-1696.

［45］ Visser M, Jefferies E, Lambon Ralph MA. Semantic processing in the anterior temporal lobes: A meta-analysis of the functional neuroimaging literature. J Cogn Neurosci, 2010, 22: 1083-1094.

［46］ Warrington EK. The selective impairment of semantic memory. Quart J Exp Psychol, 1975, 27: 635-657.

［47］ Westmacott R, Leach L, Freedman M, Moscovitch M. Different patterns of autobiographical memory loss in semantic dementia and medial temporal lobe amnesia: a challenge to consolidation theory. Neurocase, 2001, 7: 37-55.

脑成像对神经认知功能的
新见解：视觉空间认知

Michel Thiebaut de Schotten，Paolo Bartolomeo

20 世纪，神经外科取得了巨大进步，以盲目性和高病死率为特点的脑外科手术过渡到术中电刺激（intraoperative electrical stimulation，IES）进行脑功能定位（活体）手术。术中电刺激和良好的神经心理评估相结合促成了更好的脑功能定位，从而可以更清晰地确定大脑的切除边界。因此，术后神经功能损伤风险显著降低。然而，术中评估非语言认知功能颇为困难，导致低估了大脑右半球功能。

回顾脑皮质刺激历史，尤其是视觉空间脑成像的最新进展是本节的主要内容。我们首先描述脑刺激的发明及其在神经外科中的应用。然后，我们讨论右侧大脑半球空间处理的重要性。最后，我们通过术中电刺激和以损伤为基础的脑成像，回顾视觉空间认知的新见解。我们希望，本节表达的观点能够鼓励清醒右侧大脑半球手术实践，着重强调术中电刺激去评估视空间功能的重要性。

术中刺激"优势半球"

1922 年，Wilder Penfield 在给他母亲的一封信中写道："脑外科是一个非常可怕的专业。如果在我有生之年没有觉得它会变得很不同，我一定会恨它"[47]。在那时候，没有能够术中判别非功能区与功能区的方法。神经外科中脑肿瘤手术经常是不成功的。因此，当脑组织切除范围过大时，术后患者将永久残障。谨慎的神经外科医生留下位于重要位置的部分肿瘤。这样做虽然改善了患者的预后，但几个月或几年后，肿瘤复发，患者死亡[63]。

Penfield 的预言变成了现实，在他那个时代，神经外科发展大步向前。手术技术和灭菌技术提高，病死率显著下降。其转折点是神经外科手术实践中引入了 IES。IES 包括暂时扰动肿瘤边界的限制区域（5 mm），直接刺激脑表面。IES 时，报告有周围感觉的变化或出现不自主运动，该区域脑组织被标记为功能区，并在术中幸免切除。因此，这种方法被用作划定功能区，使神经外科医生能够准确地了解脑肿瘤的功能边界[61]。然而，Penfield 并非应用 IES 的第一人。他在论文[64]中把荣誉给了 Roberts Bartholow。Fritsch 和 Hitzig 于 1870 年曾报道过在活体动物的脑组织中应用感应电疗法（应用感应电流刺激神经）[32]。之后，一位美国神经外科医生 Bartholow 描述了人脑电刺激的第 1 次应用：Mary 的身体一直很健康，直到 13 个月前，头皮上有一个小溃疡。当她还是个婴儿时，曾经掉入火中，皮肤严重烧伤，头发不再生长甚至颅骨被侵蚀，有 2 英寸（1 英寸＝2.54 cm）直径的颅骨不再存在。其中间脑组织搏动清晰可见。切开脓包，脑组织被深深地穿透，假设细针对脑组织无实质损害，可以在术中引进。观察①当细针刺到硬脑膜，Mary 表示没感觉到疼痛。脑组织的机械刺激不产生四肢的运动或感觉异常。②测试硬脑膜表面的感应电流反应。两个绝缘针被引到左侧，直到它们的尖端碰到硬脑膜，电流环路是闭合的。右手臂和腿有明显的肌肉收缩，手臂被甩出，手指伸展，腿向前抬起。③测试神经垂体的感应电流反应。Mary 抱怨右侧肢体有强烈的刺痛不快感，尤其是右手臂，她用力抓住另一只手并用力搓[3,.p. 310-311]（图 3-4-1）。

50 年后在波兰西南部的一个小城 Breslau，为了定位活体脑表面功能，Foerster 和 Penfield 在临床神经外科实践中应用了电刺激[31]。这种方法应用于脑外科有两大益处，就是显著降低去除功能脑组织的数量，最小化术后神经功能缺陷。这是第一个直接定位活体人脑功能区的科学方法。

数年后，在 Penfield 新建的蒙特利尔神经医学研究所，他在大脑皮质上使用 IES 精确定位了运动及躯体感觉区（图 3-4-2）[64]，并且诱导了语言终止[66]，最令人难忘的是，在刺激病变部位时引出了逼真的回忆[65]。

Arthur Ward 与 Wilder Penfield 在蒙特利尔神经医学研究所共同学习神经外科，在华盛顿大学时，他在清醒的癫痫患者中使用 IES 研究神经生理学[79]。

在美国，下一代神经外科医生继续他的方法，结合早期的神经解剖学知识[11,18,49]，神经学家[41]和随后的神经心理学家[57]共同绘制出活体脑的不同功能区。

依靠清醒患者的 IES，发现了下列现象：命

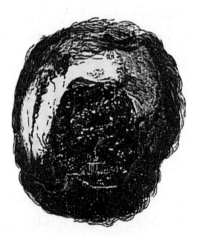

▶图 3-4-1　Mary 脑部的手绘图（俯视），Roberts Bortholow 对她进行了第一个活体脑电刺激

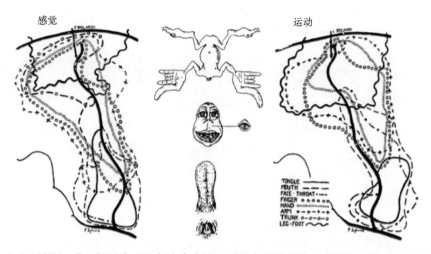

▶图 3-4-2 Wilder Penfield 在 126 例患者中关于刺激左侧半球产生的精确感觉反应及刺激右侧
半球产生的运动反应。提出了运动和感觉区没有严格的被中央（或罗朗多）沟分
开，Penfield 在中央画的运动和感觉的原始人[64]，描述了通过 IES 发现的运动和感
觉功能的相对脑区（身体部位的大面积表现为与之对应的大面积脑区）

名障碍（目标名受损）[60]、口头工作记忆的改变[56]、双语患者的不同语言区定位[59]。

最重要的是，语言的不同方面的功能定位沿着大的皮质网络分布[58]。假想这些区域由
远程的白质路径连接于额叶与颞叶（弓状束）和额叶与顶叶（上纵束）[13,74]，通过 IES 获
得的白质通路和术后 MRI 数据之间解剖功能相互关系证实所有病人都具有对语言至关重要
的共同通路[25]。神经外科医生和神经生理学家合作，主要的研究聚集于优势左侧半球的语
言功能定位。

对于左侧半球研究的关注源于早期的迷恋和深入的调查，在 Wernicke-Lichteim 模型[48]
中有简洁的吸引力，兼有 Broca 假设语言表达位于左侧额下回[10]，Wernicke 假设语言理解
位于颞上回后部，对于口头重复[80]，白质连接于这个区域，刺激研究的语言功能区。因
此，研究人员对左半球语言功能方面的兴趣掩盖了通过 IES 进行视觉空间评估，研究人员
不能明白右侧半球的重要性。

有趣的是，在他职业生涯的最后，Penfield 概述右侧半球重要区域皮质切除的结果，
导致视空间适应性的损害（图 3-4-3）（如忽视）[62]。

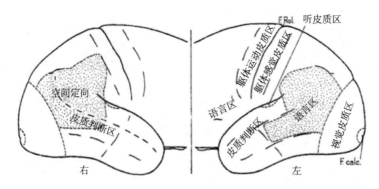

▶图 3-4-3　Wilder Penfield 描绘的对应于空间和语言的脑区。在一个成年人的"双侧半球的外侧前区。在支配区标记"语言"的部分可以通过电刺激诱导出失语症。电刺激一侧的皮质判断区会在另一侧产生活跃的反应——实验性的和判断性的。右侧的空间定位区是通过皮质切除术研究所得的结果。完全切除会导致视空间定位障碍，与此形成对比的是切除支配区的相同部分会产生失语症[62]（经 Springer 许可允许转载）

被忽略的半球

　　目前人们已明确左侧半球主管语言，通过对分裂脑患者的研究表明右半球在视觉空间处理方面发挥关键作用[35]（图 3-4-4）。

　　视空间处理是一个涉及视觉与环境间的不同种类信息广泛相互作用的加工过程。正如语言一样，视觉区同样出现解剖结构与功能分离的现象。例如，反应时间模式和功能磁共振成像帮助分析视空间注意方式的细微差别[30,68,69]。

　　当注意力被外部刺激转移到其他地方时，功能磁共振成像显示为血氧依赖水平（blood oxygen level dependent，BOLD），依赖于增强的氧耗，可以反映神经的功能，反映了腹侧注意力网络，包括右侧半球的顶叶皮质、额中和额下回[15]。

　　另一方面，注意力从战略上并自愿朝向视觉目标，更多背部及双边额顶网络（包括顶叶的沟和额叶视区）增强 BOLD 反应[15,55]。

　　最后，觉醒和警戒的大致水平与中间皮质有关，尤其集中于扣带回[52]。

　　损害右侧半球的这些网络将导致严重的注意力选择和知觉意识降低。

　　例如，右侧半球血管性脑卒中的患者通常左半侧空间忽视[1,9,39,42,67]。一个相当明显的注意不集中综合征与健侧视觉区直接相关[36]。忽视患者似乎生活在一半的空间里，他们吃

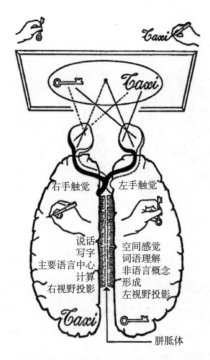

▶图3-4-4 Roger W. Sperry 描述的双侧半球的分工。右侧半球主管空间感觉、词语理解、非语言概念的形成[17]

引自：UNESCO. 科学对社会的影响© the Nobel Committee

不到盘中左边的食物或身体碰到左边的障碍物。当他们复制划线时，他们无法复制整个场景或对象的左侧部分。患者的目光往往看到右侧的物体，即损伤同侧，就好像他们由于对左、右侧半球之间的注意力不平衡而产生了有偏向性的注意方式[34]。

一个快速评估左侧半球空间忽视严重程度的方法是让患者标记铅笔的水平线中心[2,70]。如果左侧被低估，忽视患者的等分标记偏向右侧端。与此相反，视野缺损（左侧同向偏盲），但是没有忽视的将等分点错误划在相反的位置（如朝向左边）[22]，他们试图把注意力导向极端左侧来弥补感觉上的缺失。

因此，左侧空间忽略可用一个简单的直线等分试验来区分。左侧偏盲和左侧视野忽略患者间的联系，显示向右的偏差，纯左侧忽视者有更大的偏差，也许是因为忽视阻止从偏盲侧建立补偿策略[21]（图3-4-5）。

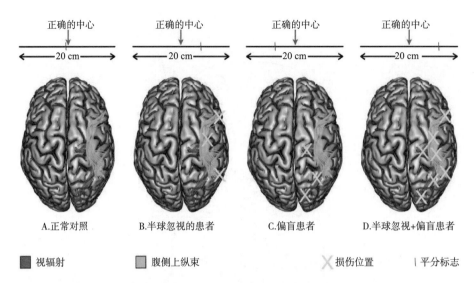

图 3-4-5 直线平分测试中的表现模式。A. 正常对照所画的线偏向实际中心向左（约 2 mm），这也被叫作假忽视效应，考虑是由于右侧半球对空间的支配效应产生的[43]。B. 半球忽视患者严重偏向实际中心右侧[2,70]。C. 偏盲患者偏向实际中心的左侧。D. 偏盲加半球忽视患者表现为最严重的偏向实际中心右侧[21]

术中视空间功能评估

视空间功能的 IES 始于一个法国神经外科医生，在巴黎的 Pitié-Salpêtrière 历史医院曾受训于唤醒患者和研究小组，专注于研究视空间功能。同时，他们建立一个程序，以降低切除重要视空间加工脑组织区域的可能性，从而避免患者术后半侧空间忽视的迹象[72]。此外，他们使用这个方案收集到在人体上的视觉功能型组织加工和定位的直接证据。

2 名患者在脑手术间进行了评估，要求他们去平分 20 cm 长的水平线，当电刺激缘上回右侧（顶下小叶细缘部）或颞上回右边尾部时，患者向右偏离平分线。但当刺激皮质下时分离最明显。重要的是，最大偏差发生在大多数肿瘤已被切除的 1 名患者的右下顶叶深度的脑白质区受到扰动时。术后 MRI 的 DTI 显示，最大右偏差扰动可能与右上纵束分束相一致，最重要的是额顶叶通路。因此，在这个研究中，额顶叶功能扰动极大地破坏了右侧半球视空间注意力的分布规律。与以前的非人灵长类[33]和有脑卒中病史的患者研究发现相一致[4,20,46]。在临床上，神经外科医生小心翼翼地不切除那些可以有驱使目标线中心右移的微扰动区域。因此，术后的一段时间，患者无半球忽略的迹象。

新近研究报道，两个右侧半球低级别胶质瘤患者经神经外科手术[71]，不幸的，IES 对空间视觉处理不能执行。两侧都表现出严重的术后左侧半球忽略。在这些病例中，术后 DTI 显示白质纤维束在额顶部的路径被断开。

这些病案报道建议整合术前纤维束成像和围术期视空间功能的地形图，可以显著提高患者的功能结局。

所有关于脑行为分析的技术，直接的脑刺激是局限的。刺激的部位和刺激的数量由临床需要决定，常常令研究人员感到沮丧。在低级别胶质瘤中常发生皮质的可塑性现象，使术中地形图数据复杂化[19,24,54,75]。然而，这些限制与其他方法是不同的。比如，非人灵长类和人的损伤研究。至于视空间功能，额顶通路是一个重要的角色[12,20,33]。然而，这项研究的独特并联网络被认为是未来的方向。特别的，下纵束[8]和下额枕束[76]的损伤，在脑卒中患者中有左侧视觉空间缺陷的报道（图 3-4-6）。

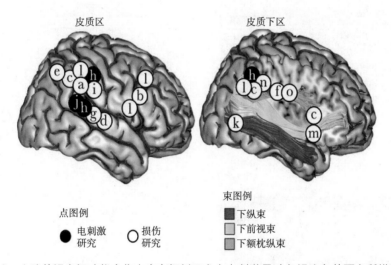

▶▶ 图 3-4-6　人脑的视空间功能定位由病变解剖及术中电刺激导致忽视迹象的研究所描述。在几篇发表的文献中描述了关于损伤位置的 Meta 分析，据报道，大部分皮质区域是顶叶（引用文献：a, 77；c, 46；e, 53；i, 16；h, 72；l, 14）和额叶（b, 40；c, 46；l, 14），其他区域包括颞上回的后部（d, 44；g, 45；h, 72；j, 37），大部分白质区属于额顶白质区（c, 46；f, 20；h, 72；l, 14；n, 71；o, 78）。额颞下纵束（k, 8）和下额枕纵束（m, 76）被切断时也报道有左侧视觉空间缺陷的现象

尽管很少，但左侧半球受损的患者也可能出现对侧忽略的迹象[6]。根据一些理论[38,50]，每个半球处理来自对侧空间的信息，但右侧半球也可以处理同侧信息，尽管效率

稍低[51]。因此，右侧半球可以在一定程度上补偿左侧大脑半球的单侧病变，从而使左侧半球受损患者有一定的探索右半空间的能力。这样的补偿对手术中检测来说可能更困难，因为患者在 IES 引起的虚拟暂时损伤发生期间进行测试。

为了探索左侧半球的专属空间脑区域，我们在 2 例右利手的低级别颞顶部胶质瘤患者中收集初始数据[73]（病变位于左侧半球），患者用右手使用铅笔标记一条水平线的中间，直接皮质或皮质下电刺激，刺激左侧额上回尾部和皮质下白质，而不是左侧缘上回，决定二等分的左偏（图 3-4-7）。还需要进一步的工作来证实这些初步的结果，但它们表明右侧半球与左侧半球空间网络处理相似，但不完全相同。

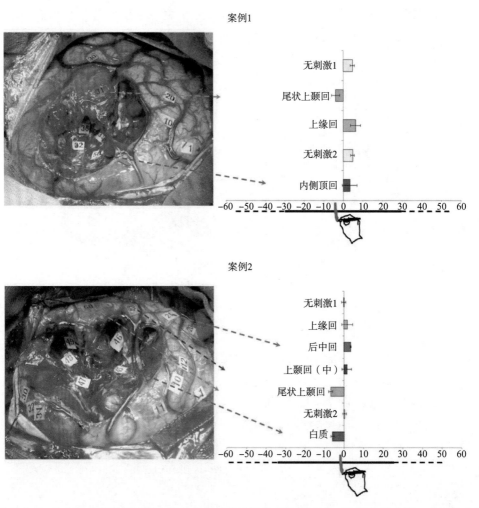

▶图 3-4-7　2 名患者在进行左侧半球术中电刺激时平分实验的表现。左图为手术野；右图为 95%可信区间的平均偏差（mm）

讨论

　　IES 研究活体脑组织功能，并使保留患者脑功能区域成为可能[28]。它能直接准确地指出白质网络特殊认知功能的重要性[25-27,29,72]。IES 长期局限于少数功能（如感觉、运动和语言功能）。此外，唤醒下的 IES 通常仅在左半球手术期间进行。这种情况并不能说明右半球职能的复杂性和重要性。比如空间处理，复杂的和与语言无关的知觉任务、情感、感悟和附属语言方面的联系。其他右侧半球的功能可能在将来被发现。Penfield 和 Perot 回顾了1288 例术中局灶性刺激脑皮质[65]患者的资料发现高度组织化的视觉和听觉事件，他们将其标记为"经验反应"。比如看到人在房间或听歌，唯一的诱发是刺激颞叶的皮质。Brenda Milner 曾注意到一位当代作家，大多数时间点刺激诱发经验反应，都定位在右侧半球，这表明半球深入参与有意识体验的可能性，从未经过正式测试。因此，电刺激语言功能的IES 已显著提高，电刺激其他高级别认知功能仍需要更多的研究去达到理解的相似水平。

　　最近，视空间图结果演示，视空间功能在额顶部的皮质中大量散在分布，并有长期的联系路径[4,20,23,46,72]。外科导致视空间缺损能阻止并保留皮质和皮质下连接这些功能区路径[5,71]。

　　视空间图和认知的下一步工作对理解行为分离忽略，并根据不同区的损害去探索那些解剖点在感觉输入和运动输出之间，对视觉空间认知可能至关重要。右侧半球的 IES 有可能成为一个关键工具，准确并直接的绘制那些复杂的脑结构和网络认知功能图。

致　谢

　　感谢 NatBrain 实验室（http：//www. natbrainlab. com）和 Paul McGillivray 的建设性评论。这项工作由欧洲第七框架计划的玛丽居里欧洲职业发展奖学金支持和 Bettencourt Schueller 基金和法国国家科研署的支持。 ［项目：CAFORPFC，编号：ANR-09-RPDOC-004-01 和项目：HM-TC，编号：ANR-09- EMER-006］。

（刘湘衡　张开元　王伟民　译）

参考文献

[1] Anton G. Ueber die Selbstwahrnehmung der Herderkrankungen des Gehirns durch den Kranken bei

Rindenblindheit und Rindentaubheit. Arch Psychiatr, 1889, 32: 86-127.

[2] Axenfeld T. Hemianopische Gesichtsfeldstör ungen nach Schär elschür sen. Klin Monatsbl Augenheilkd, 1915, 55: 126-143.

[3] Bartholow R. Art. I. -Experimental investigations into the functions of the human brain. Am J Med Sci, 1874, 66: 305-313.

[4] Bartolomeo P, Thiebaut de Schotten M, Doricchi F. Left unilateral neglect as a disconnection syndrome. Cereb Cortex, 2007, 17: 2479-2490.

[5] Bartolomeo P, Thiebaut de Schotten M, Duffau H. Mapping of visuospatial functions during brain surgery: a new tool to prevent unilateral spatial neglect. Neurosurgery, 61: E1340. DOI 10.1227/01. neu. 0000306126. 46657. 79.

[6] Beis JM, Keller C, Morin N, et al. French Collaborative Study Group on Assessment of Unilateral Neglect (GEREN/GRECO). Right spatial neglect after left hemisphere stroke: qualitative and quantitative study. Neurology, 2004, 63: 1600-1605.

[7] Benowitz LI, Bear DM, Rosenthal R, et al. Hemispheric specialization in nonverbal communication. Cortex, 1983, 19: 5-11.

[8] Bird C, Malhotra P, Parton A, et al. Visual neglect after right posterior cerebral artery infarction. J Neurol Neurosurg Psychiatry, 2006, 77: 1008-1012.

[9] Brain RW. Visual disorientation with special reference to lesion of the right brain hemisphere. Brain, 1941, 64: 244-272.

[10] Broca P. Localisation des fonctions cérébrales. Siège du langage articulé. Bull Soc Anthropol Paris I Ser, 1863, 4: 200-208.

[11] Burdach KF. Vom Baue und Leben des Gehirns und Rückenmarks. Dyk, Leipzig.

[12] Buschman TJ, Miller EK. Top-down versus bottom-up control of attention in the prefrontal and posterior parietal cortices. Science, 2007, 315: 1860-1862.

[13] Catani M, Jones DK, ffytche DH. Perisylvian language networks of the human brain. Ann Neurol, 2005, 57: 8-16.

[14] Committeri G, Pitzalis S, Galati G, et al. Neural bases of personal and extrapersonal neglect in humans. Brain, 2007, 130: 431-441.

[15] Corbetta M, Shulman GL. Control of goal-directed and stimulus-driven attention in the brain. Nat Rev Neurosci, 2002, 3: 201-215.

[16] Corbetta M, Kincade M, Lewis C, et al. Neural basis and recovery of spatial attention deficits in spatial neglect. Nat Neurosci, 2005, 8: 1603-1610.

[17] Deglin VL. Our split brain. UNESCO Courier, 1976, 29 (1): 4-14, 16, 31-32.

[18] Déjerine J. Anatomie des centres nerveux. Rueff, Paris, 1895.

[19] Desmurget M, Bonnetblanc F, Duffau H. Contrasting acute and slow-growing lesions: a new door to brain plasticity. Brain, 2007, 130: 898-914.

［20］ Doricchi F, Tomaiuolo F. The anatomy of neglect without hemianopia: a key role for parietal-frontal disconnection? Neuroreport, 2003, 14: 2239-2243; Erratum in Neuroreport, 2004, 15: 217.

［21］ Doricchi F, Galati G, DeLuca L, et al. Horizontal space misrepresentation in unilateral brain damage. I. Visual and proprioceptive-motor influences in left unilateral neglect. Neuropsychologia, 2002, 40: 1107-1117.

［22］ Doricchi F, Onida A, Guariglia P. Horizontal space misrepresentation in unilateral brain damage. II. Eye-head centered modulation of visual misrepresentation in hemianopia without neglect. Neuropsychologia, 2002, 40: 1118-1128.

［23］ Doricchi F, Thiebaut de Schotten M, Tomaiuolo F, et al. White matter (dis) connections and gray matter (dys) functions in visual neglect: gaining insights into the brain networks of spatial awareness. Cortex, 2008, 44: 983-995.

［24］ Duffau H. Brain plasticity and tumors. Adv Tech Stand Neurosurg, 2008, 33: 3-33.

［25］ Duffau H, Capelle L, Sichez N, et al. Intraoperative mapping of the subcortical language pathways using direct stimulations. An anatomo-functional study. Brain, 2002, 125: 199-214.

［26］ Duffau H, Gatignol P, Denvil D, et al. The articulatory loop: study of the subcortical connectivity by electrostimulation. Neuroreport, 2003, 14: 2005-2008.

［27］ Duffau H, Gatignol P, Mandonnet E, et al. New insights into the anatomo-functional connectivity of the semantic system: a study using cortico-subcortical electrostimulations. Brain, 2005, 128: 797-810.

［28］ Duffau H, Lopes M, Arthuis F, et al. Contribution of intraoperative electrical stimulations in surgery of low grade gliomas: a comparative study between two series without (1985—1996) and with (1996—2003) functional mapping in the same institution. J Neurol Neurosurg Psychiatry, 2005, 76: 845-851.

［29］ Duffau H, Thiebaut de Schotten M, Mandonnet E. White matter functional connectivity as an additional landmark for dominant temporal lobectomy. J Neurol Neurosurg Psychiatry, 2008, 79: 492-495.

［30］ Fan J, Wu Y, Fossella JA, Posner MI. Assessing the heritability of attentional networks. BMC Neurosci, 2001, 2: 14.

［31］ Foerster O, Penfield W. The structural basis of traumatic epilepsy and result of radical operation. Brain, 1930, 53: 99-119.

［32］ Fritsch G, Hitzig E. Electric excitability of the cerebrum (über die elektrische Erregbarkeit des Grosshirns). Epilepsy Behav, 2009, 15: 123-130.

［33］ Gaffan D, Hornak J. Visual neglect in the monkey. Representation and disconnection. Brain, 1997, 120: 1647-1657.

［34］ Gainotti G, D'Erme P, Bartolomeo P. Early orientation of attention toward the half space ipsilateral to the lesion in patients with unilateral brain damage. J Neurol Neurosurg Psychiatry, 1991, 54:

1082-1089.

[35] Gazzaniga MS, Bogen JE, Sperry RW. Observations on visual perception after disconnexion of the cerebral hemispheres in man. Brain, 1965, 88: 221-236.

[36] Geschwind N. Disconnexion syndromes in animals and man. II. Brain, 1965, 88: 585-644.

[37] Gharabaghi A, Fruhmann Berger M, Tatagiba M, et al. The role of the right superior temporal gyrus in visual search-insights from intraoperative electrical stimulation. Neuropsychologia, 2006 (44): 2578-2581; Erratum in Neuropsychologia, 2007, 45: 465.

[38] Heilman KM, Van Den Abell T. Right hemisphere dominance for attention: the mechanism underlying hemispheric asymmetries of inattention (neglect). Neurology, 1980, 30: 327-330.

[39] Holmes G. Disturbances of visual orientation. Br J Ophthalmol, 1918, 2: 449-468, 516-520.

[40] Husain M, Kennard C. Visual neglect associated with frontal lobe infarction. J Neurol, 1996, 243: 652-657.

[41] Jackson H. On the physiology of language. Brain, 1915, 38: 59-64.

[42] Jackson JH. Case of large cerebral tumour without optic neuritis and left hemiplegia and imperception. R Lond Ophthalmic Hosp Rep, 1876, 8: 434-444.

[43] Jewell G, McCourt ME. Pseudoneglect: a review and meta-analysis of performance factors in line bisection tasks. Neuropsychologia, 2000, 38: 93-110.

[44] Karnath HO, Ferber S, Himmelbach M. Spatial awareness is a function of the temporal not the posterior parietal lobe. Nature, 2001, 411: 950-953.

[45] Karnath HO, Fruhmann Berger M, Küker W, et al. The anatomy of spatial neglect based on voxelwise statistical analysis: a study of 140 patients. Cereb Cortex, 2004, 14: 1164-1172.

[46] Leibovitch FS, Black SE, Caldwell CB, et al. Brain-behavior correlations in hemispatial neglect using CT and SPECT: the Sunnybrook Stroke Study. Neurology, 1998, 50: 901-908.

[47] Lewis J. Something hidden. Doubleday Canada, Toronto, 1981: 93.

[48] Lichtheim L. On aphasia. Brain, 1885, 7: 433-484.

[49] Mayo H. Brain and spinal chord in man. Burgess and Hill, London, 1827.

[50] Mesulam MM. A cortical network for directed attention and unilateral neglect. Ann Neurol, 1981, 10: 309-325.

[51] Mesulam MM. Spatial attention and neglect: parietal, frontal and cingulate contributions to the mental representation and attentional targeting of salient extrapersonal events. Philos Trans R Soc Lond B Biol Sci, 1999, 354: 1325-1346; Erratum in Philos Trans R Soc Lond B Biol Sci, 1999, 354: 2083.

[52] Mesulam MM, Nobre AC, Kim YH, et al. Heterogeneity of cingulate contributions to spatial attention. Neuroimage, 2001, 13: 1065-1072.

[53] Mort DJ, Malhotra P, Mannan SK, et al. The anatomy of visual neglect. Brain, 2003, 126: 1986-1997.

[54] Noble M, Dietrich J. The complex identity of brain tumors: emerging concerns regarding origin,

diversity and plasticity. Trends Neurosci, 2004, 27: 148-154.

[55] Nobre AC, Sebestyen GN, Gitelman DR, et al. Functional localization of the system for visuospatial attention using positron emission tomography. Brain, 1997, 120: 515-533.

[56] Ojemann GA. Alteration in nonverbal short term memory with stimulation in the region of the mammillothalamic tract in man. Neuropsychologia, 1971, 9: 195-201.

[57] Ojemann GA. Mapping of neuropsychological language parameters at surgery. Int Anesthesiol Clin, 1986, 24: 115-131.

[58] Ojemann GA, Mateer C. Human language cortex: localization of memory, syntax, and sequential motor-phoneme identification systems. Science, 1979, 205: 1401-1403.

[59] Ojemann GA, Whitaker HA. The bilingual brain. Arch Neurol, 1978, 35: 409-412.

[60] Ojemann GA, Fedio P, Van Buren JM. Anomia from pulvinar and subcortical parietal stimulation. Brain, 1968, 91: 99-116.

[61] Penfield W. Epilepsy and surgical therapy. Arch Neurol Psychiatry, 1936, 36: 449-484.

[62] Penfield W. The electrode, the brain and the mind. Z Neurol, 1972, 201: 297-309.

[63] Penfield W. No man alone: a neurosurgeon's life. Little, Brown, Boston, 1977.

[64] Penfield W, Boldrey E. Somatic motor and sensory representation in the cerebral cortex of man as studied by electrical stimulation. Brain, 1937, 60: 389-440.

[65] Penfield W, Perot P. The Brain record of auditory and visual experience. A final summary and discusssion. Brain, 1963, 86: 595-696.

[66] Penfield W, Rasmussen T. Vocalization and arrest of speech. Arch Neurol Psychiatry, 1949, 61: 21-27.

[67] Pick A. über allgemeine Ged^{äc} htnisschw^{äc} heals unmittelbare Folge cerebraler Herderkrankung. Beitr^{äg} e zur Pathologie und pathologischen Anatomie des Centralnervensystems mit Bemerkungen zur normalen Anatomie desselben. Karger, Berlin, 1898.

[68] Posner MI, Cohen Y, Rafal RD. Neural systems control of spatial orienting. Philos Trans R Soc Lond B Biol Sci, 1982, 298: 187-198.

[69] Posner MI, Walker JA, Friedrich FJ, et al. Effects of parietal injury on covert orienting of attention. J Neurosci, 1984, 4: 1863-1874.

[70] Schenkenberg T, Bradford DC, Ajax ET. Line bisection and unilateral visual neglect in patients with neurologic impairment. Neurology, 1980, 30: 509-517.

[71] Shinoura N, Suzuki Y, Yamada R, et al. Damage to the right superior longitudinal fasciculus in the inferior parietal lobe plays a role in spatial neglect. Neuropsychologia, 2009, 47: 2600-2603.

[72] Thiebaut de Schotten M, Urbanski M, et al. Direct evidence for a parietal-frontal pathway subserving spatial awareness in humans. Science 2005, 309: 2226 - 2228; Erratum in Science, 2007, 317: 597.

[73] Thiebaut de Schotten M, Urbanski M, et al. Networks for spatial attention in the human left

hemisphere: evidence from intraoperative stimulation. In: Cognitive Neuroscience Society Annual Meeting Program 2007. Cognitive Neuroscience Society, Davis, CA poster D22, 2007.

[74] Thiebaut de Schotten M, Kinkingnehun S, Delmaire C, et al. Visualization of disconnection syndromes in humans. Cortex, 2008, 44: 1097-1103.

[75] Thiel A, Herholz K, Koyuncu A, et al. Plasticity of language networks in patients with brain tumors: a positron emission tomography activation study. Ann Neurol, 2001, 50: 620-629.

[76] Urbanski M, Thiebaut de Schotten M, Rodrigo S, et al. Brain networks of spatial awareness: evidence from diffusion tensor imaging tractography. J Neurol Neurosurg Psychiatry, 2008, 79: 598-601.

[77] Vallar G, Perani D. The anatomy of unilateral neglect after right-hemisphere stroke lesions. A clinical/CT-scan correlation study in man. Neuropsychologia, 1986, 24: 609-622.

[78] Verdon V, Schwartz S, Lovblad KO, et al. Neuroanatomy of hemispatial neglect and its functional components: a study using voxelbased lesion-symptom mapping. Brain, 2010, 133: 880-894.

[79] Ward AJ. The epileptic neuron. Epilepsia, 1961, 2: 70-80.

[80] Wernicke C. Der aphasische Symptomencomplex. Eine psychologische Studie auf anatomischer Basis. Cohn und Weigert, Breslau, 1874.

脑肿瘤患者的术前、术后功能磁共振成像和术中评估心理空间转换

Anne S. Champod，Emily Ferreira，Céline Amiez，Penelope Kostopoulos，
D. Louis Collins，Rolando Del Maestro，Michael Petrides

概　述

　　神经外科技术的进步延长了脑肿瘤患者的平均寿命[12]，从而增加了新的治疗策略的需要，以最大限度的保留患者的术后独立生活能力和生活质量[15]。神经外科手术的主要目标是最大限度地切除病变，以改善生存率[5,6,27,29]，同时使潜在的感觉、运动和认知功能损伤最小化[17]。手术后认知功能障碍可对患者的日常生活和术后生活质量产生深远影响。患者患神经疾病后会出现认知功能障碍，具体来讲，包括存在空间功能、工作记忆和执行过程障碍，这样会加重残疾[9,31]。因此，认知功能逐渐成为脑肿瘤患者预后评价的一个指标[46]。

　　功能神经影像学作为一种保护脑肿瘤患者功能的术前工具，其作用局限于运动、感觉和语言主要脑区[4,21,22,24,25,28,32,33,47]。这些感觉、运动和语言功能仅仅是对日常生活非常关键的脑活动过程中可被手术损害的有限部分。

　　对人类认知中特定大脑区域作用的认识不断提高为人类发展新的术前影像学及术中工具，提高患者的术后生活质量打开了一扇大门。比如，结合人类和猴大脑病变后功能缺失的研究和人脑功能神经影像学数据，可设计复杂的工具用于神经外科术前大范围的认知功能定位。因此，我们最近开发出新的术前和术中的工具来评估运动前皮质，此皮质主要参与根据已学习的规则来选择竞争性运动反应[3]。在额叶损伤累及运动前皮层的猴及人脑中，已经证实这种[36,37]认知过程依赖于背外侧运动前皮质前部（rostral part of the dorsal premotor cortex，PMdr）的完整性[23,38]。我们首先开发了一个视觉-运动任务的功能磁共振成

像（functional magnetic resonance imaging，fMRI）协议，评估健康对照者的 PMdr 功能[2]。随后我们对 4 例均靠近这个区域的脑肿瘤患者术前使用 fMRI 协议，显示肿瘤附近 PMdr 存在特异性激活。将这些患者的术前 fMRI 数据与结构 MRI 一起导入导航系统，使得神经外科医生最大限度地切除病变的同时保留术前确定的 PMdr 内的功能区。术后视觉-运动任务的功能得到保存，提示术前 fMRI 可能是一个有用的程序，在切除神经肿瘤过程中协助保存患者的认知功能。

需要进行评估的另一个认知加工区域，尤其接近或位于顶叶后部进行手术患者，视觉空间认知。例如心理旋转是控制心理空间物体的能力，是另外一个重要的空间认知领域，已在健康个体中被广泛研究，但在手术患者中研究较少[50]。关于病变损害的研究发现，顶叶后部皮质在视空间认知中发挥关键作用[42]。涉及顶叶后部皮质病变的患者出现空间任务的损害，如心理旋转任务[19,40]。最近发现，经颅磁刺激（transcranial magnetic stimulation，TMS）左侧或右侧顶叶后部皮质可有选择性地改变心理旋转功能[7,34]。此外，功能神经影像学研究均强调顶间沟（intraparietal sulcus，IPS）在心理旋转过程中的作用[1,26,30,39,50]。最近的 fMRI 研究也证实了 IPS 在控制（如心理重排序）工作记忆中的作用[10,11]。因此，病变、TMS 及功能神经影像学研究均表明，顶叶后部皮质在视空间认知中发挥关键作用，IPS 区域对心理转换有特殊作用，这些都可用心理旋转范式进行研究。

考虑到视空间认知在日常生活中的重要性，我们开发出接近或位于顶叶的脑肿瘤患者术前、术中和术后评估心理旋转功能的工具。在本节中，我们将讨论用于临床目的健康个体的功能性神经成像方案的开发，以及随后在脑肿瘤患者中，应用该方案对后顶叶功能进行应用。

临床材料与方法

一、认知范式

我们首先开发了一组健康志愿者的认知范式。该范式包括心理旋转任务和视空间对照任务（图 3-5-1）。在心理旋转和视空间对照任务中，受试者浏览由三维立方体组成的图片，并判断两个成对的图片是"相同"还是"不同"。所用图片与谢巴德（Shepard）和梅茨勒（Metzler）[43]最初开发的图片类似，他们首先将心理旋转范式引入认知科学[43]。

每次心理旋转（trial）任务的实验中（图 3-5-1A）为受试者浏览由两个三维立方体图片，这两个图片沿其垂直轴旋转不同角度（45°~270°）后，要么是相同的（"相同"试次），要么是彼此的镜像图像（"不同"试次）。受试者必须心里旋转一个图片使其与另一图片对齐，以便判断这两个图片是相同的还是不同的。大量的行为学研究表明，一个图片的旋转角度大小与受试者的反应时间呈线性关系，表明通过心理旋转其中一个图来完成该任务。受试者报告他们的选择，如果旋转后这两个图片相同，按鼠标左键，如果不同，按鼠标右键。

在视空间对照任务中（图 3-5-1B），每个受试者浏览成对的、没有旋转的和相同的三维立方体图片，立方体的不同部位标记了小点，由受试者来确定两个图片中点的位置是相同的（"相同"试次）还是不同的（"不同"试次）。在这种情况下，受试者没有必要旋转

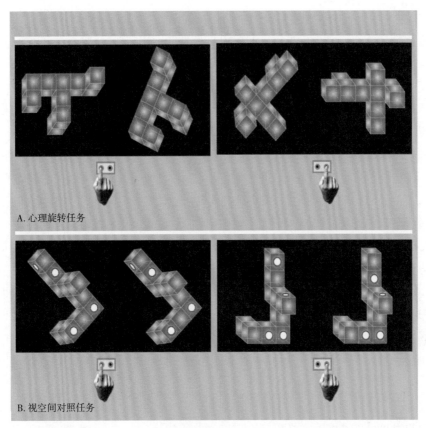

A. 心理旋转任务

B. 视空间对照任务

▶▶图 3-5-1　心理旋转任务（A）和视空间对照任务（B）。在这两个任务中，受试者观看一对三维立方体的二维效果图，确定两个图片是"相同"（左图）或"不同"（右图）。A. 在心理旋转任务中，成对的图片通过旋转后，要么是相同的（"相同"试次），要么是彼此的镜像（"不同"试次），图片绕其垂直轴旋转角度不同（45°~270°）。要求受试者心里旋转一个图片与另一图片对准，以判断是否相同。B. 在视空间对照任务中，成对的刺激图片不用旋转就是相同的，但其表面标记了小点，受试者必须判断这些点位于2 个图片的相同位置（"相同"试次），还是不同位置（"不同"试次），在这种情况下，没有必要旋转对齐图片

图片，而是根据立方体中点的位置决定这个图片是"相同"还是"不同"。因此，这个任务为心理旋转任务的各个环节提供了对照，包括刺激的视觉特性、眼球运动、判断"相同或不同"的决策过程和用按键来表示选择这一动作。刺激的呈现和运动响应记录由 E-Prime 软件 1.1 版控制（心理软件工具公司，夏普斯堡，宾夕法尼亚，美国）。

二、神经影像学检查

首先描述健康对照者的神经影像学检查，随后对患者的检查进行微小调整。我们首先用 1.5T Sonata 磁共振成像系统（西门子股份公司，埃朗根，德国）扫描了 10 个健康对照者，心理旋转任务和视空间对照任务采用组块设计的 fMRI 协议。所有受试者签署了知情同意书，该同意书根据蒙特利尔神经病学医院和研究所伦理委员会建立的指南制定。在扫描开始前 1 小时，受试者在计算机上熟悉并练习心理旋转和视空间对照任务。每个试次的一对刺激图片呈现 3 秒，随后有 1 秒间隔。受试者在每对刺激的呈现期间通过按相应的鼠标按钮提供他们的选择。先进行高分辨率 T1 加权结构图像扫描（整个头部，各向同性分辨率 1 mm³），然后采集 BOLD 敏感的 5 个序列的 125 个图片（T2 梯度平面回波图像；体素大小为 3.4 mm×3.4 mm×3.4 mm；重复时间为 3.5 秒；回波时间为 45 ms；翻转角为 90°）。视觉刺激用液晶显示投影机通过一个反射镜呈现，受试者的反应采用 MR 兼容的光学鼠标记录。每个序列中有 6 个组块，每个组块中不同任务各 4 个试次按照相同的顺序呈现（即 4 个试次心理旋转任务后 4 个试次视觉空间对照任务）。因为这两个任务有相同的事件序列，为方便患者，我们在扫描过程中没有调整组块中不同任务的顺序。受试者每个任务共完成了 24 个试次，历时约 6.5 分钟。每一组块的第 1 试次开始时间通过一个由扫描仪产生触发信号与扫描图像采集同步。采集所有试次的行为和影像学资料。

患者在神经影像学检查过程中仅调整每个试次的反应时间到 7 秒，患者做出反应后，成对的刺激才进入下一试次。延长时间的原因是为了弥补患者任何认知或运动功能减慢。

三、患者检查

我们术前检查了 6 例均靠近 IPS 区的脑肿瘤患者。表 3-5-1 总结了每例患者的肿瘤位置。鉴于这一区域在视觉图像心理转换过程中的重要作用，我们使用 fMRI 和心理旋转任务进行术前定位每例患者这一功能的必需区域。在肿瘤切除过程中，评估这些患者的心理旋转功能。4 例患者在术后 2 个月进行了 fMRI 检查，证明术前 fMRI 发现的心理旋转任务相关的功能区没有被切除，且观察到这一区域的激活程度术后有所增强。其余 2 例患者居住在外地，无法回到蒙特利尔完成术后 MRI 检查。选择术后 2 个月检查是为了避免脑肿胀或其他外科因素的影响，这些情况可以在术后最初的几周内观察到。

表 3-5-1　患者特征和肿瘤位置ª

病例编号	年龄（岁）	性别b	肿瘤类型（级别）	肿瘤位置c
1	31	F	星形细胞瘤（Ⅱ）	SPL
2	46	F	少突胶质细胞瘤（Ⅱ）	SPL
3	48	F	少突胶质瘤（Ⅱ）	SPL
4	42	M	胶质母细胞瘤（Ⅳ）	SPL
5	51	M	节细胞胶质瘤（Ⅱ）	额后/SPL
6	41	M	少突胶质细胞瘤（Ⅱ）	颞顶枕后

注：a. 所有肿瘤均位于左半球；b. F 为女性；M 为男性；c. SPL 为顶上小叶

四、神经外科手术过程

每例患者切除肿瘤前，术前的 fMRI 数据和结构 MRI 图像被导入到一个导航系统（手术导航网络；ISG 技术，萨利纳，堪萨斯州，美国），这些数据通过 2 个步骤被登记在患者身上。首先，在计算机上的 MRI 图像上确定相应的解剖标志（如眼角、外耳道和鼻梁），用一个三维（three dimensional，3D）指针扫描患者相应的解剖标志，来实现患者与计算机图像之间的匹配。随后，患者的皮肤表面点被标记，与 MRI 中提取的皮肤表面图进行匹配，图像转化，进一步使得患者与计算机图像之间匹配精细化。硬脑膜被打开后，神经外科医生能根据术前定位的功能区与病变的关系来调整手术入路（图 3-5-2）。

术中用神经导航系统测量手术引发的大脑移位。在手术早期，患者的解剖和功能影像用上述程序校准。术中可以用一个 3D 指针追踪患者的大脑，通过识别一个或多个标志点（如血管分叉）来估计脑漂移。3D 指针的空间位置与患者 MR 大脑三维效果图上的二维图像相应的标志点坐标进行匹配，这些差异能精确评估任何脑漂移。如果移位明显，神经外科医生可以用这些标志点将患者的图像重新应用到移位的脑组织上。通过这种方式，IPS 中的功能区边界可以一直参考计算机呈现的 3D 表面图中的解剖标志（如脑沟和血管）。

五、术中行为评估

我们开发了一套心理旋转任务用来评估患者术中行为，进而评估肿瘤切除过程中顶叶后部皮质的功能。麻醉诱导后使用一种镇静药物，但患者保持清醒状态。手术当日，我们在 3 个不同的时间节点评估患者的心理旋转任务表现：①术前 30 分钟，在病房，获得基线评分。②麻醉诱导后，切除肿瘤前，在手术室评估麻醉对行为的影响。③在整个肿瘤切除手术过程中定期进行评估，来判断认知功能是否健全。

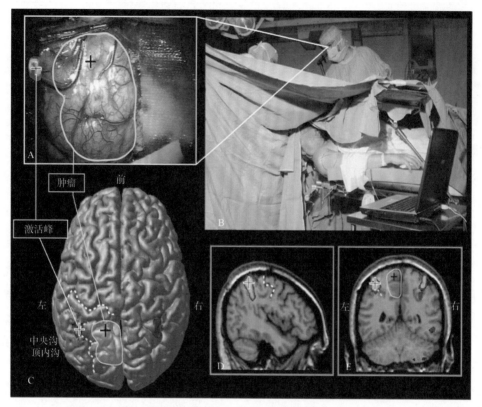

▶图3-5-2　神经外科手术导航系统。神经外科术中神经导航系统及其他设备概述。A. 病例5的术中显微镜下成像。B. 术中用来测试患者的设备。C~E. 病例5左侧半球顶内沟（intraparietal sulcus，IPS）区域肿瘤和功能区（激活峰）位置的表面图（C）、矢状面图（D）和冠状面图（E）。肿瘤的位置用蓝绿色显示。黑色十字表明不同图片中的同一位点（A、C、E）。白色十字表明不同图片中同一位点（A、C、D、E）。在（图C、D、E）中，脑沟被标记为不同颜色：白色虚线：中央沟（central sulcus，CS）；黄色虚线：IPS

六、健康对照者和患者的数据处理

（一）健康对照者与患者的统计分析

将心理旋转任务过程中获得的 BOLD 信号与视空间对照任务的 BOLD 信号进行比较，获得心理旋转任务中多余的激活区域。每个功能序列的前 3 个采样点数据被剔除，以消除 T_1 饱和效应。所有图像的成像序列首先用功能神经影像分析软件（Analysis of Functional NeuroImages，AFNI）进行重新调整，用第一序列第三层作为参考层[16]，然后用 MINC 模糊软件（mincblur）使用一个 6 mm 的全宽半高各向同性高斯函数进行处理。随后，所有图像均由一个专用软件[13]转化为蒙特利尔神经学研究所的标准立体空间坐标[45]。每例健康受试者和患者的功能和解剖数据进行单独融合，以显示显著激活的区域。

fMRI 数据采用一个有相关误差的线性模型进行统计分析[49]（http://www.math.mcgill.ca/ keith/fmristat）。由此产生的 t 统计图的阈值经过 Bonferroni 校正和随机理论来进行多重比较[48]。根据体素的空间范围连续性确定是否有统计学意义。用 Friston 等多重比较方法校正后，体素>175 mm³，t>3 具有统计学意义（P<0.05）[20]。

（二）患者术前和术后 MRI 数据比较

比较术前和术后 MRI 数据，需要考虑手术后发生的脑形变，这使得功能区的直接比较变得复杂。术前和术后的结构图像非线性配准被用来估计由肿瘤引起的脑组织形变。解剖非线性图像匹配和自动标签软件（Anatomical Nonlinear Image Matching and Automated Labelling，ANIMAL）可计算密集的三维变形，使得术前和术后的结构 MRI 数据最佳匹配[14]。该过程在三维网格估计形变矢量，通过交互相关与周边进行最佳匹配。一旦完成估计，对术前影像数据（结构和功能）形变区域在术后数据的空间中重新采样，术前术后数据可以直接比较。

结　果

一、健康对照者的 fMRI 数据

我们首先分析了 10 名健康对照者的 fMRI 数据，用以确认以往研究发现的心理旋转任务会增加 IPS 区域的活动。我们比较了心理旋转组块（这个过程也需要视空间处理图像）和视空间对照组块（这个过程同样需要视觉对比、运动反应，但没有旋转任务）的 BOLD 信号。通过比较发现双侧顶叶后部的激活明显增加，与预测的区域一致，即在双侧 IPS 区的水平段（x=-38，y=-42，z=42，t=10.399；x=36，y=-50，z=62，t=10.252）。

随后我们观察了受试者间的比较，以确保在每一名受试者完成上述任务后会出现皮质激活峰，这种方法可用来定位患者个体的功能区。每个受试者的皮质激活显著增加区域均位于 IPS 区的水平段，中央后沟的后方，立体定位坐标 y=-60 之前（图 3-5-3，一名受试者的皮质激活峰值图）。因此，这一功能影像学方法被证明是一个敏感有效的定位参与心理空间转换任务的顶叶后部功能区的方法。

二、患者的术前行为学和 fMRI 影像学数据

所有患者均能完成心理旋转任务与视空间对照任务。心理旋转任务的正确率为 65%~98%，视空间对照任务的正确率为 75%~99%。

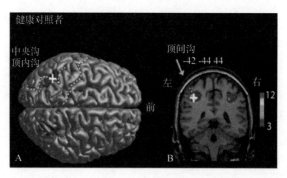

▶图 3-5-3　一名健康对照者心理旋转过程中顶叶后部皮质激活增加。激活增加是基于空间旋转
　　　　　任务减去视空间对照任务的控制条件。一名健康对照者的脑功能激活中心（激活
　　　　　峰）位于 IPS 的水平段，表面图（A）、冠状位图（B）。白色十字表示为不同图像
　　　　　（A 和 B）的同一位置。脑沟标记的颜色和缩写词定义见图 3-5-2 描述

　　我们比较了 6 例患者所有的术前心理旋转组块和视空间组块的 BOLD 信号。fMRI 激活峰的位置通过他们的立体定向坐标及顶叶后部的脑沟和脑回进行评估。我们不只依靠立体定向坐标，原因是脑肿瘤对周围组织的压迫可改变脑沟回的位置。所有患者涉及心理空间转换的功能区均定位在 IPS 区的水平段（表 3-5-2，6 例患者术前激活峰的立体定向坐标；图 3-5-4，4 例完整地完成了术前 fMRI、术中评估流程和术后 fMRI 的患者脑激活增加的区域图）。6 例患者的功能区均位于肿瘤附近，而非肿瘤内部。此外，所有患者在远离肿瘤的部位也有不同程度的激活峰，它们构成参与前述健康对照者视空间转换区域网络的一部分。显然，并非这些所有活动高峰都是完成目前任务必不可少的区域。我们只重点关注顶叶后部皮质的功能区，这些区域已被证明是参与这一任务的核心区域（即 IPS 区）。

表 3-5-2　术前和术后 MRI 的 BOLD 信号峰值图

患者编号	术前峰值				术后峰值			
	立体定向坐标（mm）			t 值[a]	立体定向坐标（命名）			t 值[a]
	x	y	z		x	y	z	
1	−43	−50	57	13.75*	−37	−51	56	6.75*
2	−43	−53	57	8.50*	−38	−54	56	13.06*
3	−43	−44	67	13.05*	−43	−41	57	10.70*
4	−46	−46	48	5.20*	−34	−52	60	2.4
5	−47	−46	48	3.82*				
6	−29	−46	40	3.064*				

注：* 多重比较 $P<0.05$

三、神经外科手术及术中行为数据

神经外科医生在术前2~3天获得每例患者的fMRI数据。手术计划离IPS功能区最近的肿瘤最后被切除（图3-5-4）。手术前30分钟，6例患者的心理旋转任务成功率为

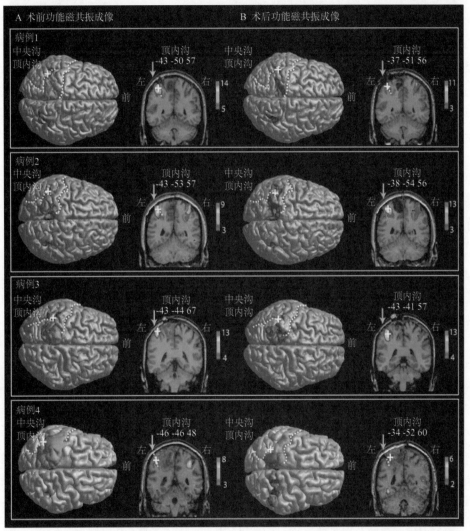

▶▶ 图3-5-4　4例患者术前和术后的心理旋转任务过程中顶叶后部的激活图。术前（A）和术后
（B）fMRI显示，每例患者的激活中心均位于IPS区的水平段。皮质表面的灰色阴影
区显示肿瘤的位置。A. 激活峰中心的确切位置见表3-5-2。白色十字为IPS激活区
的位置。立体定位坐标用蒙特利尔神经学研究所标准的立体定向空间坐标。颜色的阶
梯表示 t 值的大小范围。B. 皮质表面变形显示肿瘤的切除程度。数据表明每例患者的
心理旋转任务激活区在切除肿瘤过程中均得到保留。术前（A）和术后（B）均在
IPS的同一区域观察到功能激活。脑沟标记的颜色见图3-5-2描述

93.75%（15/16 试次）~100%（16/16 试次）。术中患者在麻醉诱导后完成 1~2 个组块 8 试次心理旋转任务，在切除肿瘤过程中，完成数个组块 8~16 个试次任务，平均 35 分钟。除了病例 1 在麻醉诱导后任务成功率明显下降外〔$F_{(9,142)}$ = 3.445；$P<0.001$〕，其余患者的心理旋转任务成功率在术中任何时候均未出现明显变化〔病例 2：$F_{(7,56)}$ = 0.684，$P>0.685$，无意义（ns）；病例 3：$F_{(11,84)}$ = 0.636，$P>0.793$，ns；病例 4：$F_{(19,140)}$ = 1.590，$P>0.066$，ns；病例 5：$F_{(12,91)}$ = 0.833，$P>0.616$，ns；病例 6：$F_{(8,63)}$ = 0.875，$P>0.542$，ns；ANOVA〕。值得注意的是，病例 1 在麻醉诱导后出现了明显嗜睡，持续了约 20 分钟，肿瘤切除前患者恢复清醒，心理旋转功能随之恢复。这种麻醉诱导后短暂的清醒程度波动在不同的手术过程中均会出现[3]，因此，需要在切除肿瘤前特别注意观察，以确保功能状态恢复到基线水平。图 3-5-5 显示了在整个手术过程中 1 例代表性患者的行为结果（病例 5）。

四、术后行为、MRI 和 fMRI 数据

每名患者的术后心理旋转任务的平均成功率均无明显下降。3 例患者的成功率保持稳定〔病例 1：$F_{(1,438)}$ = 1.94，$P>0.165$，ns；病例 2：$F_{(1,478)}$ = 0.588；$P>0.444$，ns；病例 3：$F_{(1,482)}$ = 1.90，$P>0.169$，ns；ANOVA〕，1 例患者的行为甚至有改善〔病例 4：$F_{(1,406)}$ = 14.37；$P<0.000$；ANOVA〕。值得一提的是，病例 4 术前 MRI 显示肿瘤周围水肿明显，肿瘤非常接近心理旋转任务的功能激活关键区域。术后 MRI 显示脑肿胀减轻，因此术后心理旋转功能得到改善。

这些结果与 4 例患者的术后结构 MRI 结果一致（病例 1~4），神经外科医生在手术过程中保留了心理旋转任务的 fMRI 功能激活区（图 3-5-4B）。根据神经外科医生书写的手术记录，术后不能返回蒙特利尔神经医学研究所复诊的 2 例患者（病例 5 和病例 6）术前确定的心理旋转功能区也得到保留，他们术后 24 小时的行为测评仍维持在术前水平（图 3-5-5，病例 5 的术中状态）。

我们比较了 4 例术后患者的心理旋转组块和视空间组块的 BOLD 信号，发现这 4 例患者术前 IPS 激活区的术后激活程度有所增加。这 4 例患者术后涉及心理空间转换的功能区均定位在 IPS 的水平段，与患者术前确定的区域及 10 名健康对照者的区域相同（表 3-5-2：术后激活峰值的立体定向坐标；图 3-5-4B：4 例参与了所有试验过程的患者术后功能区的激活程度有所增加）。

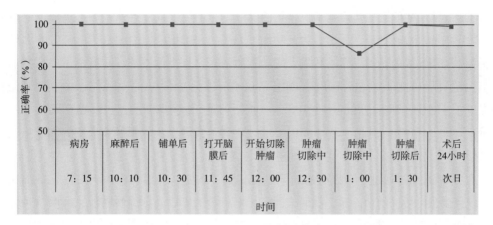

▶图3-5-5 1例患者的心理旋转任务在术中的行为表现。这例患者（病例5）在3个不同的时间节点评测心理旋转任务：术前30分钟；在手术室，麻醉诱导后，但在手术切除肿瘤前；在肿瘤切除过程中。在每个测试环节，患者完成16试次心理旋转任务。术前行为成功率为100%，术中除了切除肿瘤过程中小的波动外，其行为成功率均保持稳定

讨　论

在神经外科临床实践中，切除肿瘤术前和术中通常会评估语言、运动和感觉功能[4,8,25,28,44,47]。除语言外，其他认知功能，如执行和空间认知加工过程通常被神经外科医生忽略，尽管成功的手术尽可能多的保留这些与日常生活息息相关的功能。多年来，由于医疗科技的进步，原发性脑肿瘤的生存率增加[12]。手术成为治疗原发性脑肿瘤的首选方法之一，人们越来越认识到，应投入更多的资源来发展治疗策略，以改善患者术后的独立生活能力和生活质量[18]。

结合关于病变和神经影像学的研究结果，发现术前和术中评估执行功能的具体方面，可制订有用的手术计划，进一步减少术后这一功能缺失[3]。这里，我们讨论了一个术前及术后fMRI和术中的行为范式对心理空间转换功能的评估，为侵犯或接近顶叶的患者手术中保存这一功能提供一种新的策略。心理操作对象的能力很大程度上依赖于顶叶与额叶皮质的相互作用[10,11]，对术后完成多种日常生活任务十分重要，例如，有效地航行或重新安排空间中的物体，如停车就需要心理空间转化，以便理解这些物体在空间转换的结局。心理旋转范式被广泛用于研究健康对照者的心理空间转换功能。病变和TMS的研究表明，顶叶后部皮质对这一功能的发挥起关键作用[7,19,34,40]，功能神经影像学研究明确了IPS区是不

同认知领域信息处理中的一个关键部位[10,11,26,30,39,41,50]。

在 IPS 区功能的既往知识基础上，我们设计了一个位于或接近顶叶后部皮质的脑肿瘤患者适用的心理旋转任务。同时，为此功能开发了一个 fMRI 程序协议，在一组 10 名健康对照者中的 IPS 区内获得可靠的和强大的功能激活区，且个体中都存在激活。然后我们对 6 例侵犯了顶叶的脑肿瘤患者按照该 fMRI 协议术前进行了评估。fMRI 结果为 6 例患者的心理旋转任务功能区都集中在同一个 IPS 区。重要的是，6 例患者的这一功能区均位于脑肿瘤附近（图 3-5-4）。因此，术前 fMRI 数据支持神经外科医生根据肿瘤周围的功能区制订手术计划。

术前 fMRI 结果通过一个集成的导航系统传到手术室，神经外科医生可优化肿瘤切除入路以保留顶叶后部的功能区。我们检测了 4 例患者的术后心理旋转功能，证明这种方法的有效性。术后这些患者的功能未出现下降，且术前和术后均在 IPS 区发现与心理旋转功能相关的激活区。

术中行为评估显示，该流程在脑肿瘤切除过程中有助于神经外科医生保留功能区，且不干扰手术过程。肿瘤切除过程中患者的行为发生重大变化，需要确定是否要修订手术入路或终止切除。由于最接近功能激活区的肿瘤是最后切除的部分（见方法部分），我们能在整个手术中以一种有效的方式监测患者的功能状态，并为神经外科医生提供有用的术中信息。

功能神经影像学技术通常被用来减少脑肿瘤患者的术后语言、感觉和运动损害风险[4,21,22,24,25,28,32,33,47]。本研究和我们以往的研究都集中在执行功能上[3]，由此说明这样的流程也可应用于其他非语言的认知功能保护上。本研究介绍了一种新的范式来评估 fMRI 在定位侵犯或接近顶叶的脑肿瘤患者的心理视空间转换功能区的可靠性。这个流程可最大限度地减少顶叶肿瘤患者潜在的术后功能缺损。在未来，这种方法可能像传统的定位运动、感觉和语言等一样，被证实可用来安全切除脑肿瘤。

致　谢

这项工作受加拿大国家科学和工程研究委员会、加拿大健康研究所、加拿大脑肿瘤基金会、Franco Di Giovanni、the B-Strong 和 the Alex Pavanell 家族、Raymonde 和 Tony Boeckh 用于脑肿瘤研究资金的资助。感谢蒙特利尔英国学校董事会、Brainstorm 和 Colannino 基金会的财政资助。A. S. C. 还获得加拿大卫生研究院的奖学金，R. D. M. 是麦克吉尔大学 William Feindel 神经肿瘤科主任，M. P. 是 James McGill 研究室主任，后两人都是蒙特利尔神经学研究所的 Killam 学者。

（白红民　谭　亮　译）

参考文献

［1］ Alivisatos B, Petrides M. Functional activation of the human brain during mental rotation. Neuropsychologia, 1997, 35: 111-118.

［2］ Amiez C, Kostopoulos P, Champod AS, et al. Local morphology predicts functional organization of the dorsal premotor region in the human brain. J Neurosci, 2006, 26: 2724-2731.

［3］ Amiez C, Kostopoulos P, Champod AS, et al. Preoperative functional magnetic resonance imaging assessment of higher-order cognitive function in patients undergoing surgery for brain tumors. J Neurosurg, 2008, 108: 258-268.

［4］ Ashtari M, Perrine K, Elbaz R, et al. Mapping the functional anatomy of sentence comprehension and application to presurgical evaluation of patients with brain tumor. AJNR Am J Neuroradiol, 2005, 26: 1461-1468.

［5］ Berger MS, Deliganis AV, Dobbins J, et al. The effect of extent of resection on recurrence in patients with low grade cerebral hemisphere gliomas. Cancer, 1994, 74: 1784-1791.

［6］ Berger MS, Rostomily RC. Low grade gliomas: functional mapping resection strategies, extent of resection, and outcome. J Neurooncol, 1997, 34: 85-101.

［7］ Bestmann S, Thilo KV, Sauner D, et al. Parietal magnetic stimulation delays visuomotor mental rotation at increased processing demands. Neuroimage, 2002, 17: 1512-1520.

［8］ Bogomolny DL, Petrovich NM, Hou BL, et al. Functional MRI in the brain tumor patient. Top Magn Reson Imaging, 2004, 15: 325-335.

［9］ Buxbaum LJ, Ferraro MK, Veramonti T, et al. Hemispatial neglect: subtypes, neuroanatomy, and disability. Neurology, 2004, 62: 749-756.

［10］ Champod AS, Petrides M. Dissociable roles of the posterior parietal and the prefrontal cortex in manipulation and monitoring processes. Proc Natl Acad Sci USA, 2007, 104: 14837-14842.

［11］ Champod AS, Petrides M. Dissociation within the frontoparietal network in verbal working memory: a parametric functional magnetic resonance imaging study. J Neurosci, 2010, 30: 3849-3856.

［12］ Claus EB, Black PM. Survival rates and patterns of care for patients diagnosed with supratentorial lowgrade gliomas: data from the SEER program, 2006, 106: 1358-1363.

［13］ Collins DL, Neelin P, Peters TM, et al. Automatic 3D intersubject registration of MR volumetric data in standardized Talairach space. J Comput Assist Tomogr, 1994, 18: 192-205.

［14］ Collins DL, Holmes CJ, Peters TM, et al. Automatic 3-D model-based neuroanatomical segmentation. Hum Brain Mapp, 1995, 3: 190-208.

［15］ Correa DD. Cognitive functions in brain tumor patients. Hematol Oncol Clin North Am, 2006, 20: 1363-1376.

[16] Cox RW, Jesmanowicz A. Real-time 3D image registration for functional MRI. Magn Reson Med, 1999, 42: 1014-1018.

[17] Duffau H. Lessons from brain mapping in surgery for low-grade glioma: insights into associations between tumour and brain plasticity. Lancet Neurol, 2005, 4: 476-486.

[18] Duffau H. Surgery of low-grade gliomas: towards a functional neurooncology. Curr Opin Oncol, 2009, 21: 543-549.

[19] Farah MJ, Hammond KM. Mental rotation and orientation-invariant object recognition: dissociable processes. Cognition, 1988, 29: 29-46.

[20] Friston KJ, Holmes AP, Poline JB, et al. Analysis of fMRI time-series revisited. Neuroimage, 1995, 2: 45-53.

[21] Gumprecht H, Ebel GK, Auer DP, et al. Neuronavigation and functional MRI for surgery in patients with lesion in eloquent brain areas. Minim Invasive Neurosurg, 2002, 45: 151-153.

[22] Hall WA, Kim P, Truwit CL. Functional magnetic resonance imaging-guided brain tumor resection. Top Magn Reson Imaging, 2009, 19: 205-212.

[23] Halsband U, Freund HJ. Premotor cortex and conditional motor learning in man. Brain, 1990, 113: 207-222.

[24] Henson JW, Gaviani P, Gonzalez RG. MRI in treatment of adult gliomas. Lancet Oncol, 2005, 6: 167-175.

[25] Hirsch J, Ruge M, Kim K, et al. An integrated functional magnetic resonance imaging procedure for preoperative mapping of cortical areas associated with tactile, motor, language, and visual functions. Neurosurgery, 2000, 47: 711-722.

[26] Jordan K, Heinze H-J, Lutz K, et al. Cortical activations during the mental rotation of different visual objects. Neuroimage, 2001, 13: 143-152.

[27] Keles GE, Lamborn KR, Berger MS. Low-grade hemispheric gliomas in adults: a critical review of extent of resection as a factor influencing outcome. J Neurosurg, 2001, 95: 735-745.

[28] Klein D, Olivier A, Milner B, et al. Obligatory role of the LIFG in synonym generation: evidence from PET and cortical stimulation. Neuroreport, 1997, 8: 3275-3279.

[29] Laws ER, Parney IF, Huang W, et al. Glioma Outcomes Investigators. Survival following surgery and prognostic factors for recently diagnosed malignant glioma: data from the Glioma Outcomes Project. J Neurosurg, 2003, 99: 467-473.

[30] Milivojevic B, Hamm JP, Corballis MC. Functional neuroanatomy of mental rotation. J Cogn Neurosci, 2009, 21: 945-959.

[31] Mok VCT, Wong A, Lam WWM, et al. Cognitive impairment and functional outcome after stroke associated with small vessel disease. J Neurol Neurosurg Psychiatry, 2004, 75: 560-566.

[32] Mueller WM, Yetkin FZ, Hammeke TA, et al. Functional magnetic resonance imaging mapping of the motor cortex in patients with cerebral tumors. Neurosurgery, 1996, 39: 515-521.

［33］ Nelson L, Lapsiwala S, Haughton VM, et al. Preoperative mapping of the supplementary motor area in patients harboring tumors in the medial frontal lobe. J Neurosurg, 2002, 97: 1108-1114.

［34］ Pelgrims B, Andres M, Olivier E. Double dissociation between motor and visual imagery in the posterior parietal cortex. Cereb Cortex, 2009, 19: 2298-2307.

［35］ Petersen SE, Robinson DL, Currie JN. Influences of lesions of parietal cortex on visual spatial attention in humans. Exp Brain Res, 1989, 76: 267-280.

［36］ Petrides M. Motor conditional associative-learning after selective prefrontal lesions in the monkey. Behav Brain Res, 1982, 5: 407-413.

［37］ Petrides M. The effect of periarcuate lesions in the monkey on the performance of symmetrically and asymmetrically reinforced visual and auditory go, no-go tasks. J Neurosci, 1986, 6: 2054-2063.

［38］ Petrides M. Visuo-motor conditional associative learning after frontal and temporal lesions in the human brain. Neuropsychologia, 1997, 35: 989-997.

［39］ Podzebenko K, Egan GF, Watson JDG. Widespread dorsal stream activation during a parametric mental rotation task, revealed with functional magnetic resonance imaging. Neuroimage, 2002, 15: 547-558.

［40］ Ratcliff G. Spatial thought, mental rotation and the right cerebral hemisphere. Neuropsy-chologia, 1979, 17: 49-54.

［41］ Richter W, Ugurbil K, Georgopoulos A, et al. Time-resolved fMRI of mental rotation. Neuroreport, 1997, 8: 3697-3702.

［42］ Sack AT. Parietal cortex and spatial cognition. Behav Brain Res, 2009, 202: 153-161.

［43］ Shepard RN, Metzler J. Mental rotation of threedimensional objects. Science, 1971, 171: 701-703.

［44］ Smits M, Visch-Brink E, Schraa-Tam CK, et al. Functional MR imaging of language processing: an overview of easy-to-implement paradigms for patient care and clinical research. Radiographics, 2006, 26 (Suppl 1): 145-158.

［45］ Talairach J, Tournoux P. Co-planar stereotaxic atlas of the human brain: 3-dimentional proportional system: an approach to cerebral imaging. Thieme, Stuttgart, 1988.

［46］ Taphoorn MJB, Klein M. Cognitive deficits in adult patients with brain tumours. Lancet Neurol, 2004, 3: 159-168.

［47］ Tie Y, Suarez RP, Whalen S, Radmanesh A, et al. Comparison of blocked and event-related fMRI designs for pre-surgical language mapping. Neuroimage, 2009, 47 (Suppl 2): 107-115.

［48］ Worsley K, Marrett S, Neelin P, et al. A unified statistical approach for determining significant signals in images of cerebral activation. Hum Brain Mapp, 1996, 4: 58-73.

［49］ Worsley KJ, Liao CH, Aston J, et al. A general statistical analysis for fMRI data. Neuroimage, 2002, 15: 1-15.

［50］ Zacks JM. Neuroimaging studies of mental rotation. J Cogn Neurosci, 2008, 20: 1-19.

|第六节|

神经认知的新思考——社会认知
与心理理论的脑定位研究

John S. Bellerose，Miriam H. Beauchamp，Maryse Lassonde

概　述

社会认知指用知觉加工社会线索、社会刺激和环境的心理过程。以往研究社会认知是从社会、发展及神经心理的角度，从概念和行为学上加以研究。近年来，社会神经科学开始讲抽象的社会认知概念于人脑中加以定位，并将这些广泛、特定和深奥的皮质定位结果进行评价和实际验证，尤其是针对进行过外科干预的癫痫与脑肿瘤患者的社会认知神经机制研究有利于解释临床实践中这类患者社会认知受损的机制。进一步了解那些藏在人类特有的社会技能行为背后的脑区与功能环路知识，能够深化人们对神经生理、病理疾病，如自闭症和精神分裂症患者所表现出的社会情感和社会认知受损症状的理解。为了阐明以上几点，本节将重点关注社会认知的两个中心成分——心理理论和道德推理在人脑中的定位。在谈这两者的发展和神经机制之前，首先对这些概念加以定义，并与其他的概念相区分。其次，我们也将强调对认知神经有一定影响的外部因素，如文化和性别因素。最后，我们对医疗机构强调这些问题的重要性，将会阐明一系列神经病学和精神病学条件是如何影响社会认知能力的，这些障碍对于我们理解社会认知又提供了什么含义，例如在神经外科领域，社会认知的知识又如何在临床实践中提示我们。

Scourfield 及其同事[27]定义社会认知为"通过理解和加工个人线索与计划适当的反应，促进社会交往顺畅之下的那些高级认知功能"。因此，它包括一个广泛的功能。其中一个最核心的加工是合适的社会和情感功能运作，即心理理论（theory of mind，ToM）或"心智化"（mentalizing），它是一种将心理状态（信念、意图、欲念、伪装和常识）归属于某人自己或他人，以理解他人具有的心理状态并与自身心理状态相区别的一种心理能力，心理理论是社会认知的子成分，因为它是指通过眼睛注视和身体姿势等此类有别于其他的社会线索，明确推断他人的心理状态，这一推断能够在社交场合中作出判断[10]。心理理论对许多其他的社会认知能力有影响和促进作用，尤其是道德推理和认知移情。

社会认知功能的神经解剖与神经机制

心理理论和与之相关的认知功能被研究者赋予核心地位，几乎占据了整个社会认知的研究。了解它们的神经机制是了解脑结构与功能的破坏如何引起发展中的社会问题的关键。然而，一些试图阐明涉及社会认知能力加工脑区的脑成像研究结果却存在一些差异。一般来说，以往有广泛的社会认知任务的脑成像研究显示前颞叶被激活。此外，对猴的电生理研究显示，颞叶上部、眶额叶皮质及杏仁核参与社会认知过程[9]。但是，需要更多的特异性来区分特定的社会认知过程，如心理理论、移情和道德推理可以不同程度地受到脑损伤的影响。通过回顾大量的心理理论研究，Carrington 和 Bailey[10]假设，对于大部分心理理论能力存在一个"核心"区域被激活，在一些有特定需要的心理理论任务基础上，更多的"周围"区域也参与其中。这一假设基于迄今的脑成像研究观察，随着方法论的改变并没有造成不同的研究结果[5,10]。接下来，这些脑区被认为是维持心理理论能力的"核心"关键区域，包括内侧前额叶〔（medial perfrontal cortex，mPFC）包括前内侧区〕、颞上沟（superior temporal sulcus，STS）、颞顶联合区（temporoparietal junction，TPJ），还有扣带旁和前扣带回皮质[10,30]。此外，Carrington 及其同事假设心理理论功能包括了分享表征的控制。分享表征的概念源于对"镜像神经元"的研究，通过这些研究，研究者提出含有表征某人自己心理状态的大脑系统同样能够表征他人的心理状态。镜像神经元首次在猴的运动前区皮质被发现。当 A 猴自身参与运动任务或观察其他猴完成运动任务时，A 猴的运动前区皮质被激活[12,15]。自从社会认知能力的镜像神经元假设说被提出后，科学家研究人类的社会认知能力发现心理表征可以被分享（例如心理理论）。的确，目前有一些证据表明，当某人思考自己的心理状态与某人反应他人的心理状态时，能激活相同的大脑环路[16,26]。其实，科学家已经假设我们拥有的心理理论能力有着相似的激活。如果这一假设是事实，则需要一种机制能够区分某人自己的心理状态和其他人的心理状态，mPFC 及 TPJ 可能在这一方面发挥关键的作用。特别是，mPFC 控制分享表征，而 TPJ 控制自身与其他差异表征[30]。其他的研究证实了这一理念，表明 mPFC 及 TPJ，尤其是右侧 TPJ 在各种心理理论任务中都表现出最大的一致性激活[10,27]。90%心理理论的研究都有 mPFC 的激活[9]。值得注意的是，Gallagher 和 Frith[13,14]负责的研究发现，心理理论需要以下脑区的参与：mPFC、STS、TPJ 及颞极。引人注意的是，尽管杏仁核在心理理论中起着重要作用，但并没有发现它在研究中持续激活。Carrington 和 Bailey[10]推测，杏仁核可能参与心理理论的发展过程，但在之后的生活中并非作为维持这一功能所必需的脑区。这一理论假设部分源于研究者观察到心理理论缺损与早期杏仁核受损有关的案例[28]。在一些心理理论任务中发现颞极的激活，但再次发现颞极并非以持续的方式激活，其特定的作用（是否为产生心理理论的大环路中至关重要的部分）目前尚不清楚。至今，研究者已经明确心理理论中颞极的作用，即给个体呈现复杂的社会刺激（如故事或社会装饰）以评价他人的意图、信念和情绪时，颞极得以激活[23]。本质上，尽管心理理论的脑成像研究结果假设显示出了这一加工过程至关重要的核心环路，但是这些参与环路的脑区仍依赖于特定任务。此外，有志于从事心理理论的神经机制定位的研究者应谨记，尽管全面的心理理论任务能够评估一些方面的心理理论功能，但是不同的任务设计之间的差异会导致更多的脑区参与加工，如那些语言功能的加工脑区。

心理理论与大量的社会认知能力紧密相连。特别是它构成了道德推理的基础，它使个体考虑他们周遭的世界，并进行对与错的决策判断。道德推理与心理理论紧密相连，因为个体为了表现出合适的道德行为，他们必须有能力理解和表征其他人的观点（心理理论）。心理理论与道德推理都是指考虑他人的心理状态，但道德推理主要关注道德行为的意图与对错，而非关注其他人的信念。关于道德推理的神经机制研究表明，在社会情境下进行道德判断时，mPFC、TPJ、扣带回皮质、STS 及杏仁核等脑区激活[22,33,37,38]。以上这些脑区专门针对道德而非普通信息进行自动化加工，推断他人心理状态以加工道德事件[37]。这一有趣的推测给出的许多有关道德推理的脑区同样也参与心理理论任务（图 3-6-1）。

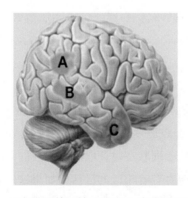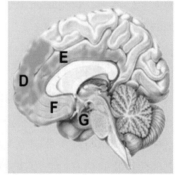

▶图 3-6-1　图中重叠的区域（绿色）为心理理论研究（蓝色）与道德推理研究（黄色）结果所报道的脑区中均有激活的脑区。A. 颞顶联合区；B. 颞上沟；C. 颞极；D. 内侧前额叶；E. 扣带回；F. 眶额叶；G. 杏仁核

研究者试图将不同的心理理论与道德推理的脑成像研究进行综合，一些研究者依靠其他的可以影响社会认知的内部与外部因素，例如发展、性别和文化等。Singer[29] 在关注社

会认知的发展方面提供了一个好的论点：儿童的心理化能力在 4 岁时发展，很明显早于相应脑区的成熟时期。的确，大量文献表明，儿童期心理理论的能力只发生质的改变，并能很好的进入青少年期，心理理论发展的行为方面才能很好地建立。第一阶段的信念（将一种信念归于其他人，attributing a belief to another person）通常在 4 岁这个年龄段形成，而第二阶段的信念（从其他人的信念归于一个信念，attributing a belief about another person's belief）通常在 6~10 岁这个年龄段形成。但是，科学家们，尤其是那些社会神经科学领域的研究者们，只是开始研究心理理论发展的神经基础。目前这些方面的研究尤其的稀少。有趣的是，Kobayashi 及其同事[17]比较了儿童与成年人在完成心理理论任务中的脑激活差异，研究发现无论是儿童还是成年人，双侧的 TPJ 及右侧的顶下小叶都是心理理论的重要脑区。但是，儿童组与成年组比较发现，儿童组较成年组在右侧的颞上回、右侧颞极、楔叶及右侧腹内侧前额叶有更多的激活。成年组较儿童组在左侧杏仁核有更多的激活。研究假设儿童组在完成心理理论任务中，较成年组激活更多的脑区代表着心理理论发展过程中的"认知前驱"（cognitive precursors）阶段涉及的脑区。相似的研究进一步检验两组（儿童组与成年组）心理理论任务完成的情况是否受到心理理论任务呈现形式的影响。结果发现，与成年组相比，儿童组的心理理论与视觉形式联系更为紧密，而成年组的心理理论与文字形式联系更为紧密。这些发展性差异可能暗示成年人面对心理理论任务时依赖的是语言和认知能力，与儿童可用以及采用的策略不同。对 8 岁儿童进行的研究发现，童年时期心理理论发展的里程碑主要发生在 3~7 岁。今后的研究将立足于那个年龄段，以进一步阐明心理理论发展的神经机制。在类似的研究背景下，通过对失明者的研究以检验剥夺某种感觉通道（例如视觉）是否会影响心理理论任务涉及的脑区。Bedny 等[3]发现先天失明者与视力正常的成年人，在完成心理理论任务时激活的脑区相同，即失明者的双侧 TPJ、mPFC、楔前叶及 STS 前部被激活，由此推断先天失明者和视觉正常的成年人的心理状态是基于一个相似的视觉过程。即在表征他人经验的神经加工过程中，视觉经验并非一个必要成分。无论何种通道形式，失明者在心理理论任务中有相同的脑区激活。这些发现进一步假设至少在某些方面，心理理论是基于先天的影响及更为抽象的表征经验，并独立于信息获得的通道形式。

研究者对性别与完成心理理论任务的差异之间的相关性进行了广泛的研究。行为学研究结果证实无论任何年龄阶段的女性在完成心理理论任务时的表现均优于男性，这一性别差异在儿童中更为显著[10]。在心理理论的发展方面，有关心理理论性别差异的脑成像研究较为缺乏，为未来研究提供了广泛领域。Krach 及其同事[19]对这一课题展开了为数不多的脑成像研究，发现女性与男性相比，在完成心理理论任务时能激活更多的 mPFC。

支持文化神经科学的科学家开始深入研究文化（和语言）对社会认知功能的影响。缺少对外部因素的考虑，将影响对社会认知行为与神经功能的解释。正如 Kobayashi 和同事所指出的[18]，很多研究忽略了对这些变量的控制，从而造成了严重的方法论偏差。作者比较了日英（日语-英语）双语组儿童与单纯英语组儿童在完成心理理论任务上的差异。他们发现日英双语组儿童只有在日语故事任务中才显示出典型的 4 个心理理论激活区（mPFC），令人惊讶的是，甚至单纯英语组儿童在 TPJ 未发现任何激活。基于以上结果，Perner 和 Aichhorn[25] 推测当心理理论任务呈现时，TPJ 的激活可能受环境因素（如语言或文化）的影响。但是，每个单一因素如何促成这些激活差异仍然是未知的。他们的论据基于之前的研究发现双语儿童在完成错误信念任务中的表现优于单语儿童，即错误信念任务的表现与言语智商相关，语言发育迟滞的盲童在完成错误信念任务上也表现迟缓[25]。值得注意的是，心理理论任务的普遍化还为时过早，因为至今没有研究验证其他心理理论任务。对这些结果的解释，研究者和临床医生必须考虑到除了外部因素以外，个体间的差异也对心理理论任务有重要的影响。正如 Carrington 和 Bailey[10] 所说，"某些个体能持续洞察他人心理状态并对自己行为做出相应的调试，而有些人则无法意识到"。因此，"正常"的个体差异性在部分程度上解释了众多脑成像研究结果为何缺乏一致性。Otsuka 等[24] 提供了支持证据，表明心理理论任务表现与 TPS 前部激活相关，因此研究者假设，TPS 前部反映的是心理理论的个体差异。但是，考虑到他们研究的相关性的本质，未来的研究需要建立两者之间因果和影响关系。

心理理论神经机制的临床观点

如不考虑心理理论缺陷的临床情况，有关神经解剖与社会认知功能基础的讨论将是不完整的。因此，发展的、神经病学及精神病学的因素综合影响了社会认知功能。以上各种因素为理解神经系统过程与社会情感功能之间的联系提供了丰富的资源（表 3-6-1）。神经疾病因素能观察到脑外伤患者重要的心理理论损伤。Martín-Rodríguez 和 León-Carrión[21] 等在对以往文献的回顾中发现，额叶获得性脑损伤患者，在特定的任务中表现出严重的心理理论障碍。其中，最严重的障碍表现在间接语言（如嘲笑、隐喻和讽刺）理解方面，在第二阶段和第一阶段信念的心理理论任务后，发现额叶脑损伤患者在社交失礼任务（social faux pas tasks）中发现不那么严重但重要的缺陷。这一严重性的降序排列并没有与"心理理论任务的层级性"相适应[19]。根据这一假设，在某些疾病中，那些在生命后期发展的技能应该受到神经破坏的最大损害[2,8,31]。这篇回顾假设表明，即使获得性脑损伤的个体日后在理解社会失态方面能有所改善，但获得性脑损伤的患者在社会失态方面的缺陷也要少于需要理解间接言语任务上的缺陷。此外，这篇回顾性评论还发现额叶损伤易影响社会失态任务的表现，而右侧半球损伤易影响间接语言的理解和社会失态任务的表现。但是，近期的脑成像研究质疑获得性脑损伤患者右侧半球损伤与心理理论障碍之间存在联系，而是强调左侧半球和双侧大脑半球之间连接的重要性[32]。心理理论能力是否独立于一般认知能力

（语言和执行功能）的行为研究将对这一主题的脑成像研究提供极大的帮助。研究也发现严重脑外伤对儿童心理理论功能有特定的影响。5~7岁的严重脑外伤儿童与同龄儿童相比，在完成第一阶段和第二阶段心理状态任务时表现出发展上的滞后，以上结果表明心理理论功能存在着停滞和倒退[35]。此外，Walz及其同事[36]发现，即使考虑到一些对心理理论功能具有强大预测功能的因素，如年龄、任务特异性的认知需求及语言功能等，但重型脑外伤儿童组在完成心理理论任务时的表现，仍弱于发展中的同龄正常组及遭受骨创伤的患儿组。另外一项研究采用相同的组间设计证实之前这项研究的结果也适用于更小的（3岁）严重的持续性脑外伤儿童[25]。

表 3-6-1　与特定疾病有关的大脑环路及心理理论障碍的临床表现

疾　病	涉及的脑环路	问　题	心理理论障碍
获得性脑损伤	额叶	损伤	间接语言、社会失态、第二阶段信念，第一阶段
帕金森病	背外侧前额叶-纹状皮质环路	早期萎缩	认知的心理理论障碍
	额叶-纹状皮质-边缘系统环路	持久性退化	情感的心理理论障碍
精神分裂症	内侧前额叶、杏仁核、颞顶联合区	激活异常	普遍的心理状态推断障碍"超心理理论"（hyper-ToM）
	顶下小叶	激活异常	异常源监控
	多巴胺环路	普遍的传导障碍	错误的语境信息
	皮质-小脑-丘脑-皮质通路	非适当参与	普遍的心理理论障碍
双相障碍	左侧前扣带回、楔前叶、双侧楔叶	个体变异性高；一致的激活区未能包括典型的心理理论任务激活区	有限的心智化能力；认知的灵活性下降
孤独症谱系障碍	内侧前额叶皮质、杏仁核、前扣带回皮质、内侧颞叶、顶下小叶	激活异常	普遍的心理理论障碍
	辅助运动区	不适当地招募低级脑区参与加工	特定的社会刺激知觉障碍
	右侧颞顶联合区	灰质异常	普遍的心理理论障碍

研究者科学审视心理理论功能与帕金森病之间的关系。为了理解帕金森病的心理理论受损，Bodden等[6]提出要区别对待"认知的心理理论"及"情感性心理理论"。认知的心理理论（cognitive ToM）即个体理解心理状态的智力方面，情感性心理理论（affective

ToM）即了解他人的情感。值得注意的是，晚期的帕金森病患者基本都能观察到心理理论障碍，首先出现认知的心理理论障碍，一旦患者病情进展，继而出现情感的心理理论障碍。在解剖机制上，帕金森病早期出现的认知心理理论障碍因背外侧前额叶-纹状体区环路（the dorsolateral prefrontal-striatal circuitry）的早期皮质发生萎缩引起，而后期出现的情感性心理理论障碍与额叶皮质纹状体区-边缘系统环路（the frontostriatal-limbic circuitry）的持续性退化有关。帕金森病的不同病因可能造成心理理论不同方面的障碍。

精神疾病与心理理论障碍之间的关系同样也受到研究者们的关注，尤其是在对精神分裂症个体进行症状记录并通过脑成像方法进行研究的方面。Brunet-Gouet 和 Decety[9]发现，就个体而言，患有普遍心理状态推断障碍的精神分裂症患者在解释他人行为时有异常的前额叶和杏仁核激活。进一步研究发现并确认，顶下小叶的异常激活导致了异常的来源检测，即患有精神分裂症的个体在监控他们的行为及区分自我与他人时发生障碍。精神分裂症个体对心理理论任务语境信息的错误加工源于脑内多巴胺神经递质的普遍性传导障碍。Brunet-Gouet 和 Decety[9]推断，"由于巨大的神经递质传导紊乱，精神分裂症患者在加工自己和他人的心理表征时不能维持稳定和相关的社会内容，以及根据这一内容进行适当调试的能力受损"。Andreasen 及其同事[1]完成的一项正电子体层扫描的研究结果支持之前的结论，该项研究发现精神分裂症患者参与加工的皮质-小脑-丘脑-皮质环路中存在障碍，与之前的研究相似。该研究发现某些脑区激活增加（通过血流观察），表明这些精神分裂症患者可能需要利用右侧半球的资源去补偿受损的左侧半球。这些发现提出一个问题："以上问题是属于研究大脑功能偏侧化问题，还是研究采用不同认知策略的问题？"精神分裂症患者可能采用更为"逻辑性"而非"社会性"加工过程来完成心理理论任务。Walter 和同事为了检验心理理论与偏执型精神分裂症之间的关系展开了一项功能磁共振成像研究，得到了与以往研究相似的结果，即偏执型精神分裂症患者的大脑心理理论环路也存在着普遍的功能障碍[34]。该研究还认为，社会因素一旦呈现，精神分裂症患者与健康对照组之间，在一些与心理理论功能联系最为密切的神经结构上的激活差异就变得更明显，尤其是mPFC 及 TPJ。mPFC 和 TPJ 分别用以区分自己与他人的心理状态和沟通意图。Walter 和同事[34]假设精神分裂症患者无法对他们自己与他人的心理状态进行区分，造成"超心理论"。研究者解释道"精神分裂症患者感知到他人无法看到的……偏执型精神分裂症患者的心理理论模块很可能自开始启动便过度活跃而发生故障，因此不能很好适应及区分适当的心理与生理状态"。Benedetti 及其同事[4]的研究结果证实了之前的结论：精神分裂症患者在完成心理理论任务时，mPFC 和颞叶结构呈现异常的神经激活。进一步研究发现在疾病的发展中，这些 mPFC 的激活差异表现较早，导致作者认为他们可能已经确定了影响这种精神病人群的社会认知问题的生物学基础。

鉴于心理理论的神经机制，双相障碍也有有趣的精神病学构成条件。Malhi 和他的同事[20]的研究发现，遭受严重双相障碍的患者并没有像健康对照者那样，在完成心理理论任务时相同一致的、广泛的激活。事实上，双相障碍组仅在左侧前扣带回、楔前叶及双侧楔叶中有持续的激活。值得注意的是，双相障碍组发现的激活区并没有包括健康对照者在完成心理理论任务时典型的激活区结构，例如 mPFC 及 TPJ。尽管双相障碍患者能够解决心理理论任务，但并没有达到健康对照组同样的理解与鉴别水准；他们缺乏心理灵活性，似乎无法改变他们的认知视角以适应特定的社交场合。

社会认知障碍是孤独症谱系障碍最具有标志性的症状，研究者把焦点放在了对这一群体心理理论障碍的神经相关性。Di Martinoyuhe 与合作者[11]发表了一篇 Meta 分析研究，回顾分析了孤独症谱系障碍与社会认知任务（并不局限于心理理论任务）相关的脑成像文献。这些研究者发现孤独症患者的心理理论任务激活区，例如 mPFC 与杏仁核都持续出现过度激活和异常激活的模式。类似的研究还发现，这类患者出现低等级加工区（如辅助运动区）代替高等级加工区（如前扣带回和辅助运动区前区）这样不适当的激活模式。此外，Brieber 与合作者[7]还观察到孤独症谱系障碍患者的心理理论功能受损，可能与右侧TPJ附近的灰质结构发育异常有关。进一步研究发现 mPFC 及顶下小叶的皮质发育异常可能也是这类人群社会认知功能受损的原因之一。

结　论

近年来由于技术发展，有关社会认知能力的神经网络研究尚处于起步阶段。但是，随着研究者们对心理理论特定的关注逐步升温，现如今关于社会认知功能的神经解剖与功能基础之间关系的研究，已经获得了实质性结果。研究者关注心理理论能力涉及的脑区，并获得相对一致性的结果：mPFC、TPJ 似乎是心理理论能力的关键参与者，其他几个脑区发挥"次要"作用。为进一步了解心理理论的神经基础，研究者从神经疾病和精神疾病患者群中调查社会认知障碍这一常见临床症状的神经机制。尽管这类研究较为丰富，但多数研究需要进一步分析患者表现的行为障碍与观察到的大脑异常之间的联系。在临床上，社会认知的神经机制研究有利于临床实践，如神经外科医生可以根据这些研究的结果制订手术目标：以最大化的切除病灶组织的同时，尽可能将认知损伤减少到最小，以保护患者的生活质量。尽管与其他认知功能相比，心理理论是一种在手术中更为抽象和较难评估的能力，但因其强调的社交能力至关重要，神经外科医生仍然试图将它保留。人的心理理论及相关的社会认知技能受损可能会导致社会孤立、心理压力及社会适应不良等心理行为问题。研究神经解剖与功能环路知识潜在的联系，可以引导神经外科医生在手术中更好地保护患者基础的社会能力。

（王丽敏　陈蔚翔　李文龑　译）

参考文献

［1］Andreasen NC, Calarge CA, O'Leary DS. Theory of mind and schizophrenia：a positron emission tomography study of medication-free patients. Schizophr Bull, 2008, 34：708-719.

［2］Baron-Cohen S, O'Riordan M, Stone V, et al. Recognition of faux pas by normally developing children and children with Asperger syndrome or highfunctioning autism. J Autism Dev Disord, 1999, 29：407-418.

［3］Bedny M, Pascual-Leone A, Saxe RR. Growing up blind does not change the neural bases of "theory of mind". Proc Natl Acad Sci USA, 2009, 106：11312-11317.

［4］Benedetti F, Bernasconi A, Bosia M, et al. Functional and structural brain correlates of theory of mind and empathy deficits in schizophrenia. Schizophr Res, 2009, 114：154-160.

［5］Blakemore SJ. The social brain in adolescence. Nat Rev Neurosci, 2008, 9：267-277.

［6］Bodden ME, Dodel R, Kalbe E. Theory of mind in Parkinson's disease and related basal ganglia disorders：a systematic review. Mov Disord, 2010, 25：13-27.

［7］Brieber S, Neufang S, Bruning N, et al. Structural brain abnormalities in adolescents with autism spectrum disorder and patients with attention deficit/hyperactivity disorder. J Child Psychol Psychiatry, 2007, 48：1251-1258.

［8］Brüne M. Theory of mind and the role of IQ in chronic disorganized schizophrenia. Schizophr Res, 2003, 60：57-64.

［9］Brunet-Gouet E, Decety J. Social brain dysfunctions in schizophrenia：a review of neuroimaging studies. Psychiatry Res, 2006, 148：75-92.

［10］Carrington SJ, Bailey AJ. Are there theory of mind regions in the brain? A review of the neuroimaging literature. Hum Brain Mapp, 2009, 30：2313-2335.

［11］Di Martino A, Ross K, Uddin LQ, et al. Functional brain correlates of social and nonsocial processes in autism spectrum disorders：an activation likelihood estimation meta-analysis. Biol Psychiatry, 2009, 65：63-74.

［12］di Pellegrino G, Fadiga L, Fogassi L, et al. Understanding motor events：a neurophysiological study. Exp Brain Res, 1992, 91：176-180.

［13］Frith CD, Frith U. The neural basis of mentalizing. Neuron, 2006, 50：531-534.

［14］Gallagher HL, Frith CD. Functional imaging of "theory of mind". Trends Cogn Sci, 2003, 7：77-83.

［15］Gallese V, Fadiga L, Fogassi L, et al. Action recognition in the premotor cortex. Brain, 1996, 119：593-609.

［16］Kaplan JT, Iacoboni M. Getting a grip on other minds：mirror neurons, intention understanding, and cognitive empathy. Soc Neurosci, 2006, 1: 175-183.

[17] Kobayashi C, Glover GH, Temple E. Children's and adults' neural bases of verbal and nonverbal "theory of mind". Neuropsychologia, 2007, 45: 1522-1532.

[18] Kobayashi C, Glover GH, Temple E. Cultural and linguistic effects on neural bases of "theory of mind" in American and Japanese children. Brain Res, 2007, 1164: 95-107.

[19] Krach S, Blumel I, Marjoram D, et al. Are women better mindreaders? Sex differences in neural correlates of mentalizing detected with functional MRI. BMC Neurosci, 2009, 10: 9.

[20] Malhi GS, Lagopoulos J, Das P, et al. A functional MRI study of Theory of Mind in euthymic bipolar disorder patients. Bipolar Disord, 2008, 10: 943-956.

[21] Martin-Rodriguez JF, Leon-Carrion J. Theory of mind deficits in patients with acquired brain injury: a quantitative review. Neuropsychologia, 2010, 48: 1181-1191.

[22] Moll J, de Oliveira-Souza R, Bramati IE, et al. Functional networks in emotional moral and nonmoral social judgments. Neuroimage, 2002, 16: 696-703.

[23] Olson IR, Plotzker A, Ezzyat Y. The enigmatic temporal pole: a review of findings on social and emotional processing. Brain, 2007, 130: 1718-1731.

[24] Otsuka Y, Osaka N, Ikeda T, et al. Individual differences in the theory of mind and superior temporal sulcus. Neurosci Lett, 2009, 463: 150-153.

[25] Perner J, Aichhorn M. Theory of mind, language and the temporoparietal junction mystery. Trends Cogn Sci, 2008, 12: 123-126.

[26] Rizzolatti G, Fabbri-Destro M. The mirror system and its role in social cognition. Curr Opin Neurobiol, 2008, 18: 179-184.

[27] Scourfield J, Martin N, Lewis G, et al. Heritability of social cognitive skills in children and adolescents. Br J Psychiatry, 1999, 175: 559-564.

[28] Shaw P, Lawrence EJ, Radbourne C, et al. The impact of early and late damage to the human amygdala on "theory of mind" reasoning. Brain, 2004, 127: 1535-1548.

[29] Singer T. The neuronal basis and ontogeny of empathy and mind reading: review of literature and implications for future research. Neurosci Biobehav Rev, 2006, 30: 855-863.

[30] Spengler S, von Cramon DY, Brass M. Control of shared representations relies on key processes involved in mental state attribution. Hum Brain Mapp, 2009, 30: 3704-3718.

[31] Stone VE, Baron-Cohen S, Knight RT. Frontal lobe contributions to theory of mind. J Cogn Neurosci, 1998, 10: 640-656.

[32] Tesink CM, Buitelaar JK, Petersson KM, et al. Neural correlates of pragmatic language comprehension in autism spectrum disorders. Brain, 2009, 132: 1941-1952.

[33] Van Overwalle F. Social cognition and the brain: a meta-analysis. Hum Brain Mapp, 2008, 30: 829-858.

[34] Walter H, Ciaramidaro A, Adenzato M, et al. Dysfunction of the social brain in schizophrenia is

modulated by intention type: an fMRI study. Soc Cogn Affect Neurosci, 2009, 4: 166-176.

[35] Walz NC, Yeates KO, Taylor HG, et al. First-order theory of mind skills shortly after traumatic brain injury in 3-to 5-year-old children. Dev Neuropsychol, 2009, 34: 507-519.

[36] Walz NC, Yeates KO, Taylor HG, et al. Theory of mind skills 1 year after traumatic brain injury in 6-to 8-year-old children. J Neuropsychol, 2010, 4: 181-195.

[37] Young L, Saxe R. An fMRI investigation of spontaneous mental state inference for moral judgment. J Cogn Neurosci, 2009, 21: 1396-1405.

[38] Young L, Cushman F, Hauser M, et al. The neural basis of the interaction between theory of mind and moral judgment. Proc Natl Acad Sci USA, 2007, 104: 8235-8240.

第四章

手术中的应用

| 第一节 |

成年人脑肿瘤切除性手术及神经认知结果

Martin Klein，Philip C. De Witt Hamer

概　述

　　患者表现对于评价难治性神经系统疾病的治疗效果至关重要。对于胶质瘤的患者来说，在延长生存率、推迟肿瘤进展的治疗目的方面，症状的缓解和维持与生活质量的提高同等重要。因此，关于脑肿瘤患者治疗效果的评价不应只限于肿瘤学终末的评估，还应避免在治疗时对正常大脑产生的不利影响，以此来确保患者社会功能和职业功能的最优化。功能评价可由多方面度量构成，包括神经学度量、认知度量、专业度量及个人的社会表现度量，这些度量都能被健康相关生活质量（health related quality of life，HRQOL）体现。认知功能是其中一个重要的观察指标，因为亚临床的认知障碍可以对患者的日常生活造成巨大的影响[88,127]。即便轻微的认知障碍也会产生功能及精神方面的后果，特别是当认知障碍持续且未给予治疗时。特殊认知领域的缺损，比如注意力无法集中、执行功能障碍和处理速度受损，都可能影响 HRQOL。举例来说，认知缺损对患者重返职业、人际关系及休闲活动都产生了负面影响。患者对于将来认知功能衰退的恐惧，也可能对 HRQOL 造成负面影响。与经典的肿瘤学终末评估相比，HRQOL 和认知功能评价会花费医疗服务人员更多的时间，也给患者造成更大的负担。此外，鉴于胶质瘤的发病率相对较低却往往导致死亡，在这些患者身上，HRQOL 和认知功能的改善出现相对较晚[32]。然而，在脑肿瘤患者的临床试验中，HRQOL 和认知功能不仅是一种有效的结果衡量量度，还可以作为一个疾病进展的早期指标，预测预后，从而为临床决断提供更多的论据支持。

　　脑切除性手术是治疗大脑肿瘤的多种模式之一。就其本身而言，脑切除性手术需要在功能结局和治疗肿瘤目标之间达到平衡。为了提供充分的术前建议，最终对每个患者进行及时而又详尽的术后功能定量分析是必要的。然而，这种知识是不可获得的，只能习惯性地转化为全体风险因素评估，从而得出主观概论。显然，在考虑实施脑切除性手术的病例中，（功能结果和治疗肿瘤目标之间）平衡的权重会因疾病自然病史的不同而相差甚远。例如，为救治可能致命的动静脉畸形出血而造成的某个功能丧失，是可以被接受的，但为了免于癫痫发作而采取脑切除性手术造成的功能丧失，就很可能无法被接受了。大量文献描述了脑切除性手术对神经学结果的影响，如手术对脑肿瘤、癫痫和其他脑实质损伤患者的运动强度和语言能力的影响。但是，脑切除性手术对认知结果（如学习、记忆和执行功能）和 HRQOL 的影响，还尚未得到系统的确认。本节将要讨论肿瘤、癫痫、放射疗法、抗癫痫药物及类固醇对认知结果的影响，重点集中在脑肿瘤切除性手术的影响和认知任务在术中大脑定位过程的应用。

影响神经认知功能的因素

很多因素都可能对脑损伤患者的神经认知功能产生影响。为了明确脑切除性手术对认知的影响，应该认识到所涉及的多因素过程。这些因素包含了病前的认知功能水平、正常脑组织损伤所引起的远程机械效应（distant mechanical effects）、癫痫、药物治疗，以及其他的肿瘤治疗。

一、脑肿瘤效应

很多机制可导致认知障碍。首先，脑肿瘤可以直接或间接地通过反应性水肿压缩正常脑组织。在切除非侵入性病变（如脑膜瘤[131]、蛛网膜囊肿[139]）后，甚至在颅骨成形术[2]后，认知功能都有所改善。这些认知功能的改善为远程机械效应对认知功能的影响做了例证。在 WHO Ⅰ 级的脑膜瘤患者中，其长期的认知结果受到抗癫痫药物及肿瘤发生部位的影响[23]，而与其是否接受放射疗法无关[133]。其次，实质性胶质瘤直接向脑功能区侵袭或间接切断结构联系，将进一步加剧认知障碍[10,106,127]。

二、癫痫效应

癫痫发作通常是脑肿瘤的首发症状。即便肿瘤没有进展，癫痫也可能导致疾病状态和生活质量下降[6]。因此，对于术前有肿瘤相关的癫痫发作病史的脑肿瘤患者，抗癫痫药物治疗显然是适合的。在脑肿瘤患者中，癫痫发作的机制和模式由肿瘤类型、部位、肿瘤旁环境及基因改变决定[132]。除去肿瘤本身的影响，癫痫发作也会对认知功能造成损伤[25]。研究发现，癫痫的加重会对广泛的认知功能造成不利影响[6]，甚至比放射治疗的负面影响还严重[62]。在脑肿瘤患者中，注意力、运算速度及执行力障碍是癫痫发作和抗癫痫药物显著的后遗症[17,61,62]。然而，对于这一点，文献报道并不一致。很多研究人员对大量常规样本甚至术后样本的认知区域做了评估，并未发现癫痫发作对认知功能有任何明显的影响[131]。

三、手术效应

为了明确脑切除性手术对神经认知结果的影响，在理想状态下，应把在相似脑区受到相似脑损伤的同质群体的个体作为观测目标，在相似手术过程后的不同时间间隔里，应用标准化的神经心理学评价进行观测，并将观测结果与其术前基线做对照。在实际操作中，由于影响认知功能的复杂因素之间存在异质性，很多问题都会导致现实与理想状态的偏差。第一，发病前及术前认知功能水平基线的个体差异较大。第二，即便损伤和损伤部位相似，疾病的信号和症状，如癫痫发作模式也会表现出差异。第三，术后疾病的进展可从根本上影响认知功能，并且不同患者间，疾病进展的时间和倾向往往不同。例如，尽管低级别胶质瘤的组织病理学和病理部位相似，但是它们的体积进展率和间变性转化率存在很大差异。第四，手术治疗过程通常与其他治疗手段相结合，而这些手段也可能对认知功能结果产生影响。第五，重复的神经心理学检测往往受到知识水平因素的影响，而此因素很难在患者中做到均质。

通过良好的配对控制，对接受神经手术的患者进行组间比较，可以为神经手术相关的神经心理学损伤的发病率提供有用的评价。尽管如此，组间比较无法在个体水平对其认知功能结果做出描述。基于群体结果，可以将一个广泛使用的、在术后测试评分中定义何为异于基线的显著变化（如要求有 1.5 个标准差的变化）的标准应用到患者个体测试中，以提示临床相关的变化，而不只是发现数字上的不同。

为了回顾脑切除性手术术后的认知结果，以下将对疾病实体结构进行讨论。也就是说，我们将分别对颞叶癫痫的切除性手术和脑肿瘤的切除性手术的相关文章进行讨论。

与肿瘤无关的难治性癫痫患者颞叶手术后的认知结果已被系统报道过。这些研究发现，在颞叶切除术后，通过适当的癫痫控制，其认知功能，如记忆力或语言流畅性，可得到改善[7,77,91,115,116,124,137]。据部分研究机构报道，与广泛的颞叶切除术相比，选择性小范围的颞叶内侧结构切除记忆结果可能会更好[50,92,114]。然而有些研究却观测到了相反的结果。与观测数据相一致[45,140]，一项随机对照研究表明，海马-杏仁核切除和颞叶手术方法在认知结果上无明显差异[74]。此外，在部分患者中，切除占主导地位的颞叶区与语言记忆减退有关[22,42,57,58,76,105,120]，而切除占非主导地位的颞叶区与视空间记忆减退有关[31,33,57,66,93,101,118]。

据报道，在对难治性癫痫患者进行额外的颞叶切除术后会出现各种认知结果。单侧切除额叶皮质后，有的认知功能没有改变[63,73]，有的特殊的认知区域受损，导致反应时间[49,64]、搏动性[86]、高级信息的利用[3]、情景学习[99]，以及搜索和检索策略[53]等认知受损。此外，额叶皮质或颞叶皮质切除后，人脸识别功能和面部表情的分类功能也会受损。

任意切除颞叶或眶额皮质的一侧，嗅觉识别功能会受到损伤[56]。

尽管在进行了脑切除性手术的脑肿瘤患者中，认知结果尚未得到系统性评估，但在一些较小的观察性队列研究中发现了许多有趣的现象。

第一，脑肿瘤切除后，认知功能有所改善。有报道，与术前评估相比，切除位于额叶运动前区和颞前区的低级别胶质瘤，语言记忆功能在一个短暂的下降后得以长期改善[12,40,128]。注意功能的长期改善表现得更快、更精准，这都在额叶脑膜瘤切除中得到了证实[37,69,131]。注意功能的改善与水肿、脑压缩或损伤大小无关，而与损伤部位有关。比如发生在大脑镰或额底区的脑膜瘤患者被证实其功能改善最明显。总体认知功能改善也见于高级别胶质瘤手术切除后[15,84]。

第二，一些研究对接受了脑肿瘤切除术患者的稳定认知表现进行了观察。第三脑室肿瘤患者在手术前，记忆、执行功能和手工精细速度方面存在认知障碍，手术切除肿瘤后，认知能力并未进一步恶化[36,100]。在几项执行任务中，与右侧额叶和颞叶后侧病变相比，左侧额叶区的胶质瘤手术后的患者仅出现语言流利程度受损[136]。有研究报道，无论左侧或右侧，额叶或顶叶的神经胶质瘤切除后，患者视空间的处理加工与正常人类似[55]。然而，右侧后顶叶皮质或额叶皮质的肿瘤患者，其术后的空间和位置记忆加工受损[60,96]。

第三，许多研究证实，脑肿瘤切除后，患者特殊区域的认知能力受损。例如，切除额叶或中央前回的实质性肿瘤后，一些患者表现出轻微的注意力下降[12,43]。斯特鲁普（stroop）试验发现，相较左侧，右侧前额叶皮质的切除与选择性注意力障碍密切相关[134]。切除辅助运动区后，患者表现出程序性学习的缺损及失写症[1,113]。额叶切除术患者亚组表现出多种缺陷，也表现出不同的功能缺损。例如，研究发现特别是在右侧病变切除后，新材料的顺序排列功能受损，识别记忆功能却不受影响[123]。而不论肿瘤方位和体积，在切除后，患者的计划和执行能力均受损[95,135]。此外，在不同肿瘤类型中，实施了双侧眶额叶切除的患者，其在奖励性学习任务方面的执行功能严重受损[52]。位于左侧和右侧前额叶皮质的病变切除后，患者对现实生活的模拟规划能力受损，而此现象无法用记忆障碍来解释[44,87]。

毫无疑问，脑肿瘤患者会对这种疾病产生焦虑、抑郁和未来的不确定等感觉[19,119,126]。这些情绪困扰可能导致注意力、警觉和动机受缺损，进而影响到许多认知领域[4]。相较其他神经系统疾病患者，情绪变化在脑肿瘤患者中更加普遍[5]，且此变化可能与肿瘤位置相关[71]。在各类脑病变，包括脑肿瘤患者中，手术切除单侧前额皮质，包括眶额叶或前扣带回皮质，会导致情绪失调，并影响其声音和表情识别[51]。此外，手术切除涉及边缘/旁边缘皮质的脑肿瘤后，患者会出现情绪表情的认知障碍[138]。同样，在不同脑区，尤其是右侧颞顶区，进行切除性手术后，觉醒和情绪也受损[97]。情绪障碍会对患者社会及职业表现造成影响。接受前额叶或颞顶叶皮质脑肿瘤切除术的患者，会出现消极的情绪改变，然而，接受额侧叶切除术的患者，则出现积极的情绪改变[54]。情绪状态与手术切除的偏侧化、肿瘤分级和病变大小无关。社会互动取决于心智理论能力，而心智理论能力指能够将精神状态，如信仰、意图、渴望、模拟和求知等，归因于自身和他人，并且能够理解他人的信仰、渴望和意图同自己相异的能力。因为各种原因（包括脑肿瘤）进行的额叶左右单侧切除的患者，其心智理论能力会明显受损，但这与执行和记忆功能无关[111]。此外，切除第三脑室肿瘤后大脑穹窿双侧损伤及颅咽管瘤切除术后乳状体的双侧损伤，均与健忘症相关[80,125]。在胶质瘤手术中，右半球颞横回切除后，会出现短暂的失乐感（症）[112]。

认知障碍的其他治疗手段及药物方法

一、放射疗法

迟发性脑病是一种严重的不可逆的并发症，一般发生在放射治疗后的几个月到若干年，表现为局部放射性坏死、弥漫性白质脑病及脑萎缩。神经认知障碍是弥漫性脑病的标志[8]。神经认知损伤的严重程度可从轻度或中度损伤到导致痴呆的神经认知恶化。轻度到中度神经认知损伤的患者，以注意力障碍或短时记忆障碍为主要特征表现。由于此方面研究在神经心理学测试过程、研究人群、后续的随访等方面差异很大，临床现象和并发症的发病率难以准确定义[8]。神经认知状态与脑萎缩及白质脑病确有关系[26,103]。根据一篇对18项临床研究的综述得出[8]，严重的神经认知退化表现为进行性的智力减退和注意力及记忆缺陷，最后导致痴呆，并伴随皮质下特征结构的出现。而在接受了放射治疗的748例患者中，至少有92例患者显现出严重的神经认知退化。MRI显示，在这些病例中，出现了脑室扩大伴随弥漫性萎缩，同时伴有严重的白质连接异常融合[89]。一项更近期研究[62]发现，在非特定神经认知区域进行放射治疗，仅有少量表现为神经认知功能损伤。由此提示，在低级别胶质瘤幸存者中，神经认知缺损并非由放射治疗所致，而是由肿瘤本身或其他治疗手段引起。然而，严重的记忆丧失是与部分照射剂量超过 2 Gy 有关[62]。

尽管短期的随访研究显示放弃有限的、短暂的不良反应[127]。对接受过放射治疗的低级别胶质瘤 5 年以上幸存者的大量研究发现，在低级别胶质瘤患者中，放射治疗仍是长期白质脑病和神经认知受损的重要危险因素。Surma-Aho 及其同事[122]报道，通过对低级别胶质瘤幸存者的长期观察（平均随访期为 7 年），接受早期放射治疗的患者，比未接受放射治疗的对照患者有更多的神经认知缺损。更重要的是，接受了术后放射治疗的患者，其白质脑病在 MRI 上表现得更为严重。据 Klein 等的一项近期（2002 年）随访研究证实，所有低级别胶质瘤且肿瘤未进展的患者中，接受放射治疗者均在放射治疗结束 13 年后出现了神经认知衰退，而所有未接受放射治疗的患者，均保持了先前的神经认知水平[26]。更重要的是，影像异常的增加也只出现在接受放射治疗的患者中。

二、抗癫痫药物

抗癫痫药物对认知功能的不良反应风险可以增加由先前手术或放射治疗造成的认知减退，因此，抗癫痫药物的选择和剂量使用至关重要。已知经典的抗癫痫药物，如苯妥英钠、卡马西平和丙戊酸，会减弱认知功能[27,82]。重要的是，这些药物可能与脑肿瘤的治疗方案发生相互作用[79,94]，因此可能影响患者生存率。这些药物还能导致注意力缺损和认知减缓，进而降低编码和检索的效率，进而影响记忆能力[82]。经典的抗癫痫药物作为认知障碍的一个危险因素，其重要性在一个关于低级别胶质瘤的研究中报道过[61]；在一组 156 名没有肿瘤复发迹象的长期生存者的研究中，信息处理速度的缺陷、心理运动功能、执行功能及工作记忆容量都明显与使用抗癫痫药物相关。在这项研究中，服用抗癫痫药物的患者即使没有抽搐也会出现认知障碍，药物的使用主要影响了认知功能。此外，在低级别胶质瘤患者中，抗癫痫药物的使用和疲劳明显增加相关[121]，同时疲劳自身也与较差的认知结果有关。一些新一代的抗癫痫药物，如奥卡西平[78]和左乙拉西坦，与经典药物相比，在追加其治疗[24]后出现较少的认知不良反应。在新型的药物中，托吡酯尽管可以通过缓慢滴注和降低药物剂量降低风险[81,83]，但它有着最严重的认知损害风险[81,83]。幕上胶质瘤开颅术后，患者从单一使用苯妥英钠改变为单一使用左乙拉西坦后更为安全[70]。

三、类固醇激素

越来越多的证据显示皮质类固醇具有多向性不良反应，它对中枢神经系统的危害经常被误诊及轻视[35]。在皮质类固醇药物中，地塞米松最常被用来治疗脑肿瘤，同时也引起情绪障碍、精神异常，特别是有关记忆功能的认知缺陷。即便在没有精神病的情况下，类固醇性痴呆是认知缺陷的一个可逆性因素。最近的数据表明认知缺陷是由于海马及前额区域的神经毒性作用[141]。短期及长期的皮质类固醇药物使用都与认知缺陷相关[59]。皮质类固醇药物可以缓解脑肿瘤患者的认知障碍，其机制很可能是消退了脑水肿。抗精神病药物、抗癫痫药物和抗抑郁药物可用于治疗皮质类固醇相关的情绪变化。此外，皮质类固醇药物诱导的情绪及认知障碍可以通过减少剂量和分次给药逆转。

神经认知成像

与广泛应用的感觉运动和语言映射不同，电刺激时，认知与感觉功能的相互作用极少能在外科脑成像中得以证实。认知量表还没有得到系统的验证，不能应用到日常临床工作中。尽管如此，在少数病例中经常报道很多有趣的发现。回顾其中一个未限制于认知任务的例子。电刺激可以引起经验性的应答，如复合性躯体感觉和前庭反应会制造一种从右侧角回和颞上回引发出来的体外感觉错觉[9,130]及从颞回引起的诱发记忆[90]。初级感觉应答也会被电刺激诱发。比如，为了保护中心视觉和视野，视觉诱发电位及视皮质的唤醒成像诱导的光现象被用于确定枕部皮质切除术的边缘[20,21,30]。同时，在对右颞上回的电刺激中还观察到了干扰视觉[39]。除此之外，对运动的听觉辨别研究发现，同样区域的电刺激也会诱导单侧和双侧的听力抑制和缺陷[28,34,117]。利用视听觉一体化的电刺激，发现交叉模型集成推理位点位于背外侧的前额叶皮质[102]。

研究右侧顶下小叶和颞上回尾部的皮质刺激及空间意识相关的纵向水平的皮质下刺激是两个同等重要的任务[6,129]。

在海马部位的深部电极刺激可以引起特殊的记忆缺陷[16]，例如电刺激位于海马优势位置会引起文字识别障碍，电刺激位于非优势侧则引起面部识别障碍。主要前额运动区及前颞叶区在术中成像已被确定为参与面部识别的特殊区域[41]。术中内部及外部对左侧颞叶新皮质的电刺激能引起短时的记忆错误[98]。在外科手术中用冷生理盐水冷却海马体来评估记忆和学习表现及确定术后记忆障碍的危险性[67,68]。

用于评估语言的图片命名量表在变化后被用来评估其他类别特殊命名，比如颜色命名的鉴定区域在额叶岛盖、顶下小叶及颞回后部[109]，命名生活物品的特殊区域在颞下回后部[104]。切除这些区域后生活物品命名功能就会损害。听觉命名区域被定位于颞横回，部分情况下等同于视觉命名区域，但是大部分情况不等同[46-48]。在这些研究中，术后患者命名能力的丧失与切除听觉命名区域相关。此外，已证实很多皮质区域都参与了阅读，包括顶下小叶、额叶岛盖和后颞中回的一部分[75,110]，同时参与写作的区域主要位于占优势地位的额叶脑回和角回[72,107,113]。在皮质电刺激过程中使用计算任务时，会在优势侧顶下内产生独立于语言干扰的局部干扰[29,65,108]。

标准化检查神经认知结果的建议

脑肿瘤患者的认知障碍可以由肿瘤、肿瘤相关癫痫及其治疗（手术、放射疗法、抗癫痫药物、化疗或皮质类固醇）和心理困扰而引起。很可能是这些因素联合作用导致了认知障碍[127]。

一般来说，脑肿瘤患者的神经认知检查可以围绕一定的目的性开展。①神经认知缺陷分级的诊断。②指导具体的康复计划或提供驾驶执照或重返社会。③治疗结果的评估，如外科切除手术或认知康复。

根据神经心理学检查的目的来选择测验。比如，相比诊断分级发现神经认知功能水平上微小变化对确定认知康复治疗后效果更为重要。

在胶质瘤患者的临床对照试验中，认知功能是一个很重要的测量结果，这也提供了一种通过标准化的方式收集认知状态信息的机会。这些状态覆盖了不同的认知领域，例如记忆、注意力、定向力、语言能力和执行功能，代表了显性和非显性大脑半球的功能。然而，一个完整的测验是非常耗时的，也有可能使脑肿瘤患者疲倦，从而得到较差的结果。另外，患者和调查人员的承诺减少，会导致这些耗时的程序使得测验的结果对研究人群没有代表性。花费较少时间的替代方案，比如 IQ 测验或者简易精神状态检查（mini-mental state examination，MMSE），对患有脑肿瘤的成年人的敏感性和有效性较差。因此，MMSE 可能会低估患有真正认知衰退患者的比例，在认知中最重要的微小变化可能被遗漏。另一方面，MMSE 对发现与肿瘤进展相关的认知障碍非常敏感[14]。

根据测验的目的、背景及基线信息的需求优于认知评估，使神经心理学家最大限度的利用收集的有用数据和资料的机会。它们分别是：

- 患者人口统计学的变量（如年龄、利手、教育/任职资历、当前/先前职业、教育背景），为解释当前的测验表现设立场景。
- 患者先前的病史和精神病史及当前的治疗和药物。
- 先前的神经心理学检查结果——这些可以指导选择测验方式以评估改变。
- 脑肿瘤患者经常对神经心理学测验及其认知障碍程度的洞察力不够。

已经尝试一些正规神经认知测验的替代方案。这些包括认知功能的可靠的自我报告，但是因为缺少自我反省，不一定有效。此外，自我报告的结果分数似乎与患者的心情状态有关，而不是神经认知表现[19]。对于医院门诊患者，同伴或代理人制作的认知变化的报告提供了一种潜在的替代正规神经认知检查的方案。

在个别患者中，因为所涉及的多因素过程经常联合有皮质和皮质下的损伤、癫痫、手术、放射治疗、抗癫痫药物、皮质类固醇和心理困扰等，所以选择一个广泛覆盖神经认知功能的标准神经心理学检查非常有价值。这样的成套检测必须满足以下标准：①覆盖几个区域，具有足够的灵敏度来检测肿瘤和治疗效果。②标准化的语言材料和管理程序。③依据已发表的标准化数据。④中度到高度的测验–再测验可靠性和不敏感性来练习效果，以便能够监测神经认知功能随时间发生的变化。⑤替代形式的可利用。⑥一次实施的时间不超过 30~40 分钟[85]。注意力、执行功能、言语记忆和运动速度被认为是神经认知领域评估必不可少的。

一个能够满足以上条件的标准化神经心理学的测验目前在许多多中心的临床试验中使用，如 EORTC、NCCTG、NCI-C、RTOG 和 MRC（表 4-1-1）。在患者有着非常好的依从性和积极性的情况下，这些测验[85]已经使医护专业人员的管理变得方便快捷。显然的，这个成套测验的局部改动可以依据神经心理学评估的目的增加试验。这样，就可以收集用于临床和研究目的的数据，从而使得患者组和（或）治疗方案进行对比。

表 4-1-1　核心神经认知的成套测试

测　　试	域测量	结　　果
踪迹描绘测验 A	目视扫描速度	完成秒数（0~300 秒）
踪迹描绘测验 B	分散注意力	完成秒数（0~300 秒）
受控口语单词联想	言语流畅性	年龄和性别调整后的原始分数（范围 0~无上限）
霍普金斯语言学习测验	言语记忆	即刻记忆单词列表练习 3 次（最高分 = 36 次） 延迟 20~30 分钟后，正确回忆单词的数目（最高分 = 12 分） 从一个较长的列表中识别出的单词数（最大得分 = 12 分）
WAIS-Ⅲ数字符号分测验	精神运动速度	年龄校正后的分测验得分（0~20 分）
钉板测验	优势和非优势手的精细动作控制	完成秒数（0~300 秒）

认知康复

认知康复是指改善一个人执行认知任务能力的一组干预措施，可以通过实现培训学习能力和（或）教授补偿措施实现。普通干预措施为提高注意力、记忆力和执行能力及综合性的项目，同时联合神经心理学和药理学的治疗形式在脑肿瘤患者中会更有效[38]。然而仍然需要进一步的研究确定导致成功结果的患者和治疗因素，用来解释干预措施的理论模型及确定这些临床干预措施意义的程度。截至目前，认知康复的干预是一个颇有前景的治疗，因为它有可能提高认知结果和脑肿瘤患者手术切除后的生活质量。

结　　论

与神经病学的功能差不多，脑肿瘤患者的认知功能是一个重要的疗效判定指标，因为认知损害对这些患者的日常生活功能、社会功能和职业功能有着极大的影响，从而影响他们的 HRQOL 评估。很多因素提高认知的疗效，比如直接和间接的肿瘤作用、癫痫、药物治疗和肿瘤治疗。认知的提高和衰退都可以在脑手术切除后观察到，主要依据为病理学、损害范围、部位和功能偏侧化。然而，脑肿瘤切除术前与术后的神经认知结果还没有系统的确定，尽管是可行的，本章提供了量化评估程序及建议。用以改善认知结果的术中神经认知成像程序还未系统地应用于这些患者中。保证这些患者在术前、术中和术后的认知评估相关疗效的成本和利润的协调活动是必要的。

（胡　荣　马　康　张钊琪　译）

参考文献

[1] Ackermann H, Daum I, Schugens MM, et al. Impaired procedural learning after damage to the left supplementary motor area (SMA). J Neurol Neurosurg Psychiatry, 1996, 60: 94-97.

[2] Agner C, Dujovny M, Gaviria M. Neurocognitive assessment before and after cranioplasty. Acta Neurochir, 2002, 144: 1033-1040.

[3] Alivisatos B. The role of the frontal cortex in the use of advance information in a mental rotation paradigm. Neuropsychol, 1992, 30: 145-159.

[4] Anderson SI, Taylor R, Whittle IR. Mood disorders in patients after treatment for primary intracranial tumours. Br J Neurosurg, 1999, 13: 480-485.

[5] Andrewes DG, Kaye A, Murphy M, et al. Emotional and social dysfunction in patients following surgical treatment for brain tumour. J Clin Neurosci, 2003, 10: 428-433.

[6] Bartolomeo P, Thiebaut de Schotten M, Duffau H. Mapping of visuospatial functions during brain surgery: a new tool to prevent unilateral spatial neglect. Neurosurgery, 2007, 61: 1340.

[7] Baxendale S, Thompson PJ, Duncan JS. Improvements in memory function following anterior temporal lobe resection for epilepsy. Neurology, 2008, 71: 1319-1325.

[8] Béhin A, Delattre JY. Neurologic sequelae of radiotherapy of the nervous system, in Schiff D, Wen PY (eds): Cancer neurology in clinical practice. Totowa: Humana Press, 2003: 173-192.

[9] Blanke O, Ortigue S, Landis T, et al. Stimulating illusory own-body perceptions. Nature, 2002, 419: 269-270.

[10] Bosma I, Vos MJ, Heimans JJ, et al. The course of neurocognitive functioning in high-grade glioma patients. Neurooncol, 2007, 9: 53-62.

[11] Braun CM, Denault C, Cohen H, et al. Discrimination of facial identity and facial affect by temporal and frontal lobectomy patients. Brain Cogn, 1994, 24: 198-212.

[12] Braun V, Albrecht A, Kretschmer T, et al. Brain tumour surgery in the vicinity of short-term memory representation-results of neuronavigation using fMRI images. Acta Neurochir, 2006, 148: 733-739.

[13] Brown ES. Effects of glucocorticoids on mood, memory, and the hippocampus. Treatment and preventive therapy. Ann NY Acad Sci, 2009, 1179: 41-55.

[14] Brown PD, Ballman KV, Rummans TA, et al. Prospective study of quality of life in adults with newly diagnosed high-grade gliomas. J Neurooncol, 2006, 76: 283-291.

[15] Brown PD, Maurer MJ, Rummans TA, et al. A prospective study of quality of life in adults with newly diagnosed high-grade gliomas: the impact of the extent of resection on quality of life and survival. Neurosurgery, 2005, 57: 495-504.

[16] Coleshill SG, Binnie CD, Morris RG, et al. Material-specific recognition memory deficits elicited by unilateral hippocampal electrical stimulation. J Neurosci, 2004, 24: 1612-1616.

[17] Correa DD, DeAngelis LM, Shi W, et al. Cognitive functions in low-grade gliomas: disease and treatment effects. J Neurooncol, 2007, 81: 175-184.

[18] Crossen JR, Garwood D, Glatstein E, et al. Neurobehavioral sequelae of cranial irradiation in adults: a review of radiation-induced encephalopathy. J Clin Oncol, 1994, 12: 627-642.

[19] Cull A, Hay C, Love SB, et al. What do cancer patients mean when they complain of concentration and memory problems? Br J Cancer, 1996, 74: 1674-1679.

[20] Curatolo JM, Macdonell RA, Berkovic SF, et al. Intraoperative monitoring to preserve central visual fields during occipital corticectomy for epilepsy. J Clin Neurosci, 2000, 7: 234-237.

[21] Danks RA, Aglio LS, Gugino LD, et al. Craniotomy under local anesthesia and monitored conscious sedation for the resection of tumors involving eloquent cortex. J Neurooncol, 2000, 49: 131-139.

[22] Davies KG, Bell BD, Bush AJ, et al. Prediction of verbal memory loss in individuals after anterior temporal lobectomy. Epilepsia, 1998, 39: 820-828.

[23] Dijkstra M, van Nieuwenhuizen D, Stalpers LJ, et al. Late neurocognitive sequelae in WHO grade I meningioma patients. J Neurol Neurosurg Psychiatry, 2008, 80: 910-915.

[24] Dinapoli L, Maschio M, Jandolo B, et al. Quality of life and seizure control in patients with brain tumor-related epilepsy treated with levetiracetam monotherapy: preliminary data of an open-label study. Neurol Sci [Epup ahead of print], 2009.

[25] Dodrill CB. Progressive cognitive decline in adolescents and adults with epilepsy. Progr Brain Res, 2002, 135: 399-407.

[26] Douw L, Klein M, Fagel SS, et al. Cognitive and radiological effects of radiotherapy in patients with lowgrade glioma: long-term follow-up. Lancet Neurol, 2009, 8: 810-818.

[27] Drane LD, Meador KJ. Cognitive and behavioral effects of antiepileptic drugs. Epilepsy Behav, 2002, 3: 49-53.

[28] Ducommun CY, Michel CM, Clarke S, et al. Cortical motion deafness. Neuron, 2004, 43: 765-777.

[29] Duffau H, Denvil D, Lopes M, et al. Intraoperative mapping of the cortical areas involved in multiplication and subtraction: an electrostimulation study in a patient with a left parietal glioma. J Neurol Neurosurg Psychiatry, 2002, 73: 733-738.

[30] Duffau H, Velut S, Mitchell MC, et al. Intra-operative mapping of the subcortical visual pathways using direct electrical stimulations. Acta Neurochir, 2004, 146: 265-270.

[31] Dulay MF, Levin HS, York MK, et al. Predictors of individual visual memory decline after unilateral

anterior temporal lobe resection. Neurol, 2009, 72: 1837-1842.

[32] Efficace F, Bottomley A, Health related quality of life assessment methodology and reported outcomes in randomised controlled trials of primary brain cancer patients. Eur J Cancer, 2002, 38: 1824-1831.

[33] Feigenbaum JD, Polkey CE, Morris RG. Deficits in spatial working memory after unilateral temporal lobectomy in man. Neuropsychologia, 1996, 34: 163-176.

[34] Fenoy AJ, Severson MA, Volkov IO, et al. Hearing suppression induced by electrical stimulation of human auditory cortex. Brain Res, 2006, 1118: 75-83.

[35] Fietta P, Fietta P, Delsante G. Central nervous system effects of natural and synthetic glucocorticoids. Psychiatry Clin Neurosci, 2009, 63: 613-622.

[36] Friedman MA, Meyers CA, Sawaya R. Neuropsychological effects of third ventricle tumor surgery. Neurosurg, 2003, 52: 791-798.

[37] Gazzeri R, Galarza M, Gazzeri G. Giant olfactory groove meningioma: ophthalmological and cognitive outcome after bifrontal microsurgical approach. Acta Neurochir, 2008, 150: 1117-1126.

[38] Gehring K, Sitskoorn MM, Aaronson NK, et al. Interventions for cognitive deficits in adults with brain tumours. Lancet Neurol, 2008, 7: 548-560.

[39] Gharabaghi A, Fruhmann Berger M, Tatagiba M, et al. The role of the right superior temporal gyrus in visual search-insights from intraoperative electrical stimulation. Neuropsychologia, 2006, 44: 2578-2581.

[40] Giovagnoli AR, Casazza M, Ciceri E, et al. Preserved memory in temporal lobe epilepsy patients after surgery for low-grade tumour. A pilot study. Neurol Sci, 2007, 28: 251-258.

[41] Giussani C, Roux FE, Bello L, et al. Who is who: areas of the brain associated with recognizing and naming famous faces. J Neurosurg, 2009, 110: 289-299.

[42] Gleissner U, Helmstaedter C, Schramm J, et al.Memory outcome after selective amygdalohippocampectomy in patients with temporal lobe epilepsy: oneyear follow-up. Epilepsia, 2004, 45: 960-962.

[43] Goldstein B, Armstrong CL, John C, et al. Attention in adult intracranial tumors patients. J Clin Exp Neuropsychol, 2003, 25: 66-78.

[44] Goldstein LH, Bernard S, Fenwick PB, et al. Unilateral frontal lobectomy can produce strategy application disorder. J Neurol Neurosurg Psychiatry, 1993, 56: 274-276.

[45] Goldstein LH, Polkey CE. Short-term cognitive changes after unilateral temporal lobectomy or unilateral amygdalo-hippocampectomy for the relief of temporal lobe epilepsy. J Neurol Neurosurg Psychiatry, 1993, 56: 135-140.

[46] Hamberger MJ, Goodman RR, Perrine K, et al. Anatomic dissociation of auditory and visual naming in the lateral temporal cortex. Neurology, 2001, 56: 56-61.

[47] Hamberger MJ, McClelland S 3rd, McKhann GM 2nd, et al. Distribution of auditory and visual naming sites in nonlesional temporal lobe epilepsy patients and patients with space-occupying temporal lobe lesions. Epilepsia, 2007, 48: 531-538.

［48］ Hamberger MJ, Seidel WT, McKhann GM 2nd, et al. Brain stimulation reveals critical auditory naming cortex. Brain, 2005, 128: 2742-2749.

［49］ Helmstaedter C, Gleibner U, Zentner J, et al. Neuropsychological consequences of epilepsy surgery in frontal lobe epilepsy. Neuropsychologia, 1998, 36: 333-341.

［50］ Helmstaedter C, Richter S, Roske S, et al. Differential effects of temporal pole resection with amygdalohippocampectomy versus selective amygdalohippocampectomy on material-specific memory in patients with mesial temporal lobe epilepsy. Epilepsia, 2008, 49: 88-97.

［51］ Hornak J, Bramham J, Rolls ET, et al. Changes in emotion after circumscribed surgical lesions of the orbitofrontal and cingulate cortices. Brain, 2003, 126: 1691-1712.

［52］ Hornak J, O'Doherty J, Bramham J, et al. Rewardrelated reversal learning after surgical excisions in orbito-frontal or dorsolateral prefrontal cortex in humans. J Cogn Neurosci, 2004, 16: 463-478.

［53］ Incisa della Rocchetta A, Gadian DG, Connelly A, et al. Verbal memory impairment after right temporal lobe surgery: role of contralateral damage as revealed by 1H magnetic resonance spectroscopy and T2 relaxometry. Neurology, 1995, 45: 797-802.

［54］ Irle E, Peper M, Wowra B, et al. Mood changes after surgery for tumors of the cerebral cortex. Arch Neurol, 1994, 51: 164-174.

［55］ Jagaroo V, Rogers MP, Black PM. Allocentric visuospatial processing in patients with cerebral gliomas: a neurocognitive assessment. J Neurooncol, 2000, 49: 235-248.

［56］ Jones-Gotman M, Zatorre RJ. Olfactory identification deficits in patients with focal cerebral excision. Neuropsychologia, 1988, 26: 387-400.

［57］ Jones-Gotman M, Zatorre RJ, Olivier A, et al. Learning and retention of words and designs following excision from medial or lateral temporal-lobe structures. Neuropsychologia, 1997, 35: 963-973.

［58］ Joo EY, Han HJ, Lee EK, et al. Resection extent versus postoperative outcomes of seizure and memory in mesial temporal lobe epilepsy. Seizure, 2005, 14: 541-551.

［59］ Keenan PA, Jacobson MW, Soleymani RM, et al. The effect on memory of chronic prednisone treatment in patients with systemic disease. Neurology, 1996, 47: 1396-1402.

［60］ Kessels RP, Postma A, Kappelle LJ, et al. Spatial memory impairment in patients after tumour resection: evidence for a double dissociation. J Neurol Neurosurg Psychiatry, 2000, 69: 389-391.

［61］ Klein M, Engelberts NHJ, Van der Ploeg HM, et al. Epilepsy in low-grade gliomas: the impact on cognitive functioning and quality of life. Ann Neurol, 2003, 54: 514-520.

［62］ Klein M, Heimans JJ, Aaronson NK, et al. Effect of radiotherapy and other treatment-related factors on mid-term to long-term cognitive sequelae in low-grade gliomas: a comparative study. Lancet, 2002, 360: 1361-1368.

［63］ Koski L, Petrides M. Distractibility after unilateral resections from the frontal and anterior cingulate cortex in humans. Neuropsychologia, 2002, 40: 1059-1072.

［64］ Koski LM, Paus T, Petrides M, Directed attention after unilateral frontal excisions in humans.

Neuropsychologia, 1998, 36: 1363-1371.

［65］Kurimoto M, Asahi T, Shibata T, et al. Safe removal of glioblastoma near the angular gyrus by awake surgery preserving calculation ability-case report. Neurol Med-Chir, 2006, 46: 46-50.

［66］Lambrey S, Amorim MA, Samson S, et al. Distinct visual perspective-taking strategies involve the left and right medial temporal lobe structures differently. Brain, 2008, 131: 523-534.

［67］Lee GP, Loring DW, Smith JR, et al. Intraoperative hippocampal cooling and Wada memory testing in the evaluation of amnesia risk following anterior temporal lobectomy. Arch Neurol, 1995, 52: 857-861.

［68］Lee GP, Smith JR, Loring DW, et al. Intraoperative thermal inactivation of the hippocampus in an effort to prevent global amnesia after temporal lobectomy. Epilepsia, 1995, 36: 892-898.

［69］Leimkuhler ME, Mesulam MM. Reversible go-no go deficits in a case of frontal lobe tumor. Ann Neurol, 1985, 18: 617-619.

［70］Lim DA, Tarapore P, Chang E, et al. Safety and feasibility of switching from phenytoin to levetiracetam monotherapy for glioma-related seizure control following craniotomy: a randomized phase II pilot study. J Neurooncol, 2009, 93: 349-354.

［71］Litofsky NS, Resnick AG. The relationships between depression and brain tumors. J Neurooncol, 2009, 94: 153-161.

［72］Lubrano V, Roux FE, Demonet JF. Writing-specific sites in frontal areas: a cortical stimulation study. J Neurosurg, 2004, 101: 787-798.

［73］Luerding R, Boesebeck F, Ebner A. Cognitive changes after epilepsy surgery in the posterior cortex. J Neurol, Neurosurg Psychiatry, 2004, 75: 583-587.

［74］Lutz MT, Clusmann H, Elger CE, et al. Neuropsychological outcome after selective amygdalohippocampectomy with transsylvian versus transcortical approach: a randomized prospective clinical trial of surgery for temporal lobe epilepsy. Epilepsia, 2004, 45: 809-816.

［75］Mani J, Diehl B, Piao Z, et al. Evidence for a basal temporal visual language center: cortical stimulation producing pure alexia. Neurol, 2008, 71: 1621-1627.

［76］Martin RC, Kretzmer T, Palmer C, et al. Risk to verbal memory following anterior temporal lobectomy in patients with severe left-sided hippocampal sclerosis. Arch Neurol, 2002, 59: 1895-1901.

［77］Martin RC, Sawrie SM, Edwards R, et al. Investigation of executive function change following anterior temporal lobectomy: selective normalization of verbal fluency. Neuropsychology, 2000, 14: 501-508.

［78］Maschio M, Dinapoli L, Vidiri A, et al. The role side effects play in the choice of antiepileptic therapy in brain tumor-related epilepsy: a comparative study on traditional antiepileptic drugs versus oxcarbazepine. J Exp Clin Cancer Res, 2009, 28: 60.

［79］Maschio M, Dinapoli L, Zarabia A, et al. Issues related to the pharmacological management of patients with brain tumours and epilepsy. Funct Neurol, 2006, 21: 15-19.

［80］McMackin D, Cockburn J, Anslow P, et al. Correlation of fornix damage with memory impairment in six cases of colloid cyst removal. Acta Neurochir, 1995, 135: 12-18.

[81] Meador KJ. Cognitive and memory effects of the new antiepileptic drugs. Epilepsy Res, 2006, 68: 63-67.

[82] Meador KJ. Cognitive outcomes and predictive factors in epilepsy. Neurology, 2002, 58: 21-26.

[83] Meador KJ, Gevins A, Loring DW, et al. Neuropsychological and neurophysiologic effects of carbamazepine and levetiracetam. Neurology, 2007, 69: 2076-2084.

[84] Meyers CA, Berman SA, Hayman A, et al. Pathological left-handedness and preserved function associated with a slowly evolving brain tumor. Dev Med Child Neurol, 1992, 34: 1110-1116.

[85] Meyers CA, Smith JA, Bezjak A, et al. Neurocognitive function and progression in patients with brain metastases treated with whole-brain radiation and motexafin gadolinium: results of a randomized phase Ⅲ trial. J Clin Oncol, 2004, 22: 157-165.

[86] Miller LA. Impulsivity, risk-taking, and the ability to synthesize fragmented information after frontal lobectomy. Neuropsychologia, 1992, 30: 69-79.

[87] Miotto EC, Morris RG. Virtual planning in patients with frontal lobe lesions. Cortex, 1998, 34: 639-657.

[88] Mitchell AJ, Kemp S, Benito-Leon J, et al. The influence of cognitive impairment on health-related quality of life in neurological disease. Acta Neuropsychiatr, 2010, 22: 2-13.

[89] Monje ML, Palmer T. Radiation injury and neurogenesis. Curr Opin Neurol, 2003, 16: 129-134.

[90] Moriarity JL, Boatman D, Krauss GL, et al. Human 《emories》 can be evoked by stimulation of the lateral temporal cortex after ipsilateral medial temporal lobe resection. J Neurol, Neurosurg Psychiatry, 2001, 71: 549-551.

[91] Morino M, Ichinose T, Uda T, et al. Memory outcome following transsylvian selective amygdalohippocampectomy in 62 patients with hippocampal sclerosis. J Neurosurg, 2009, 110: 1164-1169.

[92] Morino M, Uda T, Naito K, et al. Comparison of neuropsychological outcomes after selective amygdalohippocampectomy versus anterior temporal lobectomy. Epilepsy Behav, 2006, 9: 95-100.

[93] Nunn JA, Graydon FJ, Polkey CE, et al. Differential spatial memory impairment after right temporal lobectomy demonstrated using temporal titration. Brain, 1999, 122: 47-59.

[94] Oberndorfer S, Piribauer M, Marosi C, et al. P450 enzyme inducing and non-enzyme inducing antiepilep tics in glioblastoma patients treated with standard chemotherapy. J Neurooncol, 2005, 72: 255-260.

[95] Owen AM, Downes JJ, Sahakian BJ, et al. Planning and spatial working memory following frontal lobe lesions in man. Neuropsychologia, 1990, 28: 1021-1034.

[96] Owen AM, Morris RG, Sahakian BJ, et al. Double dissociations of memory and executive functions in working memory tasks following frontal lobe excisions, temporal lobe excisions or amygdalo-hippocampectomy in man. Brain, 1996, 119: 1597-1615.

［97］ Peper M, Irle E. Categorical and dimensional decoding of emotional intonations in patients with focal brain lesions. Brain Lang, 1997, 58: 233-264.

［98］ Perrine K, Devinsky O, Uysal S, et al. Left temporal neocortex mediation of verbal memory: evidence from functional mapping with cortical stimulation. Neurology, 1994, 44: 1845-1850.

［99］ Petrides M. Visuo-motor conditional associative learning after frontal and temporal lesions in the human brain. Neuropsychologia, 1997, 35: 989-997.

［100］ Petrucci RJ, Buchheit WA, Woodruff GC, et al. Transcallosal parafornicial approach for third ventricle tumors: neuropsychological consequences. Neurosurgery, 1987, 20: 457-464.

［101］ Pigott S, Milner B. Memory for different aspects of complex visual scenes after unilateral temporal-or frontal-lobe resection. Neuropsychologia, 1993, 31: 1-15.

［102］ Plaza M, Gatignol P, Cohen H, et al. A discrete area within the left dorsolateral prefrontal cortex involved in visual-verbal incongruence judgment. Cereb Cortex, 2008, 18: 1253-1259.

［103］ Postma TJ, Klein M, Verstappen CC, et al. Radiotherapy-induced cerebral abnormalities in patients with low-grade glioma. Neurology, 2002, 59: 121-123.

［104］ Pouratian N, Bookheimer SY, Rubino G, et al. Category-specific naming deficit identified by intraoperative stimulation mapping and postoperative neuropsychological testing. Case report. J Neurosurg, 2003, 99: 170-176.

［105］ Rausch R, Kraemer S, Pietras CJ, et al. Early and late cognitive changes following temporal lobe surgery for epilepsy. Neurology, 2003, 60: 951-959.

［106］ Reijneveld JC, Sitskoorn MM, Klein M, et al. Cognitive status and quality of life in patients with suspected versus proven low-grade gliomas. Neurology, 2001, 56: 618-623.

［107］ Roux FE, Boetto S, Sacko O, et al. Writing, calculating, and finger recognition in the region of the angular gyrus: a cortical stimulation study of Gerstmann syndrome. J Neurosurg, 2003, 99: 716-727.

［108］ Roux FE, Boukhatem L, Draper L, et al. Cortical calculation localization using electrostimulation. J Neurosurg, 2009, 110: 1291-1299.

［109］ Roux FE, Lubrano V, Lauwers-Cances V, et al. Category-specific cortical mapping: color-naming areas. J Neurosurg, 2006, 104: 27-37.

［110］ Roux FE, Lubrano V, Lauwers-Cances V, et al. Intra-operative mapping of cortical areas involved in reading in mono-and bilingual patients. Brain, 2004, 127: 1796-1810.

［111］ Rowe AD, Bullock PR, Polkey CE, et al. "Theory of mind" impairments and their relationship to executive functioning following frontal lobe excisions. Brain, 2001, 124: 600-616.

［112］ Russell SM, Golfinos JG. Amusia following resection of a Heschl gyrus glioma. Case report. J Neurosurg, 2003, 98: 1109-1112.

［113］ Scarone P, Gatignol P, Guillaume S, et al. Agraphia after awake surgery for brain tumor: new insights into the anatomo-functional network of writing. Surg Neurol, 2009, 72: 223-241.

[114] Schramm J. Temporal lobe epilepsy surgery and the quest for optimal extent of resection: a review. Epilepsia, 2008, 49: 1296-1307.

[115] Selwa LM, Berent S, Giordani B, et al. Serial cognitive testing in temporal lobe epilepsy: longitudinal changes with medical and surgical therapies. Epilepsia, 1994, 35: 743-749.

[116] Shin MS, Lee S, Seol SH, et al. Changes in neuropsychological functioning following temporal lobectomy in patients with temporal lobe epilepsy. Neurol Res, 2009, 31: 692-701.

[117] Sinha SR, Crone NE, Fotta R, et al. Transient unilateral hearing loss induced by electrocortical stimulation. Neurology, 2005, 64: 383-385.

[118] Spiers HJ, Burgess N, Maguire EA, et al. Unilateral temporal lobectomy patients show lateralized topographical and episodic memory deficits in a virtual town. Brain, 2001, 124: 2476-2489.

[119] Stewart AL, Ware JE (eds). Measuring functioning and well-being: The medical outcomes study approach. Duke University Press, Durham, NC, 1992.

[120] Stroup E, Langfitt J, Berg M, et al. Predicting verbal memory decline following anterior temporal lobectomy (ATL). Neurology, 2003, 60: 1266-1273.

[121] Struik K, Klein M, Heimans JJ, et al. Fatigue in low-grade glioma. J Neurooncol, 2009, 92: 73-78.

[122] Surma-aho O, Niemela M, Vilkki J, et al. Adverse long-term effects of brain radiotherapy in adult lowgrade glioma patients. Neurology, 2001, 56: 1285-1290.

[123] Swain SA, Polkey CE, Bullock P, et al. Recognition memory and memory for order in script-based stories following frontal lobe excisions. Cortex, 1998, 34: 25-45.

[124] Takaya S, Mikuni N, Mitsueda T, et al. Improved cerebral function in mesial temporal lobe epilepsy after subtemporal amygdalohippocampectomy. Brain, 2009, 132: 185-194.

[125] Tanaka Y, Miyazawa Y, Akaoka F, et al. Amnesia following damage to the mammillary bodies. Neurology, 1997, 48: 160-165.

[126] Taphoorn MJB, Heimans JJ, Snoek FJ, et al. Assessment of quality of life in patients treated for lowgrade glioma: a preliminary report. J Neurol Neurosurg Psychiatry, 1992, 55: 372-376.

[127] Taphoorn MJB, Klein M. Cognitive deficits in adult patients with brain tumours. Lancet Neurol, 2004, 3: 159-168.

[128] Teixidor P, Gatignol P, Leroy M, et al. Assessment of verbal working memory before and after surgery for low-grade glioma. J Neurooncol, 2007, 81: 305-313.

[129] Thiebaut de Schotten M, Urbanski M, Duffau H, et al. Direct evidence for a parietal-frontal pathway subserving spatial awareness in humans. Science, 2005, 309: 2226-2228.

[130] Tong F. Out-of-body experiences: from Penfield to present. Trends Cogn Sci, 2003, 7: 104-106.

[131] Tucha O, Smely C, Preier M, et al. Preoperative and postoperative cognitive functioning in patients with frontal meningiomas. J Neurosurg, 2003, 98: 21-31.

[132] van Breemen MS, Wilms EB, Vecht CJ. Epilepsy in patients with brain tumours: epidemiology,

mechanisms, and management. Lancet Neurol, 2007, 6: 421-430.

[133] van Nieuwenhuizen D, Klein M, Stalpers LJ, et al. Differential effect of surgery and radiotherapy on neurocognitive functioning and health-related quality of life in WHO grade I meningioma patients. J Neurooncol, 2007, 84: 271-278.

[134] Vendrell P, Junque C, Pujol J, et al. The role of prefrontal regions in the Stroop task. Neuropsychologia, 1995, 33: 341-352.

[135] Vilkki J. Cognitive flexibility and mental programming after closed head injuries and anterior or posterior cerebral excisions. Neuropsychologia, 1992, 30: 807-814.

[136] Vilkki J, Levanen S, Servo A. Interference in dual-fluency tasks after anterior and posterior cerebral lesions. Neuropsychologia, 2002, 40: 340-348.

[137] Wachi M, Tomikawa M, Fukuda M, et al. Neuropsychological changes after surgical treatment for temporal lobe epilepsy. Epilepsia, 2001, 42 Suppl 6: 4-8.

[138] Weniger G, Irle E. Impaired facial affect recognition and emotional changes in subjects with transmodal cortical lesions. Cereb Cortex, 2002, 12: 258-268.

[139] Wester K, Hugdahl K. Arachnoid cysts of the left temporal fossa: impaired preoperative cognition and postoperative improvement. J Neurol Neurosurg Psychiatry, 1995, 59: 293-298.

[140] Wolf RL, Ivnik RJ, Hirschorn KA, et al. Neurocognitive efficiency following left temporal lobectomy: standard versus limited resection. J Neurosurg, 1993, 79: 76-83.

[141] Wolkowitz OM, Lupien SJ, Bigler E, et al. The "steroid dementia syndrome": an unrecognized complication of glucocorticoid treatment. Ann NY Acad Sci, 2004, 1032: 191-194.

| 第二节 |

神经外科实践中的
功能神经影像学

Geert-Jan M. Rutten，Nick Ramsey

功能磁共振成像在手术过程中的当前作用

历史前提

即便到现在，大多数临床医生仍然按照脑解剖进行功能定位。这种观点来自于 19 世纪末期，研究者和临床医生包括 Gall、Lichtheim、Broca、Werbicke 等对脑病变患者进行的解剖研究，他们实际上开辟了"简图绘制"的新纪元，认为脑功能能够从解剖上详细的描绘出来，感觉运动与认知功能可以单独被损害。按照这种模型认定的语言区，由于有产生严重和持久神经功能障碍的风险，在手术中被认为是不能到达的区域。在那时已经注意到（最初由 Wernicke 发现），皮质和皮质下功能损害都可以引起神经功能障碍[12,29]。

这种传统观点在神经病学与神经外科手术实践中仍然存在优势是可以理解的。这个模型第一次提供了一种理论框架，它可以解释我们已经知道的一些神经病学综合征（例如轻偏瘫、失读症和经皮质失语症等）。这个模型也有直觉上的吸引力，就像它所认为的如果一个区域损坏并且导致了神经功能缺损，那么这个区域在这个特殊功能中一定是起重要作用的。虽然还有几个其他模型和更多的最新模型，但没有一个模型在临床实践中具有充分的预测价值[24]。对于初级感觉运动功能定位，按照临床结果来评判，老的模型已经相当精确了，但对于认知功能来讲，却不是这样的。在很大程度上可以这样来解释，初级皮质具有特殊的解剖学特性，与大的皮质下纤维束有直接关系，从而限制了它的变异性与可塑性。然而，即便已经描述了这些初级皮质区的实质解剖与功能变化，根据解剖特点进行的先验功能定位也经常不可靠[2,11,21,62,78,102]。由于固有的脑区在个体间和病理导致的差异性及它们之间的相互关联，为了使得手术治疗更加完美，使用功能定位技术确定每个个体的功能区是非常必要的[22]。本节，我们聚焦神经外科实践中的功能磁共振成像（fMRI）技术。其他技术也是相关的，例如弥散张量成像（DTI）连接图谱和以 DTI 为基础的纤维追踪技术会在其他章节由 Bello 等和 Catani 和 Dell'Acqua 讨论。

神经外科相关 fMRI 的特性与特征

fMRI 的临床应用需要验证和标准化的方案。在临床应用中，fMRI 的采集需要便于放射人员操作与分析。分析软件也应该容易使用，结果解读不需要专业人士。从技术角度来看，这些要求是可行的：大多数扫描仪在扫描中或扫描后有自动分析与结果显示软件。脑激活图可以输入功能神经导航指导手术[79]。这些自动软件程序可以方便使用，但并不意味着功能图一直是手术操作的可信路标，或者不再需要专业的知识。在文献或商业广告中持有的相反建议是，在当前没有标准的能够独立使用的 fMRI 方案的情况下，它可以简单、可靠的应用在手术中。更重要的是，没有任何关于商业的 fMRI 分析结果与临床神经科学标准，如 WADA 试验和术中皮质电刺激的结果进行比较的研究。尽管如此，fMRI 在神经外科手术的神经科学认知领域已经进行了大量的研究。下面，我们将解释在神经外科计划中影响 fMRI 应用的多种相关因素。

一、fMRI 实验的设计

fMRI 一直没有成为术前工具的主要原因是与其他现有的临床方法相比，它激活了更多的脑区，这说明 fMRI 不仅检测出特殊功能中的关键区，还把功能网络中不重要的参与脑区也显示出来[82]。fMRI 在神经外科手术中的应用需要遵循非常严格的标准，在良好的空间分辨率基础上界定出重要功能的存在区和未存在区。因此，fMRI 实验应该仅显示检查者感兴趣的功能区。大多数 fMRI 实验采用组块设计，在扫描的过程中两种（或多种）状态交替。理想状态是一种状态包含了感兴趣的功能，另一种状态具有同样设置却没有感兴趣的功能。这种使用状态相减的实验模式操作方便、功能强大并具有很高的统计学意义，基于这些原因其常常被用于临床实践[1]。然而，状态相减依赖的假设并不常常有效。其中一个因素就是"纯的插入"，它是基于一个认知过程能够被叠加到一套已存的认知过程而不影响自身的假设[28]。更加复杂的任务设计被用来针对这种方法的缺陷，来分析个体刺激的血流动力学反应；这些设计包括了任务复杂性的多水平（参数设计）、测量单个刺激相关的 BOLD 反应（事件相关设计），或者多任务-控制状态（如连接分析，图 4-2-1）[69,71]。虽然更加精细的实验设计改善了 fMRI 与临床金标准的相关性，但它们之间的匹配度仍然不够完美[30,80]。

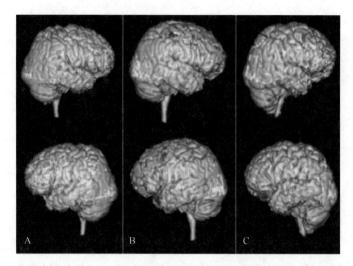

▶图 4-2-1　A~C. 3 例患者执行 4 种不同语言任务时，通过联合分析，在左侧和右侧半球显示的脑激活（黄色）。在双侧半球基于体素数量计算单侧指数。指数在 -100~100 变化（右侧半球的所有体素），病例（A）为 86，病例（B）为 -13，病例（C）为 -64。fMRI 结果与阿米妥钠试验具有良好的相关性，（A）左侧、（B）双侧、（C）右侧为优势半球。这种联合分析的方法提高了语言相关 fMRI 的检测效果，并与阿米妥钠试验结果之间的相关性优于单独语言任务的使用[80]

二、fMRI 到底测量了什么？

一些技术可以在影像学上显示脑活动，但是其中一种被广泛应用于临床和认知神经科学领域。这种技术就是 BOLD-fMRI，通过在氧合血红蛋白水平、血流与血容量水平测量血流动力学变化，来反映神经元活动。脑血流与神经元活动的确切关系仍然不十分明确，但是动物和人的微电极记录结果强烈提示 BOLD 信号与局部电位相关（local field potentials，LFP）。LFP 反映的是神经元的输入信号，而不是输出的峰电位[56]。最近的一项癫痫手术中的微电极记录中，LFP 在 50~250 Hz 范围内增加，与 fMRI 信号的增加明显相关[65]。几项研究也报道了 fMRI 信号与皮质脑电图测量的波谱功率增加相关。在运动、听觉任务的认知、工作记忆与语言任务中都可以发现这种相关性[14,89]。图 4-2-2 的患者就是一个例子，将工作记忆任务的术前 fMRI 结果与术中同样任务的 LFP 反应和皮质电刺激比较，图4-2-2 显示了这些结果的集合（N. Ramsey, F. leyten, P. Van Rijen, Umc Utrecht, 未公开出版发行的数据）。认知过程中高频（gamma）活动的增加也能被电极与脑磁图记录到[37,43]。手术计划的相关性尚不十分明确，部分探索性的研究也有报道[103]。目前尚不清

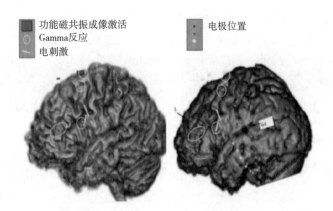

▶图 4-2-2　不同方法定位脑功能区的集合。在 1 例癫痫患者中，fMRI 扫描在植入电极前完成，执行工作记忆任务。皮质脑电图在执行同样任务时记录并评价执行任务中脑区的高频反应。最后，在工作记忆任务中应用皮质电刺激技术定位。阳性位点确定：刺激时将 3 个字母顺序排错（例如，听到 s-k-j，回答 j-k-s），而不是正确重复 3 个字母（例如，听到 "i-p-m"，回答 "l-p-m"）。操作细节见参考文献[48]。fMRI 激活显示在左侧（红色方块），叠加到患者的解剖扫描上。白圈显示的是发现明显 "gamma" 反应的电极位置。在右侧，同样解剖位置上电极的定位（通过三维计算机体层成像获得）（数据来源于 N. Ramsey, F. leyten, P. Van Rijen, et al, Wnc Utrecht, 未公开出版发行）

楚 LFP 是否与皮质电刺激结果匹配：如果 LFP 与 fMRI 一致，可以通过检测 LFP 来鉴定任务相关的区域，而不是核心区域。

　　使用 BOLD-fMRI 精确定位脑功能的主要缺陷是血流动力学机制所致。脑激活的信号变化受中等和大的静脉血管影响（综述，见参考文献[100]）。由此会产生两个结果：第一，在神经血管反应中，与实质性区域相比，在小静脉和静脉下游 fMRI 激活范围扩大（一些或更多体素）从而导致 fMRI 激活超出了神经元组织激活的区域。第二，由于最大信号变化受引流静脉影响，功能事件定位误差至少有数毫米（甚至有数厘米的误差）。可以使用特殊的校正来减少静脉对 BOLD-fMRI 定位的影响[64]，但是完全消除影响是不可能的。其他技术，例如自旋回波 fMRI，可以更好地定位精度，但是成本明显增加。

三、空间精确性

　　为了进行最大范围的安全切除，对 fMRI 激活区域边界的精确定位是必要的。影响 BOLD 信号决定 fMRI 影像空间分辨率的参数有：磁场强度、fMRI 扫描持续时间、脉冲序列类型或层厚[101]。扫描参数依赖于 fMRI 试验需要解决哪些问题，并在这些问题间权衡做出最后的选择。计算语言定侧及平均分析时，高的空间分辨率并非必要。在这些病例中，fMRI 影像常常为了便于检测脑活动而变得弱化，代价就是牺牲了空间精确度。电刺激结果显示语言区可以小到一个体素（也就是 4 mm³）[84]。弱化的影像降低了区分独立但是距离很近病灶的能力，使得个体患者功能区检测变得折中。另一方面，空间分辨率的增加降低了信噪比，这会降低对脑活动的检测能力。对于在神经外科手术中的应用而言，3~4 mm³ 的空间分辨率似乎是足够的（而且是可行的），这种精确的脑回定位是最低的需求[82]。

四、激活缺失

检测失败有几个原因，其中有些是难以控制的。肿瘤或血管畸形可以引起脑移位，导致血流异常，可以改变 BOLD 信号或使之消失[38,54,87]。在这种状况下，fMRI 激活的消失不代表相关神经元活动的消失。另一方面，已经被 ESM 证实[55,76]，fMRI 在肿瘤内的激活不一定是假阳性，有可能与功能相关。其他潜在影响 BOLD 反应的因素有年龄、感觉运动或认知功能损害、药物影响或任务执行差等[36,3,53,88]。神经外科手术患者任务执行的好坏非常重要，这会严重影响脑激活。轻瘫或认知损害的患者会有注意时间受限或早期容易疲劳，会因为注意力不集中或过度努力而出现激活不足或过度激活[52]。最佳的任务执行在扫描前需要做训练、熟悉试验过程中的设置与刺激任务。如果任务没有结果，研究者不能确定糟糕结果的原因：是患者有脑功能的损害？还是患者没有正确执行刺激任务？由于脑损害导致执行缺陷时应该中止任务，利用任务相关的 fMRI 是难以解决这个问题的。最近的一项新的 fMRI 技术静息态功能连接图（见下文），可以绕过脑损害导致执行障碍的问题，但是它的结果还不是十分可信[16]。

fMRI 在手术计划中的应用：文献复习

神经外科手术中脑功能定位主要用于运动和语言区术前计划中。目的是获得正常神经功能不可缺少的脑区图，以预测损伤这些区域时立即出现的明显神经功能损害。临床上更关注的是初级运动感觉皮质的定位、评估优势半球与定位语言区。

其他认知功能很少被关注，仅仅在有特殊需要时神经外科医生才做定位。例如计算、书写、空间注意和工作记忆等[65,75,92]。这可能主要基于两个原因：①大家认为在神经外科手术中这些功能不容易被损坏，不像运动语言功能容易损害与定位。然而最近的神经心理学研究清晰显示在术前和术后非常容易出现认知损害[31,91]。②在典型病变的研究中大多数认知功能的解剖基础从未建立过。

一、运动区

在没有解剖变异或功能重组的前提下，在中央前回定位初级运动区（M1）是安全的。

不同的解剖标志可以用来帮助定位中央沟和中央前回。在 MRI 扫描上，至少有 6 个这样的解剖标志，"手柄"是最常用的（事实上，这个标志是因为该区域的 MRI 激活而被发现的[102]）。病理状态下，病变可以扭曲或破坏功能与解剖结构，这时候解剖结构变得没有用处，需要利用功能影像来定位。

各种简单的运动任务（如手指运动和握拳）可以在 fMRI 上有效地激活 M1 区。临床解读的难点在于通常有其他区域的激活，尤其在邻近的脑回。面临的挑战在于把 M1 区激活从继发的运动和非运动区分离出来，当前没有 fMRI 任务可以选择性的激活初级运动皮质，所以需要有其他模型来增加可信度。在实践中常用的方法是，第一步将 fMRI 激活与我们按照解剖定位确定的可能区域进行对比，这是以传统的功能区观点为基础的，证据并不充分[68]。例如，证据表明，至少部分初级运动皮质与特殊运动形式相对应，每种功能代表多位点而不是一个[86]。除此以外，假定 M1 区不仅仅参与执行功能，也在运动准备阶段起作用[15,46]。病理损伤可以引起运动区功能重建，即便在 M1 水平[11,23,87]。这些都提示 fMRI 中的非期待激活需要谨慎解读，谨记我们按照解剖结构来进行的功能区判断有可能是过时的。异常的 fMRI 激活有可能是假阳性激活，以及由于运动伪迹或统计阈值过低造成的，它也可以代表不常见的正常解剖结构的变化（例如双中央前回）、生理学特点（多代表区），或也可能反映脑的可塑性。

在文献中大家的一致意见仍然是，fMRI 是定位初级运动皮质和术前评估风险的有效工具。Lehéricy 等[55]发现在 60 例中央区病变中，仅用解剖标志来定位中央前回有 8 例是不可靠的。在 fMRI 或 ESM 的帮助下，定位的准确性达到 100%。从他们的研究来看，fMRI 与 ESM 的功能定位有很好的一致性，92% 的 ESM 定位在 fMRI 定位边缘内。其他的 ESM 位点距离 fMRI 定位不超过 15 mm。Bizzi 等[9]报道手运动区 fMRI 定位与 ESM 定位对比（定位灶周围半径 1 cm），敏感度与特异度分别为 88% 和 87%。选用同样的标准，Roessler 等[74]利用高场强扫描（3T）17 例低级别与高级别胶质瘤，发现一致性达到 100%。总之，虽然在方法上和实践中还有一些问题需要解决，运动区 fMRI 定位对外科手术还是有帮助的。

二、语言优势半球定侧

虽然在方法学和临床操作中有瑕疵，异戊巴比妥试验仍然是语言优势半球评估的金标准[78]。多项关于 fMRI 与 PET 的研究试图探寻与阿米妥试验一致的匹配结果。为了定量两侧半球激活比例，多数研究需要首先计算偏侧指数（lateralization index，LI），LI 可以从 -100（所有激活在右侧半球）到 100（所有激活在左侧半球）。选择 LI 临界值来决定患者是典型还是不典型的语言优势半球。可惜的是，fMRI 研究中 LI 的变异性太大，每个研究机构都使用自己的标准来评估语言优势半球。对于 LI 临界值和最佳的 fMRI 方案，大家没有一致意见。在文献中，fMRI 与阿米妥试验之间具有较好的一致性，但是没有一种方案能使两者达到完全一致。联合应用多种 fMRI 语言任务是目前最好的策略，能产生可重复与可信的结果。如果这些结果显示明确的左侧半球优势，一些学者建议不必做阿米妥试验。在大多数典型患者中，仅仅应用一种任务来鉴定一个非典型患者是不可靠的[30,80]。当怀疑患者是非典型优势半球时，需要做尽可能多的混合优势任务来获得激活图，由于额叶和颞顶叶可以定位在不同的半球[30,80]。仅有很少研究对比了 fMRI 与阿米妥试验哪个是真正的金标准[44,80]。Sabsevitz 等[85]发现在左侧颞叶前部切除后，术前 fMRI 预测命名的能力下降，自相矛盾的是，在这项研究中利用 ESM 来调整切除的范围[85]。

三、语言区

当代的神经科学教科书上仍然认为语言功能是由左侧半球（Broca 区和 Wernicke 区）决定，它们由弓状束连接，这种观点忽略了大量语言功能依赖于许多皮质下与皮质区域的网络。事实上，Broca 区与 Wernicke 区没有明确的功能与解剖边界[67,98]。虽然一般认为 Broca 区位于左额下回后部，这个区域的单独损伤只引起暂时性的语言输出减少，而不是运动性失语[15]。一般认为 Wernicke 区损伤时产生感觉性失语的区域[62,37]。许多功能神经影像研究都支持语言区的边界难以界定的观点，这些广泛传播与叠加的网络研究包括语音、语义、拼字与句法的过程[27,95]。最近，以 MRI 为基础的对脑损伤言语困难患者的分析表明，与传统的观点不同，在左侧额叶与颞叶中心有广泛的潜在语言皮质[4]。ESM 和 fMRI 研究显示，这些主要的语言核心比常规认为的额叶与颞叶代表区要小（小于 $1\sim2$ cm^2）[67]。

只有很少的研究仔细对比了 fMRI 和 ESM 的语言区定位[26,76,82]。ESM 使用的语言任务是简单的口语任务（图片命名和动词组词）。总体来说有以下发现：①fMRI 可以定位 ESM 确定的大多数语言区。为了获得最佳的检测，应该联合应用多种 fMRI 语言任务（至少需要 3 种）。这意味着 fMRI 可以可靠的预测 ESM 阳性位点的缺失（如 fMRI 有很高的阴性预测价值）。②fMRI 相较于 ESM 可以发现更多的区域，因此阳性预测值是有限的。③fMRI 结果因为患者、任务和统计方法的不同会有明显的变异，这使得结果的集合变得不可能。目前 ESM 仍然是皮质与皮质下功能定位最安全的方法。当语言区靠近手术区域时，仅仅依靠 fMRI 结果来进行手术是不够充分的。因此，fMRI 与皮质电刺激是互相补充的技术。

妨碍 fMRI 临床应用的因素

关于 fMRI 结果和现存的临床技术之间存在分歧的争论，有学者认为 fMRI 不能分辨与手术直接相关的主要区域与非主要区域。从这种分歧中可以得出结论 fMRI 还不能取代现存技术，需要进一步的研究才能实现这一目标。虽然这是 fMRI 的基本缺陷，通过严格的计划、执行和试验分析，脑激活图已经成为手术计划的有效补充（图 4-2-3）。由于方法学与结果分析上的不同，fMRI 结果不可能与阿米妥试验和 ESM 结果完全一致。究竟金标准有多可靠[78]？

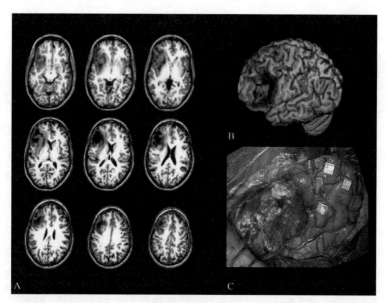

▶图4-2-3　32岁右利手患有巨大的左侧额岛叶低级别少突胶质瘤患者。患者有一次全身性癫痫发作之后，主诉3天"失去记忆"，同时也出现了词语选择与书写困难。这段时间过后临床检查无神经功能缺失。深入的神经心理检查显示动词与非动词记忆混乱，偶尔轻度注意障碍、执行与语言障碍。A. 轴位影像的fMRI信息（红色体素）显示词语产生任务的结果。任务是组块设计，由名词的视觉呈现组成（9个名词5个空隙），交替有简单的控制任务（看摘要符号）。扫描时间5分钟，获得了486体积影像（PRESTO，飞利浦 Achieva 3T）。在右侧 Broca 区、双侧运动前区和双侧颞顶区有更多激活。在肿瘤内有激活，当把统计阈值设置得更加严格时，肿瘤内激活减弱。总之，fMRI建议是双侧语言代表区，包括左侧额叶语言区到瘤周区域和对侧半球。B. 左侧半球的表面观，肿瘤在局部干扰表面视觉。C. 图片显示了大的额叶切除；脑室暴露。影像学上皮质全切除。由于语音上言语错乱皮质下切除中止（推测为弓状束），部分岛叶肿瘤残留。标记显示了初级运动感觉皮质和运动前区腹侧皮质中皮质电刺激阳性位点。皮质下位点没有显示。没有发生（暂时的）术后功能障碍

　　首先，ESM 看起来直观而有效：当刺激一个特殊区域时，患者执行任务困难，在相关脑区与功能之间必然具有密切而重要的关系。因而，对正常功能而言 ESM 阳性区域被认为是不可缺少的，这部分区域不能切除。然而，这种直接的推论并不完全有道理。例如，电刺激 SMA 的后部时，常常会引出患者的不自主运动。像期望的一样，切除后立即出现神经功能缺损（轻偏瘫、运动不能和缄默），然而，这种损害多数在几周或1个月后消失。因此，事实是 ESM 检测阳性区域，并不一定意味着它对于该特定功能是必不可少。这对 ESM

的临床应用和有效性提出了质疑，ESM 看起来并不能解释术后的功能重建。在 SMA 切除患者中发生的情况是对侧继发运动区部分代偿了缺失的功能。事实上，这种被暴露的新的运动区在术前和术后的 fMRI 激活上也可以被发现[50]。

这种 ESM 阳性位点的多余现象不仅出现在运动区，也见于其他功能。在语言领域也有间接性的证据。例如，有多名学者声称，没有应用 ESM 来进行左侧颞叶前部切除并没有加重语言功能障碍[17,35]。这与同组癫痫患者的 ESM 结果相矛盾，约 20% 的癫痫患者语言区在优势半球的前颞叶[67]。同样的矛盾在颞底语言区也被观察到[58]。此外，功能代偿可以解释这种多余现象。另外一种解释是刺激颞叶前部与基底部，经过皮质下连接间接干涉远处的关键区域。

此外，皮质电刺激也可以导致假阴性结果[59,78]。这可能是由于对靶区功能的错误评估或没有执行可行的任务，得出了切除是安全的这一错误信息[10]。

为了评价语言优势半球，fMRI 语言结果与临床公认的金标准阿米妥钠试验进行对比。这个试验能暂时使部分半球功能丧失，这时可以测试对侧半球的语言和其他认知功能。有几个因素可以混淆试验结果。不同的临床中心在结果测量上没有一致性。这可以部分解释报道中典型的（左侧半球）和非典型的（右侧半球或双侧半球）发生率之间存在变化很大的原因。Wada 试验可能低估了双侧语言优势半球的发生率，与临床结果或 ESM 发现不一致的情况已经被报道[41,49,99]。而且，一些学者已经发现了语言功能在半球间连续分布的证据，而不是经典的语言功能非左即右的模型。例如，Springer 等[90]观察到 MRI 来源的 LI 值在健康对照者和癫痫患者中呈高斯分布。这可能意味着大脑半球之间在语音处理方面存在一定程度的等位性，这至少得到了一些异戊巴比妥研究的支持。

总之，ESM 和阿米妥试验是当今用来评估部分脑切除后即刻功能变化的最佳方法。然而这些技术不能够预测病灶周围或远处的神经网络是否可以代偿术后的功能缺失（例如，存在假阳性结果）。它们对于检测更多复杂的认知功能或一套不同功能的潜力是有限的。为了发展能够达到这些目标的技术，需要更好地理解脑功能图，尤其是功能网络的动态行为。通过研究患者的术前术后，可以阐明脑可塑性的机制，术前功能影像的结果可以被用来预测术后远期的感觉运动和认知功能。fMRI 具有这些潜力，以下将会仔细阐述。

fMRI 在临床应用中的新作用

一、从网络中新出现的脑功能：神经科学与临床实践的展望

有很多的证据表明经典模型在很多方面是不足的。在 20 世纪初期，仅有很少的科学家支持制作图表，主流观点倾向于整体论（强有力的支持者如 Lashley、Gddstein，Marie、

Head 和 VonMonakow）。Marie[60]再次分析了 Broca 区的经典病例，发现病变远远超过了所谓的 Broca 区。Moutier[63]证明运动性失语患者的病变在 Broca 区外。最后，随着 CT 和 MRI 的到来，脑损伤可以定位得更加精确，显示更多的细节，发现一些其他脑区对于正常脑功能非常重要。Bates 等[4]使用以体素为基础的损伤症状图分析失语患者损伤组织与行为的关系。这种方法与功能神经影像相比，大大克服了在早期病例中由于损伤或行为障碍导致的方法学上的误差。很明显的是，在那项研究中，我们通常认为与语言缺失相关的区域（Broca 区和 Wernicke 区）并不是事件的核心区域。流畅性通常受岛叶前部与顶叶白质病变影响。听觉理解最容易受颞中回病变影响，顶下与额前背外侧皮质也会对语言流畅性产生明显影响。这项研究也发现了其他不同，脑区的空间范围比我们认为的大，患者之间有明显的变异，这在旧的模型上是看不到的。神经外科医生在 20 世纪早期发现最后的两个方面，事实上是术中电刺激的使用原理。Penfield 及随后的 Ojemann 和其他人发表了语言功能电刺激结果的概述，发现每例患者的语言功能区是不一样的。他们在特殊脑区计算了主要语言区出现的可能性。这种观点不同于传统模型，传统模型认为每个区域与特殊功能要么相关，要么不相关。

从现代神经科学的观点来看，相关功能的信息处理过程是在多脑区广泛分布与分区的组织系统下分层次进行的[61]。原则上这种模型与传统模型并没很大不同，仅有几个区域和皮质连接：这种模型仍然不能解释脑的确切功能，仅是用草图来反映科学发现。然而，相比旧模型，又有着本质的不同：由于复杂结构的增加（脑区扩大、平行设计和相互连接），准确的定位特殊功能变得不可能[25]。功能本身似乎以某种方式贯穿整个网络中。这种非决定论在细胞水平被提出，信息弥漫性储存在神经元网络中（图 4-2-4）。

Hebb[34]是提议通过调整神经网络中突触的传送来变更储存信息的最早研究者之一（尽管 Wernicke，James 和 Cajal 早就提出了关于这种塑性机制的相似想法[6,29]）。神经元网络中，连续调整对于脑组织储存与更新信息、获得新技巧、最佳与自动的信息处理过程及适应结构变化非常重要（如正常的衰老和脑肿瘤）。这些动态的网络，即便是最简单的，在脑功能的基本原则中也具有几个有趣的特性。一个重要的特性就是信息储存呈弥漫性与非局灶性，这使得网络系统非常强大（图 4-2-4）。神经网络以相互和平行的方式处理信息；一些网络不需要明确的规则而具有学习能力。

基于动态网络功能图的新观点上的一些问题：①一种功能依赖于复杂而广泛的脑网络，不能简单地表现为脑区和连接的减少。②个体间的结构和功能地形图存在明显变异。③脑网络的结构与功能的动态变化不断因生理与病理生理环境变化而调整。

二、与神经外科手术相关的网络特性

关于大规模网络观点的思考具有重要的临床意义。首先，这些网络穿过脑组织连接远处脑区，强调了皮质与皮质下结构在手术计划中的重要性。Mesulam[61]假定认知功能至少

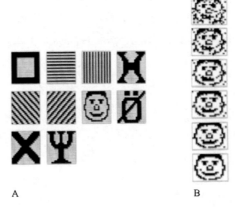

A   B

▶图4-2-4　(A)、(B)利用数学模型来说明记忆的神经网络（参考文献［13］）。在这例特殊病例中有400个二元神经元互相连接（例如，400×399连接）[39]。每个神经元不是在激活状态就是在静息状态。通过黑白体素使之显现。由局部输入确定每个神经元的状态进行连续更新。这个输入是神经元突触连接的数学总和。A. 通过使用学习规则信息被储存在网络中。Hopfield应用Hebb规则，当两个神经元在同样状态时神经元之间连接力量增加，当处于不同状态时，连接力量减少[34]。在这个例子中，网络学会了10种不同的模式。B. 通过模拟实验随机改变20%的神经元状态模式。经过随机的神经元更新模式逐渐恢复，说明这种"整体"形式信息存储的稳健性

代表5种不同网络：空间注意、语言、记忆与情感、工作记忆和执行功能以及脸与物体识别（这些功能在传统模型中从未出现）。大多数脑功能通过多脑区的相互作用来支撑，由此增加对损伤的抵抗力，改善潜在的功能重组能力。

  与手术计划相关的是特定脑区可以细分功能，并参与在不同的功能中。这种状况已经被ESM所证明，例如，听觉与视觉命名[33]、阅读命名[77]、书写命名或双语患者具有不同语言位点[57,32]。在功能神经影像研究中经常可以看到不同脑功能区的叠加激活（图4-2-5）。参加多功能的脑区更加具有决定作用，与临床金标准的结果相关性更强。例如，不同语言任务的连接分析与单个fMRI语言任务相比，可以更好地预测优势半球[30,80]。

  相关的临床问题是在损伤时引起临床后果的最小单位是多大，以及其他区域是否可以代偿功能缺失。ESM和fMRI研究建议最小损伤范围是1 cm^{2}皮质，但这个问题仍然没有解决。回答这个问题，需要发展新的影像工具，可以告诉我们功能网络怎么工作，如何在手术和肿瘤生长的影响下发展。fMRI是完成这个任务的最佳候选者。ESM则不合适，由于它只能为我们提供部分脑组织的静态图谱，而不能进行术后随访。现有的极少数其中1个病例来自于Krainik等[51]的报道。结果显示，SMA后部激活区域的切除能够在术后立即预测

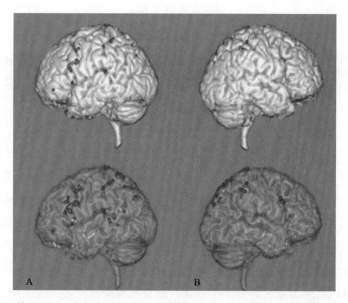

▶图 4-2-5　不同的 fMRI 语言任务时脑激活区的差异。红色体素是在单独单词或图片任务时的激活（由经典语言任务组合而成：动词生成，语言流利和图片命名），绿色体素代表语句处理时的激活，黄色体素代表语句联合其他任务时的激活（即红色与绿色的结合）。阿米妥试验提示左侧半球为优势半球，与传统语言任务的激活相一致，包括左侧额叶中下回和左侧颞顶叶。语言理解任务在双侧颞叶、额下与额眶区产生强烈的激活。A. fMRI 得到的皮质激活；B. 激活在皮质表面下可见（<10~15 mm）

暂时性功能障碍。在随后的文章[50]中，这组病例中的低级别胶质瘤患者在术前显示出同侧与对侧运动前区皮质的重组。虽然这种重组不能阻止术后短暂性功能缺失，但在健康半球的继发运动区激活增加可以促进恢复。

三、研究网络行为的 fMRI 方法

既然 fMRI 可以测量大部分的脑功能，评估感兴趣功能中的所有脑区就是有可能的。像早期讨论的那样，这些激活图并不能告诉我们哪些脑区是必不可少的，哪些只是参与。例如，虽然各种语言 fMRI 研究显示双侧颞极参与了语言过程的诗歌方面，在癫痫患者切除任何一个颞极都不影响诗歌理解任务[40,47]（图 4-2-5）。fMRI 面临的挑战之一是在网络中确定每一区的重要性，但是看起来单独应用 fMRI 是不可能的。有必要对特殊区域损失或切除时对网络中其他脑区活动与功能的影响进行系统评估。一些研究应用经颅磁刺激来判断 fMRI 发现的脑区是否参与运动或语言功能[81,97]。然而，经颅磁刺激和 ESM 一样在功能精确定位上存在缺陷，也就是说，它可以通过刺激脑区的连接来阻断远处的脑功能，它

也不能选择性的定位皮质下结构。

利用纵向 fMRI 对脑卒中患者的功能可塑性方面进行了大量的研究。初级运动皮质损伤会产生脑激活模式的变化，在一定程度上可以预测运动功能的恢复，以及损伤后数月内的变化[96]。至今仍然不能明确重组在运动恢复中怎么起作用，与普遍指征不同的是，损伤周围区在恢复中起重要作用[96]。损伤了 M1 只能有部分功能恢复，恢复依赖于双侧继发运动区。

对于语言功能而言，脑卒中失语者或失语恢复者，与健康对照相比在右侧半球有更多的激活。这些激活在多大程度上反映了患者的功能恢复和真正的语言过程一直存在争论[72]。从长久来看，与新的同侧或对侧脑区相比，脑卒中的成功恢复似乎更依赖于左侧语言相关脑区的恢复[94,97]。另外一个需要被考虑的重要因素是时间。总的来说，缓慢生长的病变与急性损伤（例如脑卒中）相比，会产生更成功的重组模式[18,93]。例如，多数低级别胶质瘤患者没有明显的功能缺失（神经心理检查仅有轻度异常），虽然在功能区可见到很大的损伤[19]。然而这些病变的手术切除常常不会产生新的功能缺失（图4-2-3）[5]。患者间重组不同的模式已经被描述。至今这些模式还没有被全面制定出来，但是随着 fMRI 应用的增加，与功能结果的匹配，会在不久出现更有价值的信息。

利用 fMRI 检测病变引起功能变化，这种检查具有可重复性。单一对象激活图最好重复检查，激活区约会有 40% 的重叠[70,83]。这归功于生理学（呼吸与心率）和机器噪声的贡献[8]。然而，在比较整体平局图谱时，重叠结果更好，可以达到 80%[70]。图4-2-6中的例子利用 10 例正常对照通过单一任务做了两次匹配试验。整组影像的匹配是良好的，主要是由于每一个体的影像是平滑的。在个体试验对象中，初级运动感觉皮质的重叠也是良好的，但是整体重叠受非初级皮质激活的变异而受限。纵向群体研究与个体患者研究相比，期望能产生更敏感的变化。这对于损伤研究来说是一个问题，因为没有两个患者具有同样的病变（特别是关于由窄纤维组成的白质），研究只能依靠增加患者样本量来弥补。

当使用 fMRI 做纵向研究时，也需要考虑其他因素，包括脑功能中学习的作用。脑的主要特征是花费最小的能量来改善行为。在学习了特殊任务，例如相关的语言、运动与记忆功能后，脑的活动模式会产生戏剧化的变化。这有双重的因素：学习可以引起一个网络向另外一个网络的移动，或者在一个网络中引起交流效率的提高[42]。例如，记忆一个单词表最初包含在认知控制网络中，但是再测验时存在于检索学习单词表的网络中。由于相关网络的自动化过程，运动和认知任务的训练可以引起明显的活动变化。这种现象在纵向研究的任务设计中需要考虑进去。有一种方法可以解决这个问题，即在随后的 fMRI 扫描中通过使用不同的刺激（值得注意的是语言与记忆任务），或者训练效应难以避免时，可以在第一次扫描前训练患者执行任务。

与 fMRI 任务的相关问题也可以一起避免。最近一项 fMRI 动态网络研究在休息期扫描

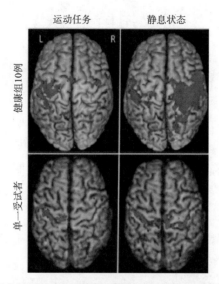

运动任务　　　　静息状态

▶图 4-2-6　运动区 fMRI（左侧）和以静息期为基础的运动皮质定位（右侧）的重复性。10 例
　　　　　　健康受试者（上排）的平均数据与单一受试者数据（下排）。在第一段有激活的显示
　　　　　　为红色，在第二段有激活的显示为蓝色，叠加显示为紫色。静息态的数据首先校正
　　　　　　心率与呼吸。然后，在每个受试者的右侧中央前回选择兴趣区。fMRI 在那个感兴趣
　　　　　　区的时间序列信号作为随后的所有脑区体素相关分析的种子。右侧初级运动感觉皮
　　　　　　质的相关性高，左侧运动感觉区也清晰出现（数据来源于 G. Kristo，G-J. Rutten，
　　　　　　和 N. Ramsey，Umcutrecht，未公开出版发行）

波动。这种低频波动的起源存在争议，也许与血管因素而不是神经元处理相关。静息态
fMRI 在患者休息状态下完成，需要约 10 分钟。波动可以揭示属于同一网络脑区之间的相
互关系。这种网络已经在运动、语言和认知功能中被报告，当受试者没有执行任务时网络
更加活跃。最后最显著的是默认模式网络，当前的研究是决定这些网络的特点是否可以被
用来诊断神经与精神疾病[103]。静息态 fMRI 的主要优点是患者不需要执行功能损害的任
务。即任务的执行能力受损，假定的兴趣区网络将揭示对网络有贡献的所有脑区。然而，
静息态 fMRI 在重现方面具有缺陷，不能用于神经外科手术计划（图 4-2-6 右侧）。然而，
没有行为相关的混乱，在脑激活图上有显著效果，使得这项技术对于功能神经影像手术计
划是一个有希望的补充。

fMRI 在临床实践中的应用前景

随着高场强 MRI 的出现，这项新的技术在结构和功能上可以产生更好的影像。全世界 3 个最大的制造商在 7T 场强的 MRI 上放置了 30 个扫描器。这些扫描器是试验用的，7T 研究中心彼此之间并和制造商合作，加快了临床应用的发展。令人惊奇的已经开发出了详细的结构与功能扫描，正在脑疾病患者中验证。基于以下两点我们期盼功能 MRI 能够在功能定位的精确性上有明显改善。第一，高场强使得中到大血管信号完全缺失，从而减少血管信号引起的脑活动错误定位。第二，脑组织的信号是 3T 的 2 倍，可以在高分辨率上对结构和功能进行测量。例如，在 3T 中 fMRI 得到可靠的结果需要的体素是 3 mm，在 7T 中体素可以低至 1.5 mm（图 4-2-7）。这些作用的联合可以大大提高激活图的精确性。

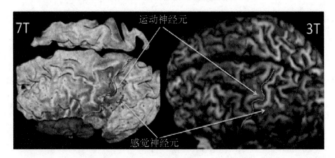

▶图 4-2-7 在 3T 和 7T 场强下运动区 fMRI 结果的对比。1 例癫痫患者的激活区被投射到解剖结构上。7T 的高信噪比使得小体素成为可能。由于 7T 上没有中到大血管的信号，由此提高了功能成像的精确性。在 7T（左）上运动激活的各向同性的体素是 1.5 mm，在 3T（右）上的体素是 4 mm。请注意在高场强上空间细节增加（数据来源于 Siero, N. Petridou, D. Hermes 和 N. Ramsey, UMC utrecht, 未公开出版发行）

在认知神经科学领域，丰富的脑功能已经被研究。其中许多研究集中在神经功能的细微元素上。对于神经外科手术而言，每一个 fMRI 范例都要与功能缺失的神经心理试验相匹配，能够在手术时间与环境束缚下有效应用。很明显这不是一项简单的工作，在术中需要验证多项功能。对于语言功能来说，大批的范例已经发表，不同的唤醒手术组也使用了不同的范例。手术实践可以从以证据为基础的标准范例获益，这些范例已经被证明能够满足敏感性、特异性，并且与明确的缺陷关联（无论缺陷是暂时或永久的）。这只能在协作活动中完成，如需要许多患者，也需要包括愿意获取必要数据的神经外科医生。最近的一项关于欧洲低级别胶质瘤治疗领域的专家网络，为了发展与确定标准范例而制定了标准的方案。除了运动和语言功能，工作记忆与空间注意也是目前常研究的范例，在复杂信息处理能力损伤时这些功能会出现异常。由于前者的因素使我们在额前皮质手术中更加保守[10,48]。后者对于顶叶皮质切除会带来更大的手术机会，因为减少了大家对空间注意功能定位不确定的担心。

随着定位纤维束功能复杂技术的发展，皮质下重要功能的术前和术中定位得到了保证。由于追踪 DTI 数据组的可信度存在困难，现在特殊纤维束的行程并不确定。部分原因是由于 DTI 的分辨率并没有接近纤维束的直径，在弯曲处局部追踪纤维束困难。由于硬件的发展和新的高场强 MRI 的出现，DTI 的分辨率持续提高。图 4-2-8 显示的是 7T 影像上视放射的示意图。在应用术前纤维束图的手术中，脑移位仍然是一个大问题，由于敏感的三维超声影像技术的出现，这个问题得到了解决。

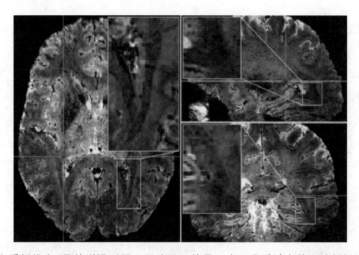

▶图 4-2-8　白质纤维在 7T 的增强对照。图片显示的是一个正常受试者的视放射纤维与其他纤维之间的增强对照。在 T2 高分辨率扫描中对比增强（0.5 mm 各向同性）（数据来源于 N. Petridou，UMC Utrecht，未公开出版发行）

基于患者能够从手术损伤或病理生理学过程的功能损害中恢复的事实，如果能够知道哪个区域的切除不会造成持久功能损害，神经外科手术获益将大大增加[22]。当功能缺失与潜在恢复的信息在紧密的形式时才能达到这个目标。神经外科手术在建立能否切除的脑区图谱中发挥重要作用。这个图谱的建立需要详细的登记术前术后长久的运动、感觉和认知功能状态，以及详细的术前术后结构与功能影像。欧洲低级别胶质瘤治疗领域的医学专家网络正在为能够建立脑可塑性图谱制订标准的多模态方案。一旦方案建立，将花费数年时间来入组与评价最初患者核心的运动与语言功能。最后，在每例患者通过手术来获得最佳生存率与生活质量前，通过功能与结构影像可以预测手术的长期效果。

（吴　南　成永杰　谭　强　译）

参考文献

［1］ Aguirre GK, D'Esposito M. Experimental design for brain fMRI. In: Moonen CTW, Bandettini PA (eds) Functional MRI. Berlin: Springer, 1999, 369-380.

［2］ Alkadhi H, Kollias SS, Crelier GR, et al. Plasticity of the human motor cortex in patients with arteriovenous malformations: a functional MR imaging study. Am J Neuroradiol, 2000, 21: 1423-1433.

［3］ Atlas SW, Howard RS 2nd, Maldjian J, et al. Functional magnetic resonance imaging of regional brain activity in patients with intracerebral gliomas: findings and implications for clinical management. Neurosurgery, 1996, 38: 329-338.

［4］ Bates E, Wilson SM, Saygin AP, et al. Voxel-based lesion-symptom mapping. Nat Neurosci, 2003, 6: 448-450.

［5］ Benzagmout M, Gatignol P, Duffau H. Resection of World Health Organization grade II gliomas involving Broca's area: methodological and functional considerations. Neurosurgery, 2007, 61: 741-752.

［6］ Berlucchi G, Buchtel HA. Neuronal plasticity: historical roots and evolution of meaning. Exp Brain Res, 2009, 192: 307-319.

［7］ Binder JR, Swanson SJ, Hammeke TA, et al. Determination of language dominance using functional MRI: a comparison with the Wada test. Neurology, 1996, 46: 978-984.

［8］ Birn RM, Smith MA, Jones TB, et al. The respiration response function: the temporal dynamics of fMRI signal fluctuations related to changes in respiration. Neuroimage, 2008, 40: 644-654.

［9］ Bizzi A, Blasi V, Falini A, et al. Presurgical functional MR imaging of language and motor functions: validation with intraoperative electrocortical mapping. Radiology, 2008, 248: 579-589.

［10］ du Boisgueheneuc G, Levy R, Volle E, et al. Functions of the left superior frontal gyrus in humans: a lesion study. Brain, 2006, 129: 3315-3328.

［11］ Carpentier AC, Constable RT, Schlosser MJ, Patterns of functional magnetic resonance imaging activation in association with structural lesions in the rolandic region: a classification system. J Neurosurg, 2001, 94: 946-954.

［12］ Catani M, Jones DK, ffytche DH. Perisylvian language networks of the human brain. Ann Neurol, 2005, 57: 8216.

［13］ Coolen ACC, Jonker HJJ. Introduction to neural networks [in Dutch]. Utrecht University, Utrecht, 1991.

［14］ Crone NE, Miglioretti DL, Gordon B, et al. Functional mapping of human sensorimotor cortex with electrocorticographic spectral analysis. II. Eventrelated synchronization in the gamma band. Brain, 1998, 121: 2301-2315.

［15］ Crutcher MD, Alexander GE. Movement-related neuronal activity selectively coding either direction or muscle pattern in three motor areas of the monkey. J Neurophysiol, 1990, 64：151-163.

［16］ Damoiseaux JS, Rombouts SA, Barkhof F, et al. Consistent resting-state networks across healthy subjects. Proc Natl Acad Sci USA, 2006, 103：13848-13853.

［17］ Davies KG, Maxwell RE, Beniak TE, et al. Language function after temporal lobectomy without stimulation mapping of cortical function. Epilepsia, 1995, 36：130-136.

［18］ Desmurget M, Bonnetblanc F, Duffau H. Contrasting acute and slow-growing lesions：a new door to brain plasticity. Brain, 2007, 130：898-914.

［19］ Duffau H. Brain plasticity and tumors. Adv Tech Stand Neurosurg, 2008, 33：3-33.

［20］ Duffau H, Lopes M, Arthuis F, et al. Contribution of intraoperative electrical stimulations in surgery of low grade gliomas：a comparative study between two series without (1985—1996) and with (1996—2003) functional mapping in the same institution. J Neurol Neurosurg Psychiatry, 2005, 76：845-851.

［21］ Duffau H. Acute functional reorganisation of the human motor cortex during resection of central lesions：a study using intraoperative brain mapping. J Neurol Neurosurg Psychiatry, 2001, 70：506-513.

［22］ Duffau H. Lessons from brain mapping in surgery for low-grade glioma：insights into associations between tumour and brain plasticity. Lancet Neurol, 2005, 4：476-486.

［23］ Duffau H, Denvil D, Capelle L. Long term reshaping of language, sensory, and motor maps after glioma resection：a new parameter to integrate in the surgical strategy. J Neurol Neurosurg Psychiatry, 2002, 72：511-516.

［24］ Ellis AW, Young AW. Human cognitive neuropsychology. Psychology Press, Hove, 1996.

［25］ Felleman DJ, Van Essen DC. Distributed hierarchical processing in the primate cerebral cortex. Cereb Cortex, 1991, 1：1-47.

［26］ FitzGerald DB, Cosgrove GR, Ronner S, et al. Location of language in the cortex：a comparison between functional MR imaging and electrocortical stimulation. AJNR Am J Neuroradiol, 1997, 18：1529-1539.

［27］ Friederici AD, Ruschemeyer SA, Hahne A, et al. The role of left inferior frontal and superior temporal cortex in sentence comprehension：localizing syntactic and semantic processes. Cereb Cortex, 2003, 13：170-177.

［28］ Friston KJ, Price CJ, Fletcher P, et al. The trouble with cognitive subtraction. Neuroimage, 1996, 4：97-104.

［29］ Gage N, Hickok G. Multiregional cell assemblies, temporal binding and the representation of conceptual knowledge in cortex：a modern theory by a "classical" neurologist, Carl Wernicke. Cortex, 2005, 41：823-832.

［30］ Gaillard WD, Balsamo L, Xu B, et al. fMRI language task panel improves determination of language dominance. Neurology, 2004, 63：1403-1408.

[31] Gehring K, Sitskoorn MM, Aaronson NK, et al. Interventions for cognitive deficits in adults with brain tumours. Lancet Neurol, 2008, 7: 548-560.

[32] Giussani C, Roux FE, Lubrano V, et al. Review of language organisation in bilingual patients: what can we learn from direct brain mapping? Acta Neurochir (Wien), 2007, 149: 1109-1116.

[33] Hamberger MJ, Goodman RR, Perrine K, et al. Anatomic dissociation of auditory and visual naming in the lateral temporal cortex. Neurology, 2001, 56: 56-61.

[34] Hebb DO. The organization of behavior: a neuropsychological theory. New York: Wiley, 1949.

[35] Hermann BP, Wyler AR, Somes G. Language function following anterior temporal lobectomy. J Neurosurg, 1991, 74: 560-566.

[36] Hesselmann V, Zaro Weber O, Wedekind C, et al. Age related signal decrease in functional magnetic resonance imaging during motor stimulation in humans. Neurosci Lett, 2001, 308: 141-144.

[37] Hirata M, Goto T, Barnes G, et al. Language dominance and mapping based on neuromagnetic oscillatory changes: comparison with invasive procedures. J Neurosurg, 2010, 112: 528-538.

[38] Holodny AI, Schulder M, Liu WC, et al. The effect of brain tumors on BOLD functional MR imaging activation in the adjacent motor cortex: implications for image-guided neurosurgery. AJNR Am J Neuroradiol, 2000, 21: 1415-1422.

[39] Hopfield JJ. Neural networks and physical systems with emergent collective computational abilities. Proc Natl Acad Sci USA, 1982, 79: 2554-2558.

[40] Humphries C, Love T, Swinney D, et al. Response of anterior temporal cortex to syntactic and prosodic manipulations during sentence processing. Hum Brain Mapp, 2005, 26: 128-138.

[41] Hunter KE, Blaxton TA, Bookheimer SY, et al. [15]O water positron emission tomography in language localization: a study comparing positron emission tomography visual and computerized region of interest analysis with the Wada test. Ann Neurol, 1999, 45: 662-665.

[42] Jansma JM, Ramsey NF, Slagter HA, et al. Functional anatomical correlates of controlled and automatic processing. J Cogn Neurosci, 2001, 13: 730-743.

[43] Jokisch D, Jensen O. Modulation of gamma and alpha activity during a working memory task engaging the dorsal or ventral stream. J Neurosci, 2007, 27: 3244-3251.

[44] Kamada K, Takeuchi F, Kuriki S, et al. Dissociated expressive and receptive language functions on magnetoencephalography, functional magnetic resonance imaging, and amobarbital studies. Case report and review of the literature. J Neurosurg, 2006, 104: 598-607.

[45] Karni A, Meyer G, Jezzard P, et al. Functional MRI evidence for adult motor cortex plasticity during motor skill learning. Nature, 1995, 377: 155-158.

[46] Kawashima R, Roland PE, O'sullivan BT. Fields in human motor areas involved in preparation for reaching, actual reaching, and visuomotor learning: a positron emission tomography study. J Neurosci, 1994, 14: 3462-3474.

[47] Kho KH, Indefrey P, Hagoort P, et al. Unimpaired sentence comprehension after anterior temporal

cortex resection. Neuropsychologia, 2008, 46: 1170-1178.

[48] Kho KH, Rutten GJ, Leijten FS, et al. Working memory deficits after resection of the dorsolateral prefrontal cortex predicted by functional magnetic resonance imaging and electrocortical stimulation mapping. Case report. J Neurosurg, 2007, 106: 501-505.

[49] Kho KH, Leijten FS, Rutten GJ, et al. Discrepant findings for Wada test and functional magnetic resonance imaging with regard to language function: use of electrocortical stimulation mapping to confirm results. Case report. J Neurosurg, 2005, 102: 169-173.

[50] Krainik A, Duffau H, Capelle L, et al. Role of the healthy hemisphere in recovery after resection of the supplementary motor area. Neurology, 2004, 62: 1323-1332.

[51] Krainik A, Lehéricy S, Duffau H, et al. Postoperative speech disorder after medial frontal surgery: role of the supplementary motor area. Neurology, 2003, 60: 587-594.

[52] Krings T, Topper R, Willmes K, et al. Activation in primary and secondary motor areas in patients with CNS neoplasms and weakness. Neurology, 2002, 58: 381-390.

[53] Laurienti PJ, Field AS, Burdette JH, et al. Dietary caffeine consumption modulates fMRI measures. Neuroimage, 2002, 17: 751-757.

[54] Lehéricy S, Biondi A, Sourour N, et al. Arteriovenous brain malformations: is functional MR imaging reliable for studying language reorganization in patients? Initial observations. Radiology, 2002, 223: 672-682.

[55] Lehéricy S, Duffau H, Cornu P, et al. Correspondence between functional magnetic resonance imaging somatotopy and individual brain anatomy of the central region: comparison with intraoperative stimulation in patients with brain tumors. J Neurosurg, 2000, 92: 589-598.

[56] Logothetis NK, Pauls J, Augath M, et al. Neurophysiological investigations of the basis of the fMRI signal. Nature, 2001, 412: 150-157.

[57] Lubrano V, Roux FE, Demonet JF. Writing-specific sites in frontal areas: a cortical stimulation study. J Neurosurg, 2004, 101: 787-798.

[58] Lüders H, Lesser RP, Hahn J, et al. Basal temporal language area. Brain, 1991, 114: 743-754.

[59] Mandonnet E, Winkler PA, Duffau H. Direct electrical stimulation as an input gate into brain functional networks: principles, advantages and limitations. Acta Neurochir (Wien), 2010, 152: 185-193.

[60] Marie P. Revision de la question de l'aphasie. Sem Med, 1906, 26: 241-247, 493-500, 565-571.

[61] Mesulam MM. Large-scale neurocognitive networks and distributed processing for attention, language, and memory. Ann Neurol, 1990, 28: 597-613.

[62] Mesulam MM. Principles of behavioral and cognitive neurology. Oxford University Press; Oxford, 2000.

[63] Moutier F. L'aphasie de Broca [thesis]. Paris: G Steinheil, 1908.

[64] Neggers SF, Hermans EJ, Ramsey NF. Enhanced sensitivity with fast three-dimensional blood-

oxygenlevel-dependent functional MRI: comparison of SENSE-PRESTO and 2D-EPI at 3 T. NMR Biomed, 2008, 21: 663-676.

[65] Ojemann GA. Effect of cortical and subcortical stimulation on human language and verbal memory. Res Publ Assoc Res Nerv Ment Dis, 1988, 66: 101-115.

[66] Ojemann GA, Corina DP, Corrigan N, et al. Neuronal correlates of functional magnetic resonance imaging in human temporal cortex. Brain, 2010, 133: 46-59.

[67] Ojemann GA, Ojemann JG, Lettich E, et al. Cortical language localization in left, dominant hemisphere: an electrical stimulation mapping investigation in 117 patients. J Neurosurg, 1989, 71: 316-326.

[68] Penfield WP, Rasmussen T. The cerebral cortex of man. New York: Macmillan, 1957.

[69] Price CJ, Friston KJ. Cognitive conjunction: a new approach to brain activation experiments. Neuroimage, 1997, 5: 261-270.

[70] Raemaekers M, Vink M, Zandbelt B, et al. Test-retest reliability of fMRI activation during prosaccades and antisaccades. Neuroimage, 2007, 36: 532-542.

[71] Ramsey NF, Sommer IE, Rutten GJ, et al. Combined analysis of language tasks in fMRI improves assessment of hemispheric dominance for language functions in individual subjects. Neuroimage, 2001, 13: 719-733.

[72] Rijntjes M, Weiller C. Recovery of motor and language abilities after stroke: the contribution of functional imaging. Prog Neurobiol, 2002, 66: 109-122.

[73] Risse GL, Gates JR, Fangman MC. A reconsideration of bilateral language representation based on the intracarotid amobarbital procedure. Brain Cogn, 1997, 33: 118-132.

[74] Roessler K, Donat M, Lanzenberger R, et al. Evaluation of preoperative high magnetic field motor functional MRI (3 tesla) in glioma patients by navigated electrocortical stimulation and postoperative outcome. J Neurol Neurosurg Psychiatry, 2005, 76: 1152-1157.

[75] Roux FE, Boetto S, Sacko O, et al. Writing, calculating, and finger recognition in the region of the angular gyrus: a cortical stimulation study of Gerstmann syndrome. J Neurosurg, 2003, 99: 716-727.

[76] Roux FE, Boulanouar K, Lotterie JA, et al. Language functional magnetic resonance imaging in preoperative assessment of language areas: correlation with direct cortical stimulation. Neurosurgery, 2003, 52: 1335-1345.

[77] Roux FE, Lubrano V, Lauwers-Cances V, et al. Intra-operative mapping of cortical areas involved in reading in mono-and bilingual patients. Brain, 2004, 127: 1796-1810.

[78] Rutten GJ, Ramsey NF. The role of functional magnetic resonance imaging in brain surgery. Neurosurg Focus. 2010, 28: 4.

[79] Rutten GJ, Ramsey NF, Noordmans HJ, et al. Toward functional neuronavigation: implementation of functional magnetic resonance imaging data in a surgical guidance system for intraoperative identification

of motor and language cortices. Technical note and illustrative case. Neurosurg Focus, 2003, 15: E6.

[80] Rutten GJ, Ramsey NF, van Rijen PC, et al. fMRI-determined language lateralization in patients with unilateral or mixed language dominance according to the Wada test. Neuroimage, 2002, 17: 447-460.

[81] Rutten GJ, Ramsey NF, van Rijen PC, et al. Interhemispheric reorganization of motor hand function to the primary motor cortex predicted with functional MRI and transcranial magnetic stimulation. J Child Neurol, 2002, 17: 292-297.

[82] Rutten GJ, Ramsey NF, van Rijen PC, et al. Development of a functional MRI protocol for intraoperative localization of critical temporoparietal language areas. Ann Neurol, 2002, 51: 350-360.

[83] Rutten GJ, Ramsey NF, van Rijen PC, et al. Reproducibility of fMRI-determined language lateralization in individual subjects. Brain Lang, 2002, 80: 421-437.

[84] Rutten GJ, van Rijen PC, van Veelen CW, et al. Language area localization with three-dimensional functional magnetic resonance imaging matches intrasulcal electrostimulation in Broca's area. Ann Neurol, 1999, 46: 405-408.

[85] Sabsevitz DS, Swanson SJ, Hammeke TA, et al. Use of preoperative functional neuroimaging to predict language deficits from epilepsy surgery. Neurology, 2003, 60: 1788-1792.

[86] Sanes JN, Donoghue JP, Thangaraj V, et al. Shared neural substrates controlling hand movements in human motor cortex. Science, 1995, 268: 1775-1777.

[87] Schlosser MJ, McCarthy G, Fulbright RK, et al. Cerebral vascular malformations adjacent to sensorimotor and visual cortex: functional magnetic resonance imaging studies before and after therapeutic intervention. Stroke, 1997, 28: 1130-1137.

[88] Sergent J. Brain-imaging studies of cognitive functions. Trends Neurosci, 1994, 17: 221-227.

[89] Sinai A, Bowers CW, Crainiceanu CM, et al. Electrocorticographic high gamma activity versus electrical cortical stimulation mapping of naming. Brain, 2005, 128: 1556-1570.

[90] Springer JA, Binder JR, Hammeke TA, et al. Language dominance in neurologically normal and epilepsy subjects: a functional MRI study. Brain, 1999, 122: 2033-2046.

[91] Teixidor P, Gatignol P, Leroy M, et al. Assessment of verbal working memory before and after surgery for low-grade glioma. J Neurooncol, 2007, 81: 305-313.

[92] Thiebaut de Schotten M, Urbanski M, Duffau H, et al. Direct evidence for a parietal-frontal pathway subserving spatial awareness in humans. Science, 2005, 309: 2226-2228.

[93] Thiel A, Habedank B, Winhuisen L, et al. Essential language function of the right hemisphere in brain tumor patients. Ann Neurol, 2005, 57: 128-131.

[94] van Oers CA, Vink M, van Zandvoort MJ, et al. Contribution of the left and right inferior frontal gyrus in recovery from aphasia: a functional MRI study in stroke patients with preserved hemodynamic responsiveness. Neuroimage, 2010, 49: 885-893.

[95] Vigneau M, Beaucousin V, Herve PY, et al. Meta-analyzing left hemisphere language areas: phonology, semantics, and sentence processing. Neuroimage, 2006, 30: 1414-1432.

[96] Ward NS. Functional reorganization of the cerebral motor system after stroke. Curr Opin Neurol, 2004, 17: 725-730.

[97] Winhuisen L, Thiel A, Schumacher B, et al. Role of the contralateral inferior frontal gyrus in recovery of language function in poststroke aphasia: a combined repetitive transcranial magnetic stimulation and positron emission tomography study. Stroke, 2005, 36: 1759-1763.

[98] Wise RJ, Scott SK, Blank SC, et al. Separate neural subsystems within "Wernicke's area". Brain, 2001, 124: 83-95.

[99] Wyllie E, Lüders H, Murphy D, et al. Intracarotid amobarbital (Wada) test for language dominance: correlation with results of cortical stimulation. Epilepsia, 1990, 31: 156-161.

[100] Yacoub E, Shmuel A, Logothetis N, et al. Robust detection of ocular dominance columns in humans using Hahn spin echo BOLD functional MRI at 7 tesla. Neuroimage, 2007, 37: 1161-1177.

[101] Yoo SS, Talos IF, Golby AJ, et al. Evaluating requirements for spatial resolution of fMRI for neurosurgical planning. Hum Brain Mapp, 2004, 21: 34-43.

[102] Yousry TA, Schmid UD, Alkadhi H, et al. Localization of the motor hand area to a knob on the precentral gyrus. A new landmark. Brain, 1997, 120: 141-157.

[103] Zhang D, Raichle ME. Disease and the brain's dark energy. Nat Rev Neurol, 2010, 6: 15-28.

|第三节|

术前脑磁图

Edward F. Chang，Rodney A. Gabriel，Mitchel S. Berger，Srikantan S. Nagarajan

概　述

　　脑磁图（magnetoencephalography，MEG）可以直接记录人脑诱发的磁场信号，是一项可以进行术前感觉与运动皮质功能定位的新方法。MEG是其他脑功能定位方法的补充，比如功能磁共振成像（fMRI）、脑电图（electroencephalography，EEG）、皮质脑电图（electro-corticography，ECoG）和PET。PET与fMRI可以有效地显示皮质功能，它们依赖的是血流动力学的变化，比如血氧、血流和糖代谢。因此，这些功能影像模式仅间接显示了脑的电活动，虽然它们的空间分辨率达到了亚毫米水平，对于fMRI来说，所测量的血流动力学变化的缺陷有数秒的延迟，而脑活动发生在毫秒水平。

　　脑活动的时间变化通过EEG、ECoG和MEG记录可以更加精确。EEG记录的是头皮处的生物电流，由于电流在不同组织传导会引起衰减，包括神经元、胶质细胞、脑膜、颅骨与头皮，常常出现信号失真，难以真实反映脑活动。这个问题在脑肿瘤时更加突出，肿瘤与其周围组织的传导特点更加不确定，在头皮记录到的电信号就会更加扭曲。ECoG是用侵袭性方法直接记录脑表面的电活动，除了具有侵袭性外，受皮质暴露范围限制，皮质电极放置范围有限。

　　神经元产生生物电流的同时，也产生磁场，磁场定位不会因周围环境不同而扭曲。通过MEG可以记录磁场。数学信号处理方法的进步能够利用MEG传感器获得的数据进行精确的重建，获得脑电磁影像或脑磁影像。这种重建磁场的空间分辨率与时间分辨率可以分别精确到0.1~1.0 cm和1 ms，这点使得运用此技术进行神经外科患者脑功能定位变得非常有吸引力[41]。

　　MEG检测的磁场信号是非常微弱的，比地球磁场低5个数量级，数据收集需要在磁场屏蔽室进行，同时也需要高度灵敏的检测装置超导量子干涉仪（superconducting quantum interference device，SQUID）。脑磁信号被生物磁场检测线圈所捕获，SQUID 扮演了磁场-电场转换器。现代 MEG 的检测探头数量约为 300 个，包绕在整个头部表面，更多的感受器可以提高空间分辨率。虽然 SQUID 检测器的最大样本率可以达到 12 kHz，但在大多数系统中，通常应用 500~1000 Hz 水平来记录 MEG 数据，仍然可以提供毫秒水平的良好的时间分辨率。

感觉活动可以被局部感受器记录并计算，还可以分析特殊刺激诱发的反应。例如，听纯音时可以在初级听觉区产生 N100 的波峰，这种诱发皮质活动的空间位置可以通过计算感受器资料等效电流偶极子（equivalent current dipole，ECD）来获得。通过定位磁场偶极子，判断神经元活动的位置，与相应的 MRI 结构影像结合后，产生磁源影像（magnetic source image，MSI）。

运用合适的算法对活动进行时间频率分析，MEG 不仅可以用来分析平均诱发电位，也可以被用来分析定位、时限与诱发活动的频段。像 NUTMEG 这样的研究工具，可以用 MEG 数据来做五维影像（三维空间、时间、频率），以及遵循全部皮质的空间时间模式波动和特殊任务，比如语言产生和运动任务的关系[47]（图 4-3-1）。

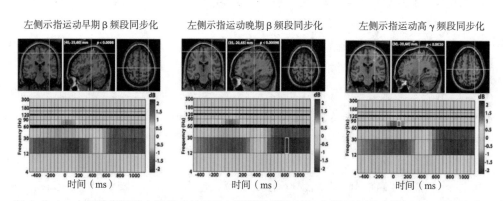

▶图 4-3-1　左侧手指运动主要重建结果叠加到蒙特利尔神经病学研究所脑模板上，时间频率波束成形特点。脑功能图叠加到脑模板上，统计学阈值 $P<0.05$。在每幅图上，十字线标记重建源点的空间时间峰值，相应的光谱显示在下方。功能图在相应的时间频率窗与 MRI 影像相对照

神经外科手术术前的应用现状

一、癫痫手术

顽固性癫痫患者的癫痫灶经常缺乏明确的解剖学关联，因此致癫痫区域的精确定位对于术后的无癫痫发作非常重要。当手术区域靠近功能区时，精确的正常功能区定位也是非常有必要的。由于癫痫灶的定位困难，需要有多模态的方法来参考。切除癫痫灶时既要考虑癫痫灶最小体积的切除，又要考虑如何避免术后神经功能障碍。MEG对于无病灶性癫痫和巨大病灶性癫痫都是非常有用的[1,5,27,38]，包括颞叶内侧癫痫[24]。

单个癫痫波持续时间少于70 ms。致癫痫区域定位包括平均传感器中真正发作间期棘波人工定位与随后的定位计算，以及相关ECD的定位[43,48-50]（图4-3-2）。一项包括455例患者的研究表明了异常发作间期定位的灵感度是70%[43]。另外几项研究也显示了根据MEG发作间期的定位改善了手术疗效[4,11,14,24]。

这种发作间期棘波定位方法的缺陷是人工视觉会选择大量的主观性的发作间期棘波，这些棘波可能是癫痫真正的起源，也可能与癫痫起源无关）。

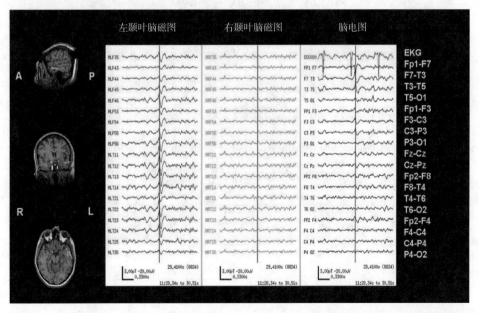

▶图4-3-2 MSI、MEG与自发头皮脑电图显示发作间期单侧颞叶棘波。单一偶极子源模型显示为黄色三角，矢量尾部与偶极子强度成比例，并与MRI结构像的融合。MEG与EEG显示一个以垂体光标标记的左侧颞部棘波。相应的偶极子以橙色显现在MSI上

使用合适的空间过滤方法，MEG 可以研究癫痫活动相关的频率波段，可以提供更加客观和准确的术前评估。癫痫波一般存在于 MEG 记录的 α、β、γ 频段。Guggisberg 等[17] 描述了一种使用合适的空间滤波模式的特殊算法，把真正的癫痫活动从高频波段筛选出来。这个技术最初包含了发作间期棘波的人工确定，以及合适的空间滤波方法，棘波在 β、γ 频段变化自动的源定位。暂时性 β、γ 频段增加与发作间期棘波是相对应的，可以准确定位致癫痫灶（图4-3-3）。虽然它属于主观判断，但是频段的平均变化提供了另一种定位方法，比单个棘波 ECD 模型更加稳定。此外，为了术前评估的有效性，需要记录到更多数量的发作间期棘波。

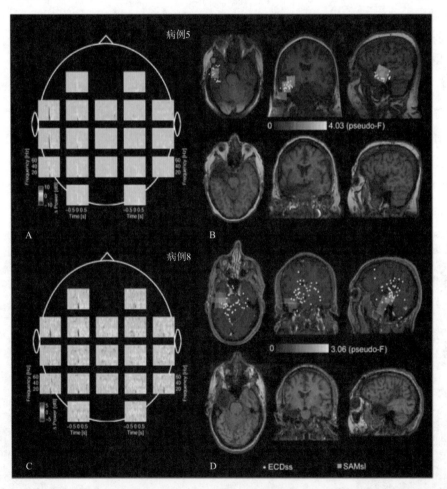

▶图4-3-3　2 例典型患者的 MEG 结果。(A)、(C) 短时傅里叶转换显示在 0 秒发作间期棘波波峰一过性增高，频率带增宽从 δ 波到 γ 节律的宽频率，高频变化比低频变化更加局灶。(B)、(D) 适当的空间滤波定位棘波波幅增加（上排正方形），到达最后手术切除的区域（下一排），在病例 5 到达相应的 ECD 簇区域（黄点）。ECDss 单棘波的等效电流偶极子；SAMsl 锁定棘波的二元合成孔径磁力计

鉴别全身癫痫放电是原发的还是继发双侧来源的，对于癫痫手术来讲是一个重要的决定因素。继发的双侧同步化放电是具有异常放电的局灶皮质向双侧快速传播造成的。我们证明了 MSI 在 16 例具有继发性双侧同步放电患者评估中的有效性[8]。在定位过程中，对 MEG 感受器记录的发作间期棘波进行人工定位，用 MSI 对相应的偶极子进行拟合和可视化。这在多数患者中显示了一个单向的和局灶的发作间期棘波，在半数患者中支持手术切除的评估。

单独癫痫病灶预后良好，术后常常无癫痫发作。多癫痫灶时定位复杂，头皮 EEG 难以准确定位。在多发海绵状血管瘤患者中成功运用了 MSI 进行定位[44]，有报道 MEG 在海绵状血管瘤周围异常皮质中扩大病灶切除时具有指导作用[23]。在多个结节的结节性硬化患者中，也得到了同样的定位结果[21]。总之，在癫痫手术术前定位中，MSI 是一种重要的工具，尤其是在 EEG 结果与 MRI 解剖不一致时。

二、肿瘤患者术前计划的功能成像

胶质瘤经常侵犯功能区，在脑肿瘤的术前计划中需要考虑病变周围的结构。巨大病变经常改变正常的神经解剖结构，这使得我们用常规解剖方法定位功能区非常困难。MEG 可以为脑肿瘤患者做出合理、精确的功能定位[13,25,32]。这项技术已经被临床应用于中央沟附近的感觉运动区定位、初级听觉区及视觉区定位[31,41,39]。

初级运动皮质与感觉皮质分别定位于中央沟的前后。定位初级运动感觉皮质的手代表区与嘴代表区有利于术前评估[12,22,30,33,42,26,42]，也可以在术中利用皮质电刺激来定位。

运动诱发磁场可以在运动时由 MEG 记录[40]，采用单一等效电流偶极子模型法处理平均感受器数据[22,26,29,30,42]。Schiffbauer 等[42]比较了肿瘤患者 MSI 与术中电刺激，发现对于嘴唇、手和足部的定位具有较好的一致性。同样的，使用 MEG 的偶极子定位与 fMRI 定位也具有较好的定量相关性。经过皮质电刺激证实，在使用正中神经刺激进行感觉运动皮质功能定位的 15 例患者中，MEG 的偶极子定位优于 fMRI 功能定位[29]。根据偶极子确定的嘴唇运动皮质[30]，皮质电刺激的位点常常在 MEG 确定体感皮质的侧前方[26]。

MEG 空间滤波的使用，为术前患者运动皮质定位提供了更加稳妥的方法。在患者执行手指运动任务时，空间过滤信号集束器的使用能够在运动前区和运动区产生高分辨的时空影像[9]。β 频段事件相关的去同步化源的断层分布波峰，66 例患者可靠地定位出了手的运动皮质，在术中也得到了皮质电刺激的证实[33]（图 4-3-4）。

在患儿中也进行了术前运动皮质定位。在这些病例中，通过肌电图来定位手部相关运动区达到了 95%（n=10），也被皮质电刺激所证实[12]。脑肿瘤占位效应导致的感觉运动皮质移位不会干扰手运动皮质的定位[12,33]。

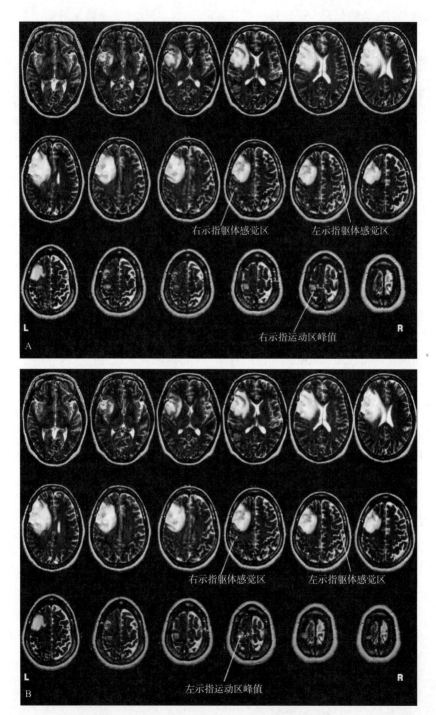

▶图 4-3-4　A. 1 例前额叶肿瘤患者做右指屈伸运动时 β 频段去同步化定位。使用单一偶极子定位手运动皮质相对于手部躯体感觉皮质位置也显示出来。B. 同一患者做左指屈伸运动时 β 频段去同步化定位，在右侧半球上显示对侧的手运动皮质激活

未来应用

一、语言功能定侧

当手术位置在我们假定的语言皮质周围时，确定哪侧是优势半球是非常重要的。传统的评估方法采用的是侵袭性的 Wada 试验，而且，由于颅底动脉环的存在使得对侧半球也会受到药物的影响，导致结果不准确。MEG 提供了一个非侵袭性的、定位精确的优势半球的方法。

MEG 的语言功能定侧是通过两侧半球等效偶极子源的不对称性来判断的[37]。一组 35 例患者的结果表明，MSI 与 Wada 试验在灵敏度与特异度上有 86% 的一致性[10]。当受试者执行说话或听后合成声音的认知任务时，在两侧半球都可以检测到听觉诱发的偶极子源[37,45]。MEG 在优势半球额下回 8~50 Hz 频段出现偏侧的抑制增强，这个结果在 95% 患者中与 Wada 试验结果一致[19]。

由于病变的占位效应会扭曲正常解剖结构，且不同患者在结构上存在差异，进行语言皮质定位（Broca 区和 Wernicke 区）具有临床价值。听觉诱发场 m100 存在于听觉皮质的颞叶上部，常常被语言相关皮质所围绕[18,34]。Grummich 等[15] 比较了 172 例患者应用 MEG 与 fMRI 进行的 Broca 区和 Wernicke 区定位，在所有患者都进行了这些语言区定位，仅 4% 的患者两者定位不同，19% 的患者一种检查出现激活区，而另外一种定位没有出现。同样的，Kober 等[28] 运用空间过滤 MEG 在左侧颞上回后部定位 Wernicke 区，在左侧颞下回定位运动性语言区。最近，Hirata 等[20] 应用合成孔径磁力计法（一种改进的 MEG 偶极子方法）对语言区进行定侧，发现与皮质电刺激结果及 Wada 试验结果具有很高的一致性。最近一项研究中，我们深入应用了 Hirata 的方法，可以应用 MEG 精确、动态的定位语言优势半球，使用听觉词语产生任务，一项语义相关任务可以激活语言产生和语言理解网络。我们根据这些检查判断优势语言半球，结果与 Wada 试验具有很高的相关性。

二、评价功能连接

功能连接这个术语本质上指的是局部脑区与远处脑区之间复杂功能相互作用关系。原发脑肿瘤患者与健康对照相比，在静息状态时功能连接是异常的[2,3]。在脑肿瘤，尤其是低级别胶质瘤患者中，神经认知结果与功能连接变化相关[6,7]。因此，功能连接图在外科手术计划中有重要作用[16]。

Guggisberg 等利用 MEG[16] 描述了 15 例脑肿瘤患者与健康对照相比的功能连接时间频率变化（图 4-3-5、图 4-3-6）。计算脑体素间的平均假设相关性作为功能连接的指标。

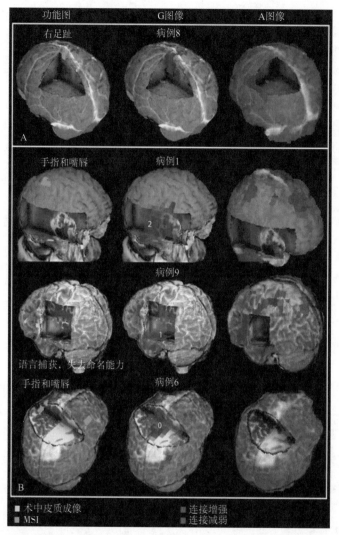

▶图4-3-5 4例脑肿瘤患者中，通过 MSI 或术中皮质电刺激获得的功能图与两种不同形式的功能连接（L 和 P），叠加到三维结构影像上。L 影像是病灶特异的连接影像，P 影像是患者特异的连接影像。A. 1 例 25 岁女性，WHO Ⅲ级胶质瘤侵犯了左侧皮质感觉运动区中部，引起右下肢中枢性瘫痪。L 影像显示支配右脚的感觉运动皮质功能连接降低。B. 术前没有功能缺失的 3 例肿瘤患者，L 影像显示不同比例的相应肿瘤组织的功能断开（蓝色）（等级为 0~2，0 表示断开的比例最小），为了与 L 影像和临床状态一致，在所有患者功能断开（蓝色）外侧区域采用 MSI 与皮质电刺激进行功能定位。应用 L 影像预测手术后功能状态：由于病例 6 术后左侧胳膊与大腿出现感觉缺失，病例 1 与病例 9 未出现功能障碍。P 影像显示弥散区或放射区，与健康对照相比连接明显降低，但是这些区域与肿瘤位置和功能障碍脑区无相关性

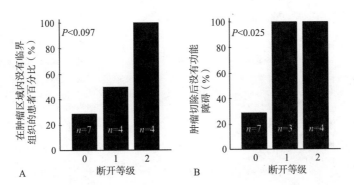

▶图 4-3-6　（A）在肿瘤区域内没有临界组织的患者百分比。（B）肿瘤切除后没有功能障碍的患者百分比；以上两者与 G 影像功能断开等级的相关性

与健康对照相比，脑肿瘤患者的脑区弥散存在 α 相关性降低。患者病变区域存在病变引起的神经功能缺失时连接性降低。脑肿瘤患者 δ、γ 频段的静息状态连接，功能连接是降低的，肿瘤在左侧比右侧降低更加明显[3,42]。在长距离连接的高频波段降低，局灶连接在慢频率段增加[2]。另外一项研究表明，同健康对照相比，低级别胶质瘤患者在 δ、θ 和低 γ 频段有较高的长距离同步化[6]，在 θ 和 α 波段的增加与执行功能损伤、信息处理过程和工作记忆相关[6]。δ 和 θ 波谱激活在肿瘤的近皮质处和周围水肿组织增强，患者 δ 活动增强代表在术后早期功能恢复较差[35]。最近的随访研究发现这些功能连接的测量可以被用来指导术中皮质电刺激功能定位。

结　论

　　MEG 已经成为神经外科手术患者术前功能定位的理想方法，它的非侵袭性及对皮质活动的高时间与空间分辨率，对于指导神经外科手术的临床手术策略非常重要。

（吴　南　李卫娜　译）

参考文献

［1］ Barkley GL, Baumgartner C. MEG and EEG in epilepsy. J Clin Neurophysiol, 2003, 20：163-178.

［2］ Bartolomei F, Bosma I, Klein M, et al. Disturbed functional connectivity in brain tumour patients：evaluation by graph analysis of synchronization matrices. Clin Neurophysiol, 2006, 117：2039-2049.

[3] Bartolomei F, Bosma I, Klein M, et al. How do brain tumors alter functional connectivity? A magnetoencephalography study. Ann Neurol, 2006, 59: 128-1386.

[4] Bast T, Oezkan O, Rona S, Stippich C, et al. EEG and MEG source analysis of single and averaged interictal spikes reveals intrinsic epileptogenicity in focal cortical dysplasia. Epilepsia, 2004, 45: 621-631.

[5] Baumgartner C, Pataraia E. Revisiting the role of magnetoencephalography in epilepsy. Curr Opin Neurol, 2006, 19: 181-186.

[6] Bosma I, Douw L, Bartolomei F, et al. Synchronized brain activity and neurocognitive function in patients with low-grade glioma: a magnetoencephalography study. Neuro Oncol, 2008, 10: 734-744.

[7] Bosma I, Stam CJ, Douw L, et al. The influence of low-grade glioma on resting state oscillatory brain activity: a magnetoencephalography study. J Neurooncol, 2008, 88: 77-85.

[8] Chang EF, Nagarajan SS, Mantle M, et al. Magnetic source imaging for the surgical evaluation of electroencephalography-confirmed secondary bilateral synchrony in intractable epilepsy. J Neurosurg, 2009, 111: 1248-1256.

[9] Cheyne D, Bakhtazad L, Gaetz W. Spatiotemporal mapping of cortical activity accompanying voluntary movements using an event-related beamforming approach. Hum Brain Ma, 2006, 27: 213-229.

[10] Doss RC, Zhang W, Risse GL, et al. Lateralizing language with magnetic source imaging: validation based on the Wada test. Epilepsia, 2009, 50: 2242-2248.

[11] Fischer MJ, Scheler G, Stefan H. Utilization of magnetoencephalography results to obtain favourable outcomes in epilepsy surgery. Brain, 2005, 128: 153-157.

[12] Gaetz W, Cheyne D, Rutka JT, et al. Presurgical localization of primary motor cortex in pediatric patients with brain lesions by the use of spatially filtered magnetoencephalography. Neurosurgery, 2009, 64: 177-186.

[13] Gallen CC, Schwartz BJ, Bucholz RD, et al. Presurgical localization of functional cortex using magnetic source imaging. J Neurosurg, 1995, 82: 988-994.

[14] Genow A, Hummel C, Scheler G, et al. Epilepsy surgery, resection volume and MSI localization in lesional frontal lobe epilepsy. Neuroimage, 2004, 21: 444-449.

[15] Grummich P, Nimsky C, Pauli E, et al. Combining fMRI and MEG increases the reliability of presurgical language localization: a clinical study on the difference between and congruence of both modalities. Neuroimage, 2006, 32: 1793-1803.

[16] Guggisberg AG, Honma SM, Findlay AM, et al. Mapping functional connectivity in patients with brain lesions. Ann Neurol, 2008, 63: 193-203.

[17] Guggisberg AG, Kirsch HE, Mantle MM, et al. Fast oscillations associated with interictal spikes localize the epileptogenic zone in patients with partial epilepsy. Neuroimage, 2008, 39: 661-668.

[18] Hari R, Aittoniemi K, Jarvinen ML, et al. Auditory evoked transient and sustained magnetic fields of

the human brain. Localization of neural generators. Exp Brain Res, 1980, 40: 237-240.

[19] Hirata M, Kato A, Taniguchi M, Saitoh Y, et al. Determination of language dominance with synthetic aperture magnetometry: comparison with the Wada test. Neuroimage, 2004, 23: 46-53.

[20] Hirata M, Goto T, Barnes G, et al. Language dominance and mapping based on neuromagnetic oscillatory changes: comparison with invasive procedures. J Neurosurg, 2010, 112: 528-538.

[21] Iida K, Otsubo H, Mohamed IS, et al. Characterizing magnetoencephalographic spike sources in children with tuberous sclerosis complex. Epilepsia, 2005, 46: 1510-1517.

[22] Ishibashi H, Morioka T, Nishio S, et al. Magnetoencephalographic investigation of somatosensory homunculus in patients with peri-Rolandic tumors. Neurol Res, 2001, 23: 29-38.

[23] Jin K, Nakasato N, Shamoto H, et al. Neuromagnetic localization of spike sources in perilesional, contralateral mirror, and ipsilateral remote areas in patients with cavernoma. Epilepsia, 2007, 48: 2160-2166.

[24] Kaiboriboon K, Nagarajan S, Mantle M, et al. Interictal MEG/MSI in intractable mesial temporal lobe epilepsy: spike yield and characterization. Clin Neurophysiol, 2010, 121: 325-331.

[25] Kamada K, Takeuchi F, Kuriki S, et al. Functional neurosurgical simulation with brain surface magnetic resonance images and magnetoencephalography. Neurosurgery, 1993, 33: 269-273.

[26] Kirsch HE, Zhu Z, Honma S, et al. Predicting the location of mouth motor cortex in patients with brain tumors by using somatosensory evoked field measurements. J Neurosurg, 2007, 107: 481-487.

[27] Knowlton RC, Shih J. Magnetoencephalography in epilepsy. Epilepsia, 2004, 45 (Suppl 4): 61-71.

[28] Kober H, Moller M, Nimsky C, et al. New approach to localize speech relevant brain areas and hemispheric dominance using spatially filtered magnetoencephalo-graphy. Hum Brain Mapp, 2001, 14: 236-250.

[29] Kober H, Nimsky C, Moller M, et al. Correlation of sensorimotor activation with functional magnetic resonance imaging and magnetoencephalography in presurgical functional imaging: a spatial analysis. Neuroimage, 2001, 14: 1214-1228.

[30] Korvenoja A, Kirveskari E, Aronen HJ, et al. Sensorimotor cortex localization: comparison of magnetoencephalography, functional MR imaging, and intraoperative cortical mapping. Radiology, 2006, 241: 213-222.

[31] Lutkenhoner B, Krumbholz K, Lammertmann C, et al. Localization of primary auditory cortex in humans by magnetoencephalography. Neuroimage, 2003, 18: 58-66.

[32] Makela JP, Kirveskari E, Seppa M, et al. Three-dimensional integration of brain anatomy and function to facilitate intraoperative navigation around the sensorimotor strip. Hum Brain Mapp, 2001, 12: 180-192.

[33] Nagarajan S, Kirsch H, Lin P, et al. Preoperative localization of hand motor cortex by adaptive spatial

filtering of magnetoencephalography data. J Neurosurg, 2008, 109: 228-237.

[34] Nakasato N, Kumabe T, Kanno A, et al. Neuromagnetic evaluation of cortical auditory function in patients with temporal lobe tumors. J Neurosurg, 1997, 86: 610-618.

[35] Oshino S, Kato A, Wakayama A, et al. Magnetoence-phalographic analysis of cortical oscillatory activity in patients with brain tumors: synthetic aperture magnetometry (SAM) functional imaging of delta band activity. Neuroimage, 2007, 34: 957-964.

[36] Ossenblok P, Leijten FS, de Munck JC, et al. Magnetic source imaging contributes to the presurgical identification of sensorimotor cortex in patients with frontal lobe epilepsy. Clin Neurophysiol, 2003, 114: 221-232.

[37] Papanicolaou AC, Simos PG, Castillo EM, et al. Magnetoce-phalography: a noninvasive alternative to the Wada procedure. J Neurosurg, 2004, 100: 867-876.

[38] Pataraia E, Simos PG, Castillo EM, et al. Does magnetoencephalography add to scalp video-EEG as a diagnostic tool in epilepsy surgery? Neurology, 2004, 62: 943-948.

[39] Plomp G, Leeuwen C, Ioannides AA. Functional specialization and dynamic resource allocation in visual cortex. Hum Brain Mapp, 2010, 31: 1-13.

[40] Rezai AR, Hund M, Kronberg E, et al. The interactive use of magnetoencephalography in stereotactic image-guided neurosurgery. Neurosurgery, 1996, 39: 92-102.

[41] Rowley HA, Roberts TP. Functional localization by magnetoencephalography. Neuroimaging Clin N Am, 1995, 5: 695-710.

[42] Schiffbauer H, Berger MS, Ferrari P, et al. Preoperative magnetic source imaging for brain tumor surgery: a quantitative comparison with intraoperative sensory and motor mapping. Neurosurg Focus, 2003, 15 (1): E7.

[43] Stefan H, Hummel C, Scheler G, et al. Magnetic brain source imaging of focal epileptic activity: a synopsis of 455 cases. Brain, 2003, 126: 2396-2405.

[44] Stefan H, Scheler G, Hummel C, et al. Magnetoence-phalography (MEG) predicts focal epileptogenicity in cavernomas. J Neurol Neurosurg Psychiatry, 2004, 75: 1309-1313.

[45] Szymanski MD, Perry DW, Gage NM, et al. Magnetic source imaging of late evoked field responses to vowels: toward an assessment of hemispheric dominance for language. J Neurosurg, 2001, 94: 445-453.

[46] Taniguchi M, Kato A, Ninomiya H, et al. Cerebral motor control in patients with gliomas around the central sulcus studied with spatially filtered magnetoence-phalography. J Neurol Neurosurg Psychiatry, 2004, 75: 466-471.

[47] Vartiainen J, Parviainen T, Salmelin R. Spatiotemporal convergence of semantic processing in reading and speech perception. J Neurosci, 2009, 29: 9271-9280.

[48] Vrba J, Robinson SE. Signal processing in magnetoencephalography. Methods, 2001, 25: 249-271.

［49］ Wheless JW, Castillo E, Maggio V, et al. Magnetoencep-halography（MEG）and magnetic source imaging（MSI）. Neurologist，2004，10：138-153.

［50］ Wu JY, Sutherling WW, Koh S, et al. Magnetic source imaging localizes epileptogenic zone in children with tuberous sclerosis complex. Neurology，2006，66：1270-1272.

术前经颅磁刺激：肿瘤初级运动皮质区定位的基本原则

Thomas Picht

背景：TMS 技术的术前定位价值

　　TMS 技术出现于 20 世纪 80 年代中期，推出后不久便在神经科学领域得到了广泛的应用，成为神经学科不可或缺的诊断工具。然而，在 20 世纪 90 年代，全世界神经外科仅发表了 2 篇关于 TMS 用于术前运动皮质区定位的文章[2,8]。究其制约因素：由于当时的 TMS 系统精度并没有那么高，而且也不太容易使用；fMRI 恰巧也在同一时期出现，TMS 作为一种躯体特定区域映射方法并未像 fMRI 那样成为一个令人兴奋的新技术并得到所有人的关注。同样，令 TMS 作为术前定位手段再次出现在人们面前的原因也有两点：一是 TMS 技术已经得到长足的发展；二是神经外科界逐渐认识到 TMS 技术相对于其他技术的优势。

　　早期的 TMS 系统从功能上说虽然已经可用，但由于其操作复杂，不如现代的 TMS 系统好用，就像 20 世纪八九十年代的电脑一样，虽然基本功能已经具备，但仍不如现在的笔记本和上网本。TMS 技术的发展既有硬件的发展，也有软件的发展。硬件的改善主要为刺激线圈的优化，使其精确聚焦；导航系统的通用化，使其更好地引导刺激。软件的改进主要体现在：现代 TMS 技术考虑了所有已知能够影响刺激效果的物理因素；现代 TMS 系统的用户界面更加直观，使检查者能够专注于定位本身，而不是如何操作这个系统。所有的这些硬件和软件上的发展使得 TMS 技术更加可靠实用。

　　正如上面所说，早期的 TMS 系统虽然操作不便，但其精度已经足够可用，所以 TMS 技术能够再次回归人们的视野不仅是因为 TMS 技术本身的发展。它的再次回归同时也归因于神经外科界意识的变化。一方面，早期 TMS 技术被忽视是因为当时大家的兴趣已被 fMRI 技术所占据。作为当时一个令人兴奋的新技术，fMRI 的确证明了其实用性。但近年来，人们对 fMRI 术前运动皮质区定位的准确性越来越失望。另一方面，在 20 世纪 90 年代，神经外科界对 TMS 技术并没有完全理解，也完全没有准备好如何使用。甚至当时认为 TMS 技术在术前定位中非常有效的研究者们也并未真正设想到 TMS 技术所有的应用前景。但现在越来越多的神经外科医生、工程师和其他研究人员更加清楚地认识到这个技术能为神经外科界带来什么，能够为整个医学界带来什么。本节就 TMS 技术如何提高运动区内或边界肿瘤的手术效果做详细介绍。

运动皮质的术前定位

一、TMS 用于术前定位的时机与理由

等待手术的运动区肿瘤患者需做术前 TMS 检查的指征主要有两点：①因肿瘤的肿块效应或浸润性增长造成结构像中不能清楚的分辨出功能区（如肿瘤和实际运动区的准确空间位置关系不清楚）。②影像结果与临床表现不符合（如影像显示 M1 区有巨大肿瘤，但患者无相应的临床运动功能障碍）。通常情况下（无论指征①和②独立发生还是同时出现），肿瘤引起的脑重塑会使功能区结构发生改变，而 TMS 在术前能够准确描绘功能区的结构及运动系统的状态。因此，降低了手术的不确定性，减少了手术引起运动障碍的可能，有利于术前计划的制订及提高医患沟通的质量。由于 TMS 的检查结果是即做即得的，因此 TMS 不受时间拘泥，在术前随时可做。

二、如何利用 TMS 对脑肿瘤患者运动皮质区进行定位

TMS 通过刺激患者大脑多个位置并记录由刺激引发的运动输出实现定位。TMS 成像的先决条件的 MRI 导航数据采集，通常以 1 mm 厚度为单位做薄层扫描。TMS 检测时，患者可呈坐位或卧位，并在相应肌肉群上贴上表面电极以记录肌电图（EMG），之后将患者的头与虚拟的三维导航影像配准。为了可靠的描绘瘤周运动区域，TMS 检测需注意以下 10 点：①记录 EMG 的通道数视情况而定。如果需要瘤周感觉运动区的详细信息，其 EMG 记录的通道数肯定比仅需要确定初级运动区（M1）所需的通道数多。②TMS 刺激后，若 EMG 显示运动诱发电位（motor evoked potential，MEP）的潜伏期为 15~35 ms，峰值超过预定阈值（通常>50 μV），且静息活动低于预定阈值，则说明该刺激点与运动区相关。③尽可能用最低的刺激强度引出 MEP。因为刺激强度越低，兴奋区域越小，得到的位置越精确。④同时测定健侧与肿瘤侧的静息态运动阈值（resting motor threshold，RMT），两侧 RMT 的差别与患者的临床表现及病史相关。然后基于肿瘤侧的 RMT 描绘瘤周运动区。⑤定位瘤周运动区，磁刺激需有针对性，且刺激需从 120% RMT 开始。⑥若脑回可追踪，

TMS 的刺激方向需与脑回方向垂直，刺激最好在脑回的背侧。⑦由神经导航引导的 TMS，刺激区域需涵盖中央前回和邻近脑回。当刺激邻近所关注的关键区域时，刺激步长要尽量小（1~5 mm），如果有预先设定的光栅引导会更好。⑧通常 20~50 次刺激便能可靠的确定 M1 的位置。但如果结果不能聚焦，则可能是由于刺激 M1 周围脑回时兴奋了 M1 区。这种情况有两种方法可以解决：降低刺激强度，将刺激强度降到 110% RMT、100% RMT，甚至低于 100% RMT；调整刺激角度，将刺激角度从最佳刺激角度（垂直于脑回）开始偏转，以防止刺激跳跃到邻近脑回。⑨当功能区的解剖结构因肿瘤而变形时（特别是低级别胶质瘤），TMS 刺激需试遍各种角度。⑩时刻谨记运动功能区的位置可能因肿瘤的存在而偏离了其通常所在位置（M1 区）。

检查者在 TMS 检查过程中基本上能确定感觉运动区的位置，然而所有的刺激及 MEP 数据都必须保存下来用以进一步离线分析。如果分析后依然不能确定运动功能区，可以再次检查保存下来的刺激与 MEP 响应或未得到响应的刺激，以去除假阳性或假阴性的刺激。

三、术前 TMS 的输出及术前 TMS 定位的获益

TMS 系统多种多样并且图 4-4-1 展示了两种不同的 TMS 系统，TMS 系统的输出也因其系统的不同而各不相同，但通常均会包含皮质的 MRI 图像，图像上会叠加刺激点的位置，刺激点的位置用不同的颜色标识以区分不同的位置获得不同的刺激响应。TMS 的输出结果可被传到神经导航系统中用以引导手术。

图 4-4-2 显示了 1 例 64 岁老年男性患者头部的三维导航图，该患者右手轻度瘫痪（BMRC 评分 4/5 级）。MRI 示左侧中央区巨大占位，考虑脑膜瘤；怀疑中央前回前移。图 4-4-2A 显示了一个"线性导航"版 TMS 系统，这意味着"8 字"线圈的中心点，即刺激强度最大点，正对皮质表面。图 4-4-2A 的左边图像显示了错误的刺激脉冲施加方式，即 TMS 的刺激脉冲与皮质表面有一定角度（蓝色和紫色指示线全部可见）；右边显示了正确的脉冲施加方式，即 TMS 刺激脉冲与皮质表面垂直（仅蓝色指示线可见）。该系统软件可以显示线圈的倾斜度及刺激轨迹，因此可以引导操作者将线圈始终以垂直于皮质的方向施加刺激，以获得最好的定位效果。但该系统不提供诸如线圈转动角度之类的其他重要物理参数。图 4-4-2B 在三维导航图像上叠加了一个 5 mm 光栅模式的刺激结果图，光栅中白色的点表示无刺激响应，黄色的点表示刺激能够在拇短展肌（APB）上诱发出可重复的峰值>50 μV 的复合肌肉动作电位（compound muscle action potential，CMAP）。该检查可以清楚地确定患者的运动区紧邻肿瘤的前侧面。

图 4-4-3 为 1 例 63 岁老年女性患者的三维导航图，该患者右侧轻度瘫痪（BMRC 评分 4/5 级）。MRI 示左侧中央区肿瘤，考虑高级别胶质瘤或转移瘤；结构成像上初级运动区显示不清。该病例利用了"电场导航"型 TMS 系统。图 4-4-3A 显示了磁刺激在皮质表面诱发出的电场分布情况，颜色表示电场强度（红>绿>蓝）。图中左下角红色的数字表示

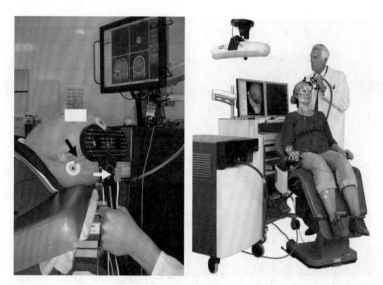

▶图 4-4-1　两种 TMS 系统。左图显示了"线性导航"TMS 系统，电磁追踪传感器被贴在乳突位置（黑色箭头所示）；该系统允许患者头部位置任意移动，且不受线圈位置的束缚（白色箭头所示）。图片后方的导航单元可以实时显示线圈的位置。右图的 TMS 系统为"电场导航型"TMS 系统，反射球被固定在患者头部（以眼镜的形式）和线圈上，左上角为接收反射信号的光学追踪摄像机。刺激线圈紧贴患者头部，记录肌电图的表面电极分别贴在了患者的脸部、手臂和腿上。图中电脑显示器的左图显示了患者大脑的结构图像，右图显示了记录到的 MEP 信号

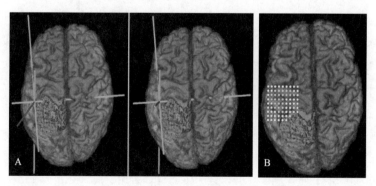

▶图 4-4-2　基于图 4-4-1 中左侧 TMS 系统的定位结果。（A）患者为 64 岁男性，右手轻度瘫痪。（B）定位过程中的导航视图。定位结果（详细结果见文中描述）

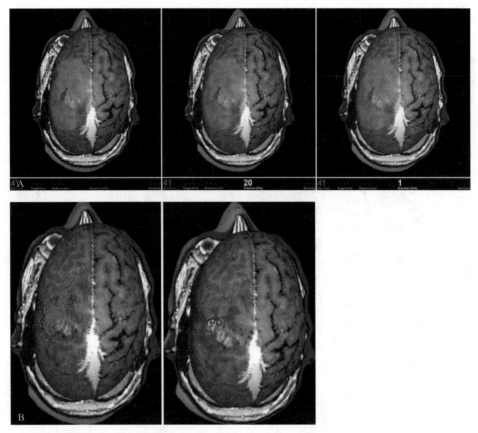

▶图 4-4-3　利用图 4-4-1 中右侧 TMS 系统的定位结果。(A) 患者为 63 岁老年女性，右侧轻度瘫痪。(B) 定位过程中的导航视图。定位结果（详细结果见文中描述）

　　箭头中心最大电场强度（单位为 V/m），黄色数字表示十字光标处的电场强度。由图可以看出，电场强度从中心向周围迅速衰减，电场方向向前并轻微指向中线方向。箭头中心处电场强度为 41 V/m。

　　图 4-4-3A 中间图像显示十字光标移向绿色区域，十字光标处的电场强度小于最大电场强度的一半（为 20 V/m）。图 4-4-3A 右侧图像显示十字光标移向蓝色区域，电场强度仅为 1 V/m。图 4-4-3B 在三维导航图示上叠加了刺激结果。图 4-4-3B 左侧图像显示了在患者左半球施加的所有 TMS 刺激点的位置。由图可以看出，越邻近肿瘤刺激点越密集。该病例运动前区也被施加了 TMS 刺激。图 4-4-3B 右侧图像展示了有肌肉响应（MEP 峰峰值>50 μV）的刺激点。

　　该病例中记录了 3 个手部肌肉（拇短展肌、第一骨间背侧肌和小指展肌）和一个腿部肌肉（TA）的肌电活动。图中的颜色对应不同强度的刺激响应，红色表示强度小的响应（MEP 为 50~500 μV），黄色表示响应强度中等（MEP 为 500~1000 μV），白色表示强度大的响应（MEP>1000 μV）。从刺激结果中可以确定该病例中央前回被前移，手部肌肉代表区的中心紧邻肿瘤的前侧，临近中线的点为腿部肌肉（TA）的响应区域。

除定位运动区外，对 TMS 的分析还能提供更多的信息。例如，神经完好的脑肿瘤患者，若其肿瘤侧的 RMT 高于健侧，意味着该患者随时有轻度瘫痪的风险。再如，初级运动区（M1）有肿瘤的患者，TMS 刺激其初级运动区和次级运动区（M2），若次级运动区被激活，则意味着该患者的运动系统有重塑的可能。综合患者的临床状态、MRI 影像、TMS 躯体映射定位结果及通过分析 TMS 得到的初级运动区和非初级运动区的兴奋性状况，能够帮助临床手术医生预测患者术后发生运动功能障碍的风险。

四、如何构建 TMS 定位图

为构建清晰、实用的 TMS 定位图，需注意以下几点：

1. 必须考虑到运动系统的兴奋发生在中央前回的背外侧而不是顶部，相当于皮质下 20~30 mm 的地方，具体深度取决于一些个体因素，如皮质-线圈距离。因此，为获得最精确的神经生理视觉化效果，结果的展示应该在线圈下 20~25 mm 的水平。在这个深度脑回的结构是最明显的，这也使得外科医生在准备手术时更容易理解功能区解剖结构。

2. 定位图的展示方式可多种多样，颜色编码是最为常用的方法。颜色编码可用于区分刺激阳性响应点和刺激阴性响应点，或区分不同的刺激响应肌肉，也可用于表征刺激响应强度。不是所有的刺激阳性响应点都需要在结果上显示，但靠近肿瘤的阳性响应点必须在结果上展示，以确保医生在手术时不切到这些区域。定位图上的 M1 区必须清楚显示，所以如果有很多刺激点聚集在 M1 附近，我们可以适当删减一些刺激点以保证 M1 区大脑结构清晰可见。肿瘤内部或紧邻肿瘤的刺激阴性响应点也必须全部显示在定位图上，因为这些点可用于证明肿瘤内部或手术区域边界的功能缺失。此外，其他的刺激阴性响应点就没有必要全部显示，过多的点会使定位图杂乱无章并且使大脑结构模糊不清。最后，定位图还必须附注 TMS 测量的参数、检查结果和检查者的注释及所做的总结。

五、TMS 定位存在的问题与局限

常规的 TMS 检测流程对肿瘤患者来说并不完全适用。因为肿瘤患者很难放松，这样会导致肌电信号有很多干扰，并且产生很多假阳性反应，而且患者很容易不配合。好在行 TMS 检查时可随时跟患者沟通，帮助患者放松心情。这也是 TMS 检查必须要为患者提供舒适的检查座椅或检查床的原因。总的来说，TMS 检查必须快速、容易、灵活，因为患者不能保证在长时间的检查中始终处于最佳状态。

单脉冲 TMS 相对来说比较安全，一般不会诱发癫痫或其他不良事件。但是在肿瘤患者

中的应用经验仍然有限。虽然癫痫发作不是 TMS 的禁忌证，但我们依然有必要在检查前充分告知患者 TMS 有诱发癫痫的可能性。操作者也必须事先准备好应对患者突发癫痫的措施。

像其他成像方式一样，若要对 TMS 的成像结果做出可靠解释就必须充分理解其成像原理。TMS 检测结果不一定反应的就是客观事实。我们需要注意的是由于头颅形状和皮质结构等的个体差异，磁刺激激活的锥体细胞不一定刚好就在刺激线圈中心点的下面；线圈的旋转、倾斜、施加的磁场强度等都可能影响皮质兴奋点的位置。TMS 的导航必须显示所有这些物理因素。要知道实际皮质兴奋点的位置最好的方式是看磁刺激在皮质诱发出的电场的情况，但我们也必须注意局部的组织因素可能会影响诱发出的电场。综上所述，无论是 TMS 的操作者还是其他看 TMS 定位图的医生，都必须从设备硬件本身和神经生理学两方面充分了解 TMS 定位图是如何产生的。

TMS 与其他成像模式的比较

一、其他可以用于运动皮质的成像模式

正如本书所介绍的，用于运动皮质区定位的成像方法有很多。无论哪种成像模式，目的都是为了定位功能区，即我们通常所说的不能切除、不能损伤的区域，一旦这些区域受到损伤就会导致永久性的神经功能障碍。对于运动功能来说，中央前回（也称为"初级运动区"）一度被认为是皮质唯一的运动功能区。随着额上回等其他运动代表区的发现，虽然现在这一观点已被更改，但中央前回仍然被认为是评估运动功能区肿瘤手术风险的最主要因素。因为现代关于脑连接和术中刺激的研究均发现，运动系统是一个具有等级性的动态网络，而中央前回正是该网络的中心[12]。不同的成像模式有着不同的揭示该复杂网络的方法，也拥有各自的优点和缺点。

近年来使用的所有术前成像模式（fMRI、MEG、PET、EEG）都记录了患者在完成某些任务后的"大脑活动"，使用生物数学模型将记录的数据重建成功能信息，这些信息已经成功的应用到外科手术计划中（见前几章）。然而，这些观察方法的局限性在于，它们的生物数学模型无法准确判断肿瘤周围有功能的区域，尤其是在运动模式激活复杂网络时，这有可能存在假阴性的风险，导致外科手术并发症增加；也可能出现假阳性，导致肿瘤不完全切除。这样做的原因是，这些观察方法也将作为运动网络一部分的区域确定为基本的区域，但实际上这些区域只是以不重要的方式参与这项任务，因此可以安全地切除[7]。

运动区定位的金标准是术中直接皮质刺激（direct cortical stimulation，DCS），同样作为

刺激检测方式，TMS 是唯一一种无创检测方法，并且无须经过复杂的生物数学建模过程就能进行精确的皮质点刺激。120% RMT 刺激强度的磁刺激下诱发出在正常范围潜伏期内 MEP 的刺激点都被认为是有效的阳性刺激响应点，与术中 DCS 的阳性刺激响应点同样可靠。

二、TMS 与 fMRI

fMRI 是现在应用的最为广泛的术前运动功能区定位方法，并且本书的其他章节及其他现有文献对其进行了非常详尽的讨论。仅从运动功能区定位而言，它与 TMS 的比较是怎样的呢？首先，fMRI 最大的优势在于它已在绝大多数医院开展，并且关于它的使用方法及结果解释的文章也非常多。此外，fMRI 相较于 TMS 的另一个优势就是它能检测神经功能网络。fMRI 能够同时分析全脑，TMS 则不能。虽然 fMRI 的时间分辨率不高，但它能够使研究者分辨出哪些区域是同时被激活的，哪些区域没有被同时激活。换言之，fMRI 能够提供涉及一个任务的多个脑区被激活的顺序。这样，研究者既能得到相对独立的功能脑区又能了解它们之间的联系。如果分析纵向的 fMRI 数据，研究者还能观察到长期脑的可塑性，如脑卒中或肿瘤切除后脑可塑性的变化。

相比于 TMS，fMRI 的劣势在于它涉及非常复杂的方法学问题，而且它没有标准的、不依赖操作者的客观操作流程。若设计的任务、任务的完成情况或数据分析方法稍有变化，就会对结果的激活图有实质性影响[11]。想成功的定位中央前回，不仅需要高质量的 fMRI 数据，还受诸多因素的限制，如信噪比、运动或磁敏感伪迹、所选的运动任务、受试者完成任务的能力及神经-血管耦合情况等。所有这些因素在肿瘤患者中都可能被累及，最终降低 fMRI 定位结果的准确性。但即使所获得的数据质量非常好，对数据的生物数学分析还需要有经验的专业人员操作，因为只有他们才知道如何调整分析阈值、参数，使结果更能反映真实情况。不过即便这样结果依然有假阴性的风险，因为肿瘤周围的神经-血管耦合情况可能已经发生了改变；同时也有假阳性的风险，因为很难选择性的激活初级运动皮质，所以很多非初级运动区或非运动区域的皮质也会被激活[19]。

相比而言，TMS 大大降低了发生假阴性或假阳性风险的概率，因为它仅测试那些会在手术中存在风险的区域。为能准确地获得一个清晰的功能图谱，TMS 可以反复测试那些可疑的区域（如图 4-3-3B）。此外，TMS 的刺激结果可以立即获得，而 fMRI 的激活图谱则需要在数据分析后才能获得，所以如果 fMRI 的结果得出后还有不确定的地方，就需要让患者返回重新再做一遍检查。从理论上讲，TMS 更能找到运动网络的皮质入口。入口点越重要，刺激后诱发的肢体动作越剧烈。对于手术来说，这意味着 TMS 更能可靠的定位到传统的皮质初级运动区；虽然 fMRI 也能定位该位置，但其分析就麻烦很多。

由于 fMRI 和 TMS 的定位原理不同，其定位结果也并不完全一致。迄今为止，只有一项小样本的研究（$n=15$）专门比较了 fMRI、TMS 和 DCS（被认为是"金标准"）对同一个患者运动区的定位结果；研究发现 TMS 与 DCS 的定位位置平均相差（标准差）10.5 mm（5.67 mm），fMRI 与 DCS 的定位位置平均相差（标准差）15.0 mm（7.6 mm）[5]。当然，关于 fMRI 与 TMS 定位精度的比较仍需进一步研究。fMRI 的优势在于它可以观察整个脑网络及因肿瘤引起的大脑激活模式的改变。相比而言，TMS 的优势在于它适用于脑皮质功能解剖结构的区分。因此，我们可以综合两种成像模式，将其优势互补来解决不同的问题。

三、TMS 与 MEG

MEG 能够准确定位正常人与肿瘤患者的中央前回[13]。相较于 fMRI 和 TMS，MEG 具有特别高的时间分辨率。MEG 可在自主运动前测得神经活动的电磁变化，时间分辨率可达毫秒级；fMRI 基于神经活动的血流动力学响应，但血流动力学响应远远滞后于神经活动，约在刺激后 15 秒发生；TMS 不测量神经活动本身，而是测量运动肌电输出，因此 TMS 不能提供不同皮质区域的瞬时活动信息。MEG 的超高时间分辨率使我们可以详细分析整个运动过程（如运动计划、运动表现）成为可能[9]。这种对运动网络超细微的时域分析是其他任何成像模式无法比拟的，包括 TMS。

但同 fMRI 一样，MEG 也涉及非常复杂的数据分析与专业知识。而 TMS 并不需要后续数据分析，检查结果可以在刺激后立即获得。在遵循以上提及的指导原则前提下，经过培训的医务工作者都可以操作 TMS 并得出结果报告。此外，MEG 的临床应用最大的障碍就是检查费用高昂。MEG（数据采集还是机器维护）运行成本非常高，这意味着 MEG 检查只有在非常专业的医学中心才能提供。

由于 MEG 和 TMS 的成像原理不同，它们在术前对皮质运动区的定位结果可能不完全一致。但目前还没有关于两者定位结果比较的研究报道，无疑是因为两种成像模式应用的都不广泛，且很少有医学中心能同时提供这两种检查。

四、TMS 与 DCS

术中 DCS 仍然被认为是运动功能区定位的金标准。若 DCS 能被准确执行，其对功能区检测的灵敏度可达 100%[10]。TMS 与 DCS 相比最大的优势在于它可以在术前执行，这样它对运动区的定位就可以更充分、更彻底，特别是当手术难度比较大的时候（如肿瘤的肿块效应比较严重时）。此外，若术中有并发症发生，这样就可以直接终止 DCS 检查。

近期研究结果表明，导航式 TMS 皮质运动区定位系统可达到与 DCS 定位类似的精确性。其中，两者定位的 APB 代表区的位置相距 0.83~15.9 mm，中值距离为 8.43 mm[16]。早期也有两篇文章报道了 DCS 与导航式 TMS 定位结果的一致程度很高[6,8]，由于这两篇文章的病例数均只有 2 例，所以结果不太具有说服力。还有一篇文章报道了利用 TMS 和 DCS 刺激同样的 5 mm 光栅内的点，以验证 TMS 脉冲能否准确的刺激到指定位置，结果显示，两者对刺激的定位接近，刺激点相距 0~7 mm，中值距离为 5 mm[15]。无论是 TMS 还是

DCS，其在皮质上准确的刺激范围到底多大目前还不清楚，但两者定位结果的差异反映的是方法学上的差异，而不能说是它们中任何一种定位不准确。

对 DCS 来说，当双极皮质电刺激时（刺激电极与参考电极紧邻），刺激电流的峰值位置位于双极电极的正下方；而单极阳极刺激（刺激电极与参考电极相隔一定距离）的刺激电流密度随深度的增加衰减不及双极电极刺激快[14]。对初级运动皮质的阈上单极阳极刺激会直接刺激到锥体细胞[17]；而双极电极刺激后，刺激电流会随皮质内的神经连接传递到邻近的神经元[4]。单脉冲 TMS 可以刺激到与刺激线圈平面相切的神经纤维和皮质脊髓轴突束[1,18]。根据刺激所产生的电场方向和刺激强度，TMS 对 M1 的刺激会优先激活锥体细胞的轴突丘。这些结果表明 DCS 和 TMS 刺激优先激活的是同一批细胞。然而，对个体而言具体的刺激传递通路现在仍不清楚，特别是肿瘤周围组织传导性已经改变的情况下。

结论：术前 TMS 运动区定位的应用前景

TMS 导航系统是一种可靠、准确的术前瘤周运动区定位方法。与其他功能成像方法相比，TMS 是唯一一种无痛的术前检测刺激区域与运动输出因果关系的方法。TMS 操作便捷、快速、专业性要求不高、结果立即可得且直观。TMS 还特别适用于那些因各种原因不能完成运动任务的患者，如轻度偏瘫患者。

在不久的将来，TMS 除了能在术前定位以提高手术计划质量和与病患沟通的效果外，在运动功能区手术中也会发挥更大的作用。现在，通过分析初级运动区和非初级运动区激活的模式、引起响应的刺激强度、刺激-响应延时及诱发出的 MEP 的幅值等参数，TMS 不仅是区分功能区的工具，还可应用于评估整个运动系统的状态。研究者利用 TMS 追踪白质纤维束，使 TMS 在皮质下手术中也发挥作用。对 TMS 的分析也可被用于预测术后脑的可塑性。若 TMS 检查结果暗示功能区损伤后可能有多种功能重组方式，即使同样的肿瘤、同样的临床症状，其手术策略都可能不同。术后 TMS 检查可以帮助我们进一步针对患者的运动功能状态制订个性化的康复措施。TMS 还可以通过引导脑的可塑性促进患者运动功能的恢复（如重复性 TMS 治疗）[3]。TMS 在神经外科中的应用才刚刚开始。随着越来越多的医疗团队对 TMS 开展研究，相信关于 TMS 的新发现和新应用会越来越多。

致 谢

感谢 Michael Hanna 博士对初稿的检查与修改。

（李卫娜　陈图南　陈蔚翔　译）

参考文献

［1］Amassian VE, Stewart M, Quirk GJ, et al. Physiological basis of motor effects of a transient stimulus to cerebral cortex. Neurosurgery, 1987, 20: 74-93.

［2］Asakura T, Tokimura H, Hirahara K, et al. Identification of the cerebral motor cortex by focal magnetic stimulation: Clinical application to neurosurgical patients. Stereotact Funct Neurosurg, 1994, 63: 177-181.

［3］Bolognini N, Pascual-Leone A, Fregni F. Using non-invasive brain stimulation to augment motor training-induced plasticity. J Neuroeng Rehabil, 2009, 17 (6): 8.

［4］Day BL, Rothwell JC, Thompson PD, et al. Motor cortex stimulation in intact man. 2. Multiple descending volleys. Brain, 1987, 110: 1191-1209.

［5］Forster MT, Szelényi A. Integration neuronavigierter transkranieller Magnetstimulation in die Resektionsplanung zentral gelegener Tumore. 17. Tagung der Sektion Neurophysiologie der Deutschen Gesellschaft für Neurochirurgie, Frankfurt, 2010.

［6］Kantelhardt SR, Fadini T, Finke M, et al. Robotassisted image-guided transcranial magnetic stimulation for somatotopic mapping of the motor cortex: a clinical pilot study. Acta Neurochir, 2010, 152: 333-343.

［7］Krainik A, Duffau H, Capelle L, et al. Role of the healthy hemisphere in recovery after resection of the supplementary motor area. Neurology, 2004, 62: 1323-1332.

［8］Krings T, Buchbinder BR, Butler WE, et al. Stereotactic transcranial magnetic stimulation: correlation with direct electrical cortical stimulation. Neurosurgery, 1997, 41: 1319-1326.

［9］Mäkelä JP, Forss N, Jää skeläinen J, et al. Magnetoence-phalography in neurosurgery. Neurosurgery, 2006, 59: 493-511.

［10］Mandonnet E, Winkler PA, Duffau H. Direct electrical stimulation as an input gate into brain functional networks: Principles, advantages, and limitations. Acta Neurochir, 2010, 152: 185-193.

［11］McGonigle DJ, Howseman AM, Athwal BS, et al. Variability in fMRI: an examination of intersession differences. Neuroimage, 2000, 11: 708-734.

［12］Mesulam MM. Principles of behavioral and cognitive neurology. New York: Oxford University Press, 2000.

［13］Nagarajan S, Kirsch H, Lin P, Findlay A, et al. Preoperative localization of hand motor cortex by adaptive spatial filtering of magnetoencephalography data. J Neurosurg, 2008, 109: 228-237.

［14］Nathan SS, Sinha SR, Gordon B, et al. Determination of current density distributions generated by electrical stimulation of the human cerebral cortex. Electroencephalogr Clin Neurophysiol, 1993, 86:

183-192.

[15] Picht T, Mularski S, Kuehn B, et al. Navigated transcranial magnetic stimulation for preoperative functional diagnostics in brain tumor surgery. Neurosurgery, 2009, 65 (Suppl 6): 93-99.

[16] Picht T, Schmidt S, Brandt S, et al. Preoperative funcational mapping for rolandic brain tumor surgery: Comparison of navigated transcranial magnetic stimulation to direct cortical stimulation. [under review], 2010.

[17] Ranck JB Jr. Which elements are excited in electrical stimulation of mammalian central nervous system: a review. Brain Res, 1975, 98: 417-440.

[18] Ruohonen J, Ilmoniemi RJ. The handbook of magnetic stimulation: Physical principles for TMS. Arnolds Publishers, London, 2002, 18-29.

[19] Rutten GJ, Ramsey NF. The role of functional magnetic resonance imaging in brain surgery. Neurosurg Focus, 2010, 28 (2): 4.

| 第五节 |

用于语言功能区定位的导航式重复性经颅磁刺激：手术计划的新工具

Josep M. Espadaler，Gérardo Conesa

概　述

外侧裂区域的手术最值得关注的是患者的语言功能[1-4]。为定位语言功能区，多种成像模式，无论无创的还是有创的，均被用来解决这个问题，如功能磁共振成像（fMRI）、脑磁图（MEG）、事件相关电位（ERP）、正电子发射计算机体层扫描成像（PET）、皮质-皮质电位（cortico-cortical potential）及直接皮质电刺激（DCS），其 DCS 被认为是当前皮质、皮质下刺激和术中监测的金标准[5-8]。此外，不同的语言任务也被用来区分具体的语言功能代表区。

fMRI 是目前最为常用的无创检测手段，近些年来基于其研究的文章也呈指数级增长[9-13]。当然也有大量关于 fMRI 用于语言功能区定位及其定位效果与 DCS 定位结果相关性的报道[14]。本书其他章节已详细讨论了 fMRI 的应用，这里不再赘述，但 fMRI 用于语言功能区定位的核心思想是它只能确定参与了给定语言任务的区域，而不能说明这些区域中哪些是语言功能相关的关键区域，即手术中不能被切除的区域。尽管在语言功能区的颅内定位方面 fMRI 还不够精确，但其在语言优势半球的确定方面有很好的效果，与 Wada 实验结果具很好的相关性。此外，利用 fMRI 确定任务相关兴奋区域，并以这些区域为感兴趣区（region of interest，ROI），进而追踪感兴趣区域间的白质纤维束，由此可以获得 ROI 之间的结构-功能连接关系。利用纵向 fMRI 数据还可以研究语言功能的神经可塑性[7]。

有趣的是，导航式 TMS（navigated TMS nTMS）系统与 DCS 在语言功能区定位方面的理念相同。当患者执行语言任务时，电刺激电流或磁刺激产生的电流都能够改变电场内神经元的电活动进而干扰任务的执行。如果这些受影响的神经元恰好负责具体的语言任务，那么在执行语言任务时就会突然出现话语中断、语言错乱或命名障碍。这样，nTMS 模拟中断了一次连接皮质和皮质下的纤维束。因此，nTMS 作为一种无创术前语言功能区定位方法将在以后个性化定制手术策略中发挥重要作用。

文章报道重复性经颅磁刺激（repetitive TMS rTMS）可以诱发失语的现象[15-21]。nTMS 系统通过个性化的 3D 头颅模型实现磁刺激在皮质具体位置处的精确施加，而该头颅模型是由预先加载到系统中患者的 MRI 图像渲染而成。如上一节所述，nTMS 系统可以通过单次刺激和刺激后的肌肉响应描绘出皮质初级运动区[22]，且定位精度<10 mm[22-24]。

目前关于 nTMS 和 DCS 在语言功能区定位结果相关性的研究还不多。我们课题组利用 nTMS 研究了 18 例脑损伤（胶质瘤、海绵状血管瘤、动脉瘤、脑膜瘤及准备癫痫手术）患者的语言功能及 nTMS 定位结果与 DCS 定位结果的相关性。后面我们将详细介绍这一研究。

另外，基于弥散张量成像（diffusion tensor imaging，DTI）可以显示正常人或患者的皮质下纤维束的情况，目前有很多种追踪纤维束的方法，它们也各有优缺点。因此，当我们利用这些追踪出的纤维束信息时必须特别谨慎，尤其要注意不同追踪方法所涉及的假阳性和假阴性问题。基于 DTI 的纤维束追踪目前已经被用于手术计划和神经导航系统。有研究探讨了 DTI 的追踪结果与实际术中 DCS 描绘出的皮质下语言通路的相关性[25-29]。作为一种更好的替代，我们可以利用 nTMS 定位出的语言功能区为 ROIs，并利用 DTI 追踪连接各 ROIs 间的纤维束，由此得到个体化的语言功能-结构连接关系并辅助手术。这也是我们的研究内容之一。

自 2004 年以来，我们引入了一台虚拟现实手术规划系统，即 Dextroscope©（新加坡 Volume Interactions 公司）。它是一个集可视化、分割、配准和报告工具为一体的全方位系统。该系统可以融合基于 PET 的生理学信息和基于 MEG、fMRI 和 nTMS 的神经功能信息而成为一个 5D 立体导航工具（3D 立体信息+生理学+神经功能），在这种立体环境下，图像越复杂，3D 系统的优势就是可以对其更容易理解。这可以使我们更容易解释脑结构与脑功能间的关联。实际上，利用统计分析很难解释这些数据，但是通过虚拟键盘上一些按钮的切换，很容易在该系统上实现自然的人类立体视觉。同时该系统对纵向研究神经可塑性也很有帮助，并可作为神经影像学数据库工具。

方　法

研究所用磁刺激系统为 eXimia NBS 导航式磁刺激系统（Nexstim，Finland），利用了两种蝶形重复性刺激线圈进行术前语言功能区定位［MagPro Series Magstim 线圈（Medtronic，美国）和 Nexstim TMS 线圈（Nexstim，芬兰）］。同时我们用了两种立体定位仪以便能更充分的探查颞叶、顶叶和额叶等多个区域。

在受试者执行语言任务时对其施加磁刺激，刺激模式采用重复性 nTMS 模式，刺激强度为 110%~120% 静息态运动阈值，刺激脉冲频率为 10 Hz，每 20 个脉冲（即 2 秒）为一串。

研究设计的语言任务有计数、阅读和命名，对少数特殊患者还设计有动词生成和自发语言任务。由于没有同步设备，任务的提示与刺激的施加不保证同步。若对同一个位置施加多次刺激，至少有 3 次能够干扰受试者对语言任务的执行，该位置则被认为是语言功能相关区域，并在 3D MRI 模型中标示。

为了使获得的语言功能区更全面，我们探查了包括后额下回皮质、颞上回、颞中回、缘上回和角回的整个大外侧裂区。在刺激执行过程中，若受试者感到疼痛或不适，应立即停止对该位置的刺激和探查。

语言功能区定位图将探查所得到的语言区域以 5 mm×5 mm×5 mm 的立方体呈现，并以 DICOM 格式输出到 Dextroscope© 系统和手术导航系统（stealth station，Medtronic，美国）。所得到的结果可以继续进行 DTI 纤维束追踪，并且可以与术中 DCS 的定位结果作比较。本研究中对所有的受试者都进行了术中 DCS 语言功能区定位。

DCS 采用 0.2 ms 的双相矩形脉冲（即 50 Hz），每 2 秒为一串，刺激强度从 1 mA 递增至 16 mA。若对一个位置施加 3 次电刺激中有 2 次能够扰乱语言任务，则认为该位置是语言功能区（注：所有的刺激强度均在皮质脑电图所记录的后发放阈值之下）。

DCS 与 nTMS 定位结果的一致性通过比较它们在 Dextroscope© 系统中的坐标及比较术中照片和 3D 定位效果图来实现。若两种方法定位的语言功能区的位置相差 <10 mm 则认为两种定位方法一致性很好。

此外，我们还利用一台 3.0T Philips 磁共振系统和一台 1.5T GE 磁共振系统采集了所有患者的 DTI 图像序列，并用 Dextroscope© 系统自带的确定性纤维追踪方法对患者的白质纤维束进行了追踪。

结　果

图 4-5-1 显示了利用 nTMS 对我们病例中 7 个左侧额颞叶肿瘤患者的语言功能区进行定位的结果，所有这些结果均被术中 DCS 进行了进一步的确认。

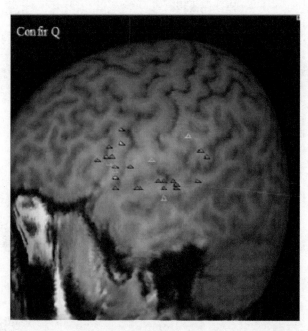

▶ 图 4-5-1　nTMS 对 7 个左侧额颞叶肿瘤患者的语言功能区定位的结果（图中彩色三角标示）

示例结果

一、病例 1

本例为 1 名 30 岁女性全身型癫痫发作患者，精通双语，右利手。MRI 示左侧典型脑膜瘤且已超出中线。nTMS 对语言区定位结果显示负责巴斯克语和西班牙语的皮质区域不同（图 4-5-2、图 4-5-3）。由于患者本人也是医生，经过讨论，患者同意在有意识状态下开颅手术，并对两种语言的功能区进行定位（图 4-5-4）。对比分析提示 nTMS 定位结果与术中功能区定位结果能够很好地吻合。

二、病例 2

本例为 1 名 25 岁男性患者，精通双语，右利手，近 20 个月来癫痫发作频率呈递增趋势，主要表现为部分型（运动和失语型）癫痫发作。患者术前采用多种抗癫痫药联合治疗但控制效果不佳，且术前 6 个月已经开始表现为至少有两种癫痫发作状态。MRI 示额下回

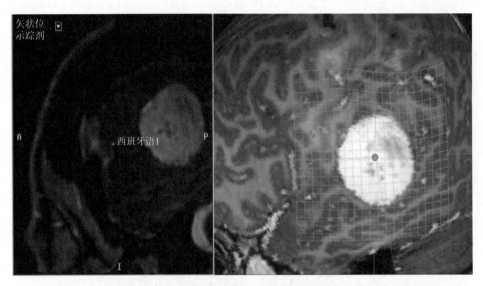

▶▶图 4-5-2　nTMS 于术前定位出的病例 1 脑膜瘤患者皮质负责西班牙语的脑区

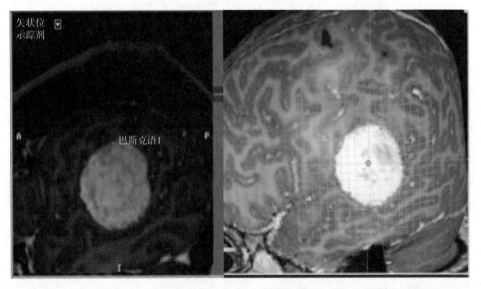

▶▶图 4-5-3　nTMS 于术前定位出的病例 1 脑膜瘤患者皮质负责巴斯克语的脑区

后部典型低级别胶质瘤，并弥漫至运动区下部。

　　mTMS 定位结果显示负责西班牙语的脑区为额下回岛盖部和额下回三角部（图 4-5-5）。由于磁刺激颞上回时患者表现出不适，因此，外侧裂区其他位置就没有进行进一步探查。同样，该患者也进行了术中 DCS 语言功能区定位，定位结果与重复性 nTMS 定位结果一致，即在额下回和颞上回区域（图 4-5-6）。

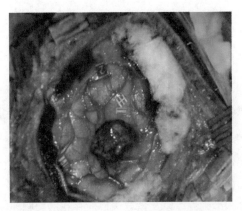

▸▸图 4-5-4　术中利用 DCS 定位同一患者（病例 1）的语言功能区，结果提示 nTMS 与 DCS 定位
　　　　的结果能够很好地吻合

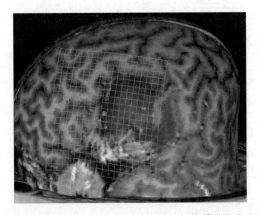

▸▸图 4-5-5　nTMS 于术前定位出的病例 2 额下回岛盖部低级别胶质瘤患者皮质负责西班牙语的脑区

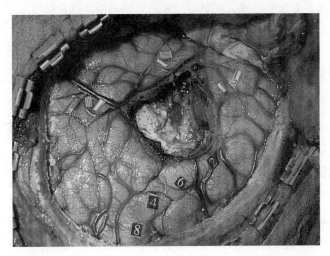

▸▸图 4-5-6　术中利用 DCS 定位同一患者（病例 2）的语言功能区，结果提示 nTMS 与 DCS 定
　　　　位的结果能够很好地吻合

讨　论

由我们的经验及文献报道可知，通过 nTMS 诱发语言紊乱，特别是语言中断可以定位语言功能区，且其定位结果与术中 DCS 语言功能区的定位结果具有很好的一致性。尽管这里我们还不能做总结性的论断，但从先前的分析可以看出，nTMS 在语言功能区定位中有很强的优势。因此，对这第一批数据我们还必须做详尽的讨论，特别是关于 nTMS 作为语言功能区定位方法的灵敏度、特异度和准确性，以及该方法目前存在的问题和以后改进方向。

灵敏度问题对一个新的技术来说非常重要。由于 nTMS 对语言功能区的定位依赖于磁刺激后的语言响应，因此，对语言有无中断的准确判断将成为影响 nTMS 对语言功能区定位灵敏度的一个因素。此外，由于立体定位仪会遮挡部分颞叶区域，致使磁刺激线圈不能对整个外侧裂区准确施加刺激，这也在一定程度上影响了 nTMS 对语言功能区定位的灵敏度。研究中我们还用了一种新型立体定位仪，它的固定位置为颞叶外的其他头部区域，这样就大大减小了这个问题。

需要注意的是，施加磁刺激时，外围的刺激可能因刺激到颞肌和咬肌引起肌肉强直性痉挛；面部神经和三叉神经也可能会被刺激到。这些刺激都可能引发疼痛并导致患者语言任务的中断，继而被错误的判断为因刺激到语言功能区而诱发的语言中断。另外一种容易引起错误判断的情况是外围的刺激被施加到肌肉上，虽不引起疼痛，但会导致肌肉随刺激频率收缩，因而无法完成语言任务。因此，整个检查过程中对患者的视频录像很重要，它还可以使其他专家在检查完成后对同一患者的数据进行分析。所有以上提到的会引起误判的问题通常在对颞叶刺激时出现，而对额叶和顶叶的刺激不存在这些问题。

根据 Berger 等[11]之前的描述，为了比较重复性 nTMS 和 DCS 对语言功能区定位的结果，我们还采用了命名任务。由于没有同步器，重复性 nTMS 的施加与待命名图片的出现并不能保证完全同步。在本研究条件下，我们发现在连续语言任务时，如阅读、计数，重复性 nTMS 更能诱发出语言中断。

然而，我们必须指出的是在本研究中，并不是所有患者都能够被磁刺激诱发出语言中断，而且有些患者做一种任务（如阅读）时能被磁刺激诱发语言中断，但做另一种任务（如命名）时不能被诱发。这种现象可能更能引起做区分不同语言网络的研究兴趣。

现在我们已经清楚 DCS 是通过对皮质造成一定程度的虚拟损伤而引起语言中断或其他语言问题的，且这种损伤不会造成皮质真正的损伤。但我们还不清楚 rTMS 对皮质和皮质下组织的刺激深度和刺激范围，因为随着磁刺激脉冲的每一次重复，刺激的深度和范围均会增加。因此，施加磁刺激的磁场强度应该是多少仍然是一个值得讨论的问题。通常选择的 110%~120% 静息态阈值是假设语言区与运动区有同样的激活阈值。对正常人来说这个假设可能是成立的，但对脑损伤患者来说就不一定了，因为损伤的类型、位置及不同的药物（如抗癫痫药物）都可能影响激活阈值。

我们的研究发现有效的语言区刺激为刺激持续时间短（2 s）、频率高（但不超过 10 Hz）的刺激序列。关于刺激强度，我们通常选择 110%~120% 静息态阈值，但有时需施加到 130% 才能诱发出语言中断。值得注意的是刺激线圈的形状、形成磁场的体积等也会影响刺激结果。

重复性 nTMS 定位的语言功能区，80% 以上会被术中 DCS 定位到。如前面所述的双语患者的病例，重复性 nTMS 和术中 DCS 定位出的 L1 和 L2 的位置均相差不到 10 mm。由此可以看出，重复性 nTMS 的确是一个准确度和精确度很高的语言功能区定位方法。不得不再次强调，刺激引起的疼痛、患者的动作、肌电干扰和前面提到的立体定位仪的问题均可以使重复性 nTMS 对颞叶语言区定位的灵敏度降低，但对额叶和顶叶语言区的定位结果影响较小，如病例 2。

最后，利用重复性 nTMS 定位出的语言功能区为 ROI 并追踪各 ROI 间的白质纤维束可以了解各 ROI 间的结构连接情况，还可以了解这些白质纤维束的功能意义（图 4-5-7）。

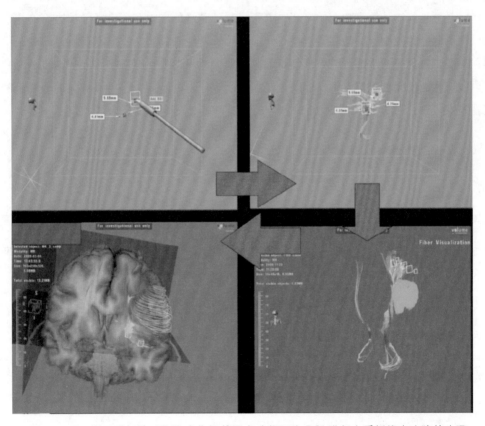

▶▶图 4-5-7　利用重复性 nTMS 定位出的语言功能区为 ROI 进行白质纤维束追踪的步骤

图中显示的这些立方体 ROI 是系统自带的用于表征单次磁刺激激活脑区的大小，重复性磁刺激激活的区域绝对大于单次刺激的激活范围。实际功能间连接的纤维束绝对比我们用系统追踪出来得多。这可能再次使 nTMS 方法显示出更高的特异性而非灵敏性。同样影响所追踪出的白质纤维束效果的还有我们系统采用 DTI 追踪方法，它是否比概率性追踪方法或 Q-ball 方法更可靠还需要进一步讨论。

结　论

尽管 nTMS 还存在一些局限，特别是对颞叶语言区定位的时候，但是它不失为一种术前精确语言功能区定位的很好方法，且其定位结果能够与术中 DCS 的定位结果高度吻合（特别对精通双语的患者）。

本研究利用 rnTMS 定位语言功能区并追踪连接语言功能区间的白质纤维束，为更好的理解语言功能区结构与功能的关系提供了独特的视角。今后，还可以利用重复性 nTMS 对这些语言通路进一步细化，确定哪些通路具体负责哪一种子语言功能，如阅读、命名等。当然，对更具体的子语言功能的研究要求我们对磁刺激的施加和语言任务的方案有更精心的设计。此外，线圈的冷却问题、线圈的设计和重复性磁刺激在皮质和皮质下磁场的分布问题都需要被更进一步的研究。最终目的是使重复性 nTMS 能够进行个性化的皮质和皮质下语言功能区的无创定位，不仅可以指导术前手术计划的制订，还可以对纵向研究神经可塑性提供帮助。

（李卫娜　李明荣　段海军　译）

参考文献

［1］ Duffau H，Capelle L，Denvil D，et al. Functional recovery after surgical resection of low grade gliomas in eloquent brain：hypothesis of brain compensation. J Neurol Neurosurg Psychiatry，2003，74：901-907.

［2］ Peraud A，Meschede M，Eisner W，et al. Surgical resection of grade II astrocytomas in the superior frontal gyrus. Neurosurgery，2002，50：966-975.

［3］ Mandonnet E，Jbabdi S，Taillandier L，et al. Preoperative estimation of residual volume for WHO grade II glioma resected with intraoperative functional mapping. Neuro-Oncology，2007，9：63-69.

［4］ Robert E. Linguistic procedure in "awake neurosurgery". Stem-，Spraak-en Taalpathologie，2005，13（1）：54-64.

［5］ Duffau H，Lopes M，Arthuis F，et al. Contribution of intraoperative electrical stimulations in surgery of low grade gliomas: a comparative study between two series without (1985—1996) and with (1996—2003) functional mapping in the same institution. J Neurol Neurosurg Psychiatry, 2005, 76: 845-851.

[6] Duffau H, Capelle L, Denvil D, et al. The role of dominant premotor cortex in language: a study using intraoperative functional mapping in awake patients. NeuroImage, 2003, 20: 1903-1914.

[7] Duffau H. New concepts in surgery of WHO grade II gliomas: functional brain mapping, connectionism and plasticity-a review. J Neurooncol, 2006, 79: 77-115.

[8] Duffau H. Contribution of cortical and subcortical electrostimulation in brain glioma surgery: Methodological and functional considerations. Clin Neurophysiol, 2007, 37: 373-382.

[9] Andoh J, Artiges E, Pallier C, et al. Modulation of language areas with functional MR image-guided magnetic stimulation. NeuroImage, 2006, 29: 619-627.

[10] Munk S, Forchhammer HB, Brennum J, et al. Presurgical functional MR imaging in the mapping of language function. Ugeskr Laeger, 2007, 169: 3571-3574.

[11] Sanai N, Mirzadeh Z, Berger MS. Functional outcome after language mapping for glioma resection. N Engl J Med, 2008, 358: 18-27.

[12] Petrella JR, Shah LM, Harris KM, et al. Preoperative functional MR imaging localization of language and motor areas: effect on therapeutic decision making in patients with potentially resectable brain tumors. Radiology, 2006, 240: 793-802.

[13] Quiño nes-Hinojosa A, Ojemann SG, Sanai N, et al. Preoperative correlation of intraoperative cortical mapping with magnetic imaging landmarks to predict localization of Broca area. J Neurosurg, 2003, 99: 311-318.

[14] Roux FE, Boulanouar K, Lotterie JA, et al. Language functional magnetic resonance imaging in preoperative assessment of language areas: correlation with direct cortical stimulation. Neurosurgery, 2003, 52: 1335-1347.

[15] Pascual-Leone A, Tormos-Muño z JM. Transcranial magnetic stimulation: the foundation and potential of modulating specific neuronal networks. Rev Neurol, 2008, 46: S3-S10.

[16] Ruohonen J, Karhu J. Navigated transcranial magnetic stimulation. Clin Neurophysiol, 2010, 40: 7-17.

[17] Devlin JT, Watkins KE. Stimulating language: insights from TMS. Brain, 2007, 130: 610-622.

[18] Devlin JT, Watkins KE. Investigation language organization with TMS. The Oxford Handbook of Trancraneal Stimulation. New York: Oxford University Press, 2008, 479-499.

[19] Epstein CM, Meador KJ, Loring DW, et al. Localization and characterization of speech arrest during transcranial magnetic stimulation. Clin Neurophysiol, 1999, 110: 1073-1079.

[20] Lo Gerfo E, Oliveri M, Torriero S, et al. The influence of rTMS over prefrontal and motor areas in a morphological task: Grammatical vs. semantic effects. Neuropsychologia, 2008, 46: 764-767.

[21] Sparing R, Mottaghy FM. Noninvasive brain stimulation with transcranial magnetic or direct current stimulation (TMS/tDCS) -from insights into human memory to therapy of its dysfunction. Methods,

2008, 44: 329-337.

[22] Picht T, Mularski S, Kuehn B, et al. Navigated transcranial magnetic stimulation for preoperative functional diagnostic in brain tumor surgery. Neurosurgery, 2009, 6 (Suppl 1): 93-99.

[23] Hannula H, Ylioja S, Pertovaara A, et al. Somatotopic blocking of sensation with navigated transcranial magnetic stimulation of the primary somatosensory cortex. Hum Brain Mapp, 2005, 26: 100-109.

[24] Hannula H, Neuvonen T, Savolainen P, et al. Navigated transcranial magnetic stimulation of the primary somatosensory cortex impairs perceptual processing of tactile temporal discrimination. Neurosci Lett, 2008, 437: 144-147.

[25] Catani M, Ffytche DH. The rises and falls of disconnection syndromes. Brain, 2005, 128: 2224-2239.

[26] Catani M, Jones DK, Ffytche DH. Perisylvian language networks of the human brain. Ann Neurol, 2005, 57: 8-16.

[27] Catani M, Mesulam M. The arcuate fasciculus and the disconnection theme in language and aphasia: History and current state. Cortex, 2008, 44: 953-961.

[28] Bello L, Gallucci M, Fava M, et al. Intraoperative subcortical language tract mapping guides surgical removal of gliomas involving speech areas. Neurosurgery, 2007, 60: 67-82.

[29] Glasser MF, Rilling JK. Feature article DTI tractography of the human brain's language pathways. Cereb Cortex, 2008, 18: 2471-2482.

|第六节|

术前弥散张量成像：对手术计划的贡献与术中电刺激验证

Lorenzo Bello，Antonella Castellano，Enrica Fava，

Giuseppe Casaceli，Marco Riva，Andrea Falini

概　述

　　功能区肿瘤切除时，为了达到既满意切除肿瘤又完整保留神经功能的目的，常常需要在术前和术中进行皮质与皮质下功能定位。

　　弥散张量成像（diffusion tensor imaging，DTI）与纤维成像术（fiber tractography，FT）是一项基于有髓纤维中水分子弥散的各向异性的磁共振技术，可以显示白质纤维并进行三维重建。三维重建显示功能纤维与病变的关系，对于术前评估与术中导航都是有帮助的，DTI 信息可以与术中直接电刺激（direct electrical stimulation，DES）结合起来。

　　本节主要介绍 DTI-FT 对于功能区周围病变切除时手术计划的制订，以及与术中皮质电刺激的结合。

DTI 数据的获取与 FT 处理

　　DTI 是一项创新的 MRI 技术，在 20 世纪 90 年代中期开始使用，利用水分子弥散的各向异性（fractional anisotropy）来评估脑白质的组织[37,38]。DTI 利用水分子的运动来获得解剖信息。由于有纤维的阻挡，水分子沿着轴突纤维束的运动比垂直运动要容易一些[1]。根据水分子各向异性弥散的特性，形成了与这些结构相关的完整的新影像[2,12,16]。

　　在辨别白质纤维束的过程中，DTI 成像方法需要感兴趣区（ROI）的轮廓作为追踪的

起始点[25]。ROI 可以自动确定或手工绘制。手工绘制 ROI 要有先前的解剖知识，这些知识在肿瘤引起结构变形时显得尤其重要。我们团队使用 Catani 和 Thiebaut de Schotten 的方法：在沿着每处纤维代表"强制通道"的白质周围确定 ROI[13]。如果 ROI 代表的强制通道仅包含感兴趣纤维束，使用单一 ROI 方法，对弓状束、扣带、胼胝体、前联合和穹窿就使用单一 ROI 方法。当一个纤维束与其他或更多纤维束共用强制通道时，应用双重 ROI 方法。第 2 个 ROI 被认为至少包含部分所需要的纤维束，但是不能包含通过第 1 个 ROI 不需要的纤维束。双重 ROI 方法主要用于皮质脊髓束、钩状束、下纵束和枕额束下部。第 2 个 ROI 也可以被用来清除不需要的流线。

我们研究所采用单次激发平面回波成像序列在 3T 磁共振扫描仪获得并行影像（灵敏度编码因子，$R = 2.5$）[3-6]的 DTI 数据（TR8986 ms；TE80 ms）[3-6]。弥散梯度遍及 32 个方向，b 值设为 0~1000 mm^2/s。视野 240 mm×240 mm，数据矩阵 96×96，等向体素大小 2.5 mm×2.5 mm×2.5 mm。数据被插入 256×256 矩阵，形成 0.94 mm×0.94 mm×2.5 mm 体素。层数 56，层厚 2.5 mm，无间隔扫描。序列重复 2 次，数据平均后离线处理增加信噪比，DTI 扫描整体时间 646 秒，三维快速回波 T_1 相扫描（重复时间 8 ms，回波时间 4 ms；图像分辨率同 DTI）作为解剖相。1.5T MR 扫描仪也可以用来做 DTI 成像[23]，至少应该在 6 个方向采集数据。

DTI 数据离线后在 PC 机工作站应用 AIR 软件去除扫描过程中头部运动引起的伪迹[7]。

通常情况下，确定性的白质束成像术应用于需要的临床患者，也应用于我们的研究中[14,33,38,5,6]。重建需要应用多种软件，我们使用 DTI studio v2.4.01 软件（美国巴尔的摩约翰·霍普金斯大学放射科），可以获得主要的本征矢量与分次的 FA 图[8]。皮质下连接的重建通过连续追踪纤维分配方法获得[9,10,31,32]。开始与停止示踪时选用 FA 阈值 0.1，反转角>55°。成像术的种子 ROI 选取根据白质纤维周围代表脑区，每条纤维必须通过它，并到达皮质或皮质下终末。ROI 的选取依赖于解剖学基础，多选择在垂直于主要纤维束的层面[49]，以期与术中神经生理结果一致。

通过 DTI-FT，我们可以重建各种运动纤维束，例如皮质脊髓束（corticospinal tract，CST）、辅助运动区（supplementary motor area，SMA）纤维及包括语言、语音与语义成分的语言区纤维，其中上纵束（superior longitudinal fascicle，SLF）是与语音相关的基本纤维束，枕额下束（inferior fronto-occipital fascicle，IFOF）是与语义相关的基本纤维束[6]。其他纤维束也可以被重建：钩状束和下纵束（inferior longitudinal fascicle，ILF），它在额叶与颞叶语言功能的语音和语义都有关。胼胝体下束与语言语音形成相关，定位在侧脑室边界的侧方[6]。

重建 CST 时，ROI 应该放在中央前回皮质下白质水平的轴位层面上。对于 IFOF、ILF 和钩状束，ROI 应该放在额叶颞叶交界处外囊前部水平的冠状层面上，这里两条纤维束接近。

重建 SLF 时，第 1 个 ROI 应该放在侧脑室中央部分外侧的高各向异性区水平的冠状层面。第 2 个 ROI 应放在三角区周围纤维束降支水平，在重建纤维束时，应去除干扰纤维。

纤维束重建之后，下一步工作是把重建结构叠加到 MRI 上，强化前的 T1 相和 FLAIR 相常常被用来与平均弥散影像进行融合，通过 SPM2 软件把叠加的白质纤维束与 T1 相解剖影像结合。我们可以比较受累侧半球纤维束和对侧未受影响半球纤维束的轨迹，评估纤维束与肿瘤占位之间的解剖关系，以及肿瘤对纤维束的影响。最后，DTI-FT 数据以兼容的 DICOM 格式储存，然后导入神经导航系统，应用于术前计划与术中指导。

DTI-FT 技术可以描绘出肿瘤及其周围的功能白质纤维[24]，对于切除病变的解剖与功能边界提供有用的信息。在下一部分，我们将报道胶质瘤手术切除中，联合应用 DTI-FT 与术中 DES 的经验。

胶质瘤术中应用 DTI 的缺点

DTI-FT 影像与强化后的 T1 相、FLAIR 相与 fMRI 影像是融合在一起的[7,11,21]，这些影像被导入神经导航系统，用于术前计划定位肿瘤与皮质下结构的关系，定位皮质功能区与主要血管[11,15]。这些被导入神经导航的影像对于术中操作也有指导作用。

在胶质瘤手术中有 2 点对于正确使用 DTI-FT 资料非常重要：就是将数据导入神经导航系统和在手术过程中使用校正技术以保持定位信息的精确性，减少脑移位引起的误差[40,9,10,26,39]。

我们应用 Medx 软件将 DTI 数据保存为通用的 DICOM 格式，这样影像便可以导入神经导航系统。导航系统通过点对点非线性算法把 DTI-FT 数据与术前 MRI 自动融合。

评估临床导航的精确性，靶点注册误差在于分离的基准，常常在手术前进行评估。靶点定位误差<2 mm 是可以接受的。

脑移位是神经导航使用的主要影响因素，这一现象在大肿瘤切除时尤为明显，手术起始阶段打开硬膜时移位就已经发生，并且随着肿瘤切除过程，移位在不断加剧。

为了减少脑移位，在手术过程中应该重复进行标记点核对。开颅时对肿瘤区域及周围脑组织进行最小的暴露，以保证手术切除过程中有最大的精确性。对于靠近 CST 的额叶肿瘤，应该从 CST 定位的后界开始切除，沿着定位的纤维束进入肿瘤组织，然后切除肿瘤的前部。同样，对于顶叶肿瘤，按照同样的原则从前界开始切除。

克服这些问题的另外一个方法是在术中更新术前的影像，术中 MRI 是最好的方法[34,35]，主要缺点是价格昂贵。超声是另外一种可以选择的方法，它可以在术中显示低级别胶质瘤。超声技术的发展使得超声影像可以和术中 MRI 相比。最近的研究[39]显示术中超声与神经导航的结合，使之成为一种有效且便宜的术中影像与手术指导方法。通过术中超声监测脑移位，利用超声来更新术前的影像信息，如 fMRI 和 DTI-FT，以减少手术中的定位偏差。不幸的是，这种方法显示肿瘤残余的能力远远低于术中 MRI。

DES 与 DTI-FT 的相互关系：DTI-FT 的术中应用

DTI-FT 可以描绘皮质下纤维束与肿瘤占位的关系：纤维束可以无变化、脱位、被侵袭或被肿瘤组织阻断[1]。这些信息受多种与纤维束重建相关的技术因素影响[32]，如被用来开始与停止追踪的 FA 值、肿瘤的特性（组织学、水肿与位置）、ROI 放置的位置等[20,46,48]。为了更好地理解 DTI-FT 在术中的使用，在手术中我们常规进行 DTI-FT 数据与 DES 数据的相关性分析[6]。对超过 350 例的患者进行了相关性分析，运动纤维束（CST）和语言纤维束（IFOF 或 SLF）重建后导入神经导航，在术中进行与 DES 数据的相关性分析。在手术中，DTI-FT 数据与 MR 结构像是被融合在神经导航中的，通过登记每个运动和语言反应的阳性与阴性位点来判断相关性。通过把术后 MRI 与术前 MRI 和 DTI-FT 融合，术后也可以进行相关性分析。DES 的反应点和纤维束边界之间的距离用导航影像横断面进行测量，分级如下：相符（在纤维束边界或在纤维束内）、邻近（1 cm 之内）、远离（>1 cm）。DES 所确定的位点用消毒的号码标签标记，切除结束时用数码照片记录手术切除残腔。依据术中电刺激的功能反应来停止切除过程，手术腔的边缘也就是皮质下通路的解剖位置[18]，应该术后立即进行 MRI 扫描。从技术上讲完成这项工作，需要把每个患者的即刻术后 MRI 导入 Brain Lab 工作站，并且与带有 DTI-FT 纤维束信息的术前 MRI 进行融合。只有当 DES 诱发的皮质下位点与术中神经导航横断面确定的位点之间的距离靠近时，才能说 DES 确定的皮质下位点与 DTI-FT 影像中纤维束存在相符关系。其他情况下的相符关系视为无效。

用 DES 确定皮质与皮质下功能区时，常常使用手持式双极刺激器[6,7,30]，1 mm 电极，间距 5 mm，连接 Ojemann 皮质刺激器或 Osiris 或 Isis 刺激器，输出双向方波脉冲，每个周期持续 1 ms，频率 60 Hz，皮质电刺激时持续 1~2 秒，皮质下电刺激时持续 1~4 秒。在切除过程中反复地交替进行皮质下功能定位，皮质下功能定位与皮质功能定位使用同样的刺激电流。皮质与皮质下功能定位也可以应用单极刺激，按照 5 种技术使用单脉冲或双脉冲式单极刺激均可进行皮质与皮质下功能定位。

运动区定位时，患者与多通道肌电图系统连接，可以自发的监测远处肌肉的反应。一旦确定了参数，在整个刺激过程中大多数患者都采用同样强度的刺激电流。初期使用 2 mA 的低电流，逐渐增加刺激强度直至诱发出肌肉运动，产生运动反应的刺激间隔 1~2 秒通常是足够的。此时，标记电流诱发运动的这一点，刺激其周围区域来观察是否也可以诱发运动是非常有价值的。如果不产生运动，调整并增加电流强度直至诱发运动反应。当皮质下水平诱导出运动反应，推荐使用强度反应曲线评估是否在低电流水平能保持这种反应。这可以帮助判断刺激点与功能纤维束的距离。一般来讲，当刺激强度减少到 3~5 mA 仍然出现运动反应，说明刺激位点非常靠近或位于纤维束。

对于语言区定位[6]，计数是最常用的试验任务，刺激位置常常选择在与脸部相关的运动前区皮质，试验的目的是为了检查电流刺激是否可以使患者停止计数。为了使结果可靠，这个操作应该进行重复多次，计数停止至少应该出现 3 次。然后，使用同样强度的电流做其他试验（物体、词语命名和单词与语句理解）来定位语言的语义与语音功能区。同样，当在皮质下水平出现反应时，使用强度曲线来评估刺激位点与纤维束的距离。

在手术与刺激的整个过程中，如果使用电流刺激后在脑区周围出现放电后反应，推荐应用皮质脑电图来进行检查。做功能定位的刺激电流强度应该刚好低于引起放电后反应的电流强度。如果出现放电后反应，刺激电流强度至少应该下调 0.5 mA。这样做，脑电图才能保证试验的可靠性。事实上，没有出现放电后反应的刺激过程才是可靠的。

我们收集运动与语言纤维束的数据。294 例运动区病变患者进行运动纤维束重建，305 例语言通路附近病变患者进行了语言纤维束重建。

一、运动纤维束

常规临床应用中，CST 常常被重建[22,27]。对于选定的患者，额外的运动前区纤维束常常被重建。对于优势半球额叶肿瘤，属于运动前区面部区域的运动纤维束也应该被重建。简单的理由是，这些发现在语言纤维束中曾经被报道。

在所有的中央前区肿瘤中，CST 不是没有变化（66% 的患者），就是向后移位（34% 的肿瘤，尤其是大病变）。在这两种情况中，皮质下电刺激定位于肿瘤后界的纤维束。当在邻近纤维束表面刺激时，运动反应表现为局灶性反应（几块肌肉），深部电刺激引起多个肌群反应。皮质与靠近皮质的刺激常常引起明显的运动，皮质下电刺激常常在早期引起肌肉激活，在切除靠近皮质下纤维束时，只有放大的肌电图才能检测到，触及 CST 时引起明显的运动。在所有病例中，皮质下电刺激定位的 CST 出现在 DTI-FT 显示的区域时，该分级为相符关系。

在中央沟肿瘤中，DTI 重建 CST 主要位于肿瘤内部（98% 病例）。在大多数（92%）巨大肿瘤病例中，纤维束常常出现移位，22% 向前移位，78% 向后移位，多数被肿瘤侵犯（图 4-6-1）。较少的见于高度侵袭肿瘤和弥散生长的低级别胶质瘤，由于肿瘤侵袭，纤维束常常在肿瘤内。在第 1 组病例中，皮质下 DES 定位的纤维束位置与 DTI-FT 显示的一致（图 4-6-1）。仅仅在纤维束的上部靠近皮质表面出现偏差，DTI-FT 不能显示重建纤维，而DES 能诱发运动反应。正如我们先前报道的，即便在这些区域放置额外的 ROI 也不能改善纤维重建[5]。更加棘手的是在高度弥散生长的胶质瘤中，DTI-FT 重建的纤维束被肿瘤侵犯且存在于肿瘤内。这些病例有长时间的癫痫发作，在切除开始时，当 60 Hz 电流刺激肿瘤周围也就是 DTI-FT 描述的纤维上部分区域时，常常不会出现运动反应。逐渐增加电流强度

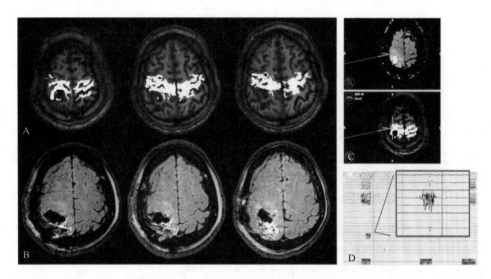

▶图 4-6-1　1 例右顶叶低级别少突胶质瘤 CST 重建。A. 利用 DTI-FT 重建 CST（白色束）并且叠加到 T1 相上；CST 受肿瘤占位效应影响出现移位和侵袭。B. 术后 FLAIR 像显示切除边界与 CST 吻合。C. 利用术中 DES 来验证 DTI-FT 重建的 CST。D. 皮质下水平运动反应（手）。

来诱发运动反应，常常出现癫痫发作而没有产生明显的运动反应。在这些病例中，CST 的电刺激定位需要使用不同的刺激模式，比如应用单极刺激，或者在 DTI-FT 指导下进行最初的切除。然而，与以前的情况一样，DTI-FT 不能显示侏儒靠近运动区外侧部分的纤维，可能是因为纤维束成像的简单张量模型不能显示交叉纤维的缘故[48]，而 DES（多采用单极刺激）可以引出喉头、面部上部或下部出现运动反应。当一部分肿瘤被切除后，CST 部分减压，60 Hz 的电流刺激可以引出运动反应，通常在同一位置是 DTI-FT 重建的 CST 深部部分。

在顶叶肿瘤中，DTI-FT 常常定位 CST 于肿瘤的前界，或者在肿瘤体积小时显示无变化（16.7%的病例），或者在巨大肿瘤中显示向前方移位（83.3%）。DES 在同样位置定位纤维束。

在岛叶和颞叶肿瘤中，CST 被定位在肿瘤内侧和后部，或者无变化或者有移位。纤维束靠近肿瘤边界的患者进行一致性验证，这个位置的 DES 在术中可以引起运动反应。

总体考虑，这些资料显示了 DTI-FT 数据重建的 CST 与皮质下功能定位具有很高的一致性，DTI-FT 显示的区域有 CST 存在。对于位于中央区的高度弥散分布的低级别胶质瘤的亚组会有一些缺点，DTI-FT 重建 CST 可能会失败，尤其在深部浸润的区域。而且，在这些特殊病例中，通过皮质电刺激确定 CST 也存在问题，需要使用其他的刺激模式来确认[7,11]。

二、语言纤维束

所有优势半球的颞叶或额叶的肿瘤患者需要做 SLF 与 IFOF 的重建，这两个纤维束与语言功能密切相关[17,19]。

SLF 是从顶叶到额叶的长纤维束，调节语言的语音成分[28]。通过 DTI-FT 可以显示移位或被肿瘤侵袭，这取决于肿瘤的组织学类型、大小与位置（图 4-6-2）。在高级别胶质瘤纤维束常常表现为无变化或移位，在低级别胶质瘤中表现为侵袭现象。大肿瘤引起纤维束移位或受侵袭，小肿瘤对纤维束无影响。当术中发现 SLF 并且用 60 Hz 电流刺激时，可以引起语音言语错乱的区域与 DTI-FT 定位的 SLF 区域一致。像以前报道的，做皮质下语言功能定位时，这些纤维束的解剖学范围常常大于真正有功能的范围。因此，大部分纤维束可以被安全切除，因为并不是所有纤维束都与语言功能相关，这种情况尤其见于额叶与颞叶肿瘤。位于额下回的低级别胶质瘤患者，需要在额下回皮质下放置额外的 ROI 以便看到部分 SLF 纤维束，刺激这个区域能引起语音言语错乱，这些部分常常构成了肿瘤的前界与上界。

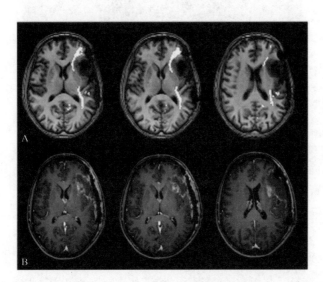

▶▶ 图 4-6-2　1 例左侧额叶复发低级别少突胶质瘤中 IFOF 的重建。A. 通过 DTI-FT 重建 IFOF（白色束）并且叠加到 T1 相上，纤维束受肿瘤影响出现移位和受侵袭；B. 术中通过 DES 来定位纤维束（语义性失语症的起始点），术后增强后 T1 相证实与 DTI-FT 定位一致

IFOF 是不连续的纤维束，从枕叶到额叶，调节语言的语义成分[5-7]。纤维束与肿瘤的关系依赖于肿瘤的位置、大小和组织学类型。在高级别胶质瘤中 IFOF 显示为无变化或移

位，在低级别胶质瘤表现为移位伴或不伴浸润。也就是说，大肿瘤使纤维束移位或受侵袭，小肿瘤对纤维束无影响。需要着重强调的是，这个纤维束的解剖范围比较小，常常与皮质下电刺激显示的功能范围一致（图4-6-3）。事实上，当纤维束被肿瘤中断时，在缺乏纤维的区域 DES 是不能诱发语言功能失常的。仅仅在几个额叶低级别胶质瘤病例（96例患者中的11例）中，纤维束定位在肿瘤的前方部分内，有严重的移位与被侵袭，部分纤维束可以切除因为它是无功能的。对于额下回低级别胶质瘤，当肿瘤严重侵犯功能区时，在肿瘤下界的纤维束重建可能会失败。

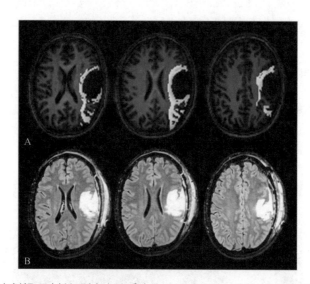

▶图4-6-3　1例左侧额顶叶低级别少突胶质瘤 SLF 重建，通过 DTI-FT 重建 SLF（白色束），并且被叠加到 T1 相；A. 受肿瘤占位效应影响纤维束出现分离与轻度受侵袭；B. 术中通过 DES 来定位纤维束（语音性失语症的起始点），术后增强后 T1 相证实与 DTI-FT 定位的一致，切除边缘与 SLF 位置一致。由于术中发现无功能，术中切除部分纤维束

　　总体考虑，这些资料显示利用 DTI-FT 做 IFOF 重建非常有用，因为这与通过 DES 做功能定位是一致的。相反，利用 DTI-FT 重建的 SLF 解剖范围特别大，尤其在肿瘤内部，大部分纤维束可以被安全切除。

　　在额下回、额中回或岛叶肿瘤的病例中，我们发现重建面部运动前区纤维是有用的。这些纤维从运动前区皮质背侧到 Broca 区，术中刺激这个区域会产生声音嘶哑。对于 IFOF 和 SLF，这些纤维的存在对于语言功能保留非常重要。DTI-FT 显示这些纤维的行程在额下回、额中回或岛叶肿瘤的后界，它们可以被术中 DES 界定。

三、纤维束重建的关键因素

如前所述，利用 DTI-FT 进行纤维束重建也受多种技术因素影响，例如用来开始与停止示踪的 FA 阈值，或者肿瘤特性（组织学、水肿与定位），以及 ROI 放置的位置。肿瘤的特性、侵袭与水肿的程度严重影响纤维的重建。纤维的重建能力依赖于 FA。在肿瘤环境，尤其是低级别胶质瘤或有严重水肿的肿瘤环境，重建纤维选择的 FA 值是 0.1，这样做会发现 DTI-FT 数据与 DES 结果是一致的。不幸的是，即便这样处理，在 DES 可以引出反应的区域，在高浸润性肿瘤中 DTI 可能会显示失败。而且，DTI-FT 显示的部分纤维，在术中可能会被 DES 证明是无功能的。此外，FA 的微小变化可能明显影响纤维的重建。在 CST 的早期病例中，FA 的微小变化引起 CST，尤其在纤维束上部重建结果的明显变化。当这些资料与术中 DES 结合，显示出在纤维束上部 FA 的变化会引起明显的邻近区域变化，这些变化不能被肿瘤的侵袭程度与水肿所预测。然而，在纤维束的下部，FA 的变化不会引起明显的变化。最后，正确的 ROI 置入对于好的纤维束重建也非常重要（图 4-6-4）。

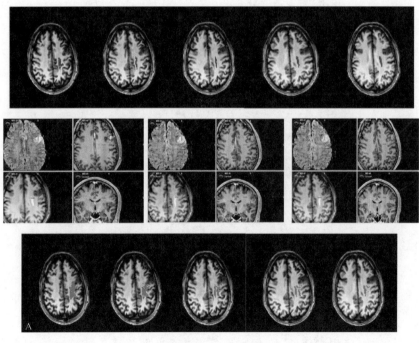

▶ 图 4-6-4 （续）

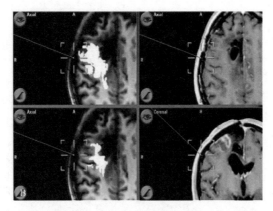

▶图 4-6-4　A. ROI 的正确放置对于纤维束的正确重建非常重要，在最初的影像上，对于 CST 重建时上部 ROI 选择在 M1 后部，CST 重建结果以红色束叠加在 T_1 相的第一行，纤维束明显与肿瘤没有关联（左额叶少突胶质瘤），将这些影像导入神经导航系统便于术中比较。在唤醒麻醉下进行手术。运动反应（面部与手）定位在肿瘤的后界，将此信息导入神经导航系统（术中屏幕的第二排），显示出与 DTI-FT 重建的 CST 无关联。术后，ROI 定位在先前位置的下部，CST 纤维束结果（显示为绿色束，与 T_1 相融合，最后一排）被正确重建，与肿瘤后半部分相关，此处术中 DES 可诱发运动反应。B. 纤维束重建依赖于 FA 水平，在 1 例左侧额部复发性少突胶质瘤患者，使用两种不同 FA（左上 0.1，左下 0.2）重建 CST，将这些影像导入神经导航系统，在术中与 DES 结果对比。FA 为 0.1 的纤维束重建有良好的一致性（左上影像），FA 为 0.2 的未重建出该处纤维束

胶质瘤手术应用 DTI 的意义

　　总的来说，先前部分的资料显示利用 DTI-FT 在手术前进行特殊纤维的重建，例如 CST、IFOF、SLF 与面部运动前纤维是可行的，尤其对于低级别胶质瘤切除更加有帮助。大量病例显示联合应用 DTI-FT 和 DES 是可行的，会使临床工作变得有效和安全。将 DTI-FT 数据导入神经导航系统可缩短手术时间，帮助医生确定手术入路，在切除至纤维束附近时决定手术进行皮质电刺激的时机，使得手术切除过程更精细。这样可以减少有效定位纤维束所需要的刺激次数，减少癫痫的发生与减轻患者的疲乏。在一些病例中，比如弥漫性低级别胶质瘤，这些方法的结合在切除早期当使用 60 Hz 电流难以决定时会起到帮助作用。而且，根据我们的经验，在一些唤醒手术病例中也会有帮助，在长时间的手术末期

患者的配合状态变得较差时，直接语言刺激无效。在这些病例中，DTI-FT 影像的指导作用在接近皮质下纤维束时可以改善切除效果，保证患者功能的完整。

术中联合利用 DTI-FT 和 DES 定位皮质下纤维束，运动区与语言区病变术后早期神经功能缺损为分别为 72.2% 和 84%，暂时性功能损害平均持续时间为 1 周。大部分的神经功能缺损出现在术前 DTI 评估发现移位与浸润的患者。随访 1 个月后，94% 的患者运动损害恢复正常，96.8% 的患者语言功能损害恢复正常。

结　论

总的来说，我们的资料显示了常规，尤其是对于低级别胶质瘤的患者联合使用 DTI-FT 与皮质下电刺激的价值。这些肿瘤显示了侵袭生长的模式，沿着长和短连接纤维的纤维束走行对于手术计划与术中操作非常重要。联合使用 DTI-FI 与皮质下电刺激可以在术中快速发现与运动和语言相关的纤维束。联合使用可以增加手术安全性、保存神经功能。恰当地使用还需要了解它的局限性，主要是脑区移位的出现、纤维束重建依赖于 FA 的变化，以及正确的 ROI 放置。

（吴　南　鲜继淑　陈渝杰　译）

参考文献

[1] Basser PJ, Pajevic S, Pierpaoli C, et al. In vivo fiber tractography using DTI MRI data. Magn Reson Med, 2000, 44: 625-632.

[2] Beaulieu C. The basis of anisotropic water diffusion in the nervous system-a technical review. NMR Biomed, 2002, 15: 435-455.

[3] Bello L, Acerbi F, Giussani C, et al. Intraoperative language localization in multilingual patients with gliomas. Neurosurgery, 2006, 59: 115-125.

[4] Bello L, Gallucci M, Fava M, et al. Intraoperative subcortical language tract mapping guides surgical removal of gliomas involving speech areas. Neurosurgery, 2007, 60: 67-82.

[5] Bello L, Gambini A, Castellano A, et al. Motor and language DTI fiber tracking combined with intraoperative subcortical mapping for surgical removal of gliomas. Neuroimage, 2008, 39: 369-382.

[6] Bello L, Castellano A, Fava E, et al. Intraoperative use of diffusion tensor imaging fiber tractography and subcortical mapping for resection of gliomas: technical considerations. Neurosurg Focus, 2010, 28 (2): E6.

[7] Bello L, Fava E, Carrabba G, et al. Present day's standards in microsurgery of lowgrade gliomas. Adv

Tech Stand Neurosurg, 2010, 35: 113-157.

[8] Berman J. Diffusion MR tractography as a tool for surgical planning. Magn Reson Imaging Clin N Am, 2009, 17: 205-214.

[9] Berman JI, Berger MS, Mukherjee P, et al. Diffusion-tensor imaging-guided tracking of fibers of the pyramidal tract combined with intraoperative cortical stimulation mapping in patients with gliomas. J Neurosurg, 2004, 101: 66-72.

[10] Berman JI, Berger MS, Chung SW, et al. Accuracy of diffusion tensor magnetic resonance imaging tractography assessed using intraoperative subcortical stimulation mapping and magnetic source imaging. J Neurosurg, 2007, 107: 488-494.

[11] Bertani G, Fava E, Casaceli G, et al. Intraoperative mapping and monitoring of brain functions for the resection of lowgrade gliomas: technical considerations. Neurosurg Focus, 2009, 27 (4): E4.

[12] Burgel U, Amunts K, Hoemke L, et al. White matter fiber tracts of the human brain: three-dimensional mapping at microscopic resolution, topography and intersubject variability. Neuroimage, 2006, 29: 1092-1105.

[13] Catani M, Thiebaut de Schotten M. A diffusion tensor imaging tractography atlas for virtual in vivo dissection. Cortex, 2008, 44: 1105-1132.

[14] Clark CA, Barrick TR, Murphy MM, et al. White matter fiber tracking in patients with space-occupying lesions of the brain: a new technique for neurosurgical planning? Neuroimage, 2003, 20: 1601-1608.

[15] Coenen VA, Krings T, Mayfrank L, et al. Three-dimensional visualization of the pyramidal tract in a neuronavigation system during brain tumor surgery: first experiences and technical note. Neurosurgery, 2001, 49: 86-93.

[16] Conturo TE, Lori NF, Cull TS, et al. Tracking neuronal fiber pathways in the living human brain. Proc Natl Acad Sci USA, 1999, 96: 10422-10427.

[17] Duffau H. The anatomo-functional connectivity of language revisited. New insights provided by electrostimulation and tractography. Neuropsychologia, 2008, 46: 927-934.

[18] Duffau H, Capelle L, Sichez N, et al. Intraoperative mapping of the subcortical language pathways using direct stimulations. An anatomo-functional study. Brain, 2002, 125: 199-214.

[19] Ellmore TM, Beauchamp MS, O'Neill TJ, et al. Relationships between essential cortical language sites and subcortical pathways. J Neurosurg, 2009, 111: 755-766.

[20] Goebell E, Paustenbach S, Vaeterlein O, et al. Low-grade and anaplastic gliomas: differences in architecture evaluated with diffusion-tensor MR imaging. Radiology, 2006, 239: 217-222.

[21] Hendler T, Pianka P, Sigal M, et al. Delineating gray and white matter involvement in brain lesions: three-dimensional alignment of functional magnetic resonance and diffusion-tensor imaging. J Neurosurg, 2003, 99: 1018-1027.

[22] Holodny AI, Schwartz TH, Ollenschleger M, et al. Tumor involvement of the corticospinal tract:

diffusion magnetic resonance tractography with intraoperative correlation. J Neurosurg, 2001, 95: 1082.

[23] Hunsche S, Moseley ME, Stoeter P, et al. Diffusion-tensor MR imaging at 1.5 and 3.0 T: initial observations. Radiology, 2001, 221: 550-556.

[24] Jellison BJ, Field AS, Medow J, et al. Diffusion tensor imaging of cerebral white matter: a pictorial review of physics, fiber tract anatomy, and tumor imaging patterns. Am J Neuroradiol, 2004, 25: 356-369.

[25] Jones DK. Determining and visualizing uncertainty in estimates of fiber orientation from diffusion tensor MRI. Magn Reson Med, 2003, 49: 7-123.

[26] Kamada K, Todo T, Masutani Y, et al. Combined use of tractography-integrated functional neuronavigation and direct fiber stimulation. J Neurosurg, 2005, 102: 664-672.

[27] Keles GE, Lundin DA, Lamborn KR, et al. Intraoperative subcortical stimulation mapping for hemispherical perirolandic gliomas located within or adjacent to the descending motor pathways: evaluation of morbidity and assessment of functional outcome in 294 patients. J Neurosurg, 2004, 100: 369-375.

[28] Makris N, Kennedy DN, McInerney S, et al. Segmentation of subcomponents within the superior longitudinal fascicle in humans: a quantitative, in vivo, DT-MRI study. Cereb Cortex, 2005, 15: 854-869.

[29] Mikuni N, Okada T, Enatsu R, et al. Clinical impact of integrated functional neuronavigation and subcortical electrical stimulation to preserve motor function during resection of brain tumors. J Neurosurg, 2007, 106: 593-598.

[30] Mori S, van Zijl PC. Fiber tracking: principles and strategies-a technical review. NMR Biomed, 2002, 15: 468-480.

[31] Mori S, Crain BJ, Chacko VP, et al. Threedimensional tracking of axonal projections in the brain by magnetic resonance imaging. Ann Neurol, 1999, 45: 265-269.

[32] Mori S, Frederiksen K, van Zijl PC, et al. Brain white matter anatomy of tumor patients evaluated with diffusion tensor imaging. Ann Neurol, 2002, 51: 377-380.

[33] Mori S, Kaufmann WE, Davatzikos C, et al. Imaging cortical association tracts in the human brain using diffusion-tensor-based axonal tracking. Magn Reson Med, 2002, 47: 215-223.

[34] Nimsky C, Ganslandt O, Hastreiter P, et al. Preoperative and intraoperative diffusion tensor imaging-based fiber tracking in glioma surgery. Neurosurgery, 2005, 56: 130-138.

[35] Nimsky C, Ganslandt O, Hastreiter P, et al. Intraoperative diffusion-tensor MR imaging: shifting of white matter tracts during neurosurgical procedures-initial experience. Radiology, 2005, 234: 218-225.

[36] Okada T, Mikuni N, Miki Y, et al. Corticospinal tract localization: integration of diffusion-tensor tractography at 3-T MR imaging with intraoperative white matter stimulation mapping-preliminary results.

Radiology, 2006, 240: 849-857.

[37] Pajevic S, Pierpaoli C. Color schemes to represent the orientation of anisotropic tissues from diffusion tensor data: application to white matter fiber tract mapping in the human brain. Magn Reson Med, 42: 526-540; Erratum in Magn Reson Med, 1999, 43: 921.

[38] Pierpaoli C, Jezzard P, Basser PJ, et al. Diffusion tensor MR imaging of the human brain. Radiology, 1996, 201: 637-648.

[39] Rasmussen IA Jr, Lindseth F, Rygh OM, et al. Functional neuronavigation combined with intra-operative 3D ultrasound: initial experiences during surgical resections close to eloquent brain areas and future directions in automatic brain shift compensation of preoperative data. Acta Neurochir (Wien), 2007, 149: 365-378.

[40] Roux FE, Ibarrola D, Tremoulet M, et al. Methodological and technical issues for integrating functional magnetic resonance imaging data in a neuronavigational system. Neurosurgery, 2001, 49: 1145-1157.

[41] Schiffbauer H, Ferrari P, Rowley HA, et al. Functional activity within brain tumors: A magnetic source imaging study. Neurosurgery, 2001, 49: 1313-1321.

[42] Schiffbauer H, Berger MS, Ferrari P, et al. Preoperative magnetic source imaging for brain tumor surgery: a quantitative comparison with intraoperative sensory and motor mapping. J Neurosurg, 2002, 97: 1333-1342.

[43] Schonberg T, Pianka P, Hendler T, et al. Characterization of displaced white matter by brain tumors using combined DTI and fMRI. Neuroimage, 2006, 30: 1100-1111.

[44] Skirboll SS, Ojemann GA, Berger MS, et al. Functional cortex and subcortical white matter located within gliomas. Neurosurgery, 1996, 38: 678-685.

[45] Stadlbauer A, Ganslandt O, Buslei R, et al. Gliomas: histopathologic evaluation of changes in directionality and magnitude of water diffusion at diffusion-tensor MR imaging. Radiology, 2006, 240: 803-810.

[46] Stadlbauer A, Nimsky C, Buslei R, et al. Diffusion tensor imaging and optimized fiber tracking in glioma patients: histopathologic evaluation of tumor-invaded white matter structures. Neuroimage, 2007, 34: 949-956.

[47] Wakana S, Jiang H, Nagae-Poetscher LM, et al. Fiber tract-based atlas of human white matter anatomy. Radiology, 2004, 230: 77-87.

[48] Wiegell MR, Larsson HB, Wedeen VJ. Fiber crossing in human brain depicted with diffusion tensor MR imaging. Radiology, 2000, 217: 897-903.

[49] Wieshmann UC, Clark CA, Symms MR, et al. Reduced anisotropy of water diffusion in structural cerebral abnormalities demonstrated with diffusion tensor imaging. Magn Reson Imaging, 1999, 17: 1269-1274.

第七节

多模态功能神经导航与术中成像

Oliver Ganslandt，Peter Grummich，Christopher Nimsky

概　述

　　胶质瘤手术的神经外科切除技术已经从单纯关注肿瘤切除，转变为从整体上关注肿瘤与周围脑组织关系，包括解剖、功能与代谢等。在切除肿瘤过程中为了防止出现神经功能恶化，神经外科医生在现代影像技术的帮助下寻找改善手术疗效的方法。本节主要讲述多模态功能神经导航与术中影像在胶质瘤手术中的应用。

多模态神经导航

　　皮质电刺激仍然是神经外科脑功能定位的金标准，这种侵袭性技术不能用来做术前决定与手术计划。另外一种可以帮助神经外科医生了解脑功能信息的方法就是脑影像技术的应用，将信息导入神经外科工作站。最近几年，两个非侵袭性的技术可以应用于功能皮质的术前定位：脑磁图（MEG）与功能磁共振成像（fMRI），运用这些方法可以成功定位功能活动。最有趣的应用是把功能影像与有框架和无框架的立体定向系统融合，也就是功能神经导航。有证据表明，对于邻近病变的脑功能区使用功能导航可以改善临床疗效[10]。

　　在制订脑功能区附近病变手术计划时，避免术后神经功能缺损的关键是做出详尽的脑功能图谱，明确病变与邻近功能区的关系，初级运动感觉皮质与语言理解和产生相关皮质被认为是手术风险最大的结构。这些结构通过常规的结构影像技术无法显示。由于个体间功能区的差异性，以及病变状况下皮质功能的重组会使功能区位置改变，因此做详细的功能评估非常必要[6]。此外，由于病变空间占位效应影响正常皮质常常无法辨认。这就需要有方法在术前定位出功能区，以便做出决定与计划，避免术后损害。

fMRI 已经成为神经外科手术中必不可少的检查，它能够轻松地获取功能区与病变之间关系的信息，帮助医生判断手术风险，决定手术入路。而且，fMRI 获取的关于功能皮质的信息，可以在全身麻醉病变切除手术中进行影像导航手术。这种非侵袭性的方法可以进行重复检查，指导皮质功能重建的随访。磁共振成像技术的进步和高场强与多通道线圈的发展，改善了信号的采集与处理。到去年为止，很多出版物都描述了 fMRI 在神经外科临床中的应用[43]。功能磁共振在运动感觉皮质术前的定位被广泛认可，且被多个团队深入研究，同时也做了与皮质电刺激定位的对比研究。语言区 fMRI 检查被作为侵袭性 Wada 试验语言定侧的备用选择，它还可以用来预测记忆力的功能定位。考虑到 fMRI 在额颞皮质定位语言区的可靠性，通过和皮质电刺激相比，没有足够的资料支持使用 fMRI 来替代皮质电刺激。神经外科医生为了更加充分地理解语言区激活的机制，了解 fMRI 提供的补充信息，需要做更多的研究[4,40]。除了以上这些，利用磁共振成像还可以了解皮质下白质纤维束：弥散张量成像（DTI）与纤维示踪。纤维示踪技术是把 DTI 数据进行重建而获得的，它可以显示人脑的神经通路[34]。这项技术逐渐被用来计划与指导靠近重要功能脑区病变的手术切除术，尤其是使深部胶质瘤手术成为可能。

功能影像

靠近脑功能区的手术，获取功能区、重要白质纤维束及病变之间的关系是非常重要的。

可能还存在以下几个问题：①脑功能区的个体化定位（尤其是语言区）。②病变引起的脑回移位。③由于病变引起的脑区功能转移（脑可塑性）。④优势半球的认识。

功能影像通过两个途径发挥作用：①判断手术风险，选择手术入路，预计切除程度。②功能影像导航手术（功能神经导航）。

功能影像的常用方法

我们团队利用74通道（2×37通道）生物磁力计（美国加利福尼亚州圣迭戈市 4-D neuroimaging 公司）做 MEG 检查，常规记录双侧半球的自发磁信号，当有优势激活灶的时候，应用单一等效电流偶极子做源点定位，当相关性最小值低于 0.94 时，将此点偶极子定位弃用。

当语言假设区（Broca 或 Wernicke 区）的单个运动偶极子推导结果与测量区域分布相

比相关值较低，即<0.94 时，我们采用电流密度重建法。

我们的电流密度重建法使用空间滤波算法最小差异的波束形成器[8,9]，这个方法的详细描述可以在其他地方发现[10]。

MEG 结果可以叠加到三维 MRI（3D MAPAGE，256×256 矩阵，Fov 256 mm×256 mm，1 mm 层厚）上，为了获得转化矩阵，使用电磁三维数字转化器（美国科尔切斯特市波尔海斯导航科学公司）将患者头部表面数字化，数据采集前后与患者 MR 资料进行融合[19]（登记误差<2 mm）。

在 1.5T 磁共振扫描仪（德国西门子公司）上利用 EPI（echo-planar imaging）序列获得功能影像。

语言任务成像时，选用 25 层 3 mm 层厚，TR2470，TE60。按照组块设计作为刺激模式，在 6 个组块内呈现 180 个刺激任务。在患者执行语言任务时给予 30 个视觉刺激，在静息期变更 30 个刺激内容。

数据处理中应用影像依赖的预期获得校正方法进行运动校正[44]。根据刺激过程中每个像素的信号强度与方波参考功能的相关性计算出激活位置。像素超过显著的阈值时，当有至少 6 个连续的体素构成一串时，去除孤立的体素。我们应用 160 层 1 mm 层厚的数据通过磁化准备快速梯度回波序列（MPRAGE）影像来校正功能片层。

语言功能的功能影像

我们完成了 283 例患者的语言功能激活，其中 225 例患者进行了手术：196 例切除，29 例活检。

图 4-7-1 中显示了安静造句任务时激活区的典型分布图，包括了语言的接受与表达功能，可以看到颞上沟 Wernicke 区、侧裂后端或颞平面的缘上回激活。在额叶可以看到额下回顶部、额盖部、额下回三角区域与岛叶的额角上部见到激活。另外，可见运动前区皮质的激活。

fMRI 与 MEG 的比较

fMRI 与 MEG 定位有几处不同，MEG 显示的是刺激在一定时间后的脑激活，fMRI 显示的是在整个任务中的脑激活。

fMRI 获得的脑功能激活不是直接获得的，它是通过参与脑区的血液供应变化获得的，脑活动受血流供应、血流动力学反应及没有正常执行任务等影响，可以产生功能定位错

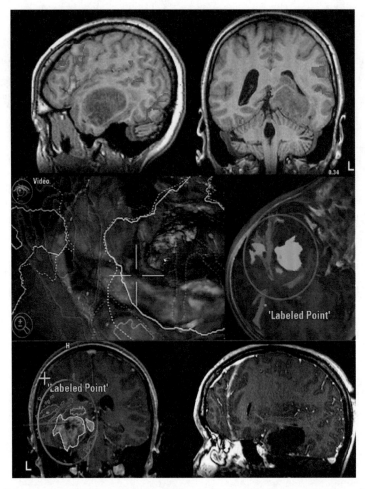

▶图 4-7-1　第一排：执行语言任务时 fMRI 激活（使用名词造句任务）。第二排：左侧用绿色线条显示的是 Wernicke 区显微镜下结构，导航中 DTI 重建的额枕束（紫色）。第三排左：显微镜下冠状位术中照片。第三排右：1 例胶质母细胞瘤手术患者，紧挨额枕束边缘进行手术切除

误，尤其在胶质母细胞瘤 fMRI 功能定位时更容易发生。Schreiber 描述了在胶质瘤附近 BOLD 信号减弱的现象，这种现象在非胶质瘤病变附近则不出现[35]。

在我们的研究中，53% 的高级别胶质瘤患者不能利用 fMRI 清晰定位出语言区。因此，我们发现为了增加语言功能定位的可靠性，来对比 MEG 与 fMRI 两种方法是有价值的（图 4-7-2）。

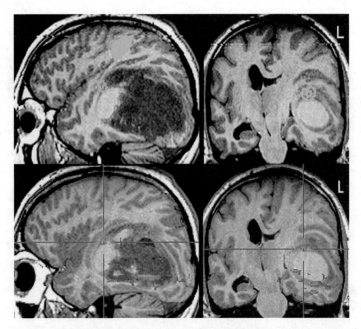

▶图 4-7-2　1 例胶质母细胞瘤患者利用图片命名任务来完成 MEG 与 fMRI 语言区定位的比较，由
于 BOLD 信号受抑制，fMRI 不能清晰显示语言区

手术结果

　　225 例靠近语言区病变的手术中，有 54 例（24%）患者术后出现暂时性语言功能障碍，在术后几周内能够恢复。有 1 例患者出现轻微的永久性术后语言功能恶化。没有患者在术后出现永久性完全性失语。功能皮质与纤维束的切除安全距离分别是 5 mm 与 20 mm。

　　2 例患者在术后出现语言功能改善。1 例患者术前不能说话，术后可以说话。另外 1 例患者的严重命名障碍得到了改善。

　　颞叶内侧靠近额枕束下方的手术，引起了明显的暂时性语言功能障碍。

　　患者没有发生严重的永久功能障碍，证明了我们所采取的方案是可靠的。暂时性语言功能障碍提示了手术切除过程紧靠语言功能区的边界。

　　我们发现有些功能区被切除后可以出现代偿现象，它们是辅助运动区（SMA），例如 SMA 与梭状回对于单词识别功能可以代偿。

DTI 导航

　　fMRI 与 MEG 可以定位脑功能区，在切除肿瘤时为了避免神经功能后遗症，白质纤维束也应该被保留，DTI 能够鉴别主要的白质纤维束，通过测量弥散属性，也就是水分子布朗运动的各向异性使之显影。弥散是各向异性的，也就是方向依赖的，具有非常一致的显微结构区域，包括细胞膜与髓磷脂鞘围绕着有髓白质，对水分子运动会引起轻微阻碍，这使得区分白质与灰质结构变得可能[1]。DTI 是建立在测量不同梯度方向的多重弥散影像基础上，来辨别白质纤维束方向的技术。DTI 可以分辨每一个体素的优势纤维方向，描绘在主要白质纤维束上轴突的纵向平均方向。DTI 可以提供的信息包括：正常结构、移位、肿瘤引起的白质纤维中断和由于水肿或肿瘤侵袭引起的白质纤维束增宽。对主要白质纤维束进行纤维追踪是最吸引人并且能够被理解的技术，很多中心都在展开这方面的研究。纤维追踪算法应用从体素到体素的 DTI 测量局部张量的对比[2,20,21,39]，它可以无侵袭性追踪人脑的大型纤维束[2,20,21,39]。第一次把纤维束信息资料与立体定向系统资料相结合，可以独立显示个体的功能位点[15,18,42,46]。把纤维束的信息融入导航系统，可以使临床的常规应用成为可能，与标准结构影像的融合使得临床应用更加便利[24]。对于使用者来说，只需要用电脑选择两个参数，FA 值与纤维最小长度。纤维束产生的过程，包括影像转移、弥散资料与标准解剖影像的登记、张量计算、纤维示踪和 3D 结构成像，整个过程耗时不超过 10 分钟。

　　胶质瘤切除过程中，锥体束导航应用的临床结局证实了术后神经功能后遗症发生率降低。70 例在术中可见锥体束的患者，术后 11% 的患者出现轻瘫，6.8% 的患者出现暂时性功能障碍，只有 3 例（4.2%）患者发生了永久性功能缺损。这些资料支持功能神经导航的理论，也就是说，功能信息与三维解剖资料的结合可以降低接近功能区病变手术的术后致残率（图 4-7-3）。最大限度增加手术安全性需要把皮质电刺激与功能导航结合起来（fMRI、MEG 与 DTI 结合）[5,47]。就像术中电刺激可以确定皮质功能区，皮质下电刺激可以在术中确定主要白质纤维束。应该强调的是功能导航与皮质电刺激是保留锥体束功能的有效方法。

　　DTI 资料与神经导航的结合，使得与 DTI 相关的多模态信息结合，比如 MR 波谱和 PET，成为可能。除了 DTI 与神经导航可以保留神经功能外，也可以获取与 DTI 结果相关的信息，例如肿瘤侵袭白质纤维束能够被检测与定量[7,17,36-38]。

术中影像

　　如果只是应用术前资料，随着手术过程的进行，神经导航系统的精确性会下降。这是

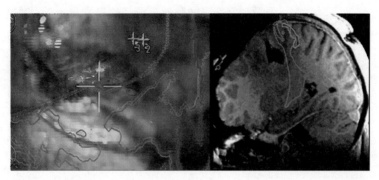

▶图 4-7-3　左侧：显微术野显示锥体束覆盖在显露的皮质表面。右侧：胶质母细胞瘤患者在 DTI
　　　　　影像重建显示锥体束后进行肿瘤切除

由于脑移位造成的，原因包括术中脑变形、肿瘤切除、脑水肿、脑牵开器的使用与脑脊液流失等[13,22]。术中影像可以解决脑移位的问题。术中影像可以真实再现术中结构，随着脑肿瘤的切除动态了解脑移位[14,22,25,45]。对于术中肿瘤的真实切除程度的判断具有重要价值。肿瘤切除不彻底时，在术中影像帮助下可以把最初残留的肿瘤切除干净。术中影像可以对术中实际位置做出客观评估，并可以作为术中质量控制的标准[3,11,12,23,30,41]。

术中高场强 MRI[28]与术中 CT 及术中超声相比最精确，导航与高场强 MRI 相结合使术中通过更新影像信息从而减轻脑移位带来的影响成为可能[30]。术中影像的更新过程或者通过校准注册矩阵被导航系统追踪[33]，或者在假设没有位置移动的前提下直接登记术前与术中影像。第三种可以选用的方法是利用骨性标志做标记，这种方法常常应用的是低场强 MRI，由于操作烦琐，不能在临床常规应用。神经导航与术中更新的影像资料可以清晰判断肿瘤残留。显微影像显示的术野肿瘤残留，在精确定位和切除残腔的方向上发挥重要作用。

术中高场强 MRI 不仅可以提供标准的解剖影像，例如 T1、T2 加权序列，也可以在术中做 fMRI 和 DTI 检查。由于有空气的干扰，术中 MR 波谱检查具有局限性，术中 MR 波谱具有很大难度。术中 DTI 可以描述纤维束移位的多变特点[26,27,29]，因此，完成术中 DTI 检查也是非常需要的。有报道显示皮质下电刺激与术前 DTI 资料有不一致的地方，这可能是脑移位的影响。使用更新的术中 DTI 资料来显示主要的白质纤维束，先决条件是有可靠的电生理检查资料。

结　论

多模态的神经导航可以使靠近功能区的肿瘤在切除后具有较少的术后功能缺损，术中影像使最大限度地切除成为可能，还可以应用最新的影像资料来弥补术中脑移位的影响。

这些方法帮助获取信息，告诉医生哪里的肿瘤不能切除以避免术后功能损伤，另外可以告诉医生哪里的肿瘤可以切除，虽然常规 MRI 和显微镜下不能看到。我们应用质子 MR 波谱和 FET-PET 来更好的描绘常规 MRI 不能显示的肿瘤的侵袭边界。

（吴 南 李 飞 杨 阳 王 杰 张钊琪 译）

参考文献

［1］Basser PJ, Mattiello J, LeBihan D. MR diffusion tensor spectroscopy and imaging. Biophys J, 1994, 66: 259-267.

［2］Basser PJ, Pajevic S, Pierpaoli C, et al. In vivo fiber tractography using DT-MRI data. Magn Reson Med, 2000, 44: 625-632.

［3］Black PM, Moriarty T, Alexander III E, et al. Development and implementation of intraoperative magnetic resonance imaging and its neurosurgical applications. Neurosurgery, 1997, 41: 831-845.

［4］Branco DM, Suarez RO, Whalen S, et al. Functional MRI of memory in the hippocampus: Laterality indices may be more meaningful if calculated from whole voxel distributions. Neuroimage, 2006, 32: 592-602.

［5］Duffau H, Capelle L, Denvil D, et al. Usefulness of intraoperative electrical subcortical mapping during surgery for low-grade gliomas located within eloquent brain regions: functional results in a consecutive series of 103 patients. J Neurosurg, 2003, 98: 764-778.

［6］Duffau H, Denvil D, Capelle L. Long term reshaping of language, sensory, and motor maps after glioma resection: a new parameter to integrate in the surgical strategy. J Neurol Neurosurg Psychiatry, 2002, 72: 511-516.

［7］Goebell E, Fiehler J, Ding XQ, et al. Disarrangement of fiber tracts and decline of neuronal density correlate in glioma patients-a combined diffusion tensor imaging and 1H-MR spectroscopy study. Am J Neuroradiol, 2006, 27: 1426-1431.

［8］Grummich P, Kober H, Vieth J. Localization of multi source magnetic brain activity using a spatial filter reconstruction. In: Dittmar A, Froment J (eds) Proc Satellite Symp on Neuroscience and Technology of the 14th Ann Int Conf of the IEEE Eng Med Biol Soc, France: Lyon, 1992.

［9］Grummich P, Kober H, Vieth J. Localization of the underlying current of magnetic brain activity using spatial filtering. Biomed Eng, 1992, 37: 158-159.

［10］Grummich P, Nimsky C, Pauli E, et al. Combining fMRI and MEG increases the reliability of presurgical language localization: a clinical study on the difference between and congruence of both modalities. Neuroimage, 2006, 32: 1793-1803.

［11］Hall WA, Kowalik K, Liu H, et al. Costs and benefits of intraoperative MR-guided brain tumor resection. Acta Neurochir, 2003（Suppl 85）：137-142.

［12］ Hall WA, Liu H, Martin AJ, et al. Safety, efficacy, and functionality of high-field strength interventional magnetic resonance imaging for neurosurgery. Neurosurgery, 2000, 46：632-642.

［13］ Hastreiter P, Rezk-Salama C, Nimsky C, et al. Registration techniques for the analysis of the brain shift in neurosurgery. Comput Graph, 2000, 24：385-389.

［14］ Hastreiter P, Rezk-Salama C, Soza G, et al. Strategies for brain shift evaluation. Med Image Anal, 2004, 8：447-464.

［15］ Kamada K, Sawamura Y, Takeuchi F, et al. Functional identification of the primary motor area by corticospinal tractography. Neurosurgery, 2005, 56：98-109.

［16］ Kamada K, Todo T, Masutani Y, et al. Combined use of tractography-integrated functional neuronavigation and direct fiber stimulation. J Neurosurg, 2005, 102：664-672.

［17］ Kinoshita M, Hashimoto N, Goto T, et al. Fractional anisotropy and tumor cell density of the tumor core show positive correlation in diffusion tensor magnetic resonance imaging of malignant brain tumors. Neuroimage, 2008, 43：29-35.

［18］ Kinoshita M, Yamada K, Hashimoto N, et al. Fiber-tracking does not accurately estimate size of fiber bundle in pathological condition：initial neurosurgical experience using neuronavigation and subcortical white matter stimulation. Neuroimage, 2005, 25：424-429.

［19］ Kober H, Nimsky C, Vieth J, et al. Co-registration of function and anatomy in frameless stereotaxy by contour fitting. Stereotact Funct Neurosurg, 2002, 79：272-283.

［20］ Mori S, Crain BJ, Chacko VP, et al. Threedimensional tracking of axonal projections in the brain by magnetic resonance imaging. Ann Neurol, 1999, 45：265-269.

［21］ Mori S, Van Zijl PC. Fiber tracking：principles and strategies-a technical review. NMR Biomed, 2002, 15：468-480.

［22］ Nabavi A, Black PM, Gering DT, et al. Serial intraoperative magnetic resonance imaging of brain shift. Neurosurgery, 2001, 48：787-798.

［23］ Nimsky C, Ganslandt O, Fahlbusch R. Comparing 0.2 tesla with 1.5 tesla intraoperative magnetic resonance imaging analysis of setup, workflow, and efficiency. Acad Radiol, 2005, 12：1065-1079.

［24］ Nimsky C, Ganslandt O, Fahlbusch R. Implementation of fiber tract navigation. Neurosurgery, 2006, 58：ONS-292-304.

［25］ Nimsky C, Ganslandt O, Hastreiter P, et al. Intraoperative compensation for brain shift. Surg Neurol, 2001, 56：357-365.

［26］ Nimsky C, Ganslandt O, Hastreiter P, et al. Intraoperative diffusion tensor imaging：shifting of white matter tracts during neurosurgical procedures-initial experience. Radiology, 2005, 234：218-225.

［27］ Nimsky C, Ganslandt O, Hastreiter P, et al. Preoperative and intraoperative diffusion tensor imaging-based fiber tracking in glioma surgery. Neurosurgery, 2005, 56：130-138.

［28］ Nimsky C, Ganslandt O, Keller v B, et al. Intraoperative high-field strength MR imaging：

implementation and experience in 200 patients. Radiology, 2004, 233: 67-78.

[29] Nimsky C, Ganslandt O, Merhof D, et al. Intraoperative visualization of the pyramidal tract by diffusion-tensor-imaging-based fiber tracking. Neuroimage, 2006, 30: 1219-1229.

[30] Nimsky C, Ganslandt O, Von Keller B, et al. Intraoperative high-field-strength MR imaging: implementation and experience in 200 patients. Radiology, 2004, 233: 67-78.

[31] Nimsky C, Ganslandt O, Weigel D, et al. Intraoperative tractography and neuronavigation of the pyramidal tract. Jpn J Neurosurg, 2008, 17: 21-26.

[32] Nimsky C, Grummich P, Sorensen AG, et al. Visualization of the pyramidal tract in glioma surgery by integrating diffusion tensor imaging in functional neuronavi-gation. Zentralbl Neurochir, 2005, 66: 133-141.

[33] Rachinger J, von Keller B, Ganslandt O, et al. Application accuracy of automatic registration in frameless stereotaxy. Stereotact Funct Neurosurg, 2006, 84: 109-117.

[34] Roux FE, Boulanouar K, Lotterie JA, et al. Language functional magnetic resonance imaging in preoperative assessment of language areas: correlation with direct cortical stimulation. Neurosurgery, 2003, 52: 1335-1345.

[35] Schreiber A, Hubbe U, Ziyeh S, et al. The influence of gliomas and nonglial space-occupying lesions on blood-oxygen-level-dependent contrast enhancement. Am J Neuroradiol, 2000, 21: 1055-1063.

[36] Stadlbauer A, Ganslandt O, Buslei R, et al. Gliomas: histopathologic evaluation of changes in directionality and magnitude of water diffusion at diffusion-tensor MR imaging. Radiology, 2006, 240: 803-810.

[37] Stadlbauer A, Nimsky C, Buslei R, et al. Diffusion tensor imaging and optimized fiber tracking in glioma patients: Histopathologic evaluation of tumor-invaded white matter structures. Neuroimage, 2007, 34: 949-956.

[38] Stadlbauer A, Nimsky C, Gruber S, et al. Changes in fiber integrity, diffusivity, and metabolism of the pyramidal tract adjacent to gliomas: a quantitative diffusion tensor fiber tracking and MR spectroscopic imaging study. Am J Neuroradiol, 2007, 28: 462-469.

[39] Stieltjes B, Kaufmann WE, van Zijl PC, et al. Diffusion tensor imaging and axonal tracking in the human brainstem. Neuroimage, 2001, 14: 723-735.

[40] Stippich C, Rapps N, Dreyhaupt J, et al. Localizing and lateralizing language in patients with brain tumors: feasibility of routine preoperative functional MR imaging in 81 consecutive patients. Radiology, 2007, 243: 828-836.

[41] Sutherland GR, Kaibara T, Louw D, et al. A mobile high-field magnetic resonance system for neurosurgery. J Neurosurg, 1999, 91: 804-813.

[42] Talos I, O'Donnell L, Westin CF, et al. Diffusion tensor and functional MRI fusion with anatomical MRI for image-guided neurosurgery. In: Ellis R, Peters T (eds) MICCAI 2003. Berlin Heidelberg: Springer, 2003, 407-415.

［43］ Tharin S, Golby A. Functional brain mapping and its applications to neurosurgery. Neurosur-gery, 2007, 60: 185-201.

［44］ Thesen S, Heid O, Mueller E, et al. Prospective acquisition correction for head motion with imagebased tracking for real-time fMRI. Magn Reson Med, 2000, 44: 457-465.

［45］ Wirtz CR, Bonsanto MM, Knauth M, et al. Intraoperative magnetic resonance imaging to update interactive navigation in neurosurgery: method and preliminary experience. Comput Aided Surg, 1997, 2: 172-179.

［46］ Wu JS, Zhou LF, Hong XN, et al. Role of diffusion tensor imaging in neuronavi-gation surgery of brain tumors involving pyramidal tracts. Zhonghua Wai Ke Za Zhi, 2003, 41: 662-666.

［47］ Yingling CD, Ojemann S, Dodson B, et al. Identification of motor pathways during tumor surgery facilitated by multichannel electromyographic recording. J Neurosurg, 1999, 91: 922-927.

|第八节|

全身麻醉下术中神经生理学监测

Andrea Szelényi

概　述

在神经外科手术过程中，利用清醒患者来探索皮质组织，最早的追溯到 1930 年初[12,30]。当时，对附近脑皮质功能病变的识别和评估（如肿瘤和癫痫灶）只能通过直接电刺激大脑皮质。通过对清醒患者的干扰引起的行为，运动和语言表现的观察，指导肿瘤手术的切除。直至 20 世纪 70 年代后期，监测体感诱发电位（somatosensory evoked potential，SEP）和 20 世纪 90 年代早期，直接监测运动诱发电位（motor evoked potential，MEP）才得以引入手术室。并且用于脊柱脊髓手术后神经血管的处理过程，这才最终落实到脑肿瘤的手术治疗。

总的来说，随着可靠的麻醉药的发展，显微手术工具和市售的神经监测设备，使得麻醉患者进行常规和规范的术中神经电生理监测成为可能。这种术中监测方法的应用有助于达到最大的肿瘤切除范围和最小的复发率的目的。神经电生理方法应该是灵敏和特异的神经通路评估，执行起来容易且安全，应提供实时信息和在线分析。成功的神经电生理监测的一个必要前提是可以使用反向变化来提示神经损伤，从而防止神经组织损伤的可能性，以及较高的重测信度。

方　法

患者在麻醉时，脑肿瘤术中的神经生理监测结合了定位和监测方法。对于定位，相位反转 SEP 现象被记录到穿过中央沟，低强度电脉冲直接皮质刺激（direct cortical stimulation，DCS）引出 MEP 的方法为临床使用。监测方法是 SEP、MEP 和听觉诱发电位（脑干手术时使用）。在靠近中央和岛叶区肿瘤手术中补充使用诱发电位以便安全的完成手术。

一、体感诱发电位

1947 年[6]SEP 首次被描述，但直到 30 年后进一步的技术改进，才使它被成功应用到术中[26]。

外周神经引起 SEP 通常在手腕的正中神经和内踝的胫后神经刺激，频率为 3.1~5.8 Hz。这种反应在大脑皮质或在 C3、Cz 和 C4 的初级躯体感觉皮质的头皮被记录（根据国际10~20 脑电系统）。同时记录在上颈椎水平的反应，可以排除一些一般反应对 SEP 的影响，包括温度及由于位置异常的肢体或麻醉对外周神经传导的阻滞。

每 100g 脑实质的灌注减少<15ml 时，皮质 SEP 振幅与脑灌注之间呈近似线性相关，故SEP 被用于神经血管的研究。在大脑中动脉和颈内动脉的供血区，SEP 幅度的缺失与皮质梗死相关[17]。相比之下，皮质 SEP 对皮质下缺血性相对不敏感引起人们的关注，并且可能会限制皮质 SEP 在指示供血内囊的穿支损伤所导致的局部缺血方面的使用。关于颅内手术单纯性 SEP 缺失的文献不多，应该从引入 MEPs 的角度来看待。

鉴于 SEP 反映 leminscal 通路和躯体感觉皮质的活动，假阴性 SEP（即没有预测出的运动缺陷）在大家的期望被监控运动通路一样的期待所驱动。神经外科手术结果的评估侧重于术后运动状态，因此，更多的研究是探讨 SEP 的预测值分析与术后运动功能障碍，而不是术中利用 SEP 改变观测感觉障碍。在脑神经外科手术中，SEP 预测轻微的术后损伤的灵敏度为 64%，阴性预测值为 95%；对于术后的严重损伤，其灵敏度为 81%，阴性预测值为 98%[39]。

二、运动诱发电位

经颅电刺激（transcranial eletric stimulation，TES）和经颅磁刺激（transcranial magnetic stimulation，TMS）在 20 世纪 80 年代成为临床上的常用方法。这些设备生成了单脉冲输出，但没有在术中引起有效的运动诱发电位。在 1993 年，对短串刺激进行技术改造发生了突破[38]。应用行列包含了高频率的脉冲短序列（大多为五脉冲，持续时间为 0.5 ms，250~500 Hz）。脉冲优先激活快速传导的皮质脊髓束轴突。那些快速传导的神经元对于执行随意运动是必不可少的。直接记录猴皮质脊髓束的研究发现，当一个单独的脉冲作用于运动皮质时，皮质脊髓束直接激活（D 波）。这些结果后来在人类患者的髓内肿瘤手术中被印证[4,8,9,29]。多脉冲刺激激活一系列递减的脉冲，它激活了脊髓 α 运动神经元，从而引起肌肉反应。应用经颅刺激时，激活神经元白质的位置是至关重要的（图 4-8-1）。随着刺激强度的增加，较短的 D 波潜伏期被记录到，表明白质内活化的纤维深度增加。只有当

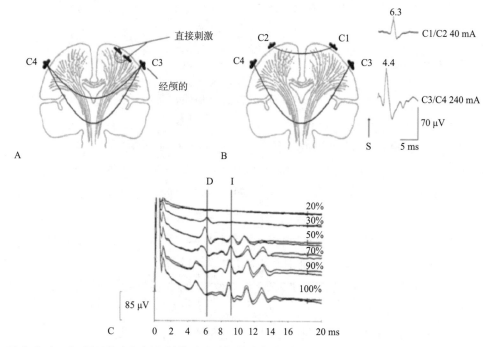

▶ 图 4-8-1　A. 图示为在经颅电刺激时通过栅状电极直接刺激脑部的电流变化，在强大的颅电刺激下，电流穿透深部脑组织，同时激活皮质脊髓束。在直接脑刺激中，如果运用低强度电流并且只激活源自于选择性皮质区（上肢或下肢取决于电极的位置）运动神经池，使用栅状电极仅局限于刺激单个皮质脊髓束。B. 1 例脊髓瘤患者术中在上胸脊髓硬膜外记录到的振幅和 D 波潜伏期的差异。在低强度电流和 C1/C2 蒙太奇电流与高强度电流和 C1/C2 蒙太奇电流的对比时记录到了 1.9 ms 的潜伏期差异。当皮质脊髓束更多的轴突被招募并且电流向大脑深部穿透时记录到 D 波振幅较高（C3/C4 蒙太奇电流和 240 mA 刺激电流）。C. 1 例 14 岁特发性脊柱侧弯患者在单一电流刺激时（阳极在 Cz，阴极位于前方 6 cm）所记录到的 D 波和 I 波。由于刺激强度的增加，电流会激活脑深部的皮质脊髓束并且使 D 波的潜伏期变得更短。当电流变强时，激发了更多的 I 波（100% 相当于 750 V 刺激输出）。在底部记录到皮质脊髓束在脑内不同深度活化产生的 3 个双峰 D 波痕迹（授权转载自文献 [7]，Elsevier）

高压电刺激（1000 V）应用时，电流才穿透到枕骨大孔水平[18,31]。证据表明，适度的 TES 阳极阈上测试，以及阳极 DCS，激活皮质脊髓束接近轴突处[10]。因此，MEP 在白质内被激发，而皮质 SEP 在灰质内部产生。

　　这方面的知识与血管供血区的分布对于术中 SEP 和 MEP 数据的解释非常重要。在缺乏早前既存运动缺陷和建立后可靠的 MEP 技术后，可监测 95%～99% 的患者。在岛叶胶质瘤和中心区肿瘤手术中，MEP 的改变可能发生在 44% 的患者中[27,28]。MEP 构造、振幅和刺激阈值等未发生改变与没有新的运动缺陷相关。这是区别于补充运动区的病变，其术中 MEP 的存在预测了全部或几乎全部的患者的自主运动能力恢复[32,42]。MEP 的不可逆损失始终伴随着严重运动功能障碍，使 42% 的患者出现严重和永久性的残废（图 4-8-2 显示了典型的 MEP 损失）。MEP 的变化范围从可逆性恶化、可逆性损失到不可逆转的恶化，随后是一系列不变的、短暂恶化到中度的永久性运动缺陷[27,28,32]。对 MEP 批判的态度可能会得出结论认为，术中 MEP 的改变对预测术后运动功能是不够灵敏的。而在脊柱外科，MEP 幅度的存在或消失是被普遍接受的标准，不久之后，这在幕上开颅手术的第一次实践中被精细化了[25]。恶化和延长的瞬时振幅损失与术后运动功能障碍相关。这次实践形成了以 50% 的幅度递减的标准，该标准也被用于 SEP。通过对 29 例颅内肿瘤切除过程中仅出现 MEP 改变的数据分析也支持该观点。不可逆的 MEP 变化与术后运动功能障碍比可逆的

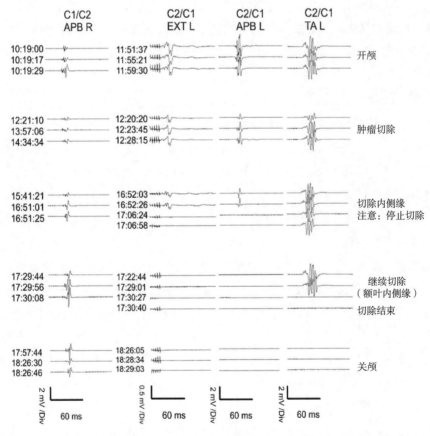

▶图 4-8-2　在 1 例岛叶肿瘤切除术的病例中，观察到术后出现 MEP 的消失，其后在该患者身上出现了重型偏瘫和内囊区梗死。而未受影响的大脑半球的 MEP 并没有发生改变，因此作为对照组（授权转载自文献［35］，Lippincott william 和 Wilkins）

MEP 改变更显著相关（$P<0.000\ 1$）[35]。在这些患者中，不可逆的 MEP 改变与可逆的 MEP 改变相比，与 MRI 术后新的信号改变显著相关（$P=0.018$）。此外，MEP 的损失与皮质下新信号的改变密切相关（$P=0.006$）。MEP 恶化更多伴随着中央前回新的信号改变（$P=0.036$）。这支持了 Neuloh 等以前的研究结果[27]。

三、视觉诱发电位（VEP）

尽管有一些报道，在眶周术中 VEP 监测有助于术后保留良好视觉功能，但该方法仍未被广泛使用[15,34]。对于邻近视觉通路和枕叶旁的手术，没有强有力的证据证明幅度或潜伏期变化和术后视野缺损之间存在相关性。闪光刺激引起 VEP 的方法似乎并不适用于视觉通路的功能组织。这与 VEP 在使用麻醉药时的敏感性问题，仍有待解决。

四、麻醉患者的术中监测

由于肿瘤相关的解剖扭曲，中央沟解剖标志并不总能帮助识别。成像数据，如 3 T MRI，特殊投影技术（Merccotor 投影[16]）和功能磁共振成像确定中央前回的位置。但解剖和功能的研究可能会表现出不同的结果[22]。这强调术中 DCS 仍是术中验证运动皮质的金标准。

（一）相位反转

中央前回记录到的相位反转的皮质 SEP 的现象已经在癫痫外科手术中应用[13]并且扩展到脑肿瘤手术中。一条或栅电极组成的平面或球面电极切向安置在手柄和大脑中央沟位置。用手柄识别中央沟可靠性的范围为 90%~94%[5,20,40]。在不存在体感缺陷时，这个方法是可靠的，但它在体感缺陷时可能会遇到一些问题。它还可能难以从胫神经 SEP 获得相位反转电位，这对于矢状窦旁的肿瘤很重要。

（二）直接皮质刺激

DCS 包含两个技术。第一，在 1937 年潘菲尔德将 60 Hz 的技术引入到更广阔的神经外科领域[30]。这一技术将 50~60 Hz 的刺激施加于双极性探针。该技术应用于皮质区运动和语言区手术，作为清醒患者手术时的功能映射。1991，LeRoux 等[23]证明此技术同样可以应用于麻醉患者。因为在麻醉患者中，微小的运动不容易被识别，多通道肌电图记录诱发的肌肉活动证明很有用[41]。第二，5 个成串刺激技术可以用于映射和持续监测皮质和皮质下运动通路，1993 年 Taniguchi 等描述了这一技术改造[38]。这种方法主要采用单极阳极管刺激皮质和阴极刺激皮质下。虽然常规的临床应用需要进一步开发，但最近，有学者描述了其在语言测试中的应用[2]。Taniguchi 展开的用一系列短的高频脉冲 DCS，刺激参数除最大刺激强度为 25 mA 的限制外与 TES 相同（不良反应见下文）。

这两种方法的比较，必须要强调 3 个主要的差异：①刺激的持续时间；②刺激的频率；③探针的使用类型。为了观察刺激的效应 50 Hz 的技术必须超过 0.5 秒，因此它常用的是

1~4秒。由此产生的电荷（刺激）超过了由五个脉冲串引起 MEP 所需电荷。这可能很好解释了癫痫发作相比于连续 5 次脉冲刺激下的癫痫发作率更高[36]。诱导性运动和癫痫发作的高概率限制了 50 Hz 技术作为一个持续监测方法，因此仅用于成像。与一个单极探头相比，一个双极电刺激产生更多的局部电场。人们认为，双极电刺激定位提供了更为精确的结果。单极探针 DCS 分别刺激后，69%的运动反应发生在中央前回，23%出现在运动前区，相比之下，当使用双极性探针刺激数据为 54%和 38%。通过单极探头进行运动皮质电刺激，96%的刺激位点引起 MEP，双极性探针则是 95%；当前运动皮质使用单极探针刺激时，概率仅为 15%，而双极性探针为 27%[21]。

不良反应和安全性

TES 的不良反应发生率低。约 1%的患者诱发癫痫[37]。应用防咬伤装置和温和的刺激技术，很容易避免严重的舌头咬伤和气道阻塞[24]。

当直接施加电流到大脑，不良反应和安全性必须得到解决。最有可能的不良反应是局灶性或继发性全身癫痫的发作，这通常是自限性的。镇静药静脉推注给药降低神经系统的兴奋性，会改变进一步成像和监控程序，而直接在皮质使用冷林格溶液可以避免这一改变，终止癫痫发作[33]。在动物实验中长期刺激发现，每相充电 40 μC 的应用是安全而不引起脑组织灼伤或损伤[1]的。尽管我们在日常实践中应用的每相电荷超过 40 μC[14]。但没有关于人类的将术中 DCS 与组织病理学检查结果或灼伤显现相关联的报道。这可能是因为术中刺激的持续时间和频率是被限制的。

临床应用原则

在功能监测指导的中央区肿瘤切除术中，术中监测利用经颅诱发 MEP 和记录 SEP。不受影响的半球作为对照组，有助于判断术中信号的变化。与清醒的过程的测试相类似，定位是硬脑膜打开后口的第一步。中央沟由相位反转确定，其次是有针对性的映射运动皮质。一条电极（嵌入了硅盘的电极）放置在最低的运动刺激阈值的皮质。肌肉的选择是由肿瘤位置决定的，并且应覆盖损坏风险最大的区域。不同于刺激的电极可用于皮质脑电图或 SEP。或者暴露的运动皮质首先由一个刺激探针定位，之后将其平行放置在中央前回的带状电极。

在肿瘤切除术中，SEP 和 MEP 交替记录，提供延迟不到 1 分钟的实时信息，包括功能完整的躯体感觉和运动皮质及与其相关的通路。在法兰克福设置中，对于靠近锥体来的解剖，则提示 MEP 的任何恶化。与仅使用影像的方法比，通过间歇性的皮质和皮质下刺激指导划定的切除范围，肿瘤手术切除获得了进一步的指导。在 MEP 存在的情况下决定何时停止切除，高度依赖于所使用的刺激参数、切除腔的角度和外科医生的经验。当经验丰富组的临床效果及成像结果进行比较时，尤其是由于穿孔损伤病变引起的皮质缺血可出现永久性的发病[3,11,19,27,28]。

结　论

　　成像与监测的结合使用，在幕上手术特别是肿瘤手术中靠近运动皮质、皮质脊髓束、躯体感觉皮质和丘系传导通路，这些在以前被认为是不可切除的脑区肿瘤切除术也可以进行了。进一步的研究分析发现与之前的不手术治疗患者相比，不仅有利于功能的恢复，还可防止肿瘤复发和进展，有助于治疗的选择。

（胡　荣　杨　阳　谭　强　译）

参考文献

［1］Agnew WF, McCreery DB. Considerations for safety in the use of extracranial stimulation for motor evoked potentials. Neurosurgery, 1987, 20：143-147.

［2］Axelson HW, Hesselager G, Flink R. Successful localization of the Broca area with short-train pulses instead of "Penfield" stimulation. Seizure, 2009, 18：374-375.

［3］Berger MS, Deliganis AV, Dobbins J, et al. The effect of extent of resection on recurrence in patients with low grade cerebral hemisphere gliomas. Cancer, 1994, 74：1784-1791.

［4］Burke D, Hicks RG, Stephen JPH. Corticospinal volleys evoked by anodal and cathodal stimulation of the human motor cortex. J Physiol, 1990, 425：283-299.

［5］Cedzich C, Taniguchi M, Schafer S, et al. Somatosensory evoked potential phase reversal and direct motor cortex stimulation during surgery in and around the central region. Neurosurgery, 1996, 38：962-970.

［6］Dawson GD. Investigations on a patient subject to myoclonic seizures after sensory stimulation. J Neurol Neurosurg Psychiatry, 1947, 10：141-162.

［7］Deletis V, Sala F. Corticospinal tract monitoring with D-and I-waves from the spinal cord and muscle MEPs from the limb muscles. In：Nuwer MR（ed）Intraoperative monitoring of neural function. Handbook of clinical neurophysiology, vol 8. Elsevier, Amsterdam, 2008, 235-251.

［8］Deletis V, Isgum V, Amassian VE. Neurophysiological mechanisms underlying motor evoked potentials in anesthetized humans. Part 1. Recovery time of corticospinal tract waves elicited by pairs of transcranial electrical stimulation. Clin Neurophysiol, 2001, 112: 438-444.

［9］ Deletis V, Rodi Z, Amassian VE. Neurophysiological mechanisms underlying motor evoked potentials in anesthetized humans. Part 2. Relationship between epidurally and muscle recorded MEPs in man. Clin Neurophysiol, 2001, 112: 445-452.

［10］ Di Lazzaro V, Oliviero A, Profice P, et al. Comparison of descending volleys evoked by transcranial magnetic and electric stimulation in conscious humans. Electroencephalogr Clin Neurophysiol, 1998, 109: 397-401.

［11］ Duffau H. A personal consecutive series of surgically treated 51 cases of insular WHO grade II glioma: advances and limitations. J Neurosurg, 2009, 110: 696-708.

［12］ Foerster O, Penfield W. The structural basis of traumatic epilepsy and results of radical operations. Brain, 1930, 53: 99-119.

［13］ Goldring S. A method for surgical management of focal epilepsy, especially as it relates to children. J Neurosurg, 1978, 49: 344-356.

［14］ Gordon B, Lesser RP, Rance NE, et al. Parameters for direct cortical electrical stimulation in the human: histopathologic confirmation. Electroencephalogr Clin Neurophysiol, 1990, 75: 371-377.

［15］ Harding GF, Bland JD, Smith VH. Visual evoked potential monitoring of optic nerve function during surgery. J Neurol Neurosurg Psychiatry, 1990, 53: 890-895.

［16］ Hattingen E, Hattingen J, Clusmann H, et al. Planar brain surface reformations for localization of cortical brain lesions. Zentralbl Neurochir, 2004, 65: 75-80.

［17］ Holland NR. Subcortical strokes from intracranial aneurysm surgery: implications for intrao-perative neuromonitoring. J Clin Neurophysiol, 1998, 15: 439-446.

［18］ Katayama Y, Tsubokawa T, Maejima S, et al. Corticospinal direct response in humans: identification of the motor cortex during intracranial surgery under general anesthesia. J Neurol Neurosurg Psychiatry, 1988, 51: 50-59.

［19］ Keles GE, Lundin DA, Lamborn KR, et al. Intraoperative subcortical stimulation mapping for hemispherical perirolandic gliomas located within or adjacent to the descending motor pathways: evaluation of morbidity and assessment of functional outcome in 294 patients. J Neurosurg, 2004, 100: 369-375.

［20］ King RB, Schell GR. Cortical localization and monitoring during cerebral operations. J Neurosurg, 1987, 67: 210-219.

［21］ Kombos T, Suess O, Kern BC, et al. Comparison between monopolar and bipolar electrical stimulation of the motor cortex. Acta Neurochir (Wien), 1999, 41: 1295-1301.

［22］ Krishnan R, Raabe A, Hattingen E, et al. Functional magnetic resonance imaging-integrated neuronavigation: correlation between lesion-to-motor cortex distance and outcome. Neurosurgery, 2004, 55: 904-914.

[23] LeRoux PD, Berger MS, Haglund MM, et al. Resection of intrinsic tumors from nondominant face motor cortex using stimulation mapping: report of two cases. Surg Neurol, 1991, 36: 44-48.

[24] MacDonald DB. Safety of intraoperative transcranial electrical stimulation motor evoked potential monitoring. J Clin Neurophysiol, 2002, 19: 416-429.

[25] MacDonald DB. Intraoperative motor evoked potential monitoring: overview and update. J Clin Monit Comput, 2006, 20: 347-377.

[26] Nash CL Jr, Lorig RA, Schatzinger LA, et al. Spinal cord monitoring during operative treatment of the spine. Clin Orthop Relat Res, 1977, 126: 100-105.

[27] Neuloh G, Pechstein U, Cedzich C, et al. Motor evoked potential monitoring in supratentorial surgery. Neurosurgery, 2004, 54: 1061-1072.

[28] Neuloh G, Pechstein U, Schramm J. Motor tract monitoring during insular glioma surgery. J Neurosurg, 2007, 106: 582-592.

[29] Patton HD, Amassian VE. Single and multipleunit analysis of cortical state of pyramidal tract activation. J Neurophysiol, 1954, 17: 345-363.

[30] Penfield W, Boldrey E. Somatic motor and sensory representation in the cerebral cortex of man as studied by electric stimulation. Brain, 1937, 60: 389-443.

[31] Rothwell J, Burke D, Hicks R, et al. Transcranial electrical stimulation of the motor cortex in man: further evidence for the site of activation. J Physiol, 1994, 481: 243-250.

[32] Sala F, Lanteri P. Brain surgery in motor areas: the invaluable assistance of intraoperative neurophysiological monitoring. J Neurosurg Sci, 2003, 47: 79-88.

[33] Sartorius CJ, Berger MS. Rapid termination of intraoperative stimulation-evoked seizures with application of cold Ringer's lactate to the cortex. Technical note. J Neurosurg, 1998, 88: 349-351.

[34] Sasaki T, Itakura T, Suzuki K, et al. Intraoperative monitoring of visual evoked potential: introduction of a clinically useful method. J Neurosurg, 2010, 112: 273-284.

[35] Szelenyi A, Hattingen E, Weidauer S, et al. Intraoperative motor evoked potential alteration in intracranial tumor surgery and its relation to signal alteration in postoperative magnetic resonance imaging. Neurosurgery, 2010, 67: 302-313.

[36] Szelenyi A, Joksimovic B, Seifert V. Intraoperative risk of seizures associated with transient direct cortical stimulation in patients with symptomatic epilepsy. J Clin Neurophysiol, 2007, 24: 39-43.

[37] Szelenyi A, Kothbauer K, de Camargo AB, et al. Motor evoked potential monitoring during cerebral aneurysm surgery: technical aspects and comparison of transcranial and direct cortical stimulation. Neurosurgery, 2005, 57 (Suppl 4): 331-338.

[38] Taniguchi M, Cedzich C, Schramm J. Modification of cortical stimulation for motor evoked potentials under general anesthesia: technical description. Neurosurgery, 1993, 32: 219-226.

[39] Wiedemayer H, Sandalcioglu IE, Armbruster W, et al. False negative findings in intraoperative SEP monitoring: analysis of 658 consecutive neurosurgical cases and review of published reports. J Neurol

Neurosurg Psychiatry, 2004, 75: 280-286.

[40] Wood CC, Spencer DD, Allison T, et al. Localization of human sensorimotor cortex during surgery by cortical surface recording of somatosensory evoked potentials. J Neurosurg, 1988, 68: 99-111.

[41] Yingling CD, Ojemann S, Dodson B, et al. Identification of motor pathways during tumor surgery facilitated by multichannel electromyographic recording. J Neurosurg, 1999, 91: 922-927.

[42] Zentner J, Hufnagel A, Pechstein U, et al. Functional results after resective procedures involving the supplementary motor area. J Neurosurg, 1996, 85: 542-549.

| 第九节 |

脑成像在癫痫手术中的应用

George Ojemann

概　述

　　难治性癫痫的外科手术计划基于以下两个策略。其中一个策略是通过相应的数据引导手术可以理想地控制术后癫痫发作，这种数据包括癫痫发作间和发作期的脑电图（electroencephalography，EEG），也包括通过置入长时程颅内电极或术中皮质电极记录的皮质脑电图（electrocorticogram，ECoG）；以及术前 MRI 等检查提供的结构异常的影像学证据。如果电生理数据与影像学发现相融合，并对认知功能和癫痫患者的临床特点进行评价，均指向同一脑区或致癫痫灶，则具有明确的手术指征；上述评价吻合度越高，手术后癫痫控制的效果越好。对于术前评价，尤其是电生理结果比较明确而无影像学的结构改变，不在本节讨论[1]。

　　另外一个重要的策略在于如何安全切除病变而不产生严重的功能缺失，重点在于病灶定位的评测。在语言半球的手术中，术前应进行 WADA[2] 试验或 fMRI[3] 评价，有些病灶位于右侧半球，术后可能出现左手及语言功能障碍。脑功能成像引导手术的价值尚存争议。一项对比性研究认为语言优势半球的语言功能成像不是必需的[4]，尽管该研究的结论本身也受到了其他学者的质疑[5,6]。另一方面，在致癫痫灶切除手术中 fMRI 的语言定位不能等同于重要语言区，普遍认为，应用电刺激技术获得语言功能区已经成为优势侧半球的额叶后部或颞叶致癫痫灶切除手术的常规技术[7,8]。临床上单纯部分性运动或感觉性癫痫或运动区有结构异常病灶时，通常使用运动皮质功能成像技术。除了临床研究外，其他的功能成像很少在癫痫手术中应用。

癫痫手术中的脑成像技术

通过精确植入术中电极、长时程硬膜下或颅内电极可以获得癫痫手术所需的脑电图。术中电极的局限性在于需要依靠癫痫发作间期脑电评测以进行致癫痫灶定位，因此，如需要进行语言功能区标记，患者则需要术中唤醒。长时程颅内置入电极可以记录癫痫发作期的脑电图，而发作间期的脑电图、脑功能图谱，并可在非手术期间慢慢分析，但是其风险在于需要额外的开颅术进行电极置入。一些癫痫外科中心在所有患者中进行长时程置入式电极评测；也有一些中心认为如果术前发作期记录已经充分、明确的定位了致癫痫灶，则不需要长时程电极置入[9]。在复杂部分性癫痫病例及脑电图记录到单侧颞叶发作间期和发作期信号与颞叶内侧硬化相一致的病例，应进行术中皮质电极评测（虽然一些单位对于这些病例不进行相应的评测），难治性癫痫伴有脑肿瘤病例也同样应该接受相应的评测。非颞叶致癫痫灶的病例通常应该进行长时程电极置入，并对发作期信号进行评测。如果致癫痫灶邻近重要的功能区，我们通常应用上述两种技术进行评测，术中皮质记录较长时程颅内电极能提供更详细的功能图谱，也可以在切除病灶过程中进行功能检测。

对于脑皮质功能成像，选择术中皮质电极还是长时程置入式电极主要基于术前评估，包括可疑的致癫痫灶定位、结构异常或邻近重要功能区。癫痫手术的语言功能区定位基于术中切除区域同样电刺激参数下语言任务的完成或缺失。与现有肿瘤切除手术中语言功能区定位的文献报道相比，癫痫手术还没有建立完整的能够安全切除的阴性功能脑区[10]。难治性癫痫患者更容易在刺激状态下诱发癫痫发作，因此，皮质脑电图通常在低于诱发阈值的刺激下进行记录。

上述两种记录技术均要求明确致癫痫灶的偏侧化。条状硬膜下电极可以通过颅骨孔双侧植入并对致癫痫灶偏侧化进行有价值的评测，但在电刺激功能定位上稍逊于片状的皮质电极。范围较大的硬膜下电极适用于致癫痫灶的电生理定位，而功能成像很少进行双侧电极置入。虽然通过颅内电极可以进行皮质下电刺激，但是皮质下神经通路成像没有在大多数癫痫手术中得到应用，这一点与肿瘤切除手术相差较大。

无论在癫痫手术还是肿瘤手术患者中[11]均使用了相同的唤醒手术并记录功能区定位技术手段。唤醒手术（丙泊酚技术）最早是在癫痫手术中得到应用[12]。作者常规在患者手术过程中全程应用抗癫痫药物维持，可以减少癫痫发作的风险。以 0.25% 利多卡因和 0.25% 布比卡因在头皮和沿脑膜中动脉走行脑膜进行局部浸润，丙泊酚麻醉下开颅手术，可顺利实施唤醒手术下数小时的皮质脑电图和电刺激下功能图谱记录和评测。

术中皮质脑电技术

　　术中皮质脑电图很难记录到癫痫的发作期，它对致癫痫灶的确定主要基于癫痫发作间期痫样尖棘波（IIS）的定位，而尖棘波在确定切除范围及控制癫痫的价值具很高的争议。这项技术最早由蒙特利尔神经病学研究所的 Penfield 及其同事用于癫痫灶切除手术计划的制订。他们早期的报道认为，颞叶切除术中进行皮质脑电图评测，致癫痫灶切除后颞叶外侧皮质尖棘波的存在与否可以预测术后癫痫的控制[13]。而其后的一些研究有支持上述观点的，也有研究发现没有预测的价值。目前一致的观点认为，颞叶外侧皮质癫痫间期尖棘波对于颞叶前部切除手术计划价值较小。但是，通过术中脑室电极监测海马表面尖棘波的分布对于颞叶内侧切除范围对于术后癫痫控制具有重要的预测价值[15]（图4-9-1），包括海马前部的变异部分应该切除彻底。优势侧半球颞叶切除仍面临重要问题，那就是术后的语

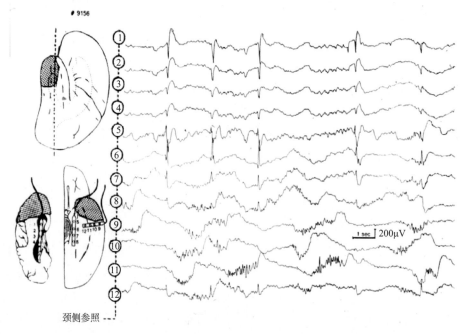

▶图4-9-1　难治性癫痫患者致癫痫灶位于左侧颞叶，行海马表面皮质脑电图记录。1~4为海马表面条状电极，5~8为海马旁回，9~12为梭状回。发作间期棘波仅限定于海马记录的电极1~2，以便内侧切除范围不超过电极2的后方。切除范围包括了间期棘波记录的部分海马旁回，电极的5~6[15]

言记忆功能缺失，海马的切除范围与语言记忆功能缺失的严重程度相关，影像学海马正常的颞叶癫痫患者尤为明显。应用术中电极确定海马切除范围为手术计划的制订提供了一种手段，相对较少的海马切除有可能在达到癫痫控制的同时降低语言记忆功能损害的风险。

功能成像技术

Penfield 及其同事最初用于癫痫手术的功能成像技术目前已经广泛应用于脑内肿瘤的切除[16,17]。他们也将早期的研究扩展到以电刺激鉴别运动和感觉皮质，并首次报道了高频电刺激（30 Hz 及更高频率）对于相关语言皮质的作用。在上述研究基础上，作者和同事也进行了个性化[18,19]的语言功能定位稳定性的研究，研究中发现命名性语言功能常定位于额叶和颞叶的多皮质区，在之后的多年研究中一直可以观察到这种定位的稳定性（图4-9-2）。我们对这些区域的切除反应进行了研究，颞叶前部切除术中，沿上述脑回切除超过2 cm，术后1个月随访可观察到明显的失语症，若切除不进入上述区域则可避免相应的语言功能障碍，而与切除范围、术后癫痫的控制度或术前语言量表评测的语言功能不相

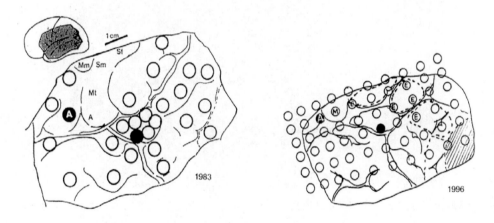

▶▶图4-9-2　致癫痫灶位于左侧颞叶的难治性癫痫患者命名区电刺激图谱，圆圈显示电刺激位点，实心圆圈显示重复命名错误。"A"为说话错误；虽然可以说话，但该位点电刺激，命名时一个字母都不能说出，标记为与颞叶命名功能密切。术后该患者10余年无癫痫发作，然后复发。第1次术后13年再次行长时程硬膜下电极，并行物体命名电刺激图谱记录，结果显示与第1次的位点相同，与大脑外侧裂、运动皮质和皮质表面静脉相邻。第1次手术以阴影虚线显示。"M"为运动位点，"S"为感觉位点，"E"为发作间期和发作期棘波位点

关[20]。在颞叶肿瘤手术失语症发生的临床研究中，命名性语言功能与皮质位点的相关性也得到了相同的结果[21]。有意思的是，虽然手术切除的是皮质的表面及深层沟回，而只有皮质表面的电刺激具有语言功能预测作用。

我们对 117 例成年人癫痫手术进行皮质电刺激评测（图 4-9-3），以评价优势半球命名功能位点的变化，超过半数的患者定位于额叶后下部的皮质。位点变化较多的主要在颞叶，包括整个颞上回，其为传统认为的 Wernicke 语言区，该区域通过电刺激评测只有 65% 的患者有命名功能。有些语言区位于一些过去认为没有语言功能的区域，包括中央沟前方的颞叶前部皮质。上述语言区在 Penfield 的研究中也得到了相同的结果[17]。对患者进行个体化的语言区联合定位，术中避开上述位点，可以减少术后语言功能障碍的发生，且通过皮质电刺激建立功能图谱进行手术计划的制订由于单纯依赖解剖学定位。

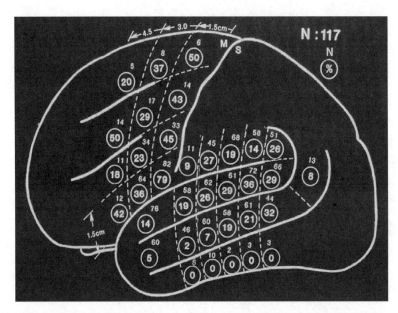

▶图 4-9-3　117 例难治性癫痫患者术前颈内动脉阿米妥钠试验证实语言区位于左侧，通过电刺激对左侧半球物体命名区变化进行评测。依据中央沟、外侧裂后部和较大的脑沟进行皮质分区，图中无圈的数字显示患者的电刺激数，有圈的数字显示命名功能相关的百分比。证据显示颞叶的变异度较高[19]

命名语言区的个性化定位也与术前患者的语言能力、智商和性别相关[19]。低智商患者的语言区范围明显较大，主要位于颞上回而不是颞中回；女性在一小部分患者中的比例过高，其位点位于额叶；部分低智商的男性患者，其位点位于额叶下部。我们对 4 岁左右的癫痫患儿也进行了命名语言区定位，同时术前应用了长时程硬膜下电极而不是前述的成年人通常使用的术中皮质电极。年龄<9岁比9~16岁患者的功能位点较少，而9~16岁患者也少于成年人，可能机制为随着语言能力的提升脑皮质也相对成熟，随之命名语言区也逐渐扩大[22]。在18~80岁的成年人中，没有明显的年龄相关性。

上述研究均建立在可见物体的命名功能之上。近期，Hamberger等开展了听觉物体命名功能的研究——口头描述具体事物[23,24]。应用皮质电刺激他们发现命名不同类型的事物的皮质功能区不同，听觉命名区较视觉命名区在颞叶更前部。同时，证据显示听觉命名功能图谱对于致癫痫灶切除手术计划的制订比视觉命名区更有价值，可以避免语言功能损伤。

皮质电刺激评测其他语言功能图谱的一般模式是对不同位点进行诱发。对于通晓多种语言的人以不同语言命名同一事物进行命名区图谱评测，接近单一语言的研究结果（图4-9-4），而颞叶的功能多于额叶。不同语种也不尽相同，如拉丁语或东方语种[25-27]。通过视觉命名和句子阅读图谱评测显示功能区分离，通常在颞叶可见[28]，不同智商也会出现相应的差异。上述研究和发现为颞叶切除手术保存多语言和阅读功能提供了有价值的证据。

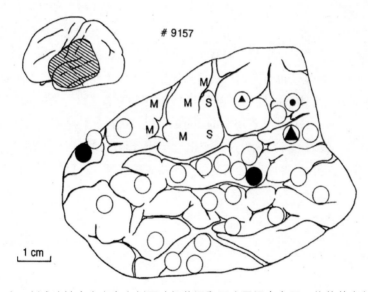

▶▶图4-9-4 在1例难治性癫痫患者左侧颞叶行英语和西班牙语命名同一物体的电刺激图谱评测，其母语为英语，与西班牙语的人讲英语。圆圈显示电刺激位点，实心圆圈为英语而不是西班牙语的重复命名位点，有三角的圆圈为西班牙语而不是英语命名的重复命名位点，圆圈中的符号较小显示英语命名错误（小圆圈）或西班牙语密码错误（小三角）[46]

在前期研究基础上，我们对癫痫患者的其他功能的皮质图谱进行了研究。在优势半球，包括语态的模仿和语声的监测，以评测外侧裂周围额叶和颞叶皮质区在语言的产生和理解[29,30]、手势交流系统[31,32]、动词生成任务及学习后的改变[33]、动作和物体的命名[34]及失语症患者的命名模式等方面的功能，通过一段时间的重复研究，发现成年人脑皮质显示出命名功能区可塑性极低[35]。在非优势半球，对于复杂的画图与面孔匹配及面部表情的认知也进行了相应的研究[36]。

在部分癫痫患者优势半球颞叶皮质语言区进行图谱评测相关的近期语言记忆[37-40]。我们采用了编码-存储-检索任务，电刺激只应用于记忆阶段。在事物命名到记忆的过程中的编码或存储阶段，颞叶皮质电刺激明显参与了与之相关的检索过程，而不是出现在检索发生时。额叶则更多参与到检索编码阶段，电刺激干预了检索，也对从事物的辨识到记忆产生影响（在没有刺激的情况下发生）。相比之下，在编码阶段电刺激颞叶的命名区对于记忆没有干预的作用。语言区电刺激也显示出个体变异，更多在命名区周围的颞叶前部和缘上回。证据显示颞叶前部切除范围涉及编码或存储期电刺激所确定的记忆区，术后易出现记忆功能障碍；反之则不出现。上述说明，颞叶外侧部切除与内侧部切除可能是术后记忆功能障碍的重要因素。

如何解释语言区电刺激导致的生理学改变的特性？一般认为，高频电刺激通过去极化阻断局部神经元活性从而产生干预作用[41]。然而局部反应不能完全代表语言功能皮质区的神经网络。例如，优势半球和非优势半球颞叶可广泛记录到相关事物命名的单个神经元活性；神经元活性的比例是不断变化的，较早的神经元活性改变主要显示为抑制，之后显示为兴奋[42]。有研究对皮质脑电图在电刺激干预下对事物命名区进行了评测[43,44]。颞叶的改变显示为低频潜伏期"去同步化作用"的降低，代之以低电压快速活化，随后出现50~70Hz以上的活动[45]。我们的研究认为这种变化与额叶命名区的低潜伏期是平行发生的。上述电生理研究证据说明电刺激相关的研究结果支持皮质在语言产生和理解中的重要作用。

（崔高宇　杨　慧　李荣伟　译）

参考文献

[1] Holmes MD, Born DE, Kutsy RL, et al. Outcome after surgery in patients with refractory temporal lobe epilepsy and normal MRI. Seizure, 2000, 9: 407-411.

[2] Wada J, Rasmussen T. Intracarotid injections of sodium amytal for the lateralization of cerebral speech dominance. J Neurosurg, 1960, 17: 266-282.

[3] Benson RR, FitzGerald DB, LeSueur LL, et al. Language dominance determined by whole brain functional MRI in patients with brain lesions. Neurology, 1999, 52: 798-809.

[4] Hermann BP, Wyler AR, Somes G. Language function following anterior temporal lobectomy. J

Neurosurg, 1991, 74: 560-566.

[5] Barbaro NM, Walker JA, Laxer KD. Temporal lobectomy and language function. J Neurosurg, 1991, 75: 830-831.

[6] Ojemann GA. Language mapping is necessary for language-dominant temporal resections. In: Miller JW, Silbergeld DL (eds) Epilepsy surgery: Principles and controversies. New York: Taylor and Francis, 2006: 423-425.

[7] Roux FE, Boulanouar K, Lotterie JA, et al. Language functional magnetic resonance imaging in preoperative assessment of language areas: correlation with direct cortical stimulation. Neurosurgery, 2003, 52: 1335-1345.

[8] Talacchi A, Gerosa M (eds). Awake surgery and cognitive mapping. Top Med, 2009.

[9] Holmes MD, Kutsy RL, Ojemann GA, et al. Interictal, unifocal spikes in refractory extratemporal epilepsy predict ictal origin and postsurgical outcome. Clin Neurophysiol, 2000, 111: 1802-1808.

[10] Sanai N, Mirzadeh Z, Berger MS. Functional outcome after language mapping for glioma resection. N Engl J Med, 2008, 358: 18-27.

[11] Ojemann GA. Awake operations with mapping in epilepsy. In: Schmidek H, Sweet W (eds) Operative neurosurgical techniques, 3rd edn. Saunders, Philadelphia, 1995: 1317-1322.

[12] Trop D. Conscious-sedation analgesia during the neurosurgical treatment of epilepsies-practice at the Montreal Neurological Institute. Int Anesthesiol Clin, 1986, 24: 175-184.

[13] Bengzon A, Rasmussen T, Gloor P. Prognostic factors in the surgical treatment of temporal lobe epileptics. Neurology, 1968, 18: 717-731.

[14] Miles AN, Ojemann GA. Awake surgery for epilepsy. In: Shorvon S, Perucca E, Fish D, Dodson WE, (eds) The treatment of epilepsy, 2nd edn. Oxford: Blackwell, 2004: 824-832.

[15] McKhann GM, 2nd, Schoenfeld-McNeill J, Born DE, et al. Intraoperative hippocampal electrocorticography to predict the extent of hippocampal resection in temporal lobe epilepsy surgery. J Neurosurg, 2000, 93: 44-52.

[16] Penfield W, Jasper H. Epilepsy and the functional anatomy of the human brain. Little, Boston: Brown & Co, 1954.

[17] Penfield W, Roberts L. Speech and brain mechanisms. Princeton University Press, Princeton, NJ, 1959.

[18] Ojemann GA, Whitaker HA. Language localization and variability. Brain Lang, 1978, 6: 239-260.

[19] Ojemann GA, Ojemann JG, Lettich E, et al. Cortical language localization in left, dominant hemisphere. An electrical stimulation mapping investigation in 117 patients. J Neurosurg, 1989, 71: 316-326.

[20] Ojemann GA. Electrical stimulation and the neurobiology of language. Behav Brain Sci, 1983, 2: 221-226.

[21] Haglund MM, Berger MS, Shamseldin M, et al. Cortical localization of temporal lobe language sites in

patients with gliomas. Neurosurgery, 1994, 34: 567-576.

[22] Ojemann SG, Berger MS, Lettich E, et al. Localization of language function in children: results of electrical stimulation mapping. J Neurosurg, 2003, 98: 465-470.

[23] Hamberger MJ, Goodman RR, Perrine K, et al. Anatomic dissociation of auditory and visual naming in the lateral temporal cortex. Neurology, 2001, 56: 56-61.

[24] Hamberger MJ, Seidel WT, McKhann GM, et al. Brain stimulation reveals critical auditory naming cortex. Brain, 2005, 128: 2742-2749.

[25] Ojemann GA, Whitaker HA. The bilingual brain. Arch Neurol, 1978, 35: 409-412.

[26] Lucas TH, McKhann GM, Ojemann GA. Functional separation of languages in the bilingual brain: a comparison of electrical stimulation language mapping in 25 bilingual patients and 117 monolingual control volunteers. J Neurosurg, 2004, 101: 449-457.

[27] Roux FE, Tremoulet M. Organization of language areas in bilingual patients: a cortical stimulation study. J Neurosurg, 2002, 97: 857-864.

[28] Ojemann GA. Some brain mechanisms for reading. In: Von Euler C, Lundberg I, Lennerstrand G (eds) Brain and reading. Hampshire (London): MacMillan, 1989: 47-59.

[29] Ojemann G, Mateer C. Human language cortex: localization of memory, syntax, and sequential motorphoneme identification systems. Science, 1979, 205: 1401-1403.

[30] Ojemann GA. Brain organization for language from the perspective of electrical stimulation mapping. Behav Brain Sci, 1983, 6: 189-206.

[31] Mateer CA, Polen SB, Ojemann GA, et al. Cortical localization of finger spelling and oral language: a case study. Brain Lang, 1982, 17: 46-57.

[32] Haglund MM, Ojemann GA, Lettich E, et al. Dissociation of cortical and single unit activity in spoken and signed languages. Brain Lang, 1993, 44: 19-27.

[33] Ojemann JG, Ojemann GA, Lettich E. Cortical stimulation mapping of language cortex by using a verb generation task: effects of learning and comparison to mapping based on object naming. J Neurosurg, 2002, 97: 33-38.

[34] Corina D, Gibson E, Martin RF, et al. Dissociation of action and object naming: Evidence from cortical stimulation mapping. Hum Brain, 2005, 24: 1-10.

[35] Lucas TH, Drane DL, Dodrill CB, et al. Language reorganization in aphasics: an electrical stimulation mapping investigation. Neurosurgery, 2008, 63: 487-497.

[36] Fried I, Mateer C, Ojemann G, et al. Organization of visuospatial functions in human cortex. Evidence from electrical stimulation. Brain, 1982, 105: 349-371.

[37] Ojemann GA. Organization of short-term verbal memory in language areas of human cortex: evidence from electrical stimulation. Brain Lang, 1978, 5: 331-340.

[38] Ojemann GA, Dodrill CB. Verbal memory deficits after left temporal lobectomy for epilepsy. Mechanism and intraoperative prediction. J Neurosurg, 1985, 62: 101-107.

［39］Ojemann GA，Dodrill CB. Intraoperative techniques for reducing language and memory deficits with left temporal lobectomy. Adv Epileptology，1987，16：327-330.

［40］Perrine K，Devinsky O，Uysal S，et al. Left temporal neocortex mediation of verbal memory：evidence from functional mapping with cortical stimulation. Neurology，1994，44：1845-1850.

［41］Ranck JB，Jr. Which elements are excited in electrical stimulation of mammalian central nervous system：a review. Brain Res，1975，98：417-440.

［42］Schwartz TH，Ojemann GA，Haglund MM，et al. Cerebral lateralization of neuronal activity during naming，reading and line-matching. Cogn Brain Res，1996，4：263-273.

［43］Fried I，Ojemann GA，Fetz EE. Language-related potentials specific to human language cortex. Science，1981，212：353-356.

［44］Ojemann GA，Fried I，Lettich E. Electrocorticographic（ECoG）correlates of language. I. Desynchronization in temporal language cortex during object naming. Electroencephalogr Clin Neurophysiol，1989，73：453-463.

［45］Crone NE，Sinai A，Korzeniewska A. High-frequency gamma oscillations and human brain mapping with electrocorticography. Prog Brain Res，2006，159：275-295.

［46］Ojemann GA. Cortical stimulation and recording in language. In：Kertesz A（ed）Localization and neuroimaging in neuropsychology. SanDiego，CA：Academic Press，1994：35-55.

|第十节|

清醒脑成像和肿瘤外科

Hugues Duffau

概　述

　　脑肿瘤手术的首要目标是优化病变的手术切除范围（extent of resection，EOR）。尽可能最大限度切除胶质瘤是目前肿瘤切除的第一选择，不仅适用于低级别胶质瘤（low grade gliomas，LGG）（欧洲推荐指南[48]），而且也适用于高级别胶质瘤[49]。日前，通过系列客观的多次术后 MRI 检查测量 EOR，可作为统计学意义上以手术切除程度来预测患者总生存期的依据。以 WHO Ⅱ级胶质瘤为例，在定量 MRI 上，尤其是 FLAIR 加权成像（即"完全切除"）上，没有信号异常患者的总生存期比有组织残留患者显著延长[1,8,19,41,47]。有趣的是，即使不能完整的移除肿瘤，但最大限度切除肿瘤患者的生存期可明显延长。除了肿瘤切除的百分比，术后肿瘤残留体积也是生存期长短的一个预测因子，术后肿瘤残留体积<10 ml（即"次全切除术"）患者的生存期较残留体积>10 ml（即"部分切除术"）者明显延长[47]。对于胶质母细胞瘤，术后动态增强 MRI 检查显示肿瘤完全切除患者的中位生存期可延长至 17 个月，而有肿瘤残留患者的中位生存期为 12 个月[49]。

　　因此，神经外科医生需要尽可能最大限度优化肿瘤手术切除范围，并且保留大脑功能。尽管如此，由于幕上胶质瘤频发的部位多位于或靠近于脑功能区，并且由于其浸润特性（即缺乏界线），很长一段时间内肿瘤完全切除的概率是很低的，并且术后后遗症风险高。事实上，许多外科系列报道指出大脑半球内肿瘤移除产生术后永久性和严重缺陷的概率为 13%~27.5%（综述，见参考文献［9］和参考文献［19］）。

　　因此，为了最大限度优化手术收益/风险比，近 10 年来一种功能脑成像方法被广泛使用。描述了大量个体之间的解剖-功能变异性，其中包括志愿者和癫痫患者。此外，这种变化在胶质瘤病例中增加，由于大脑的可塑性，解释了为什么许多患者在术前没有或仅有轻度功能缺失，尤其是缓慢生长的肿瘤如 LGG[11]。因此，许多证据仅仅基于解剖学特征支持功能性口才的不可预测性，并且基于单纯的解剖学特性不应认为患者不适合进行外科手术治疗。认为该功能脑成像对脑功能区是不可预测的（综述，见参考文献［44］）。相反，神经外科医生要充分利用现代科技手段和脑地形图技术来创建个性化脑成像和管理计划。研究每例患者的个体解剖-功能组织构造，以便在肿瘤界线和皮质-皮质下功能边界追踪肿瘤切除程度和效果。

本节的目的是探讨除了功能性神经影像学之外，也介绍了术中电刺激成像（intraoperative electrostimulation mapping, IEM），尤其侧重于清醒的患者，该方法在胶质瘤手术中取得重大进展，主要体现在以下 3 个方面：①增加了位于脑功能区的以往认为"不可操作"的肿瘤手术适应证；②可优化 EOR 以最大限度影响胶质瘤生长发展的自然史；③最大限度地保留，甚至提高了肿瘤患者的生活质量。

术前功能评估：进展与局限

一、术前神经认知检查

脑胶质瘤，特别是 LGG，在没有或仅有轻微神经功能缺损的年轻患者中，最初表现为癫痫发作，但不影响正常的社交和职业生活。近期大量的神经心理检查表明，大多数患者有认知功能障碍，特别是工作记忆和执行功能[51]障碍。这就是为什么现在推荐对更高的功能和生活健康质量进行相关术前评估的原因[40]：①寻找可能的神经心理缺陷，不能由传统的神经系统检查识别。②手术方法适应评估结果，如在局部麻醉下，利用功能脑成像在右侧大脑半球进行手术[22]。③术前基线和术后情况进行比较评估提供可能。④为手术切除诱发的暂时性神经恶化制订具体功能康复计划[26]。因此，近来提出了标准化的神经认知结果检查（见 Klein 和 de Witt Hamer 所著章节）。

但令人费解的是，尽管 LGG 常位于所谓的功能区，但由此引起的神经功能缺陷却不容易引起注意。其机制可能是由此类病变引起的功能缺陷可以通过大脑的重塑功能补偿。研究表明脑功能重塑是可能的，由同侧瘤周组织或远离瘤周组织的神经功能的招募和（或）对侧同源区域的招募进行补偿。近期，将此理念整合入治疗策略引起了巨大的变化，增加了 LGG 患者的传统认为是不可操作的手术治疗指征[11]。

二、术前脑功能成像：一个必要的基线

在此背景下，神经功能成像（functional neuroimaging, FNI）促进了非侵入性的全脑皮层成像的发展，例如功能性磁共振成像（fMRI）技术、脑磁图和经颅磁刺激。该成像技术

已作为目前胶质瘤手术切除的术前标准。FNI 可估算相对于肿瘤所涉及的脑功能区域（如语言、视觉和更高的认知功能，请参见 Champod 等所著章节）和提供关于半球语言侧的信息。因此，这些方法可用于：①外科手术指征，FNI 可为肿瘤位置与脑功能区的关系提供部分信息（评估肿瘤手术切除范围）。②手术规划，即手术入路的选择及界限划定。③手术技术的选择，尤其是术中唤醒的选用，如果胶质瘤接近体感、语言或认知区域，甚至在右侧半球的基础上，FNI 可基于语言的偏侧指数，为患者所提供可操作性的神经心理学检查[52]。

然而，值得注意的是，尽管 FNI 方法在不断改进，但对个体而言并非完全可靠，主要是因为其结果取决于重建的生物数学模型。fMRI（参见 Ramsey and Rutten 所著章节）与术中电生理相比，fMRI 关于运动功能的灵敏度目前约为 71%[2]，语言功能为 59%～100%（特异度为 0～97%）[29]。这种差异可通过神经血管非完全契合来解释（如，BOLD 反映出在胶质瘤附近反应的神经元的信号并不如正常组织中那么准确），不能正确分析的原因［未依据胶质瘤的位置和（或）患者的神经生理状态］，或方法上的问题（如阈值的选择）。如果不进行术前成像，可能会导致假阴性的风险，即使肿瘤确实位于关键的功能区，但是并未被术前的 FNI 发现，因此增加了患者终身功能障碍的风险。因此，存在着双重风险：①没有选择可行手术治疗的患者进行手术。②阻止过早切除较低影响的胶质瘤自然史。最后，这些技术可对灰质进行成像而不能显示灰质白质的连接性。

有趣的是，近期发展的弥散张量成像（DTI）可对主要纤维束进行识别，也就是说，DTI 可对主要纤维束进行示踪（见 Catani and Dell'Acqua 章节所著），以及显示它们与肿瘤的相对位置（见 Bello 等所著章节）。但是，这种新方法需要被验证，特别是结合术中电生理检测技术，然后才能将其常规用于手术计划，特别是用于纤维跟踪。DTI 与 FNI 一样，其结果取决于所用的生物数学模型。实际上，比较不同的纤维跟踪软件工具可发现不同的结果，提示神经外科医生在进行手术时必须谨慎运用示踪结果，特别是在处理有异常或扭曲的纤维束的情况时[6]。此外，DTI 和术中皮质下刺激的相关性表明，尽管良好的对应关系，DTI 还没有最佳映射患者的语言通路。阴性示踪不能排除纤维束的连续性，特别是当被胶质瘤组织侵犯时[34]。此外，DTI 促进了皮质下通路的解剖学研究，而非它们的功能。为了克服这些缺陷，目前可以考虑进行基于术前、术中、术后的脑成像的纵向研究，而不是基于单独的、静态的特殊的术前功能成像分析信息[28]。此外，虽然 FNI 方面取得了进展，但其目前的局限性使脑功能区手术仍推荐使用术中侵入性电生理检测手段。

术中脑功能图绘制

一、术中功能性神经影像学

手术中采用的多模块成像整合为无框架立体定向手术在过去的 10 年中已被广泛应用，并被定义为"功能性神经导航"（见 Ganslandt 等所著章节）。然而，该随机试验没有表现出导航对术后结果的显著影响[56]。这可以通过术前 FNI 和 DTI 的局限性及因手术回缩、占位效应、重力作用、切除范围（尤其是对于巨大肿瘤）和脑脊液漏造成术中大脑偏移的高风险性来进行解释说明。一些技术改进已经减少了大脑偏移的影响，但是它们的可靠性尚需优化：结合术中超声进行实时成像；基于超声或数字影像追踪皮质位移的数学模型的应用；术中 MRI 检查。然而，关于它们在 EOR 和维持患者的生活质量方面的实际价值有待进一步证实。

因此，侵入性的术中电生理检测是目前脑功能区手术的"金标准"。

二、诱发电位和脑电图

体感和运动诱发电位作为鉴别中心区的技术手段，在过去数 10 年间被广泛使用（见 Szelenyi 所著章节）。但是，其在中央前回定位的可靠性并不是最佳的，有报道称其对中央回的准确定位率为 91%～94%。整体灵敏度和该方法的阴性预测值的评估分别约为 79% 和 96%[55]。此外，相位反转记录只能标识中央回本身，而不能提供暴露与相邻脑组织结构运动功能分布的直接信息。另外，虽然运动诱发电位的方法被提高，但是当记录复合肌肉的动作电位时，只有被监测的肌肉可以得到控制，也就是说，这种方法不能检测和不能规避可能的非被监测肌肉的运动障碍。此外，监测肌肉的动作电位并不意味着可以监测复杂的动作，动作适应环境，并转化为行为，这是患者的最终目标[33]。综上所述，术中诱发电位不能作为目前绘制语言、记忆或其他对患者生活质量至关重要的高级功能的方法（综述，见参考文献［18］）。

许多学者也建议使用非术中电生理记录（脑电图）和刺激通过硬膜下植入传感装置的方法（请参见 Winkler 所著章节）。通过这种方法，患者在最佳条件下执行该任务，这点对于儿童尤为重要。此外，解释电生理信号的优点在于可更好地进行关于理解功能性皮质的组织形式和连接方式的研究，特别是通过"皮质-皮质的诱发电位"。然而，非术中电生理记录的电生理标准通常使用的网格电极间距为 1 cm，故精度有限。需进行两次外科手术，第 1 次植入网格和电极，第 2 次移除网格和电极。

此外，数天硬膜下网格电极的存在增加了感染风险。总之，这种方法因可以检测致癫痫灶而被提倡用于癫痫手术，但是只有皮质可被描绘映射，它不能提供轴突连接的有关信息，如不可能成像皮质下结构。因此，这种技术不适合神经肿瘤学，因为胶质瘤沿白质束进行迁移[35]。

三、术中皮质和皮质下电刺激的映射

考虑到这些不同的成像技术的优点和局限性，越来越多的神经外科医生主张在外科手术中更多的使用IEM，可在全身麻醉下，但在局部麻醉下越来越频繁[18,23,30,32,45,46]。事实上，该成像是在患者清醒条件下进行的，除了肿瘤位于运动组织结构外。如前所述，因为运动和动作比单一的肌肉收缩更为复杂，目前提出成像需患者的积极参与，需要在局部麻醉下进行[16]。该原则是利用IEM作为局灶性的和短暂性的虚拟病变，在皮质和皮质下水平获得个体的运动功能图谱，并测试被病变侵犯的结构是否影响重要功能，已经在15%～20%的LGG病例中获得相关数据。对一个重要区域的刺激，患者会产生一个短暂的中断任务，说明此结构区域需要在手术过程中保留。可在术前获得个人的皮质成像，并可根据其调整功能界限（图4-10-1）。在操作中，一个双极电极间距5 mm并提供两相电流（脉冲频率为60 Hz，单脉冲相位的持续时间为1 ms）施加于大脑。适于每个患者的电流强度通过以2 mA为基线，1 mA为增量逐渐增大幅度至引发功能性反应来确定，在局部麻醉下以6 mA为上限，在全身麻醉下以16 mA为上限，以避免患者癫痫发作。患者在大脑受到刺激时不被告知。任何部位不进行连续两次刺激以避免癫痫发作。整个大脑皮质的各个皮质暴露部位通过骨瓣测试3次。事实上，3次测试足以确认该区域是否为脑重要功能区。该试验的局限性是当进行手术时需要考虑手术的时间长短，因为患者是清醒的，在手术切除肿瘤结束时或近结束时可能疲惫（见Ojemann所著章节），影响手术效果。

有趣的是，最近一系列研究表明，可以通过简化手术过程避免使用术中脑电图，因为电子成像相当可靠，且不增加癫痫发作的概率[23]。一旦有癫痫发作时，推荐使用冷乳酸林格液来消除癫痫活动。此外，一些研究者强调"阴性成像"（无标识的功能区）在追踪皮质暴露后标识脑功能区的价值[32,45]。高级别胶质瘤（high grade glioma，HGG）手术的目标主要是为了移除肿瘤的增强部分，建议将阴性成像用于其手术切除，但对于弥散性LGG来说，阴性成像可能是危险的，特别是对于新手来说。由于LGG界限不清，因此其手术切除的极限需要功能标准的导向。因阴性成像可因方法学原因产生假阴性的结果，因此它不能保证功能区的存在。在Sainai等的报道中，4例术后有终身功能缺陷的患者没有在术前发现该部位是功能区的阳性部位[45]。因此，其他研究者建议采用更大的骨瓣，以便获得一个系统的积极的术前成像[15,18,23]。此外，积极的成像可优化EOR，因为手术切除时可以对功能区进行追踪，即围绕功能结构的没有边界的部位（图4-10-1）。一个连续的同质性的系列研究表明，115例具有左侧优势半球的LGG的患者，其终身功能缺陷率低于2%，尽管在语言功能区没有边界的存在[23]。事实上，Gil Robles和Duffau[26]研究表明，正如以往文

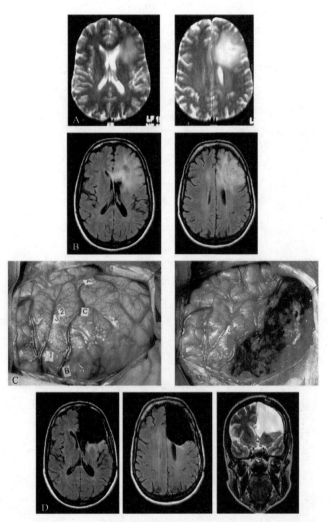

▶▶ 图 4-10-1　A. 1 例右利手的年轻患者首次癫痫发作的轴向 T2 加权的 MRI。未进行肿瘤相关治疗。B. 4 年后轴向 FLAIR 加权 MRI。患者多次就医，神经外科医生认为肿瘤是稳定的，因侵犯 Broca 区是不能手术的。事实上，肿瘤体积经测量已经增长 1 倍，并侵入胼胝体。我们机构实施了术中清醒成像辅助手术。C. 胶质瘤切除术的手术视野前（左）后（右），以字母标记。术中电子成像显示中央前回功能区的重塑（1~3），位于肿瘤后面的病灶周围的语言功能区的重塑。左额下回内没有重要的部位，因此，广泛切除 Broca 区是可能的，而深部空腔内的皮质下连接是可以被保留的（49 和 50 的深度的皮质下的连接，对应语言通路）。D. 术后轴向 FLAIR-和冠状 T2 加权 MRI 表现出近乎完整切除的胶质瘤和切除的胼胝体，但患者既没有神经生理缺陷，也无神经认识缺陷，过着正常的社会职业生活。值得注意的是，在所述空腔的深部可见一个 FLAIR 高信号影，即在深部灰质核和白质中，依然具备相应的功能（转载自参考文献［11］）

献保留功能区周围 5 ~ 10 mm 可显著降低 EOR（图 4 - 10 - 2）。有趣的是，Robles 和 Duffau[26]同时也指出当在皮质下进行手术切除时，保留少量的皮质肿瘤组织不合逻辑，因为这意味着皮质肿瘤区域即使不被移除，也失去了与皮质下的连接性，并已失去了相应功能。

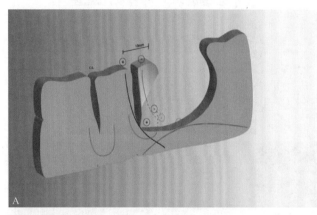

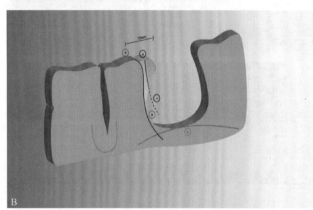

▶▶图 4-10-2　典型的肿瘤边缘切除示例原理图。A. 与肿瘤相关的脑沟需保留自皮质阳性刺激区域 10 mm 的安全界限——刺激部位（蓝+）（即没有软膜下切除）。如果进行皮质下刺激，可从脑沟底部识别纤维的"纵向连接"（蓝+；如锥体束）。从脑沟来的另一边的 U 形纤维在整个手术切除过程中会被检测（橙色−）。在所述腔体的底部，"水平连接"或长的扭曲的关联纤维（如弓状束）将代表深部皮质下功能边界（红+）。有趣的是，被肿瘤侵犯的皮质（灰色）功能丧失，因为手术切除直到皮质下通路（蓝色和红色+）。连接该皮质的纤维连接会被打断，因此对刺激无反应（棕色−）。此部位的皮质中断，移除该部位没有功能风险。B. 脑回内手术分离的图例（转载自参考文献［26］）

IEM 可对以下运动功能进行成像：运动功能（在全身麻醉下，通过诱导非自主性运动反应；在清醒的患者通过干扰这些运动）、体感功能（通过术中引发由患者的感觉迟钝）、视功能（通过引发幻视和（或）视野缺损）、听觉前庭功能（通过诱导眩晕）、语言功能（自然语音、计数、对象命名、理解、写作、阅读、双语、语言切换）和高级神经功能，如计算、记忆、空间认知、跨模态判断或甚至情绪的处理——通过电刺激产生功能性"震中"级的瞬变干扰。在进行 IEM 诱导时，语言治疗师、神经心理学家和神经科医生的共同参与是非常重要的，以便在术中对患者产生的诱导作用进行准确解释，如语音捕获、构音障碍、言语失用、音韵障碍、语义错语、病态语言、命名障碍和句法错误[20,27,53]。因此，IEM 能够在术前实时识别功能不可缺少的皮质区域，可为最佳手术方法的选择和划定术中病灶切除的皮质界限提供依据。

另一个主要问题是利用皮质下成像切除肿瘤，以及病灶切除前的皮质映射[3,10,18,23]。脑损伤研究表明白质通路损伤产生的神经功能缺损比皮质损伤要严重。因此，在手术切除病变过程中必须检测与运动、体感、视觉、听觉前庭、语言和认知相关的皮质下神经束，以保留解剖-功能的联系性来优化手术切除限度，也就是说，发现在手术切除过程中与功能区相关的神经通路。有趣的是，依据皮质水平的上述原理，IEM 同样可以辨别皮质下神经功能结构。在手术过程中，IEM 可以通过直接和定期的刺激白质束，以及与深部重要区域相关的灰质核团产生的功能性反应，来研究解剖-功能的联系性（图 4-10-1 和图 4-10-3）。此外，IEM 可以促进人们更好地理解脑的连接，显示平行分布式和交互网络支持下的动态脑处理过程，也就是所谓的同伦理论[12]。此连接观点为大脑可塑性理念的提出提供了另一依据，尤其在 LGG 手术上具有重要作用。

IEM 在成年人大脑成像的主要优点是在按照方法严格实施任何情况下，不引起任何假阴性。事实上，IEM 用于检测皮质和轴突的功能区域具有高度灵敏度，同时也提供了一个独特的方法来研究大脑连接，因为每个区域响应刺激实际上相当于一个输入门到大型网络，而不是一个独立的功能部位。但是，IEM 也有一个局限性：它的特异性不足优的。

IEM 可因刺激而引起的一过性功能反应而导致对重要结构的错误解释，因为沿神经网络向后传播的电刺激活动可传导至功能区引起相应的反应和（或）由于长期大脑可塑性的机制，可在功能上补偿刺激区域的反应。简单来说，因 IEM 假阳性的风险，虽然 IEM 是脑成像的金标准，但与其他新方法的结合是不可或缺的，以清楚的区分出不可缺少的和可以功能补偿的脑功能神经网络，如 FNI 和生物数学模型[38]（见 Mandonnet 所著章节）。

功能和肿瘤学结果

IEM 的进步促进了手术效果的显著改善。

　　首先，IEM 的应用促使位于功能区肿瘤的手术指征明显增多，特别是以往认为不能手术的部位，如，中心区、岛叶或 Broca 区[4,11,13,19,24,28]。

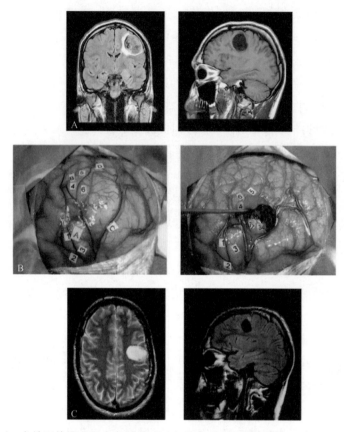

▶图 4-10-3　A. 术前冠状 FLAIR 加权成像（左）和矢状 T2 加权成像（右）显示左中央前胶质瘤累及额中回。B. 术中皮质映射：图中（A）标，（B）标和（C）标为术中超声标记的肿瘤边界。1~3 为手的初级运动区；4 为面部动作伴语言捕获区；5 和 6 为腹侧前运动皮质的语言捕获区。右边，皮质下成像显示肿瘤切除后的空腔在功能区和肿瘤之间没有边缘，沿中央前沟（脑压板）在软膜下分离。皮质下功能边界：手的锥体纤维束在脑回底部[37]和从腹侧前运动皮质诱导构音障碍的纤维[36]，两者构成投射纤维的所谓"垂直连接"，以及在弓状束上刺激引起的失语症，即长途联想途径，或"深连接"或"横向连接"[34]。C. 手术后轴向 T2 加权 MRI（左图）示手术腔，直接与中央前沟接触的部位，进行了软膜下切除，而无肿瘤残留且无边界。矢状 FLAIR 加权成像（右）显示：手术空腔直接与脑岛上面的弓状束相连的前部界限（转载自参考文献［26］）

皮质-皮质下 IEM 技术的应用以最大限度的切除肿瘤，常常导致在术后发生短暂性神经系统功能恶化[26]，但功能常可恢复，98%以上的患者可恢复到脑功能区肿瘤手术切除之前，并能进行正常的社会职业活动[23,45]。15%～20%的 LGG 患者的神经学和神经心理学评估较术前有明显改善[51]，80%的患者术前难治性癫痫的发作程度可明显缓解[5,17]。LGG 手术不仅能够保留患者的大脑功能，而且还可以改善患者的生活质量，具体表现为手术肿瘤切除后的神经认知评估。这些数据支持手术后大脑可塑性的机制存在，有助于进行系统的和合适的功能康复。有趣的是，全球范围内利用 IES 行手术团队的后遗症发生率<2%，并且是可重复的。相比而言，未采用 IES 的手术团队的后遗症发生率为 13%～27.5%，均值为 19%（综述，见参考文献 [19] ）。

其次，一个关于采用或不采用 IEM 辅助手术的对比研究表明，利用 IEM 可明显增加手术切除限度以提高脑功能区术后的神经功能效果，而不是加重其功能缺陷[19]。实际上，应该等同 IEM 可以识别出个体的皮质和皮质下的功能区，因此根据功能边界进行肿瘤切除手术合乎逻辑。这种手术切除是利用 IESM 行连续性检测，直到全部功能区域边界被完全确认，而不是提前中止，以此来优化手术切除范围，而且不增加永久功能缺陷的风险[26]。有趣的是，最近一项研究首次报道了一批连续两次接受手术的患者，利用和不利用清醒映射的研究结果。在全身麻醉下，9 例 LGG 患者在其他机构接受了手术治疗，其中 3 例行次全切除术，另外 6 例行部分切除术，术后有 3 例患者情况恶化。这 9 例患者在清醒状态下利用术中电生理检测技术（在皮质和皮质下水平确定手术切除界限）行第二次手术。术后 MRI 显示肿瘤全部切除 5 例，次全切除 4 例（无部分切除），并且效果较第一次手术提高具有统计学意义（$P=0.04$）。第二次手术没有产生永久性的神经恶化。在这 9 例患者中，3 例较术前有明显改善，并且全部患者可回归正常的职业和社会生活。这些原始结果表明，维持 LGG 患者生活质量的觉醒手术能够显著提高位于功能区肿瘤的手术切除病变的程度[9]。最近，Chang 等[7]通过对 281 例患者的研究首次表明，在功能区 LGG 患者术中使用功能成像引导切除，能可靠地区分功能性和非功能性结构。不仅可最大限度地切除肿瘤，也可改进患者的长期存活质量。

有趣的是，由于两次手术之间的脑功能重塑机制的存在，使再次手术能够明显提高包括功能区 LGG 患者的生存期，而不增加永久功能缺陷的危险[11,28]。

结论和展望

脑外科手术得益于神经功能成像领域的技术发展，使无创 FNI 和有创 IEM 技术得以利用。这些最新的成果可以帮助人们更好地了解个体脑功能区的组织结构，以在手术策略中整合不同个体间的解剖-功能的变异。术中实时的皮质和皮质下刺激使离散和短暂的"虚拟"病变做出可能的相关性分析，可以在每个位点对整个分布式网络进行分析（各皮质和皮质下部位可通过三维 MRI 被完全解剖鉴定）和功能性的结果鉴定（由语言治疗师或神经心理学家精确分析）。因此，IEM 为根据肿瘤功能边界行手术切除术提供了可能，并可根据利益与风险的比例来优化手术切除脑胶质瘤，具有以下优点：①显著增加功能区肿瘤的手术适应证，如 Broca 区、岛叶，甚至是在左侧优势半球-中心区、左后颞区域。②显著降低永久神经功能缺陷的发生率<2%，而不是不利用成像的 13%～27%（均值为 19%）；③由于癫痫发作的控制和认知的康复［在约 80% 的病例，特别是在岛叶和（或）颞叶的 LGG[17,24,50]］，可提高患者的生活质量。④因显著增加手术切除限度可明显延长患者的生存期。

下一步将是讨论可能意义上的"超级完全"肿瘤切除，通过不断切除至功能区，而不是在之前就停止切除，以切除在 MRI 显示为异常的部位。最近一项研究利用 MRI 检测活检标本内部和外部的信号表明，因肿瘤细胞存在于 MRI 异常信号周围约 20 mm 处，常规 MRI 常常低估 LGG 实际的空间范围[43]。因此，基于 MRI 的进步，一些 LGG 表现为"侵袭性"，一些表现为"增生性"，选择最佳的"超级完全"手术切除的最佳指征是未来前进的方向。因此，在评估 LGG 的浸润性方面，光谱和灌注 MRI 比常规 MRI 更加有效，并被建议采用。代谢成像比形态学 MRI 更敏感，更接近于神经病理情况下的肿瘤浸润区域，就如异常代谢区域常常超过 T2-MRI 定义的异常区域[25]。然而，这些技术仍缺乏可靠性而需要验证。另一种方式是在未接受治疗前至少使用 2 台 MRI 间隔 3～6 个月进行检测，以使用新的生物数学增殖和扩散模型[31,37]。最后，建立利用术中功能成像进行 LGG 切除术后的肿瘤残留体积的概率地图集的术前评估体系[36]。

认知神经科学和神经肿瘤学之间的密切联系可延长患者的生存期和提高患者的生活质量，进而引出一个新的"功能神经肿瘤学"概念[14]。尽管最近所述的"神经外科医生工作的最重要的组成部分是疾病"（参考文献见 [16]），但是作为神经外科医生的工作中最重要的组成部分是患者。换句话说，神经外科医生首先要考虑的是患者的大脑而不是肿瘤。有趣的是，基于更好的理解个体动态脑组织结构基础的理念-同价性和可塑性，不仅可以治疗肿瘤，而且可以作为其他神经疾病［如多发性硬化（被认为是一个破坏白质通路的"失联症"）、脑卒中，甚至是退化性疾病］的范例。

（胡　荣　葛红飞　冯　华　译）

参考文献

[1] Ahmadi R, Dictus C, Hartmann C, et al. Long-term outcome and survival of surgically treated supratentorial low-grade glioma in adult patients. Acta Neurochir (Wien), 2009, 151: 1359-1365.

［2］ Bartos R, Jech R, Vymazal J, et al. Validity of primary motor area localization with fMRI versus electric cortical stimulation: a comparative study. Acta Neurochir (Wien), 2009, 151: 1071-1080.

［3］ Bello L, Gallucci M, Fava M, et al. Intraoperative subcortical language tract mapping guides surgical removal of gliomas involving speech areas. Neurosurgery, 2007, 60: 67-80.

［4］ Benzagmout M, Gatignol P, Duffau H. Resection of World Health Organization grade II gliomas involving Broca's area: methodological and functional considerations. Neurosurgery, 2007, 61: 741-752.

［5］ Brogna C, Gil Robles S, Duffau H. Brain tumors and epilepsy. Expert Rev Neurother, 2008, 8: 941-955.

［6］ Bürgel U, Mäd ler B, Honey CR, et al. Fiber tracking with distinct software tools results in a clear diversity in anatomical fiber tract portrayal. Cent Eur Neurosurg, 2009, 70: 27-35.

［7］ Chang EF, Clark A, Smith JS, et al. Functional mapping-guided resection of low-grade gliomas in eloquent areas of the brain: improvement of long term survival. J Neurosurg, 2010.

［8］ Claus EB, Horlacher A, Hsu L, et al. Survival rates in patients with low-grade glioma after intraoperative magnetic resonance image guidance. Cancer, 2005, 103: 1227-1233.

［9］ de Benedictis A, Moritz-Gasser S, Duffau H. Awake mapping optimizes the extent of resection for low-grade gliomas in eloquent areas. Neurosurgery, 2010, 66: 1074-1084.

［10］ Duffau H. Intraoperative cortico-subcortical stimulations in surgery of low-grade gliomas. Exp Rev Neurother, 2005, 5: 473-485.

［11］ Duffau H. Lessons from brain mapping in surgery for low-grade glioma: insights into associations between tumour and brain plasticity. Lancet Neurol, 2005, 4: 476-486.

［12］ Duffau H. The anatomo-functional connectivity of language revisited: new insights provided by electrostimulation and tractography. Neuropsychologia, 2008, 4: 927-934.

［13］ Duffau H. A personal consecutive series of surgically treated 51 cases of insular WHO grade II glioma: advances and limitations. J Neurosurg, 2009, 110: 696-708.

［14］ Duffau H. Surgery of low-grade gliomas: towards a "functional neurooncology". Curr Opin Oncol, 2009, 21: 543-549.

［15］ Duffau H. Brain mapping in neuro-oncology: what is the future? Future Neurol, 2010, 5) 433-448.

［16］ Duffau H. Awake surgery for non-language mapping. Neurosurgery, 2010, 66: 523-528.

［17］ Duffau H, Capelle L, Lopes M, et al. Medically intractable epilepsy from insular low-grade gliomas: improvement after an extended lesionectomy. Acta Neurochir (Wien), 2002, 144: 563-572.

［18］ Duffau H, Capelle L, Denvil D, et al. Usefulness of intraoperative electrical subcortical mapping during surgery for lowgrade gliomas located within eloquent brain regions: functional results in a consecutive series of 103 patients. J Neurosurg, 2003, 98: 764-778.

［19］ Duffau H, Lopes M, Arthuis F, et al. Contribution of intraoperative electrical stimulations in surgery of low-grade gliomas: a comparative study between two series without (1985—1996) and with (1996—

2003）functional mapping in the same institution. J Neurol Neurosurg Psychiatry, 2005, 76: 845-851.

[20] Duffau H, Gatignol P, Mandonnet E, et al. New insights into the anatomo-functional connectivity of the semantic system: a study using cortico-subcortical electrostimulations. Brain, 2005, 128: 797-810.

[21] Duffau H, Kujas M, Taillandier L. Episodic nocturnal wandering in a patient with epilepsy due to a right temporoinsular low-grade glioma: relief following resection. J Neurosurg, 2006, 104: 436-439.

[22] Duffau H, Leroy M, Gatignol P. Cortico-subcortical organization of language networks in the right hemisphere: an electrostimulation study in left-handers. Neuropsychologia, 2008, 46: 3197-3209.

[23] Duffau H, Gatignol P, Mandonnet E, et al. Contribution of intraoperative subcortical stimulation mapping of language pathways: a consecutive series of 115 patients operated on for a WHO grade II glioma in the left dominant hemisphere. J Neurosurg, 2008, 109: 461-471.

[24] Duffau H, Moritz-Gasser S, Gatignol P. Functional outcome after language mapping for insular World Health Organization grade II gliomas in the dominant hemisphere: experience with 24 patients. Neurosurg Focus, 2009, 27 (2): 7.

[25] Ganslandt O, Stadlbauer A, Fahlbusch R, et al. Proton magnetic resonance spectroscopic imaging integrated into imageguided surgery: correlation to standard magnetic resonance imaging and tumor cell density. Neurosurgery, 2005, 56: 291-298.

[26] Gil Robles S, Duffau H. Surgical management of World Health Organization grade II gliomas in eloquent areas: the necessity of preserving a margin around functional structures. Neurosurg Focus, 2010, 28 (2): 8.

[27] Gil Robles S, Gatignol P, Capelle L, et al. The role of dominant striatum in language: a study using intraoperative electrical stimulations. J Neurol Neurosurg Psychiatry, 2005, 76: 940-946.

[28] Gil Robles S, Gatignol P, Lehéricy S, et al. Long-term brain plasticity allowing multiple-stages surgical approach for WHO grade II gliomas in eloquent areas: a combined study using longitudinal functional MRI and intraoperative electrical stimulation. J Neurosurg, 2008, 109: 615-624.

[29] Giussani C, Roux FE, Ojemann J, et al. Is preoperative functional magnetic resonance imaging reliable for language areas mapping in brain tumor surgery? Review of language functional magnetic resonance imaging and direct cortical stimulation correlation studies. Neurosurgery, 2010, 66: 113-120.

[30] Ilmberger J, Ruge M, Kreth FW, et al. Intraoperative mapping of language functions: a longitudinal neurolinguistic analysis. J Neurosurg, 2010, 109: 583-592.

[31] Jbabdi S, Mandonnet E, Duffau H, et al. Simulation of anisotropic growth of low-grade gliomas using diffusion tensor imaging. Magn Reson Med, 2005, 54: 616-624.

[32] Kim SS, McCutcheon IE, Suki D, et al. Awake craniotomy for brain tumors near eloquent cortex: correlation of intraoperative cortical mapping with neurological outcomes in 309 consecutive patients.

Neurosurgery, 2009, 64: 836-846.

[33] Lafargue G, Duffau H. Awareness of intending to act following parietal cortex resection. Neuropsychologia, 2008, 46: 2662-2667.

[34] Leclercq D, Duffau H, Delmaire C, et al. Comparison of diffusion tensor imaging tractography of language tracts and intraoperative subcortical stimulations. J Neurosurg, 2010, 112: 503-511.

[35] Mandonnet E, Capelle L, Duffau H. Extension of paralimbic low-grade gliomas: toward an anatomical classification based on white matter invasion patterns. J Neurooncol, 2006, 78: 179-185.

[36] Mandonnet E, Jbabdi S, Taillandier L, et al. Preoperative estimation of residual volume for WHO grade II glioma resected with intraoperative functional mapping. Neuro Oncol, 2007, 9: 63-69.

[37] Mandonnet E, Pallud J, Clatz O, et al. Computational modeling of the WHO grade II glioma dynamics: principles and applications to management paradigm. Neurosurg Rev, 2008, 31: 263-269.

[38] Mandonnet E, Winkler PA, Duffau H. Direct electrical stimulation as an input gate into brain functional networks: principles, advantages and limitations. Acta Neurochir (Wien), 2010, 152: 185-193.

[39] Martino J, Taillandier L, Moritz-Gasser S, et al. Re-operation is a safe and effective therapeutic strategy in recurrent WHO grade II gliomas within eloquent areas. Acta Neurochir (Wien), 2009, 151: 427-436.

[40] Mauer ME, Bottomley A, Taphoorn MJ. Evaluating health-related quality of life and symptom burden in brain tumour patients: instruments for use in experimental trials and clinical practice. Curr Opin Neurol, 2008, 21: 745-753.

[41] McGirt MJ, Chaichana KL, Attenello FJ, et al. Extent of surgical resection is independently associated with survival in patients with hemispheric infiltrating low-grade gliomas. Neurosurgery, 2008, 63: 700-707.

[42] Ojemann G, Ojemann J, Lettich E, et al. Cortical language localization in left, dominant hemisphere. An electrical stimulation mapping investigation in 117 patients. J Neurosurg, 1989, 71: 316-326.

[43] Pallud J, Varlet P, Devaux B, et al. Diffuse low-grade oligodendrogliomas extend beyond MRI-defined abnormalities. Neurology, 2010, 74: 1724-1731.

[44] Pouratian N, Bookheimer SY. The reliability of neuroanatomy as a predictor of eloquence: a review. Neurosurg Focus, 2010, 28 (3): 3.

[45] Sanai N, Mirzadeh Z, Berger MS. Functional outcome after language mapping for glioma resection. N Engl J Med, 2008, 358: 18-27.

[46] Serletis D, Bernstein M. Prospective study of awake craniotomy used routinely and nonselec-tively for supratentorial tumors. J Neurosurg, 2007, 107: 1-6.

[47] Smith JS, Chang EF, Lamborn KR, et al. Role of extent of resection in the long-term outcome of low-grade hemispheric gliomas. J Clin Oncol, 2008, 26: 1338-1345.

［48］ Soffietti R，Baumert B，Bello L，et al. Guidelines on management of low grade gliomas：report of an EFNS-EANO task force. Eur J Neurol，2010，17：1124-1133.

［49］ Stummer W，Pichlmeier U，Meinel T，et al. Fluorescence-guided surgery with 5-aminolevulinic acid for resection of malignant glioma：a randomised controlled multicenter phase III trial. Lancet Oncol，2006，7：392-401.

［50］ Taillandier L，Duffau H. Epilepsy and insular grade II gliomas：an interdisciplinary point of view from a retrospective monocentric series of 46 cases. Neurosurg Focus，2009，27（2）：8.

［51］ Teixidor P，Gatignol P，Leroy M，et al. Assessment of verbal working memory before and after surgery for low-grade glioma. J Neurooncol，2007，81：305-313.

［52］ Vassal M，Le Bars E，Moritz-Gasser S，et al. Crossed aphasia elicited by intraoperative cortical and subcortical stimulation in awake patients. J Neurosurg，2010，113：1251-1258.

［53］ Vidorreta JG，Garcia R，Moritz-Gasser S，et al. Double dissociation between syntactic gender and picture naming processing：a brain stimulation mapping study. Hum Brain Mapp，2011，32：331-340.

［54］ Vigneau M，Beaucousin V，Herve PY，et al. Meta-analyzing left hemisphere language areas：phonology，semantics，and sentence processing. Neuroimage，2006，30：1414-1432.

［55］ Wiedemayer H，Sandalcioglu IE，Armbruster W，et al. False negative findings in intraoperative SEP monitoring：analysis of 658 consecutive neurosurgical cases and review of published reports. J Neurol Neurosurg Psychiatry，2004，75：280-286.

［56］ Willems PW，Taphoorn MJ，Burger H，et al. Effect-iveness of neuronavigation in resecting solitary intracerebral contrast-enhancing tumors：a randomized controlled trial. J Neurosurg，2006，104：360-368.

第五章

展　望

Hugues Duffau

|第一节|

唤醒状态下脑功能区成像的
适应证与术中任务选择

概　述

通过对健康志愿者[108]的功能神经影像及神经功能疾病患者（如癫痫患者）的刺激等手段证实，人脑存在个体间解剖与功能的差异性[77]。随后不断增加的外科手术系列报道提出，唤醒状态下功能区定位技术是功能区病变最佳程度切除的有效工具[17,31]。这提高了外科手术在功能区病变处理方面的能力。低级别胶质瘤患者生存期明显改善[12]、术后永久功能缺损的风险降低，甚至改善了患者健康相关的生活质量（health-related quality of life，HRQoL）[32,91]。与使用皮质下埋藏电极进行功能区电刺激定位相比，唤醒手术定位的功能区不仅包括皮质，也包括皮质下结构，尤其是白质通路，甚至可以用来研究个体轴突的功能连接[21,22]。然而，大多数患者能很好耐受唤醒开颅过程，但该技术主要被应用在我们假定的有语言区病变的患者中[15,114]，即左侧半球侧裂区附近病变的患者，目的是避免术后永久性读写功能障碍[51,82,91]。但是唤醒状态下脑功能定位尚未应用于语言区（基于组织学单标准）受损患者，在右侧半球应用的病例亦非常少见。非语言功能相关的脑区功能定位很少被关注，轻视了日常生活中除了失语外其他神经功能缺失的现象。事实上，进行客观的神经心理和 HRQoL 评估时会发现，视空间、记忆、注意、计划、学习、情感、激发性与行为缺失等都是在脑手术（癫痫伴随或不伴随肿瘤）后需要常规观察的项目[2,3,8,9,14,20,35,47,49,50,52,58,64,66,67,69,70,78,79,81,89,96,98,101,107,111]。尽管有这么多报道，非语言相关的功能缺损仍被大多数神经外科医生所轻视。因为这些细微功能的鉴定是不能通过一个简单的标准临床检查来完成的。然而，在传统文献中胶质瘤术后很少做广泛的神经认知功能评估，尤其是当病变定位在语言区之外时。因此，比文献报道更多的患者遭受了这种类型的功能障碍。

　　本节的目的是为了给定位于传统语言区之外病变进行唤醒开颅功能定位的适应证提供新的视野，这些脑区的定位与保留虽然不直接与语言区相关，但是对于感觉运动、视觉、前庭功能、空间觉醒、认知功能（如计算、记忆、理解甚至判断等）是非常重要的。

　　鉴于此，更加广泛的任务应该在术中使用，并应改进这些任务的选择，也就是说，应该按照几个标准来设计任务使之适合每个患者应用：患者的生活（工作、爱好、习惯）、术前神经心理评估结果（尤其是术前认知功能损害可能存在时）、术前神经功能影像信息及病变特性（位置、大小、行为学特征）。术中测试的改进是基于对个体解剖、生理学、HRQoL及疾病自然过程的相互作用及更好的理解。

经典语言区外病变的术中唤醒语言区定位

　　自 Ojemann 等[77] 开始唤醒手术以来，唤醒手术主要被用于对左侧优势半球外侧裂水平累及侧方皮质的病变患者进行语言区定位（常用的方法是讲话、计数、图片命名、读、写和熟悉多语言），这些区域包括颞叶（尤其是颞叶上部与后部）、顶叶的下方、额叶的侧方。然而，许多研究报道了单独按照解剖结构确定的功能区具有不确定性[84]。因此，仅仅用解剖定位不能决定手术策略（无论在全身麻醉还是在局部麻醉时）。最近的研究显示在传统语言区外发现语言相关结构，这些文献也支持外科医生应该采用神经认知评估与功能区定位技术，来为患者制订出个体化的功能区定位与管理计划。

一、左侧优势半球较少被关注的语言区

　　虽然1个多世纪以来岛叶很少被研究，但最近的病例与功能神经影像工作却为优势半球岛叶在语言功能，尤其是在口语清晰度的复杂计划中起作用提供了强有力的证据[1,19,48,75]。因此，对于定位在岛叶的病变（如海绵状血管瘤[26]与胶质瘤[23,27]），建议采取唤醒手术。20%的患者在电刺激左侧岛叶的手术中能引起语言清晰度下降，被低级别胶质瘤侵犯岛叶也是如此。这种确切的功能区定位既可以帮助医生做出最佳的手术方案，也可以更好的划定切除范围，进而避免了永久的术后语言功能障碍[34]。

　　虽然全身麻醉下切除优势半球辅助运动区不一定会造成永久性语言功能障碍，但是精确评估显示在术后有可能出现永久性轻度语言缺损。切除辅助运动区的前部在术后早期可以出现暂时性语言功能损害（有可能出现缄默），在后期可以逐渐恢复正常[37,60]。术后1年的精确检查仍可以发现有轻度的词语选择困难[60]。最近一项研究报道了切除辅助运动区后有几例患者出现永久性失写症[92]。因此，一些学者建议为了确定语言功能区精确的边界使得术后 HRQoL 达到最佳，对于左侧辅助运动区病变切除时也应该考虑使用唤醒状态下脑

功能区定位[32]。

值得注意的是，非语言相关区域的手术也会产生永久性语言功能损害。左侧顶叶上部切除有可能造成明确的空间失写症[92]。

最后，神经外科医生应该牢记，即便不参与语言功能的脑区，也可能会存在皮质下语言连接纤维。在左侧顶内脑沟或顶叶上方手术时，要意识到这些区域虽远离外侧裂，在皮质没有检测到语言区，但在深部遇到上纵束（侧脑室旁）的风险是很高的。如果这些白质纤维束没有被辨别和保护，损伤后将引起持久性的传导性失语。因此，用系统的方式来标记长相关通路以避免失联合综合征。唯一的办法就是在局部麻醉下手术切除过程中进行实时的功能监测，尤其是在深部病变处理时更应如此[32]，这是因为术外功能定位只能显示皮质表面。

二、右侧半球的语言区

在 19 世纪后半期，Broca 发现左侧额下回的损伤导致语言的清晰度受到影响[10]，Wernicke 发现左侧颞上回后部与语言理解相关[112]，Dejerine 发现左侧角回损伤相继引起失读症与失写症[18]，从此建立了左侧半球在语言处理过程中起重要作用的理论。在 1965 年，Geschwind 总结了失语症患者的结构异常[41]，描绘出了左侧半球的功能区域，以及与语言主要相关的连接。随后形成了左侧半球是语言产生优势半球的概念，1 个多世纪以来人们都相信右侧半球对语言功能影响很小，除了 1874 年 Jackson 提出右侧半球在说话过程中会自动的、无意识地在语言应用中起作用[54]。

临床评估工具的细化使得右侧半球病变后相关语言功能缺失的检测成为可能（综述，见参考文献［55］），非侵袭性功能影像的发展使语言任务中右侧半球的激活特点得以显示。恰当的概念理论的进化（鉴于近期的 meta 分析，见参考文献［109］），使得右侧半球在语言功能中的作用开始被大家所关注。在 20 世纪末期一些研究已经为右侧半球在语义形成过程[39]、口语理解[62]中的作用提供了强有力的证据，尤其在语言比喻（如隐喻[7]时）和单词识别（尤其是名词，可以被回忆出画面时[100]或伴随一种情感内容时[11]）中起重要作用。右侧半球也参与了单词产生的行动[73]，如词汇判断[99]、语境产生[59]阅读[100]，甚至语音处理[104]。总之，右侧半球在语言功能，在韵律上，在语言与语义产生中，在语境过程和实用能力上，在语言执行过程中，特别是注意力与工作记忆方面，发挥的作用远超我们已有的认知。

在临床试验设计中，必须要考虑其他标准，也就是优势半球的概念。在决定右侧半球做唤醒状态语言区定位时，有 3 个参数是非常重要的：利手，神经认知检查的结果，计算功能神经影像偏侧指数。3 个参数是互相关联的，左利手患者如果有术前语言功能障碍，其神经影像学资料通常提示病变在右侧半球。尽管如此，上述相关参数分离出现也是可能的。利用 wADA，Rasmussen 和 Milner[85]研究表明，非右利手患者的语言代表区在左侧半球的占比达 1/3，右利手患者的语言代表区约占该半球一半，其余患者的语言代表区则分布于双侧半球。他们认为一些左利手的正常人应形成语言过程中两侧半球存在不对称参与的现象。最近，Annett[4] 提出了一个遗传学模型，右侧转换理论，它是基于具有两个等位片段的基因存在而提出的，其中一条等位片段通过支持左侧半球从而影响了语言和手工活动的相关脑区的不对称分布规律。纯合子受试者缺乏这个等位片段，脑区的不对称以随机的方式独立分布，左侧的不对称性分布和右侧的不对称性分布概率相同。这可以解释为什么右侧半球语言区的特化和左利手的系统相关性语言区差别很大[13]。神经功能影像进一步强化了语言偏侧性的个体化差异概念[105]，最近发现的一个因子表现出对语言处理的重要影响作用，至少部分与偏手性相关[56]。左利手受试者表现出较少的语言偏侧分布的不对称性[97]。

基于这些资料，一些神经外科医生建议对非右利手患者，也就是对左利手和双利手患者做唤醒下语言区定位。最近的一项研究，对 9 例右侧胶质瘤患者通过皮质与皮质下电刺激来寻找语言区[33,53]。在额叶，皮质电刺激导致了语言音节异常（腹侧运动前区皮质）、命名障碍（背侧运动前区皮质）、语言中断（额盖部）、语义错乱（额前皮质背外侧）。岛叶刺激引起了构音困难，顶叶刺激引起了语音错语症，颞叶刺激引起了语义错语症。在亚临床上，确定了皮质下刺激，上纵束（音韵混乱）、下额枕束（语义混乱）、胼胝体下束（控制混乱）和共同最后通路（音节混乱）。这些结构的保留避免了永久性失语症的出现。这些结果支持左利手者的右侧语言优势半球理论，为右侧半球语言网络中皮质与皮质下结构功能的组织提供新的视野，与左侧半球对比提示存在一个"镜像"结构[33]。

最近，交叉失语即右利手者右侧半球病变引起的失语，已在一个右侧低级别胶质瘤患者清醒状态下通过术中电刺激被诱发出来[106]。这些右侧半球激活的发现增加了在非典型右利手者右侧半球中发现关键皮质-皮质下语言网络的可能性。因此，如何发现有交叉失语风险的患者是当今最大的挑战。为了这个目标，最重要的准则就是要在术前发现潜在的语言损害，即便是最轻微的损害。这些损害在本质上意味着，此时在这例患者的语言功能上发挥重要作用，术中语言区定位可以有效避免术后失语。因此，对于右利手患者，如果在癫痫发作时或在术前神经心理评估中发现了语言干扰，应该考虑唤醒状态开颅术并在术中进行语言区定位。当语言功能磁共振成像发现右侧半球激活时，唤醒开颅并在术中语言区定位显得尤为重要，并应作为偏侧指数的独立观测指标。尽管存在着左偏侧指数，术中也要避免对一个重要区域的右侧激活应答，因为其可能导致永久性失语。因此，术前功能神经影像不足以决定是否应在术中唤醒状态下行功能区定位，术前认知检查是最基本的。

运动与视空间认知的术中功能定位

很长时间以来，运动功能仅被认为是具有移动的能力，也就是说能产生肌肉的收缩。然而，运动实际上是非常复杂的需要多方整合的功能，为了使运动能够准确到位，除了运动本身，还需要体感、视觉和前庭功能的反馈，以及行动的意识与企图[61]。即便某些学者报道在睡眠状态利用术中监测（运动诱发电位）和（或）皮质、皮质下直接电刺激来定位与保留锥体束，仍然有其他研究者建议处理运动通路及其周围的病变时（运动前区与岛叶）[57,74]，在切除的全过程中采用唤醒状态下运动功能定位[16,31,36,93,94,113]。这种策略能够保证检查到真实的运动，包括运动的精确性、适应性、反应时间及是否发生共济失调与失用症等信息，而不是仅仅检测到肌肉的收缩。除了初级运动区，在局部麻醉下有可能检测到无反应的运动区，这些区域在规划自主运动中起重要作用，电刺激这些区域会引起对运动的负性调节[65]。

对于运动后区病变，与全身麻醉下体感诱发电位相比，唤醒手术能够精确地定位出体感皮质。事实上，通过波形反转现象，体感诱发电位能够定位出中央沟，但是不能提供关于体感皮质精确组织的信息（综述，见参考文献［29］）。相反的是，在唤醒过程中，患者可以精确地描述在电子脑影像图与切除过程中浅感觉（痛觉）与深感觉（本体感觉）的变化[25]。这就有可能非常精细的标记出在体感皮质内与丘脑皮质通路水平的优势功能区[29]。全身麻醉下28例非语言区顶叶胶质瘤手术，术后有4例出现永久性功能损害[90]，同样区域病变采用唤醒手术者未出现永久功能损害[25,102]。

此外，视觉反馈对于准确运动和HRQoL是非常重要的。同向偏盲的司机在很多国家是不允许开车的，对位于颞顶枕交界区后方的病变，在唤醒状态患者采用术中电刺激监测视觉通路时，能够诱发出视觉混乱，如视野出现阴影，特殊象限的闪光（视放射监测），甚至视幻觉与视觉变形[30]。

前庭功能对于运动也是非常重要的。前庭系统是高阶多感觉相关系统的一部分，同时接受并协调不同的输入（视觉、体感和听觉）来控制身体的位置，保持与周围的空间关系。前庭功能的神经基础主要与颞岛皮质的后下部和语言非优势半球的上纵束相关，对于颞枕区的病变在术中唤醒状态采用皮质和皮质下电刺激能够标记与保留这些功能，刺激这些区域会出现可重复出现的眩晕[95]。有趣的是，在术外皮质电刺激也可以产生这些经验性的反应，如刺激右侧角回和颞上回可以产生复杂前庭体感知觉，产生一种游离于身体之外的幻觉[6,103]。

最后，没有意识到行动就不可能产生完美的适应环境的运动。对运动认知的不足会引起半边忽略现象，这是由所有进入自我参考体系的信息协调失败造成的，它会对HRQoL产生不良后果。右侧半球颞上回和缘上回的电刺激可以引起视觉寻找的明显缺失[42]，或者引起视觉右侧偏移[5]（图5-1-1）。通过刺激上纵束可以引起短暂的不同功能单元断开，产生短暂性单侧空间忽略现象，这显示皮质与皮质下通路都对空间识别有作用，在右侧颞枕结合处病变切除时，可以识别并保留这些结构[102]（图5-1-2）。

运动是一种复杂多模态功能，它连接了多种单式过程（肌肉收缩、体感、视觉和前庭功能），受多种功能控制。要保存正常运动功能仅仅避免皮质脊髓束损伤是不够的，还需要对整体结构功能网络组织的保护。最后，唤醒状态功能定位可以通过保持高水平的体感-前庭-视觉-空间过程，来理解行为意图，完成复杂行为的参与、计划、执行和在线控

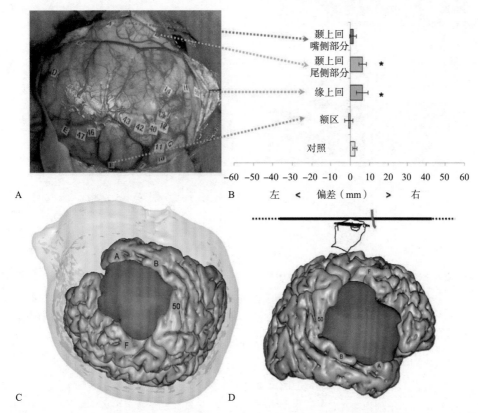

▶ 图5-1-1　A. 1例低级别胶质瘤患者的手术野，中央是右侧顶下回，采用对分线段任务进行皮质功能定位。B. 95%可信区间的平均偏差，颞上回嘴侧部分（rSTG，标记A），颞上回尾侧部分（cSTG，标记B），缘上回（SMG，标记50），额区（FEF，标记F）。在线条平分任务时直接皮质电刺激缘上回与颞上回尾侧部分产生明显右侧偏移；$P<0.05$（双侧检验）。C. 低级别胶质瘤三维重建（紫色）和刺激区（黄色）。D. 侧面观（源自参考文献［102］）

制等功能，并维持正常的 HRQoL。

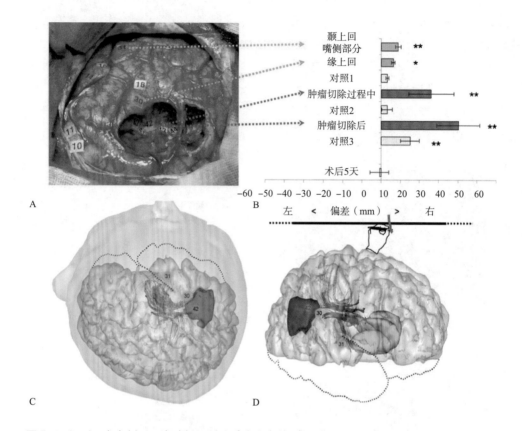

▶▶ 图 5-1-2　A. 在右侧顶下小叶低级别胶质瘤患者的手术区域，进行等分线中间切除术。B. 平均偏差在 95％可信区间，刺激颞上回尾部（cSTG，标签 31），刺激缘上回（SMG，标签 30），刺激上纵术（部分 II）（标签 42）在肿瘤切除过程中（O-FF1）或肿瘤切除后（O-FF2），以及在肿瘤切除术前（对照组 1），术中（对照组 2）和术后（对照组 3）的邻近对照区域。术后 5 天的临床表现也显示，＊ *P*<0.05，＊＊ *P*<0.01（双侧检验）。C. 手术切除区域三围重建（红色区域）和受刺激区域的三围重建，显示了它们与上枕额束（黄色）上纵束（蓝色）的关系。尾状核的头部和壳核为绿色区域。D. 侧面观（源自参考文献［102］）

术中高级认知功能的定位：选择更好的任务

虽然语言区术中脑功能区定位应用非常广泛，但高级认知功能很少被研究，过去 10 年仅部分学者除了在手术过程中唤醒状态下研究过语言与记忆，这些研究的对象主要集中在颞叶癫痫患者[76]。但是，近期发现，通过更加精细的神经心理检查，患者可能会出现术后神经认知功能的缺失，工作记忆相关缺失尤为突出，即便是局部麻醉下的语言功能定位，术后也会有该情况的出现[20,101]。这些结果提示，单纯的唤醒过程并不能防止认知功能恶化，除非在术中进行语言功能（如演说、命名、阅读、写作、双语）和（或）复杂运动（见上文）的测试，但这些专业测试应运用到协助高阶功能区域的定位和保留。因此，必须根据患者的个人状况选择合适的任务（考虑患者的工作、习惯、可能的术前神经认知损害与术前功能神经影像结果），还要考虑病变特点（位置、侧别与特点），以及术中唤醒状态的时间限制等因素。

例如，对一个左侧顶叶病变[28]的教师进行了计算功能定位（乘法与减法）。计算区域的验证与保留可以保证患者在术后能够正常工作，而且不会出现计算困难与不能计算。同样的结果也被其他学者报道过，尤其是病变位于角回附近区域时[86,88]。最近对一个业余歌唱家在脑肿瘤手术时做了术中歌唱的功能定位，显示了语言与歌唱的皮质是分离的，他们使用不同的功能通路[87]。图片命名与非动词理解所激活的脑区也表现出了分离现象[38]。这些发现提醒我们对于左侧颞后区的病变[38]，除了常规命名任务，还需要联合特殊任务，如金字塔与棕榈树试验。

考虑到术后执行功能常规受损，颞枕或额叶位置的病变[20,101]可以通过编码、储存与再现任务来测试近期记忆功能[76]，术中或术前刺激左侧颞叶新皮质可以观察到近期记忆错误[80]。除了电刺激定位，常常用冷盐水冲洗来使海马温度降低，以评估记忆与学习功能，并推测术后记忆障碍的发生风险。此外，优势半球的额前区与颞叶前部的术中电刺激证明了其在面部认知方面发挥重要作用[45]。

此外，眼球扫视与注意力密切相关，通过给清醒额叶视区损伤患者电刺激时引起视觉偏移与眼动抑制进行测试[68]。切除运动前区能够诱发执行功能障碍，尤其是工作记忆，也就是说影响了相关信息的短期保存过程，以及对即将发生行动的心理操作与心理组织[20,110]。同样的，在切除过程中执行两项任务，例如上肢的常规运动结合语言任务（例如，命名），可以使唤醒患者受到影响。来精确的判断功能下降的原因是非常困难的，有可能是由于注意与工作记忆的网络损害，也可能是1~2小时的术中操作引起了身体疲劳。

对于左侧优势半球额前皮质的病变，让唤醒患者判断交叉形式任务（视觉-语言）是否一致。视觉与听觉刺激会同时出现，不是两者相同（情况一致），就是两者不同（语义或音位不一致情况）。

与命名无关的脑区刺激引出不一致判断的再现障碍，尤其是左侧额前区域的背侧区域，而且观察到在其他功能的个体间差异[83]。这些执行功能的保留对于日常生活非常重要，尤其是对于复杂策略的决定与计划。

最近的文献中，除了多种语言功能的经典术中脑功能定位（综述，见参考文献

［44］），也探讨了皮质与皮质下水平语言开关的神经基础[71]。研究显示执行系统（额前皮质、扣带回前部和尾状核）中大量的皮质-皮质下网络对神经认知过程的开关是起作用的，控制更加专用的语言亚回路，包括了颞后区、缘上回、角回、Broca 区和上纵束[72]。在认知控制中尾状体皮质执行环路的参与可以解释为什么刺激左侧尾状核头部能诱发持续动作的再现[43]。

最后，在面部表情方面，一项研究对唤醒患者认识面部情绪的能力进行了功能定位。学者们建议对右侧外侧裂后方肿瘤患者进行面部表情认知（"灵魂反映"）的术中功能定位[46]。

结论与展望

在"功能神经外科"年代，神经外科医生改善对神经认知的理解，并把这些知识应用于临床，是非常有必要的，目的是让患者在脑病变切除前、切除中与切除后都有好的神经认知。虽然局部麻醉下术中语言区功能定位可以降低术后永久性失语的风险，但其他高级功能，如视空间认知、执行功能与情绪情感一直被忽视。最近广泛的神经心理研究证明，即便做了语言功能区定位，脑手术后仍有显著的认知功能损害，这说明了语言与认知神经网络是部分分离的。现在的研究为我们提供了新的视野，即便病变位于传统认为的非功能区，病变与语言区关系不大，也建议做系统的唤醒功能定位[24]。目的就是为了保留高水平的功能，达到最佳的 HRQoL。认知领域的前景就是寻找到情感与行为的功能区，对于个人、家庭、社会与职业生活非常重要，为了达到这个目标，应该对唤醒患者采用准确的术中任务。为了使不同团队的结果具有可比性，应该建立术前、术中与术后应用的共同准则。核心部分就是要根据个体的不同需求与术前发现选用合适的刺激任务，对于舞蹈家的右侧顶叶病变要关注空间认知[102]，对于学校老师的左侧顶叶病变要关注计算能力[28]，或者对于管理者关注前额皮质损伤导致的判断力改变[83]。

另外一方面，要清楚脑手术的目标，尤其是癫痫与肿瘤患者，要最大限度的切除病灶。外科医生要在切除病灶与保留 HRQoL 之间找出最佳平衡点。对于个体患者采用合适的方案而不是按照病变解剖边界的标准切除。更加重要的是，不管什么病变，手术模式应该遵循个体最佳的手术风险获益比。外科医生不能忽视手术的主要目标，要增加中位生存期，还要保留甚至改善功能状态。所要深入思考的内容不是中位生存期或 HRQoL，而是中位生存期和 HRQoL。唤醒功能定位既可以增加切除程度，又可以减少永久功能障碍的发生[17,31]。虽然无创的术前神经功能影像能够用来制订手术计划，但对于个体而言还不够可靠。这个技术对于个体患者选择最佳术中任务是有用的，也可以利用术后 fMRI 来更好的理解可塑性的机制，但是唤醒手术功能定位仍然是金标准，需要在临床实践中进一步发展。把神经外科医生、神经病学家、神经心理学家、语言治疗师、神经生理学家和神经科学家的工作联合起来，才能增加我们对认知与情感的神经基础的理解，找出个体患者最佳的手术风险获益比，也就是说，选择与个体 HRQoL 最相关的术中任务，形成每个患者通用的规范。制订新的认知康复的特殊方案，与术前状态相比，不仅有助于术后功能恢复，也应该努力改善生活质量[40]。

（吴 南 尹 怡 冯 华 译）

参考文献

［1］ Ackermann H, Riecker A. The contribution of the insula to motor aspects of speech production: a review and a hypothesis. Brain Lang, 2004, 89: 320-328.

［2］ Anderson SI, Taylor R, Whittle IR. Mood disorders in patients after treatment for primary intracranial tumours. Br J Neurosurg, 1999, 13: 480-485.

［3］ Andrewes DG, Kaye A, Murphy M, et al. Emotional and social dysfunction in patients following surgical treatment for brain tumour. J Clin Neurosci, 2003, 10: 428-433.

［4］ Annett M. In defence of the right shift theory. Percept Mot Skills, 1996, 82: 115-137.

［5］ Bartolomeo P, Thiebaut de Schotten M, Duffau H. Mapping of visuospatial functions during brain surgery: a new tool to prevent unilateral spatial neglect. Neurosurgery, 2007, 61: 1340.

［6］ Blanke O, Ortigue S, Landis T, et al. Stimulating illusory own-body perceptions. Nature, 2002, 419: 269-270.

［7］ Bottini G, Corcoran R, Sterzi R, et al. The role of the right hemisphere in the interpretation of the figurative aspects of language. A positron emission tomography activation study. Brain, 1994, 117: 1241-1253.

［8］ Braun CM, Denault C, Cohen H, et al. Discrimination of facial identity and facial affect by temporal and frontal lobectomy patients. Brain Cogn, 1994, 24: 198-212.

［9］ Braun V, Albrecht A, Kretschmer T, et al. Brain tumour surgery in the vicinity of short-term memory representation-results of neuronavigation using fMRI images. Acta Neurochir (Wien), 2006, 148: 733-739

［10］ Broca P. Nouvelle observation d'aphémie par une lésion de la moitié postérieure des deuxième et troisième circonvolutions frontales gauches. Bull Soc Anat, 1861, 36: 398-407.

［11］ Buchanan TW, Lutz K, Mirzazade S, et al. Recognition of emotional prosody and verbal components of spoken language: an fMRI study. Brain Res Cogn Brain Res, 2000, 9: 227-238.

［12］ Chang EF, Clark A, Smith JS, et al. Functional mapping-guided resection of low-grade gliomas in eloquent areas of the brain: improvement of long-term survival. J Neurosurg, 2011, 114: 566-573.

［13］ Corballis MC. From mouth to hand: gesture, speech, and the evolution of right-handedness. Behav

Brain Sci, 2003, 26: 199-208.

[14] D'Angelo C, Mirijello A, Leggio L, et al. State and trait anxiety and depression in patients with primary brain tumors before and after surgery: 1-year longitudinal study. J Neurosurg, 2008, 108: 281-286.

[15] Danks RA, Rogers M, Aglio LS, et al. Patient tolerance of craniotomy performed with the patient under local anesthesia and monitored conscious sedation. Neurosurgery, 1998, 42: 28-36.

[16] Danks RA, Aglio LS, Gugino LD, et al. Craniotomy under local anesthesia and monitored conscious sedation for the resection of tumors involving eloquent cortex. J Neurooncol, 2000, 49: 131-139.

[17] de Benedictis A, Moritz-Gasser S, Duffau H. Awake mapping optimizes the extent of resection for low-grade gliomas in eloquent areas. Neurosurgery, 2010, 66: 1074-1084.

[18] Déjerine J. Sur un cas de cécité verbale avec agraphie, suivi d'autopsie. C R Soc Biol, 1891 (43): 197-201.

[19] Dronkers NF. A new region for coordinating speech articulation. Nature, 1996, 384: 159-161.

[20] du Boisgueheneuc F, Levy R, Volle E, et al. Functions of the left superior frontal gyrus in humans: a lesion study. Brain, 2006, 129: 3315-3328.

[21] Duffau H. Intraoperative cortico-subcortical stimulations in surgery of low-grade gliomas. Expert Rev Neurother, 2005, 5: 473-485.

[22] Duffau H. Contribution of cortical and subcortical electrostimulation in brain glioma surgery: methodological and functional considerations. Neurophysiol Clin, 2007, 37: 373-382.

[23] Duffau H. A personal consecutive series of surgically treated 51 cases of insular WHO Grade II glioma: advances and limitations. J Neurosurg, 2009, 110: 696-708.

[24] Duffau H. Awake surgery for non-language mapping. Neurosurgery, 2010, 66: 523-528.

[25] Duffau H, Capelle L. Functional recuperation after resection of gliomas infiltrating primary somatosensory fields. Study of perioperative electrical stimulation. Neurochirurgie, 2001, 47: 534-541.

[26] Duffau H, Fontaine D. Successful resection of a left insular cavernous angioma using neuronavigation and intraoperative language mapping. Acta Neurochir (Wien), 2005, 147: 205-208.

[27] Duffau H, Capelle L, Lopes M, et al. The insular lobe: physiopathological and surgical considerations. Neurosurgery, 2000, 47: 801-811.

[28] Duffau H, Denvil D, Lopes M, et al. Intraoperative mapping of the cortical areas involved in multiplication and subtraction: an electrostimulation study in a patient with a left parietal glioma. J Neurol Neurosurg Psychiatry, 2002, 73: 733-738.

[29] Duffau H, Capelle L, Denvil D, et al. Usefulness of intraoperative electrical subcortical mapping in surgery of low grade gliomas located within eloquent regions functional results in a consecutive series of 103 patients. J Neurosurg, 2003, 98: 764-778.

[30] Duffau H, Velut S, Mitchell MC, Gatignol P, et al. Intra-operative mapping of the subcortical visual

pathways using direct electrical stimulations. Acta Neurochir（Wien），2004，146：265-269.

［31］ Duffau H, Lopes M, Arthuis F, et al. Contribution of intraoperative electrical stimulations in surgery of low grade gliomas：a comparative study between two series without（1985—1996）and with（1996—2003）functional mapping in the same institution. J Neurol Neurosurg Psychiatry，2005，76：845-851.

［32］ Duffau H, Gatignol P, Mandonnet E, et al. Intraoperative subcortical stimulation mapping of language pathways in a consecutive series of 115 patients with grade II glioma in the left dominant hemisphere. J Neurosurg，2008，109：461-471.

［33］ Duffau H, Leroy M, Gatignol P. Cortico-subcortical organization of language networks in the right hemisphere：an electrostimulation study in left-handers. Neuropsychologia，2008，46：3197-3209.

［34］ Duffau H, Moritz-Gasser S, Gatignol P. Functional outcome after language mapping for insular World Health Organization grade II gliomas in the dominant hemisphere：experience with 24 patients. Neurosurg Focus，2009，27（2）：E7.

［35］ Dulay MF, Levin HS, York MK, et al. Predictors of individual visual memory decline after unilateral anterior temporal lobe resection. Neurology，2009，72：1837-1842.

［36］ Ebel H, Ebel M, Schillinger G, Klimek M, et al. Surgery of intrinsic cerebral neoplasms in eloquent areas under local anesthesia. Minim Invasive Neurosurg，2000，43：192-196.

［37］ Fontaine D, Capelle L, Duffau H. Somatotopy of the supplementary motor area：evidence from correlation of the extent of surgical resection with the clinical patterns of deficit. Neurosurgery，2002，50：297-303.

［38］ Gatignol P, Capelle L, Le Bihan R, et al. Double dissociation between picture naming and comprehension：an electrostimulation study. Neuroreport，2004，15：191-195.

［39］ Gazzaniga MS, Hillyard SA. Language and speech capacity of the right hemisphere. Neuropsychologia，1971，9：273-280.

［40］ Gehring K, Sitskoorn MM, Aaronson NK, et al. Interventions for cognitive deficits in adults with brain tumours. Lancet Neurol，2008，7：548-560.

［41］ Geschwind N. Disconnection syndromes in animals and man. Part 1. Brain，1965，88：237-294.

［42］ Gharabaghi A, Fruhmann Berger M, et al. The role of the right superior temporal gyrus in visual search-insights from intraoperative electrical stimulation. Neuropsychologia，2006，44：2578-2581.

［43］ Gil Robles S, Gatignol P, Capelle L, et al. The role of dominant striatum in language：a study using intraoperative electrical stimulations. J Neurol Neurosurg Psychiatry，2005，76：940-946.

［44］ Giussani C, Roux FE, Lubrano V, et al. Review of language organisation in bilingual patients：what can we learn from direct brain mapping? Acta Neurochir（Wien），2007，149：1109-1116.

［45］ Giussani C, Roux FE, Bello L, Lauwers-Cances V, et al. Who is who：areas of the brain associated with recognizing and naming famous faces. J Neurosurg，2009，110：2898-299.

［46］ Giussani C, Pirillo D, Roux FE. Mirror of the soul：a cortical stimulation study on recognition of facial emotions. J Neurosurg, 2010, 112: 520-527.

[47] Goldstein B, Armstrong CL, John C, et al. Attention in adult intracranial tumors patients. J Clin Exp Neuropsychol, 2003, 25: 66-78.

[48] Hillis AE, Work M, Barker PB, et al. Re-examining the brain regions crucial for orchestrating speech articulation. Brain, 2004, 127: 1479-1487.

[49] Hornak J, Bramham J, Rolls ET, et al. Changes in emotion after circumscribed surgical lesions of the orbitofrontal and cingulate cortices. Brain, 2003, 126: 1691-1712.

[50] Hornak J, O'Doherty J, Bramham J, et al. Reward-related reversal learning after surgical excisions in orbito-frontal or dorsolateral prefrontal cortex in humans. J Cogn Neurosci, 2004, 16: 463-478.

[51] Ilmberger J, Ruge M, Kreth FW, et al. Intraoperative mapping of language functions: a longitudinal neurolinguistic analysis. J Neurosurg, 2008, 109: 583-592.

[52] Irle E, Peper M, Wowra B, et al. Mood changes after surgery for tumors of the cerebral cortex. Arch Neurol, 1994, 51: 164-174.

[53] Jabbour RA, Hempel A, Gates JR, et al. Right hemisphere language mapping in patients with bilateral language. Epilepsy Behav, 2005, 6: 587-592.

[54] Jackson HJ. On the nature of the duality of the brain. Med Press Circ New Ser, 1874 (17): 19-21, 41-44, 63-66; reprinted in Brain, 1874, 38: 80-103, 1915.

[55] Joanette Y, Ansaldo AI, Kahlaoui K, et al. The impact of lesions in the right hemisphere on linguistic skills: theoretical and clinical perspectives. Rev Neurol, 2008, 46: 481-488.

[56] Josse G, Tzourio-Mazoyer N. Hemispheric specialization for language. Brain Res Brain Res Rev, 2004, 44: 1-12.

[57] Keles GE, Lundin DA, Lamborn KR, et al. Intraoperative subcortical stimulation mapping for hemispherical perirolandic gliomas located within or adjacent to the descending motor pathways: evaluation of morbidity and assessment of functional outcome in 294 patients. J Neurosurg, 2004, 100: 369-375.

[58] Kessels RP, Postma A, Kappelle LJ, et al. Spatial memory impairment in patients after tumour resection: evidence for a double dissociation. J Neurol Neurosurg Psychiatry, 69: 389-391.

[59] Kircher TT, Brammer M, Tous AN, et al. Engagement of right temporal cortex during processing of linguistic context. Neuropsychologia, 2001, 39: 798-809.

[60] Krainik A, Lehéricy S, Duffau H, et al. Postoperative speech disorder after medial frontal surgery: role of the supplementary motor area. Neurology, 2003, 60: 587-594.

[61] Lafargue G, Duffau H. Awareness of intending to act following parietal cortex resection. Neuropsychologia, 2008, 46: 2662-2667.

[62] Lattner S, Meyer ME, Friederici AD. Voice perception: sex, pitch and the right hemisphere. Hum Brain Mapp, 2005, 24: 11-20.

[63] Lee GP, Smith JR, Loring DW, et al. Intraoperative thermal inactivation of the hippocampus in an

effort to prevent global amnesia after temporal lobectomy. Epilepsia, 1995, 36: 892-898.

[64] Litofsky NS, Resnick AG. The relationships between depression and brain tumors. J Neurooncol, 2009, 94: 153-161.

[65] Lüders HO, Dinner DS, Morris HH, et al. Cortical electrical stimulation in humans. The negative motor areas. Adv Neurol, 1995, 67: 115-129.

[66] Mainio A, Hakko H, Niemel A, et al. Depression and functional outcome in patients with brain tumors: a population-based 1-year follow-up study. J Neurosurg, 2005, 103: 841-847.

[67] Mainio A, Tuunanen S, Hakko H, et al. Decreased quality of life and depression as predictors for shorter survival among patients with low-grade gliomas: a follow-up from 1990 to 2003. Eur Arch Psychiatry Clin Neurosci, 2006, 256: 516-521.

[68] Milea D, Lobel E, Lehericy S, et al. Intraoperative frontal eye field stimulation elicits ocular deviation and saccade suppression. Neuroreport, 2002, 13: 1359-1364.

[69] Miller LA. Impulsivity, risk-taking, and the ability to synthesize fragmented information after frontal lobectomy. Neuropsychologia, 1992, 30: 69-79.

[70] Miotto EC, Morris RG. Virtual planning in patients with frontal lobe lesions. Cortex, 1998, 34: 639-657.

[71] Moritz-Gasser S, Duffau H. Evidence of a largescale network underlying language switching: a brain stimulation study. J Neurosurg, 2009, 111: 729-732.

[72] Moritz-Gasser S, Duffau H. Cognitive processes and neural basis of language switching: proposal of a new model. Neuroreport, 2009, 20: 1577-1580.

[73] Neininger B, Pulvermüller F. The right hemisphere's role in action word processing: a double case study. Neurocase, 2001, 7: 303-317.

[74] Neuloh G, Pechstein U, Schramm J. Motor tract monitoring during insular glioma surgery. J Neurosurg, 2007, 106: 582-592.

[75] Ogar J, Willock S, Baldo J, et al. Clinical and anatomical correlates of apraxia of speech. Brain Lang, 2006, 97: 343-350.

[76] Ojemann GA. The neurobiology of language and verbal memory: observations from awake neurosurgery. Int J Psychophysiol, 2003, 48: 141-146.

[77] Ojemann G, Ojemann J, Lettich E, et al. Cortical language localization in left, dominant hemisphere. An electrical stimulation mapping investigation in 117 patients. J Neurosurg, 1989, 71: 316-326.

[78] Owen AM, Downes JJ, Sahakian BJ, et al. Planning and spatial working memory following frontal lobe lesions in man. Neuropsychologia, 1990, 28: 1021-1034.

[79] Peper M, Irle E. Categorical and dimensional decoding of emotional intonations in patients with focal brain lesions. Brain Lang, 1997, 58: 233-264.

[80] Perrine K, Devinsky O, Uysal S, et al. Left temporal neocortex mediation of verbal memory: evidence from functional mapping with cortical stimulation. Neurology, 1994, 44: 1845-1850.

［81］ Petrides M. Visuo-motor conditional associative learning after frontal and temporal lesions in the human brain. Neuropsychologia, 1997, 35: 989-997.

［82］ Picht T, Kombos T, Gramm HJ, et al. Multimodal protocol for awake craniotomy in language cortex tumour surgery. Acta Neurochir (Wien), 2006, 148: 127-137.

［83］ Plaza M, Gatignol P, Cohen H, et al. A discrete area within the left dorsolateral prefrontal cortex involved in visual-verbal incongruence judgment. Cereb Cortex, 2008, 18: 1253-1259.

［84］ Pouratian N, Bookheimer SY. The reliability of neuroanatomy as a predictor of eloquence: a review. Neurosurg Focus, 2010, 28 (2): 3.

［85］ Rasmussen T, Milner B. The role of early leftbrain injury in determining lateralization of cerebral speech functions. Ann N Y Acad Sci, 1977, 299: 355-369.

［86］ Roux FE, Boetto S, Sacko O, et al. Writing, calculating, and finger recognition in the region of the angular gyrus: a cortical stimulation study of Gerstmann syndrome. J Neurosurg, 2003, 99: 716-727.

［87］ Roux FE, Borsa S, Démonet JF. "The mute who can sing": a cortical stimulation study on singing. J Neurosurg, 2009, 110: 282-288.

［88］ Roux FE, Boukhatem L, Draper L, et al. Cortical calculation localization using electrostimulation. J Neurosurg, 2009, 110: 1291-1299.

［89］ Rowe AD, Bullock PR, Polkey CE, et al. "Theory of mind" impairments and their relationship to executive functioning following frontal lobe excisions. Brain, 2001, 124: 600-616.

［90］ Russel SM, Elliott R, Forshaw D, et al. Resection of parietal lobe gliomas: incidence and evolution of neurological deficits in 28 consecutive patients correlated to the location and morphological characteristics of the tumor. J Neurosurg, 2005, 103: 1010-1017.

［91］ Sanai N, Mirzadeh Z, Berger MS. Functional outcome after language mapping for glioma resection. N Engl J Med, 2008, 358: 18-27.

［92］ Scarone P, Gatignol P, Guillaume S, et al. Agraphia after awake surgery for brain tumor: new insights into the anatomo-functional network of writing. Surg Neurol, 2009, 72: 223-241.

［93］ Serletis D, Bernstein M. Prospective study of awake craniotomy used routinely and nonselec-tively for supratentorial tumors. J Neurosurg, 2007, 107: 1-6.

［94］ Shinoura N, Yamada R, Kodama T, et al. Preoperative fMRI, tractography and continuous task during awake surgery for maintenance of motor function following surgical resection of metastatic tumor spread to the primary motor area. Minim Invasive Neurosurg, 2005, 48: 85-90.

［95］ Spena G, Gatignol P, Capelle L, et al. Superior longitudinal fasciculus subserves vestibular network in humans. Neuroreport, 2006, 17: 1403-1406.

［96］ Spiers HJ, Burgess N, Maguire EA, et al. Unilateral temporal lobectomy patients show lateralized topographical and episodic memory deficits in a virtual town. Brain, 2001, 124: 2476-2489.

［97］ Szaflarski JP, Binder JR, Possing ET, et al. Language lateralization in left-handed and ambidextrous people: fMRI data. Neurology, 2002, 59: 238-244.

[98] Taphoorn MJB, Klein M. Cognitive deficits in adult patients with brain tumours. Lancet Neurol, 2004, 3: 159-168.

[99] Taylor KI, Crelier G, Alkadhi H, et al. A fMRI study of hemispheric competency for lexical and semantic processes in reading. Neuroimage, 2001, 13 (Suppl 1): 615.

[100] Taylor KI, Regard M. Language in the right cerebral hemisphere: contributions from reading studies. News Physiol Sci, 2003, 18: 257-261.

[101] Teixidor P, Gatignol P, Leroy M, et al. Assessment of verbal working memory before and after surgery for lowgrade glioma. J Neurooncol, 2007, 81: 305-313.

[102] Thiebaut de Schotten M, Urbanski M, Duffau H, et al. Direct evidence for a parietal-frontal pathway subserving spatial awareness in humans. Science, 2005, 309: 2226-2228.

[103] Tong F. Out-of-body experiences: from Penfield to present. Trends Cogn Sci, 2003, 7: 104-106.

[104] Tremblay T, Monetta L, Joanette Y. Phonological processing of words in right-and left-handers. Brain Cogn, 2004, 55: 427-432.

[105] Tzourio-Mazoyer N, Josse G, Crivello F, et al. Interindividual variability in the hemispheric organizatin for speech. Neuroimage, 2004, 21: 422-435.

[106] Vassal M, Le Bars E, Moritz-Gasser S, et al. Crossed aphasia elicited by intraoperative cortical and subcortical stimulation in awake patients. J Neurosurg, 2010, 113: 1251-1258.

[107] Vendrell P, Junque C, Pujol J, et al. The role of prefrontal regions in the Stroop task. Neuropsychologia, 1995, 33: 341-352.

[108] Vigneau M, Beaucousin V, Herve PY, et al. Meta-analyzing left hemisphere language areas: phonology, semantics, and sentence processing. Neuroimage, 2006, 30: 1414-1432.

[109] Vigneau M, Beaucousin V, Hervé PY, et al. What is right-hemisphere contribution to phonological, lexico-semantic, and sentence processing? Insights from a meta-analysis. Neuroimage, 2011, 54: 577-593.

[110] Volle E, Kinkingnéhun S, Pochon JB, et al. The functional architecture of the left posterior and lateral prefrontal cortex in humans. Cereb Cortex, 2008, 18: 2460-2469.

[111] Weniger G, Irle E. Impaired facial affect recognition and emotional changes in subjects with transmodal cortical lesions. Cereb Cortex, 2002, 12: 258-268.

[112] Wernicke C. Der aphasische Symptomenkomplex: eine psychologische Studie auf anatomis-cher Basis. Max Cohn und Wegert, Breslau, 1874.

[113] Whittle IR, Borthwick S, Haq N. Brain dysfunction following "awake" craniotomy, brain mapping and resection of glioma. Br J Neurosurg, 2003, 17: 130-137.

[114] Whittle IR, Midgley S, Georges H, et al. Patient perceptions of "awake" brain tumour surgery. Acta Neurochir (Wien), 2005, 147: 275-277.

|第二节|

脑通路拓扑网络：
术中功能区成像的新发现

Hugues Duffau

概　述

　　大脑手术的困境是最大限度切除病变的同时保留脑功能[18]。当病变（如低级别胶质瘤）位于功能区时尤其具有挑战性[19]。虽然解剖标志很关键，但并不能充分表现出个体化的解剖-功能架构。目前，术前、术中、术后的脑功能定位得到系统而广泛的应用，可进行常规脑皮质功能定位，但对定位并保留皮质下的白质连接的重视尚不充分。

　　同时关注皮质和皮质下结构的目的是避免因手术而造成的永久性神经功能损伤。实际上，从脑卒中的研究发现，白质纤维通路损伤比皮质损伤产生更严重的神经功能障碍。为了将皮质功能和白质连接联合考虑，近来提出了一种新的模型，改变传统的"局部"观念，建立起"神经通路-拓扑（hodotopical）"网络的概念[4]。在病理学上，拓扑机制（希腊语"topos"是"地方"的意思）指皮质功能障碍（缺失、过度或两者兼有），通路（希腊语"hodos"是"通路、途径"的意思）指与连接通路相关的功能障碍（失连接、反应过度或两者兼有）[5]。换言之，通过关注皮质-皮质下整体网络结构的复杂功能，以了解病变对生理和功能的影响，以及病变的位置和范围（如单纯皮质或单纯皮质下损伤，或者两者兼有）可能产生的不同损害。

　　与术前和术后的电生理定位相比，术中直接皮质电刺激可以描记手术切除前的皮质和白质纤维束，据此确定功能边界，优化手术的获益-风险比。另外，可以为认知神经科学研究脑活动的结构基础提供新方法。本节主要介绍术中皮质和皮质下电刺激定位的新发现，与功能神经影像联合，开启了脑功能研究的"联结"新时代[13,15]。

术中电刺激：皮质解剖-功能结构新发现（拓扑）

一、辅助运动区的解剖功能结构

辅助运动区（supplementary motor area，SMA）位于下肢初级运动区前方，具有对运动进行调节计划的功能。切除后会导致典型的 SMA 综合征，其特点为左侧优势半球 SMA 损伤后表现为完全性的运动不能或缄默，该区域切除后的手术患者会于麻醉唤醒 30 分钟左右表现出症状[22]。术后 10 天左右症状开始自动缓解，但仍然需要 1~3 个月时间以恢复到较好的状态。术前 fMRI 检查发现，SMA 综合征出现与否和额叶切除的范围无关，但和 SMA 结构的损伤直接相关，因此，根据术前的 fMRI 可预计术后是否会出现 SMA 综合征，便于与患者和家属进行沟通[41,42]。综合术前 fMRI、术后临床功能障碍和术后 MRI 显示切除范围的分析，也可了解 SMA 结构的功能排列，由前往后依次为语言（至少在优势半球）、面部、上肢、下肢（旁中央小叶前方）[37]。因此，对 SMA 进行切除之前也可能预计到 SMA 综合征出现的严重程度，如仅有缄默、缄默伴上肢运动不能或缄默伴半侧运动不能。这对制订特殊的康复计划很有帮助。

二、岛叶在语言和吞咽功能中的作用

虽然多种肿瘤特别是低级别胶质瘤常常涉及岛叶，但由于技术原因，对岛叶功能的研究很少。岛叶位于原脑皮质和新脑皮质之间，是解剖、细胞的组织构成和功能的分界。近来的研究对其功能尤其是语言方面进行了深入探讨（见参考文献［7］的综述）。术前 fMRI 实验规律性的呈现了健康志愿者完成语言任务时岛叶皮质的前方出现激活区。术中电刺激进一步准确地证实了该现象，当刺激该区域时，患者出现语言障碍，具体表现为语音紊乱。对脑卒中患者的研究[9]也发现该结构与语言的计划相关[16,20,21,36]。这些证据提示神经外科医生，左侧优势半球额、颞、岛病变手术时发生语言障碍的可能性很大。对右侧非优势半球岛叶、枕部的胶质瘤进行手术时，术后也观察到有患者出现较短暂 Foix-Chavany-Marie 综合征，表现为双侧面、舌、咽、喉肌麻痹，语言和吞咽功能障碍[25]。

三、左侧额下回的解剖-功能结构

术中电刺激发现经典的 Broca 区并不是产生语言的区域，而是具有更高级的语言功能，如语言切换等[51,52]，其后部（岛盖部）更多参与语音功能，其上部（三角区）主要参与语法功能，前部主要参与额枕下束眶部的语义功能[31]（见下文）。术中电刺激的结果与近来对 fMRI 进行 meta 分析[61]的结果一致。

四、左侧运动前区皮质的语言功能

虽然许多研究明确了运动功能的结构基础，但对语言运动的结构尚不清楚，术中电刺激优势半球的运动前区背侧（SMA 区旁，手部初级运动区的前方）可以诱导失语，而刺激运动前区的腹侧则可诱发构音障碍[27]。这些结果说明：①运动前区背侧参与命名网络，与 fMRI 研究的发现一致，该区域参与了词汇检索与概念分类。②运动前区腹侧参与了发音，这也解释了为什么病变累及"下运动皮质"时出现语言障碍（如运动性失语）。

五、左侧缘上回在语言功能中的作用

在癫痫患者的手术中，术中电刺激显示左侧缘上回与图片命名功能有关[53]。近来研究也发现刺激该区域可诱发语言功能障碍[26]。这些发现与纤维示踪研究的结果一致，提出缘上回是额叶和颞叶语言区的中转站，也称为间接通路中的 Geschwind 区[5,6]。有趣的是，Baddeley[1]根据其工作记忆模型发现发音环路由两部分构成：短期语音贮存和记忆中发音信息提取。功能神经影像研究也提示左侧缘上回参与了语音贮存功能，左侧额下回皮质和运动前皮质腹侧则与默记功能有关[54]。了解这些功能对累及缘上回和额顶回路病变的手术尤其重要，以减少术后出现工作记忆障碍[10,57]。

六、Wernicke 区的解剖-功能结构

在优势半球颞叶后部的病变手术过程中，术中电刺激时进行理解任务测试，可向患者展示一组图片，要求患者说出两图片间在概念上的联系，比如锥体和棕榈树实验。在术中对颞上回后部某些位点进行刺激时，可诱发失语，但并不出现理解障碍；而此区域有些位点刺激时则仅出现理解障碍，无命名障碍；还有些位点仅出现构音障碍[38]。这样的结果与 fMRI 检测的结果一致，提示 Wernicke 区功能组织的复杂性，不仅参与而且也可能区分理解、命名和构音的过程[61]。近来术中电刺激的研究结果也显示，左侧优势半球颞中回后部刺激后可诱发出语法错误[60]。同时，颞上回后部还参与了语言切换的功能[51,52]。

七、右侧半球在语言功能中的作用

这部分内容在"唤醒功能区定位的指征和术中任务选择"一节中已经详细阐述。

八、角回在计算功能中的作用

位于左侧优势半球的角回参与许多高级认知功能，如计算等。左侧顶叶后部病变患者可通过术中电刺激进行乘或减法的测试。与运算相关（如乘法）的功能区，位于外侧裂末端的后方，与语言区紧邻。而与实际计算（如减法）相关的功能区，位于角回的上部，顶下沟下方，紧邻工作记忆区。角回里包含有"计算区"，患者损伤后会出现短暂的计算

功能障碍，但可恢复。此外，该结果也证实了"三重编码理论"[24]。

九、额叶眼区和扣带回眼区对眼球运动的影响

术前 fMRI 和术中电刺激对额叶眼区的功能解剖进行了研究，该区位于面部初级运动区的前外侧，主要调节自主和不自主的眼扫视。术中对该区进行刺激时，眼电图记录到对侧眼运动。此外，在被唤醒的患者中，刺激眼电图中额叶眼外子区域揭示了眼球转动和受干扰行为，如抑制不自主眼扫视[49]。值得注意的是，前扣带回的后部，也叫扣带回眼区，具有抑制不自主眼扫视的功能[50]。

十、右侧缘上回和颞叶后部的空间感知功能

病变累及右侧颞顶交界区的患者在术中唤醒时可以采用"平分线任务"描记空间感知功能。当刺激缘上回后下部和颞上回尾部时，可诱发平分线时明显的右偏[2]。换言之，通过对脑皮质视空间整合的关键位点进行电失活诱导，从而诱发了这种暂时性的、可重复的左侧盲视区。该区域得以保留的患者术后不会出现空间忽视。因此，右侧缘上回和颞上回尾部与人对空间对称性的感知有关[58]。

十一、左侧前额背外侧皮质的判断功能

对于病变累及左侧优势前额叶皮质的患者，进行交叉形式（视觉-语言）一致性和不一致性判断任务检测，视觉和听觉刺激同时进行，可以是同一项内容（一致）或不同内容（不一致）。结果显示对左侧前额背外侧皮质进行刺激时，出现一致性判断的障碍[55]。保留该项功能对日常生活很重要，尤其是在做出决策和计划复杂任务时。

唤醒麻醉术中电刺激还可以应用于检测患者其他解剖-功能联系，特别是关于书写、阅读、记忆、情绪反应，甚至尿意等方面。因此，神经外科医生需要据此调整手术策略、技术（如选择术中功能区定位的任务方式），将功能-解剖知识更多地应用于患者个人的治疗。

术中电刺激：研究白质纤维连接新方向（通路）

为了避免术后出现永久性神经功能障碍，除了皮质电刺激，脑部手术时还需要在唤醒麻醉下进行个体化功能连接网络的解剖功能研究[3,12,14,17]。

一、运动通路

运动前区病变，在术中电刺激明确定位并保留初级运动皮质区域后，进行皮质下刺激

探测相应下行运动通路的走行也很重要。例如，放射冠中不同的下行纤维，内侧为下肢锥体束，外侧为上肢和面部锥体束。和皮质功能区一样，这些运动纤维构成了手术切除过程中的后部和深部边界，直达脑室。另外，需要探明内囊后支内的锥体束，尤其是（额-颞）岛叶肿瘤手术过程中，若皮质下电刺激放射冠下部可诱导运动障碍时，需要以此为深部切除边界[11,16,28]。

二、丘脑-皮质体感通路

同样，对于中央区后部病变患者的手术过程中，术中电刺激还可进行丘脑-皮质体感通路定位，刺激时可诱发唤醒患者感觉异常[19]。

三、视觉通路

颞、枕、顶叶病变患者进行手术时，术中唤醒后可进行视放射定位，在手术腔的后上方和深部进行电刺激时可诱发对侧视野"阴影"（负效应）或闪光（正效应），有时还可诱发幻视[30]。因此，此时若能停止手术，患者可能仅出现1/4视野的视觉障碍，不会对日常生活，尤其是驾驶形成影响。

四、语言通路：语言解剖-功能连接的再认识

在左侧优势半球中央前区病变手术过程中，确定中央前回的运动区和额下回的 Broca 语言区皮质后，术中电刺激还可探测语言通路[34]。在内侧，电刺激可探测胼胝体内下束，从 SMA 和扣带回走行到尾状核头部，刺激时可产生一过性的跨皮质运动性失语，该通路涉及语言形成[23]。在后方，可探测到来自前运动皮质腹侧的纤维，刺激可诱发构音障碍，此通路对语言的产生很关键[27]。在外侧，可探测到岛盖部的纤维，刺激时可产生完全性语言停止，该连接与语言的计划有关[36]。

除了这些局部的语言通路，皮质下电刺激还可以探测相关的远距离通路，最重要的是上纵束的深部，也就是弓状束[34]（图 5-2-1）。病变累及左侧岛叶或左侧额下回时，术中电刺激可探测到弓状束的前部，位于外囊前底部（岛叶上部）和 Broca 区后方（称为岛盖和额下回三角部）。刺激时可诱导出一过性传导性失语，如音韵障碍和重复障碍等。同样，左侧顶叶病变患者手术过程中还可以探测到弓状束的后上回路，位于缘上回下面，刺激时也可诱导出音韵障碍和重复障碍等。颞叶后部病变患者可探及弓状束后束，构成手术切除的前边界。最后，在左侧优势半球颞叶前和中叶手术时，切除范围不应超过弓状束前束的前部[23]。左侧弓状束还与语言转换相关（从母语转换为另一种语言），术中电刺激可中断该功能，对双语患者较为关键[51,52]。近来还发现，刺激左侧弓状束还可产生语法错误，说明该通路（连接颞中回和额下回，这两个区域刺激时也可产生语法错误）还参与形成句法功能[60]。

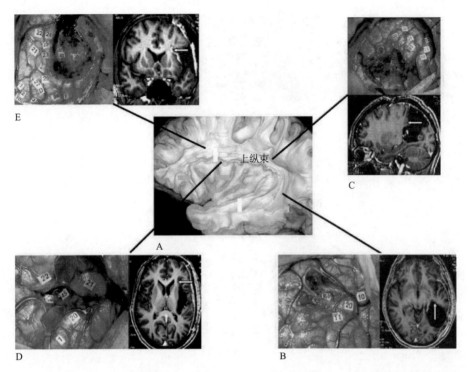

▶ 图 5-2-1　弓状束：背侧音韵网络。A. 术中标示出上纵束。B~E. 不同部位低级别胶质瘤患者术野和术后 MRI：颞部（B）、顶部（C）、岛叶（D）、额叶（E）。在所有病例中，均通过皮质下电刺激定位弓状束来确定手术的深部边界。刺激弓状束可诱导音素性错语，术腔深部可诱导出语言障碍的位置用标签标出，在术后影像上用箭头标出（转载自参考文献[34]）

　　除了弓状束，上纵束的外侧也很重要。左侧中央区后部外侧裂上部病变患者术中电刺激运动前区腹侧、缘上回、角回的语言中枢皮质可诱导语言障碍，刺激额顶皮质下网络也可诱导失语[26]。该岛盖、岛叶环路可能与工作记忆的网络相关。实际上，该环路与平行走行于弓状束外侧的上纵束的前段（经典的间接通路）相连，近来的束路示踪发现其将Broca 区与颞叶下回的 Geschwind 区连接起来[6]，该通路可能与语义相关。此例说明，将术中电刺激与弥散张量成像联合起来能够更好地研究脑的解剖-功能连接[15,33]。

　　术中电刺激显示，与所谓的"背侧音韵通路"，平行走行的额枕下束（inferior fronto-occipital fascicle，IFOF）具有"腹侧语义通路"的功能[31]（图 5-2-2）。Broca 区前上方额叶病变的患者，皮质下电刺激可探测到额枕下束的前部，从而诱导出语义障碍。左侧岛叶病变切除时，在内囊前底部（位于弓状束前下方，沟状束后上方）可探及额枕下束的内侧部分，也可诱导出语义障碍。左侧颞叶病变的患者，也可探测到额枕下束，位于侧脑室

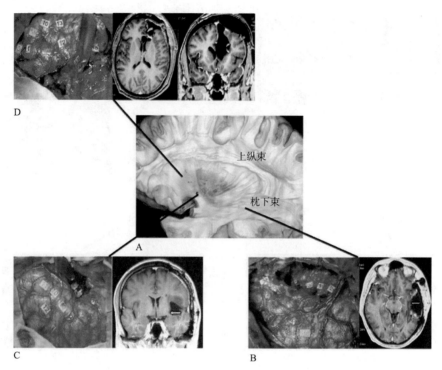

▶图5-2-2 额枕下束：腹侧语义网络。A. 术中标示出额枕下束。B～D. 不同部位低级别胶质瘤患者术野和术后 MRI：颞部（B）、岛叶（C）、额叶（D）。在所有病例中，均通过皮质下电刺激定位 IFOF 来确定手术的深部边界。刺激弓状束可诱导语义障碍，术腔深部可诱导出语言障碍的位置用数字标签标出，在术后影像上用箭头标出（转载自参考文献[34]）

颞角的顶部，为手术的深部边界[31]。

刺激下纵束的前部（位于视觉语言产生区的前方，颞枕交界区的底部，与阅读等高级视觉语言功能相关）[43]和扣带回[35]时，不会产生语言障碍。同样，刺激中纵束前部（如连接角回和颞极，走行于颞上沟的连接纤维）也不会产生语言障碍[8]。因此，这些纤维切除后不会出现失语。颞极内（颞枕区、下纵束、颞极、钩状束、眶额和前额区）连接颞枕区和前额区的间接通路的功能可以由额枕下束的直接通路代偿[34]。但无论如何，下纵束的后部应保留，因为其在阅读功能中起关键作用[44]。

除了刺激白质外，术中电刺激还可以探测被肿瘤（如低级别胶质瘤）累及的深部核团的功能。刺激优势半球尾状核头部时，可产生持续言语，也就是说在进行后一个项目时，患者重复前一项目的内容。尾状核在控制认知过程中具有抑制或负反馈作用[40]。同样，切除岛叶胶质瘤结束时，刺激优势半球的豆状核也很重要[40]，可以诱导出构音障碍，说明该结构与岛叶和运动皮质腹侧的发音结构有关[34]。

最后，对于病变位于右侧半球的左利手、双利手或不典型右利手患者[59]，其语言区网络可能镜像分布在双侧大脑半球，因此对语言区进行术中电刺激定位也很重要[32]。术中需注意保留此类皮质下与语言功能相关的纤维束。

五、与空间认知相关的通路

右侧颞顶联结部位病变患者在唤醒麻醉下术中电刺激时，采用直线平分的任务可定位出与空间认知相关的白质纤维通路。当刺激上纵束第二段时，可观察到直线平分时向右侧偏离[58]。因此，该额顶通路可能还与空间认知功能有关，此处损伤可产生永久性的左侧忽视。

刺激右侧上纵束可诱导眩晕，可能与干扰顶岛叶前庭皮质、视觉、体感-运动皮质间的大网络有关[56]。

这些结果提示损伤局部的白质纤维可能导致大范围的认知网络功能障碍。对每例患者而言，可以采取不同的方式进行术中认知功能检测。尽管进行了半球间连接纤维的术中电刺激研究，但刺激胼胝体并未诱发出功能反应，提示累及胼胝体的病变可以安全切除而不影响生活质量[29]。

结论与展望

对神经功能的认识开始以早先的局部观和后来的连接观向"通路拓扑网络"转变，神经网络是动态的、宽泛的，并且是可以互相代偿的。自 Lichtheim 到 Geschwind[39] 开始，一般认为语言等认知功能区都是由中心功能区和通路组成，视觉和听力信息都由局部脑区加工，并通过白质纤维联系起来。近来，提出了"通路拓扑网络"的概念，认为语言功能存在平行分布的网络结构，由不同的神经元群完成功能，而不是独立的语言区[15]。以往认为语言区工作时是序贯的，上一级过程完成后，下一个过程才能开始进行，新的模式认为语言功能是"独立网络"，不同的进程可同时进行，并且相互之间有反馈。有意思的是，近来纤维束示踪和术中皮质-皮质下电刺激技术的应用，可直接在体内研究与人的认知功能相关的解剖-功能连接研究，支持并完善 Mesulam 提出的语言功能广泛神经网络模型[48]。尤其是存在至少两条平行通路，就是背侧音韵通路和腹侧语义通路，共同完成语言功能（图 5-2-3）。另外，整个网络受皮质-纹状体-苍白球-丘脑-皮质环路的调节。当然，这个新概念并不仅仅是将皮质功能中心（拓扑）和皮质下通路（通路）简单的连在一起，而是视大脑灰质和白质为一个共同互相联系的整体（通路拓扑网络）。今后，需要更加精确

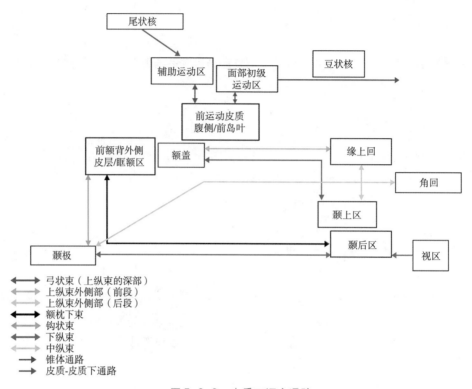

图例：
◀━━━▶ 弓状束（上纵束的深部）
◀━━━▶ 上纵束外侧部（前段）
◀━━━▶ 上纵束外侧部（后段）
◀━━━▶ 额枕下束
◀━━━▶ 钩状束
◀━━━▶ 下纵束
◀━━━▶ 中纵束
━━━▶ 锥体通路
━━━▶ 皮质-皮质下通路

▶▶图5-2-3　皮质下语言通路

地研究语言功能网络与其他认知功能，如视空间、情绪情感和行为的关系。这种多模态通路研究是了解不同功能的完整模式。电生理和血流动力学信号生物数学建模研究的进展，可通过分析神经网络的同步性对活化时间进行可靠的研究，可能是研究有效纤维连接的新方向，即一个神经系统对另一位神经系统的影响。

　　因此，除了基础研究之外，神经外科医生还需要提高对解剖-功能连接网络的认识，以便在手术过程中更好、更系统地进行皮质下定位。首先，由于胶质瘤多同时侵及皮质和皮质下结构，从而改变连接；其次白质纤维的损伤可能产生较皮质损伤更严重的永久性功能障碍。为此，近来建立起来的通路走行图非常有用（图5-2-4）。通过神经元示踪等技术建立起新的白质通路断层解剖，使原来不清楚的皮质下通路相关的皮质终端越来越清楚[46,47]。所有的神经认知研究模型都应该以解剖为基础。总之，对脑区（皮质或皮质下）的直接电刺激并不仅仅意味着对某一脑区的刺激，而代表对一个大范围互相作用的复杂网络输入刺激[45,47]。利用"通路拓扑"的观点可以解释为什么有些关键语言功能区，在某些情况下，被肿瘤累及或切除Broca区并不导致失语，就是因为该功能区被大的网络所代偿，这就是所谓的脑功能重塑。

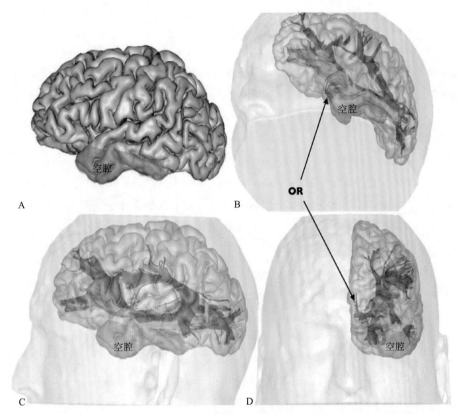

▶图 5-2-4　A~D. 示纤维走行，上纵束（蓝色）、下纵束（绿色）、额枕下束（红色）、钩束（黄色）和视放射（OR）。每种纤维采用"感兴趣区法"进行示踪。弥散张量成像和高分辨率三维解剖图像 B~D. 由 Brainvisa 3.0.2 生成，纤维束由 Anatomist 3.0.2（http://brainvisa.info）生成。我们根据重要皮质下通路（IFOF 和 AF）勾画了虚拟的手术切除腔（CAV），同时切除了"不重要"的束路（钩束、下纵束和视放射前部）。在三维重建的脑表面投射手术腔 A.，可明确皮质切开的范围（转载自参考文献[33]）

（李　飞　陈图南　王　杰　译）

参考文献

[1] Baddeley A. Working memory. Science, 1992, 255: 556-559.

[2] Bartolomeo P, Thiebaut de Schotten M, Duffau H. Mapping of visuospatial functions during brain

surgery: a new tool to prevent unilateral spatial neglect. Neurosurgery, 2007, 61: E1340.

[3] Bello L, Gallucci M, Fava M, et al. Intraoperative subcortical language tract mapping guides surgical removal of gliomas involving speech areas. Neurosurgery, 2007, 60: 67-80.

[4] Catani M. From hodology to function. Brain, 2007, 130: 602-605.

[5] Catani M, ffytche DH. The rises and falls of disconnection syndromes. Brain, 2005, 128: 2224-2239.

[6] Catani M, Mesulam M. What is a disconnection syndrome? Cortex, 2008, 44: 911-913.

[7] Craig AD. How do you feel-now? The anterior insula and human awareness. Nat Rev Neurosci, 2009, 10: 59-70.

[8] De Witt Hamer P, Moritz-Gasser S, Gatignol P, et al. Is the human left middle longitudinal fascicle essential for language? A brain electrostimulation study. Hum Brain Mapp, DOI 10. 1002/hbm. 21082.

[9] Dronkers NF. A new region for coordinating speech articulation. Nature, 1996, 384: 159-161.

[10] du Boisgueheneuc F, Levy R, Volle E, et al. Functions of the left superior frontal gyrus in humans: a lesion study. Brain, 2006, 129: 3315-3328.

[11] Duffau H. Intraoperative direct subcortical stimulation for identification of the internal capsule, combined with an image-guided stereotactic system during surgery for basal ganglia lesions. Surg Neurol, 2000, 53: 250-254.

[12] Duffau H. Intraoperative cortico-subcortical stimulations in surgery of low-grade gliomas. Expert Rev Neurother, 2005, 5: 473-485.

[13] Duffau H. New concepts in surgery of WHO grade II gliomas: functional brain mapping, connectionism and plasticity. A review. J Neurooncol, 2006, 79: 77-115.

[14] Duffau H. Contribution of cortical and subcortical electrostimulation in brain glioma surgery: methodological and functional considerations. Neurophysiol Clin, 2007, 37: 373-382.

[15] Duffau H. The anatomo-functional connectivity of language revisited: new insights provided by electrostimulation and tractography. Neuropsychologia, 2008, 4: 927-934.

[16] Duffau H. A personal consecutive series of surgically treated 51 cases of insular WHO grade II glioma: advances and limitations. J Neurosurg, 2009, 110: 696-708.

[17] Duffau H. Does post-lesional subcortical plasticity exist in the human brain? Neurosci Res, 2009, 65: 131-135.

[18] Duffau H. Surgery of gliomas in eloquent areas: from brain hodotopy and plasticity to functional neurooncology. Neurosurg Focus, 2010, 28 (2): Intro.

[19] Duffau H, Capelle L. Preferential brain locations of low-grade gliomas. Cancer, 2004, 100: 2622-2626.

[20] Duffau H, Fontaine D. Successful resection of a left insular cavernous angioma using neuronavigation and intraoperative language mapping. Acta Neurochir (Wien), 2005, 147: 205-208.

[21] Duffau H, Capelle L, Lopes M, et al. The insular lobe: physiopathological and surgical considerations. Neurosurgery, 2000, 47: 801-811.

［22］ Duffau H, Lopes M, Denvil D, Capelle L. Delayed onset of the supplementary motor area syndrome after surgical resection of the mesial frontal lobe: a time course study using intraoperative mapping in an awake patient. Stereotact Funct Neurosurg, 2001, 76: 74-82.

［23］ Duffau H, Capelle L, Sichez N, et al. Intraoperative mapping of the subcortical language pathways using direct stimulations. An anatomo-functional study. Brain, 2002, 125: 199-214.

［24］ Duffau H, Denvil D, Lopes M, et al. Intraoperative mapping of the cortical areas involved in multiplication and subtraction: an electrostimulation study in a patient with a left parietal glioma. J Neurol Neurosurg Psychiatry, 2002, 73: 733-738.

［25］ Duffau H, Karachi C, Gatignol P, et al. Transient Foix-Chavany-Marie syndrome after surgical resection of a right insulo-opercular low-grade glioma. Neurosurgery, 2003, 53: 426-431.

［26］ Duffau H, Gatignol P, Denvil D, et al. The articulatory loop: study of the subcortical connectivity by electrostimulation. Neuroreport, 2003, 14: 2005-2008.

［27］ Duffau H, Capelle L, Denvil D, et al. The role of dominant premotor cortex in language: a study using intraoperative functional mapping in awake patients. Neuroimage, 2003, 20: 1903-1914.

［28］ Duffau H, Capelle L, Denvil D, et al. Usefulness of intraoperative electrical subcortical mapping during surgery for lowgrade gliomas located within eloquent brain regions: functional results in a consecutive series of 103 patients. J Neurosurg, 2003, 98: 764-778.

［29］ Duffau H, Khalil I, Gatignol P, et al. Surgical removal of corpus callosum infiltrated by low-grade glioma: functional outcome and oncological considerations. J Neurosurg, 2004, 100: 431-437.

［30］ Duffau H, Velut S, Mitchell MC, et al. Intra-operative maping of the subcortical visual pathways using direct electrical stimulations. Acta Neurochir (Wien), 2004, 146: 265-269.

［31］ Duffau H, Gatignol P, Mandonnet E, et al. New insights into the anatomo-functional connectivity of the semantic system: a study using cortico-subcortical electrostimulations. Brain, 2005, 128: 797-810.

［32］ Duffau H, Leroy M, Gatignol P. Cortico-subcortical organization of language networks in the right hemisphere: an electrostimulation study in left-handers. Neuropsychologia, 2008, 46: 3197-3209.

［33］ Duffau H, Thiebaut de Schotten M, Mandonnet E. White matter functional connectivity as an additional landmark for dominant temporal lobectomy. J Neurol Neurosurg Psychiatry, 2008, 79: 492-495.

［34］ Duffau H, Gatignol P, Mandonnet E, et al. Contribution of intraoperative subcortical stimulation mapping of language pathways: a consecutive series of 115 patients operated on for a WHO grade II glioma in the left dominant hemisphere. J Neurosurg, 2008, 109: 461-471.

［35］ Duffau H, Gatignol P, Moritz-Gasser S, et al. Is the left uncinate fasciculus essential for language? A cerebral stimulation study. J Neurol, 2009, 256: 382-389.

［36］ Duffau H, Moritz-Gasser S, Gatignol P. Functional outcome after language mapping for insular World Health Organization grade II gliomas in the dominant hemisphere: experience with 24 patients.

Neurosurg Focus, 2009, 27 (2): E7.

[37] Fontaine D, Capelle L, Duffau H. Somatotopy of the supplementary motor area: evidence from correlation of the extent of surgical resection with the clinical patterns of deficit. Neurosurgery, 2002, 50: 297-303.

[38] Gatignol P, Capelle L, Le Bihan R, et al. Double dissociation between picture naming and comprehension: an electrostimulation study. Neuroreport, 2004, 15: 191-195.

[39] Geschwind N. The organization of language and the brain. Science, 1970, 170: 940-944.

[40] Gil Robles S, Gatignol P, Capelle L, et al. The role of dominant striatum in language: a study using intraoperative electrical stimulations. J Neurol Neurosurg Psychiatry, 2005, 76: 940-946.

[41] Krainik A, Lehéricy S, Duffau H, et al. Role of the supplementary motor area in motor deficit following medial frontal lobe surgery. Neurology, 2001, 57: 871-878.

[42] Krainik A, Lehéricy S, Duffau H, et al. Postoperative speech disorder after medial frontal surgery: role of the supplementary motor area. Neurology, 2003, 60: 587-594.

[43] Mandonnet E, Nouet A, Gatignol P, et al. Does the left inferior longitudinal fasciculus play a role in language? A brain stimulation study. Brain, 2007, 130: 623-629.

[44] Mandonnet E, Gatignol P, Duffau H. Evidence for an occipito-temporal tract underlying visual recognition in picture naming. Clin Neurol Neurosurg, 2009, 111: 601-605.

[45] Mandonnet E, Winkler PA, Duffau H. Direct electrical stimulation as an input gate into brain functional networks: principles, advantages and limitations. Acta Neurochir (Wien), 2010, 152: 185-193.

[46] Martino J, Vergani F, Gil Robles S, et al. New insights into the anatomic dissection of the temporal stem with special emphasis on the inferior fronto-occipital fasciculus: implications in surgical approach to left mesiotemporal and temporoinsular structures. Neurosurgery, 2010, 66: 4-12.

[47] Martino J, Brogna C, Gil Robles S, et al. Anatomic dissection of the inferior fronto-occipital fasciculus revisited in the lights of brain stimulation data. Cortex, 2010, 46: 691-699.

[48] Mesulam MM. Large-scale neurocognitive networks and distributed processing for attention, language, and memory. Ann Neurol, 1990, 28: 597-613.

[49] Milea D, Lobel E, Lehericy S, et al. Intraoperative frontal eye field stimulation elicits ocular deviation and saccade suppression. Neuroreport, 2002, 13: 1359-1364.

[50] Milea D, Lehéricy S, Rivaud-Péchoux S, et al. Antisaccade deficit after anterior cingulate cortex resection. Neuroreport, 2003, 14: 283-287.

[51] Moritz-Gasser S, Duffau H. Evidence of a largescale network underlying language switching: a brain stimulation study. J Neurosurg, 2009, 111: 729-732.

[52] Moritz-Gasser S, Duffau H. Cognitive processes and neural basis of language switching: proposal of a new model. Neuroreport, 2009, 20: 1577-1580.

[53] Ojemann G, Ojemann J, Lettich E, et al. Cortical language localization in left, dominant hemisphere.

An electrical stimulation mapping investigation in 117 patients. J Neurosurg, 1989, 71: 316-326.

[54] Paulesu E, Frith CD, Frackowiak RS. The neural correlates of the verbal component of working memory. Nature, 1993, 362: 342-345.

[55] Plaza M, Gatignol P, Cohen H, et al. A discrete area within the left dorsolateral prefrontal cortex involved in visual-verbal incongruence judgment. Cereb Cortex, 2008, 18: 1253-1259.

[56] Spena G, Gatignol P, Capelle L, et al. Superior longitudinal fasciculus subserves vestibular network in humans. Neuroreport, 2006, 17: 1403-1406.

[57] Teixidor P, Gatignol P, Leroy M, et al. Assessment of verbal working memory before and after surgery for low-grade glioma. J Neurooncol, 2007, 81: 305-313.

[58] Thiebaut de Schotten M, Urbanski M, Duffau H, et al. Direct evidence for a parietal-frontal pathway subserving spatial awareness in humans. Science, 2005, 309: 2226-2228.

[59] Vassal M, Le Bars E, Moritz-Gasser S, et al. Crossed aphasia elicited by intraoperative cortical and subcortical stimulation in awake patients. J Neurosurg, 2010, 113: 1251-1258.

[60] Vidorreta JG, Garcia R, Moritz-Gasser S, et al. Double dissociation between syntactic gender and picture naming processing: a brain stimulation mapping study. Hum Brain Mapp, 2011, 32: 331-340.

[61] Vigneau M, Beaucousin V, Herve PY, et al. Meta-analyzing left hemisphere language areas: phonology, semantics, and sentence processing. Neuroimage, 2006, 30: 1414-1432.

| 第三节 |

脑可塑性：神经科学的新概念，神经外科学的新工具

Hugues Duffau

概　述

　　19 世纪初，有关中枢神经系统的功能出现了两种相反的理论：一种为"等位论"，即整个大脑，或至少一侧大脑半球作为一个整体发挥功能；另一种为"定位论"，即每一部分脑发挥各自独特的功能，后者是随着"颅相学"的发展而建立的。随后，有关脑损伤研究的大量报道揭示了脑的功能结构：①高度专业的功能区域，例如功能区（中央区、Broca 区和 Wernicke 区）。②非功能区域，相关部位损伤不会有临床功能障碍。在这些最早的解剖-功能相关性知识基础上，尽管一些前沿性观察发现脑损伤后功能有恢复，但是仍被"脑的功能是静态的，所谓的功能区损伤后不会有任何代偿"这一教条统治了很长一段时间。随着不断的有报道指出皮质和（或）皮质下结构严重损伤病例，出现了神经功能的恢复，过去几十年，中枢神经系统的静态性就不断遭受质疑。因此，从最初的体外实验，到动物实验，到最近，由于脑成像的发展而出现的人体试验，大量研究探索这些代偿现象背后隐藏的机制。因此，诞生了脑可塑性的概念（综述，见参考文献［4］）。

脑可塑性：定义和机制

　　脑可塑性就是周围或中枢神经系统在生理、发育、学习或脑损伤后的恢复过程中，神经突触发生的短、中或长期的持续重塑，以使脑网络功能达到最佳化。目前关于可塑性的病理生理机制有几个假设。从微观角度看，这些机制本质上都是有关突触的功效调节、潜

在连接的应用、表型修饰、同步改变和神经形成等方面。从宏观水平看，这些机制包括神经功能联系不能、功能性富足、感觉替代的交叉可塑性及形态改变等方面。过去10年中有关这些脑部现象的行为学结果已经在生理、发育、学习及病理情况下进行过研究分析。其中，神经系统损伤后恢复的能力及引起这些功能代偿的功能区和（或）脑网络的功能重组模式已经有广泛的研究[9]。

换言之，脑可塑性只有在动态的中枢神经系统中才能够实现，而不是一个固定的结构。根据新理论，脑是一个复杂的网络系统，能够动态地形成、修正和转储信息[46,48]。由此，最近出现了"脑连接体"的概念，它的目标是从多维空间和时间角度来获取神经的动态空间分布特征[42]。"脑连接体学"是一门新科学，不仅为脑作为一个复杂系统提供理论基础和计算模型[30]，还为实验提供新的参数和尺度（如节点、中心、有效性和模块性），由此来区分和衡量正常或疾病状态下神经系统的功能结构[2]。虽然如此，根据通路拓扑理论，病理情况下，脑可塑性仅在皮质下连接存在的情形下才可能存在[13]，使得能够在大型的网络结构之间进行空间上的通信和时间上的同步化。虽然最近确定了几种不同的皮质下可塑性模式，如损伤周围潜在连接的应用、附属传导通路的激活应用、神经元-突触环路额外传递及长距离平行连接通路的激活等，但都未真正证实人类有建立一个可以促进脑功能恢复的全新结构连接的能力[13]。

脑可塑性和神经外科

一、术前可塑性：病程的作用

很多脑肿瘤，尤其是低级别胶质瘤，其常常累及功能结构区，但患者通常只有轻度的功能缺损。通过术前功能神经影像发现，这些缓慢发展的病变已经诱导了进展性的脑功能重塑。如果不考虑病变导致脑组织损伤的时间模式，那么脑可塑性是不能被完全理解和透彻研究的[4]。因此，对于急性损伤如脑卒中，虽然很多患者在损伤后几个月内神经功能改善，但仅仅25%的患者完全康复[47]。然而>90%的低级别胶质瘤（和脑卒中同样的部位）患者具有正常的神经功能（除了由广泛的神经心理学评估诊断的轻度神经认知功能缺损）。值得注意的是，"康复"的概念在书籍文献中给予了清晰的定义，虽然该术语描述功能状态时应该完全的标准化，但是很多学者在使用"康复"时仅指脑损伤后部分的功能恢复。术语的标准化对于比较不同的文献报道结果是至关重要的。

有趣的是，最近研究工作使用了一个基于一系列平行分布处理神经网络的计算模型，模拟了急性和慢性损伤的情况[31]，结果显示，模拟低级别胶质瘤和模拟脑卒中情况非常不一样，前者在脑的同一子网络连接中有一个缓慢退化过程，可导致轻度的功能下降，这与文献报道一致。在退化后期，受累及的隐蔽层会被全部"清除"，而没有任何症状表现，跟临床上切除低级别胶质瘤后不产生任何大的神经损害非常相像（见下文）。可能的原因是突发脑卒中引起神经元快速死亡，而低级别胶质瘤最初可不侵犯神经元组织，使大脑可以有时间进行重塑。因此，诊断时的脑功能状态能够很好地反映疾病的自然病程，并且有利于我们理解胶质瘤的行为学，因为该肿瘤是极其异质性的。

考虑到低级别胶质瘤在治疗前功能代偿的神经学基础，不同患者的结构重塑模式不同，因此，神经外科医生在追求确定最佳手术适应证和手术计划的目标时应该充分考虑这些因素[7,8]（图5-3-1）。术前功能神经影像已经显示了3类不会导致患者神经功能缺损的功能再分布模式。第一种，因为胶质瘤的侵袭性特征，肿瘤中仍然有功能保留，因此，很难在完整切除肿瘤的同时不产生手术后遗症。第二种，功能区重新分布于肿瘤周围，因此，有一定机会可以行肿瘤近全切除，即使术后可能有短暂的功能缺损，但是几周到几个月后都有二次恢复。第三种，术前在病变半球和（或）对侧半球已经有较远区域的功能代偿，因此，真正完全切除（或扩大全切）这类胶质瘤的概率非常高，只会有轻度并且非常短暂的功能缺损。因此，如果脑病变累及功能区，可塑性机制逐级发挥作用，第一级是病变部位内部的重塑（有利于预后征象）；如果该重塑不充分，则由病变半球中参与该功能网络的其他区域（病损附近或更远区域）进行二级重塑代偿；必要时可由对侧半球进行第三级代偿[10]。

二、术中可塑性

在切除病灶前进行术中电刺激定位，有助于确定由脑病变诱导的功能重塑的存在，尤其是感觉运动区的重塑和语言区的重构。病变切除过程中同样可以观察到功能网络的急性重塑，这可能是外科手术引起的局灶性过度兴奋，这种情况已经在颅脑外伤中得到证实。在几例患有额叶病变的患者中，病变切除前仅刺激中央前回有限的几个皮质点诱导了运动反应，而病变切除后，该中央前回内其他运动区域立即显露出来，刺激它们可以引起和前面同样的刺激运动反应[5]。在顶叶胶质瘤手术治疗的患者中，中央后回其他的躯体感觉区域也立即得到了显露。在整个运动区域更大的网络结构范围内，同样可检测到功能再分布，也就是可以显露位于中央前回（第一次皮质表现）和中央后回（功能富余）内的功能同源体（反之亦然）[16]。最后，术中电刺激具有判断预后价值，可评估术后运动功能的康复：病变切除后，即使患者术前已有偏瘫，但对初级运动区的皮质刺激可以产生良好运动反应的患者意味着即将康复[6,15]。

三、手术后可塑性

有研究在患者恢复到术前的神经功能状态后，通过手术后的功能神经影像检查探讨了外科手术切除导致的脑功能区可塑性的机制。特殊的是，有几例患者是累及辅助运动区

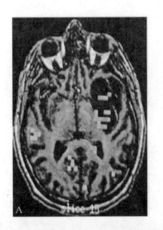

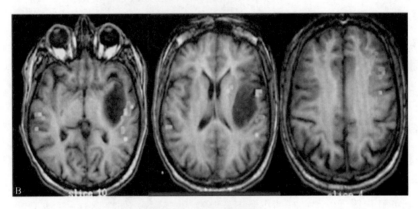

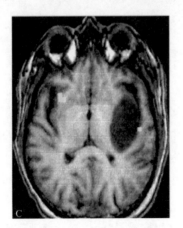

▶▶图5-3-1　3个通过神经功能检查和癫痫发作诊断的右利手岛叶低级别胶质瘤患者术前语言功能磁共振成像显示的不同功能重塑模式。A. 肿瘤内激活，继发于低级别胶质瘤的侵袭性特征。B. 瘤周功能重塑，包括左侧颞叶和左侧额叶岛盖部。C. 对侧半球功能重塑，即对侧岛叶（根据参考文献［10］和［17］修改）

（SMA）的胶质瘤患者，肿瘤切除后，产生了短暂的术后 SMA 综合征。功能磁共振成像显示，与术前影像比较，病变对侧 SMA 区和运动前皮质有激活，因此认为对侧半球同源结构参与了术后功能的代偿。

肿瘤神经外科的治疗意义

最近有建议将对个体可塑性潜能的更好理解融入胶质瘤的外科治疗策略中，特别是生长缓慢的低级别胶质瘤，以期达到如下目标：①扩展手术适应证，既往认为不能手术的区域如功能区也可进行手术切除。②根据没有边缘的功能边界（不固定）扩大胶质瘤手术的切除范围。③降低术后永久性神经功能缺损的风险，甚至改善患者的生活质量[10,20]。

因此，几个外科病例显示了切除脑功能区结构的低级别胶质瘤是可能的（图 5-3-2）。切除 SMA 会导致 SMA 综合征，患者术后恢复和功能磁共振成像都显示对侧 SMA 区、皮质运动前区及损伤侧的初级运动皮质存在功能性代偿[32]。

切除右侧岛叶后引起轻偏瘫，可能是因为该区域不是初级运动区。而切除左侧优势岛叶则会引起短暂的语言障碍，但是几乎所有患者均得以恢复，只有极少数患者由于纹状体动脉的损伤造成脑深部的梗死而恢复不佳[12,17,22,25]。对于累及右侧非优势额、颞、岛叶及深部灰质核团的低级别胶质瘤行屏状核切除而不产生认知障碍（不管它在意识维持中的作用）也是可能的，甚至可能切除受侵袭的纹状体而不产生运动功能缺损或运动障碍性疾病。这种功能性代偿可以用平行的皮质下环路激活来解释，如苍白球-丘脑下部-苍白球环路、纹状体-黑质-纹状体环路、皮质-纹状体-黑质-丘脑-皮质环路、皮质-丘脑下部环路等[19]。

术前和术后功能神经影像建议切除初级躯体感觉区后，功能代偿可能由位于中央后回囊腔周围的其他功能点激活形成[36]。这与术中电刺激描图数据一致，它提示了在切除过程中，有其他躯体感觉区域的激活，这大概可以用皮质-皮质抑制减少来解释。次级躯体感觉区、后顶叶皮质、初级运动区（由于中央前后回之间强大的解剖-功能联系）和对侧初级躯体感觉区的激活也可以用来解释这种恢复[14]。

切除后顶叶（优势侧）可以不引起任何后遗症，较之术前，一些功能（特别是完成指令任务方面）甚至可以得到改善[4]。

切除非优势侧面部初级运动区通常导致短暂的中枢性面神经麻痹，当累及岛叶时，还可能出现 Foix-Chavany-Marie 综合征，但是都可以恢复。其机制可能是通过胼胝体通路导致对侧同源结构的去抑制[21]。

切除上肢初级运动区，其功能可以由位于初级运动皮质的平行网络的激活来代偿，这是由于功能神经和术中电刺激描图已经揭示人类存在多重皮质运动区域。最终，在第一次

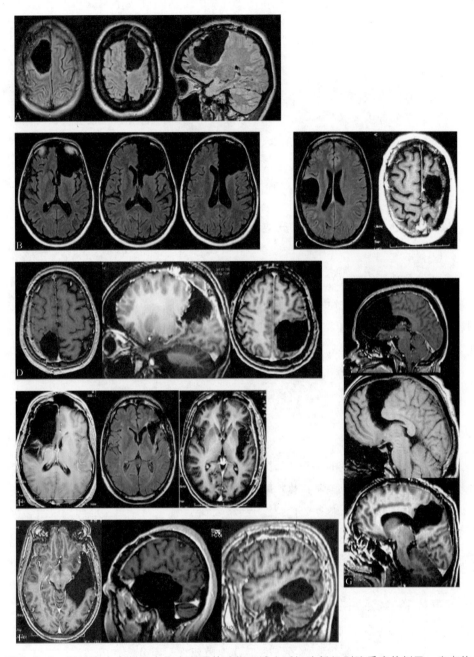

▶▶图 5-3-2　通过术中电刺激定位在所谓的功能区域广泛切除低级别胶质瘤的例子，患者的生
　　　　活质量由于脑的可塑性而得以保存。A. 右侧和左侧辅助运动区；B. 整个左额叶
　　　　包括 Broca 区；C. 右侧面部初级感觉运动区和左侧手初级运动区；D. 左侧和右
　　　　侧大脑半球初级躯体感觉区和顶叶；E. 右侧旁边缘系统和左侧岛叶；F. 前中和
　　　　后左侧优势颞叶；G. 胼胝体（根据参考文献［10］修改）

手术之后为了获得持久的结构重塑可以行两个连续的手术[18]（见下文）。

切除左侧优势半球的 Broca 区，邻近的语言区域将被充分利用，如额下回的盖部、额叶前部的背外侧和岛叶[3]。最近的一项广泛神经心理学研究显示，Broca 区切除后患者的语言功能够完全康复[40]。

切除左侧优势半球颞叶语言区后，复杂的语言功能似乎在多重平行网络结构中重新组织。因此，除了邻近手术囊腔区域的激活，左侧优势半球内的偏远区域也会长时间的进展性重塑，如颞上回后部、额下回三角部和左额侧区域，甚至通过经胼胝体的去抑制现象到对侧，即右侧非优势半球[20,45]。

分次切除手术方法和连续作图的作用

当肿瘤侵袭到关键的功能区域时，理想的功能预后只能通过不完全切除胶质瘤来获得。最近提出的一个新概念就是术后神经功能影像的应用，这是一种非侵袭性的方法，可以很容易地重复应用。当患者完全康复时，可以获得术后的新影像与术前影像进行对比。事实上，这种方法存在一些局限性，术前、术后影像对比可能造成功能重塑对多于实际的假象。①手术切除本身；②术后的康复；③残留肿瘤再生。由于这些发现提出了分次手术切除的治疗新策略。

一、动物实验观察

首先，功能恢复由病变的生长动力因素调节，这一可能性已经在一系列动物研究中得到证实。这些研究的主要思路是通过在脑内连续多次的部分切除脑组织模拟缓慢生长病变的发展，然后将其与一次完整切除比较。大多数实验设置了对照组，即假手术组，进行了外科手术但没有切除脑组织。除了一些边缘性的差异，所有的这些研究结果都非常清楚地表明，缓慢进展的大脑组织病变的负性功能影响少于急性病变。例如，在一次完整切除躯体感觉皮质后，大鼠第 36 天仍有显著的功能缺损，而当分两步切除该区域时，这些缺损却不存在，导致无法区分实验大鼠和未手术的对照组大鼠[26]。Adametz 用猫做了一个更有趣的类似实验[1]，该实验分别采用分 8 次逐渐切除和一次性切除猫的中脑网状结构，结果显示，一次切除导致猫陷入深度昏迷并于术后几天内死亡，而分次切除猫则可以完全康复。同样的结果也发生在猴身上，一次性切除猴额叶前部导致的功能缺损远远劣于分次切除的猴[41]。

Patrissi 和 Stein 的实验直接证明了功能恢复受病变的生长动力学影响[39]。他们训练一组大鼠去寻找位于常规 "T" 形迷宫左侧或右侧分支中的水源。经过一段时间的训练后，大鼠被分成了几个小组，一组行一次性双侧额叶切除，一组分两步行双侧额叶切除（每次切除一侧），或者行一次或两次假手术（对照组）。分两次切除的大鼠，手术间隔时间分别为 10 天、20 天、30 天。间隔 20 天或 30 天的大鼠和假手术组比较结果没有区别。间隔 10 天的大鼠和假手术组及间隔 20 天或 30 天的大鼠相比，有严重的功能缺损。间隔 10 天的大鼠的表现明显优于一次性切除双侧额叶的大鼠。其他有切除额叶[29]和颞上回[44]的研究也获得了同样的结果。在所有这些研究中，那些在充足的时间间隔后分次切除脑组织的动物均获得了完全的功能康复。虽然每个研究的间隔时间都不相同，但是都是>6 天时间。不管间隔时间如何，对于分次手术切除来讲，其功能恢复水平均优于一次性手术。

当然，分次切除对功能恢复的积极影响主要依赖于每次手术切除组织的多少。这在 Stein 及其同事的实验中得到了很好的验证，他们切除了猴额叶背外侧和腹外侧之间的连接区——主沟（sulcus principalis）。实验中，组织的切除总量是固定的，分四次切除（每次间隔 3 周）的功能恢复明显优于分 2 次切除（每次间隔 10 周）[43]。该结果直接说明神经损害的进展性是功能恢复的关键预测因子。

二、低级别胶质瘤患者的临床应用

最近的病例研究发现，复查影像不仅仅是一个理论上的概念，而且是具体可行的[28]。低级别胶质瘤患者术后功能康复后几个月或几年后，功能神经影像清楚地显示病变周围区域和（或）同侧遥远区域和（或）对侧结构有激活[32]。基于以上事实，推荐保持正常生活的患者在胶质瘤体积增大而症状（除了可能的癫痫）复发前行第二次手术[18]。第二次手术在切除肿瘤前仍然采用术中皮质或皮质下电刺激描图，以证实脑功能重塑尚没有被术前功能神经影像证实的机制[28]（图 5-3-3）。初步的结果证实了累及功能区而无法一次手术全切除的低级别胶质瘤行二次手术的安全性和有效性。事实上，最近的经验显示，二次手术后 74% 的患者肿瘤为全切或次全切（<10 ml 残留），没有任何额外的严重神经功能缺损，相反 16% 的患者神经功能获得改善。另外，第二次手术前，82% 的患者癫痫发作减少或消失。两次手术的中位间隔时间为 4.1 年。尽管第一次手术并未全切，在中位随访时间为 6.6 年中，所有患者都存活。这些数据证明，由于脑的可塑性，累及功能区的低级别胶质瘤患者行二次手术对提高切除程度是可能的。然而，58% 的患者第二次手术时肿瘤发展恶化为高级别胶质瘤，因此面临着选择二次手术时机的问题。目前建议尽早提前干预时间，在肿瘤恶变前进行二次手术治疗[35]。

当前建议在康复后行术后功能神经影像检查，证实对脑肿瘤患者有改善的功能[27]，并且在恢复后行二次手术，为术后几年可能要行的第三或第四次手术创造机会。目标是既让患者享受正常生活，又增加总体生存率。当然，这样也可将外科手术整合到一个动态的治疗策略中，包括化疗和放疗，特别是对于那些由于影响功能不能做大范围切除的肿瘤患者[11]。最近，新的化疗辅助方法推荐用于治疗低级别胶质瘤，达到在手术或二次手术前缩小肿瘤体积的目标，并且促进脑功能的重塑。

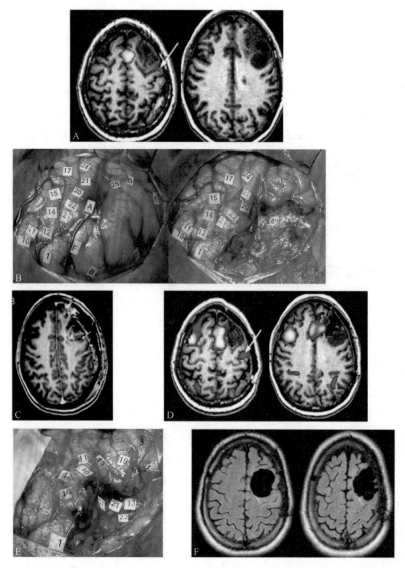

▶图 5-3-3　分次切除手术方法。A. 没有语言障碍患者术前语言功能磁共振成像，左侧运动前区低级
　　　　　别胶质瘤，激活的语言区非常靠近肿瘤后缘（箭）。B. 切除胶质瘤前（左）后（右）的
　　　　　术中图像，用字母进行了标记。术中电刺激描图显示功能区重塑，病变周围有语言区的
　　　　　激活，导致只行了病变次全切除，肿瘤后部由于对关键区域的侵袭被残留（数字标记）。
　　　　　C. 术后立即增强 T1 加权磁共振成像显示肿瘤残留（箭）。D. 4 年后功能磁共振成像显
　　　　　示对侧半球的激活和原先位于肿瘤后缘的激活区明显后移。E. 第二次手术术中图像，肯
　　　　　定了术前功能重塑的检查结果，进行了更广泛的肿瘤切除，没有永久的功能缺损。F. 术
　　　　　后轴位磁共振流体衰减反转恢复（fluid-attenuated inversion recovery，FLAIR）加权
　　　　　MRI 成像显示由于功能重塑，肿瘤切除范围得以扩大（来自参考文献［28］）

结论和前景

联合术中解剖-功能关系（暂时性虚拟病变）和成像学（皮质下解剖信息）、脑磁图（实时数据）、功能磁共振成像（围术期功能数据）的数据有助于确立用于个体化预测的神经元-突触环路功能模型。这些模型可以让我们更好地理解平行和交叉脑网络的时空动态重塑潜力，也就是脑可塑性的机制，这些在缓慢进展的病变及其外科切除中对功能代偿发挥着重要的作用。实践中，为了研发分次切除手术方法（功能区二次或三次手术切除比第一次不完整的切除更广泛），功能神经影像也必须有动态检查策略。目标就是将一次静止的术前功能神经影像评估（缺乏可靠性有限的技术）转变成在手术前后进行重复神经影像检查的纵向研究，从而能够从个体层面分析脑可能的重塑功能并且挑选需要再次手术的候选者。下一步的工作是利用有效连接检验功能关联的生物数学模型，使得在术前能够基于患者的功能神经影像数据从个体层面去尽力预测患者术后的脑功能重塑模式。新图形理论有可能促进向个体化预测的方向发展[33,34]。

今后有望能通过药物、功能康复甚至经颅磁刺激来诱导和引导脑的可塑性，从而在术前术后促进功能的恢复。假设术前的这种重塑可能扩大肿瘤切除的范围（可能在病变周围留下边缘），同时避免术后神经功能恶化，即使是那些位于根据解剖标准确立的所谓经典功能区的病变。可塑性可以更进一步将手术指征扩大到那些无症状的患者。由于目前神经影像学的发展，将来偶然发现的肿瘤患者将逐渐增加。未出现症状的低级别胶质瘤患者，其自然病程和出现第一次症状（通常为癫痫）相同[38]。因此，基于"通路拓扑网络和可塑性脑"这一新的神经科学观点，神经外科的下一个目标可朝着"预防性功能神经肿瘤学"方向发展。

（胡胜利　瞿　杰　潘鹏宇　译）

参考文献

[1] Adametz J. Rate of recovery of functioning in cats with rostral reticular lesions; an experimental study. J Neurosurg, 1959, 16: 85-97.

[2] Bassett DS, Bullmore ET. Human brain networks in health and disease. Curr Opin Neurol, 2009, 22: 340-347.

[3] Benzagmout M, Gatignol P, Duffau H. Resection of World Health Organization grade II gliomas involving Broca's area: methodological and functional considerations. Neurosurgery, 2007, 61: 741-752.

［4］Desmurget M, Bonnetblanc F, Duffau H. Contrasting acute and slow-growing lesions: a new door to brain plasticity. Brain, 2007, 130: 898-914.

［5］Duffau H. Acute functional reorganisation of the human motor cortex during resection of central lesions: a study using intraoperative brain mapping. J Neurol Neurosurg Psychiatry, 2001, 70: 506-513.

［6］Duffau H. Recovery from complete hemiplegia following resection of a retrocentral metastasis: the prognostic value of intraoperative cortical stimulation. J Neurosurg, 2001, 95: 1050-1052.

［7］Duffau H. Lessons from brain mapping in surgery for low-grade glioma: insights into associations between tumour and brain plasticity. Lancet Neurol, 2005, 4: 476-486.

［8］Duffau H. New concepts in surgery of WHO grade II gliomas: functional brain mapping, connectionism and plasticity-a review. J Neurooncol, 2006, 79: 77-115.

［9］Duffau H. Brain plasticity: from pathophysiological mechanisms to therapeutic applications. J Clin Neurosci, 2006, 13: 885-897.

［10］Duffau H. Brain plasticity and tumors. Adv Tech Stand Neurosurg, 2008, 33: 3-33.

［11］Duffau H. Surgery of low-grade gliomas: towards a "functional neurooncology". Curr Opin Oncol, 2009, 21: 543-549.

［12］Duffau H. A personal consecutive series of surgically treated 51 cases of insular WHO grade II glioma: advances and limitations. J Neurosurg, 2009, 110: 696-708.

［13］Duffau H. Does post-lesional subcortical plasticity exist in the human brain? Neurosci Res, 2009, 65: 131-135.

［14］Duffau H, Capelle L. Functional recuperation following lesions of the primary somatosensory fields. Study of compensatory mechanisms. Neurochirurgie, 2001, 47: 557-563.

［15］Duffau H, Capelle L, Sichez J, et al. Intra-operative direct electrical stimulations of the central nervous system: the Salpêtrière experience with 60 patients. Acta Neurochir (Wien), 1999, 141: 1157-1167.

［16］Duffau H, Sichez JP, Lehéricy S. Intraoperative unmasking of brain redundant motor sites during resection of a precentral angioma: evidence using direct cortical stimulations. Ann Neurol, 2000, 47: 132-135.

［17］Duffau H, Bauchet L, Lehéricy S, et al. Functional compensation of the left dominant insula for language. Neuroreport, 2001, 12: 2159-2163.

［18］Duffau H, Denvil D, Capelle L. Long term reshaping of language, sensory, and motor maps after glioma resection: a new parameter to integrate in the surgical strategy. J Neurol Neurosurg Psychiatry, 2002, 72: 511-516.

［19］Duffau H, Denvil D, Capelle L. Absence of movement disorders after surgical resection of glioma invading the right striatum. J Neurosurg, 2002, 97: 363-369.

［20］Duffau H, Capelle L, Denvil D, et al. Functional recovery after surgical resection of low grade gliomas in eloquent brain: hypothesis of brain compensation. J Neurol Neurosurg Psychiatry, 2003, 74:

901-907.

［21］ Duffau H, Karachi C, Gatignol P, et al. Transient Foix-Chavany-Marie syndrome after surgical resection of a right insulo-opercular low-grade glioma. Neurosurgery, 2003, 53: 426-431.

［22］ Duffau H, Taillandier L, Gatignol P, et al. The insular lobe and brain plasticity: lessons from tumor surgery. Clin Neurol Neurosurg, 2006, 108: 543-548.

［23］ Duffau H, Taillandier L, Capelle L. Radical surgery after chemotherapy: a new therapeutic strategy to envision in grade II glioma. J Neurooncol, 2006, 80: 171-176.

［24］ Duffau H, Mandonnet E, Gatignol P, et al. Functional compensation of the claustrum: lessons from low-grade glioma surgery. J Neurooncol, 2007, 81: 327-329.

［25］ Duffau H, Moritz-Gasser S, Gatignol P. Functional outcome after language mapping for insular World Health Organization grade II gliomas in the dominant hemisphere: experience with 24 patients. Neurosurg Focus, 2009, 27 (2): 7.

［26］ Finger S, Marshak RA, Cohen M, et al. Effects of successive and simultaneous lesions of somatosensory cortex on tactile discrimination in the rat. J Comp Physiol Psychol, 1971, 77: 221-227.

［27］ Gehring K, Sitskoorn MM, Gundy CM, et al. Cognitive rehabilitation in patients with gliomas: a randomized, controlled trial. J Clin Oncol, 2009, 27: 3712-3722.

［28］ Gil Robles S, Gatignol P, Lehéricy S, et al. Long-term brain plasticity allowing multistage surgical approach to WHO grade II gliomas in eloquent areas: a combined study using longitudinal functional MRI and intraoperative electrical stimulation. J Neurosurg, 2008, 109: 615-624.

［29］ Glick SD, Zimmerberg B. Comparative recovery following simultaneous-and successive-stage frontal brain damage in mice. J Comp Physiol Psychol, 1972, 79: 481-487.

［30］ Honey CJ, Köt ter R, Breakspear M, et al. Network structure of cerebral cortex shapes functional connectivity on multiple time scales. Proc Natl Acad Sci USA, 2007, 104: 10240-10245.

［31］ Keidel JL, Welbourne SR, Lambon Ralph MA. Solving the paradox of the equipotential and modular brain: a neurocomputational model of stroke vs. slowgrowing glioma. Neuropsychologia, 2010, 48: 1716-1724.

［32］ Krainik A, Duffau H, Capelle L, et al. Role of the healthy hemisphere in recovery after resection of the supplementary motor area. Neurology, 2004, 62: 1323-1332.

［33］ Marrelec G, Krainik A, Duffau H, et al. Partial correlation for functional brain interactivity investigation in functional MRI. Neuroimage, 2006, 32: 228-237.

［34］ Marrelec G, Bellec P, Krainik A, et al. Regions, systems and the brain: hierarchical measures of functional integration in fMRI. Med Image Anal, 2008, 12: 484-496.

［35］ Martino J, Taillandier L, Moritz-Gasser S, et al. Re-operation is a safe and effective therapeutic strategy in recurrent WHO grade II gliomas within eloquent areas. Acta Neurochir (Wien), 2009, 151: 427-436.

［36］ Meunier S, Duffau H, Garnero L, et al. Comparison of the somatosensory cortical mapping of the fingers using a whole head magnetoencephalography (MEG) and direct electrical stimulations during surgery in awake patients. Neuroimage, 2000, 11 (Suppl 1): S868.

［37］ Pallud J, Mandonnet E, Duffau H, et al. Prognostic value of initial magnetic resonance imaging growth rates for World Health Organization grade II gliomas. Ann Neurol, 2006, 60: 380-383.

［38］ Pallud J, Fontaine D, Duffau H, et al. Natural history of incidental WHO grade II gliomas. Ann Neurol, 2006, 68: 727-733.

［39］ Patrissi G, Stein DG. Temporal factors in recovery of function after brain damage. Exp Neurol, 1975, 47: 470-480.

［40］ Plaza M, Gatignol P, Leroy M, et al. Speaking without Broca's area after tumor resection. Neurocase, 2009, 15: 294-310.

［41］ Rosen J, Stein D, Butters N. Recovery of function after serial ablation of prefrontal cortex in the rhesus monkey. Science, 1971, 173: 353-356.

［42］ Sporns O, Tononi G, Köt ter R. The human connectome: a structural description of the human brain. PLoS Comput Biol, 2005, 1: 42.

［43］ Stein DG, Butters N, Rosen J. A comparison of two-and four-stage ablations of sulcus principalis on recovery of spatial performance in the rhesus monkey. Neuropsychologia, 1977, 15: 179-182.

［44］ Stewart JW, JW, Ades H. The time factor in reintegration of a learned habit lost after temporal lobe lesions in the monkey (Macaca mulatta). J Comp Physiol Psychol, 1951, 44: 479-486.

［45］ Thiel A, Herholz K, Koyuncu A, et al. Plasticity of language networks in patients with brain tumors: a positron emission tomography activation study. Ann Neurol, 2001, 50: 620-629.

［46］ Varela F, Lachaux JP, Rodriguez E, et al. The brainweb: phase synchronization and large-scale integration. Nat Rev Neurosci, 2001, 2: 229-239.

［47］ Varona JF, JF, Bermejo F, Guerra JM, et al. Long-term prognosis of ischemic stroke in young adults. Study of 272 cases. J Neurol, 2004, 251: 1507-1514.

［48］ Werner G. Brain dynamics across levels of organization. J Physiol Paris, 2007, 101: 273-279.

|第四节|

静息态脑网络的功能磁共振成像

Pierre Bellec，Arnaud Messé，David Coynel，

Vincent Perlbarg，Habib Benali，Guillaume Marrelec

概　述

　　对大脑调节活动性能的相关研究广泛采用的是基于血氧水平依赖（blood oxygen level dependent，BOLD）功能磁共振成像（functional magnetic resonance imaging，fMRI）技术。因为不同脑区参与特定的认知过程而实现不同的功能，所以这种方法主要强调的是功能分离原则。但是这种分析方法从根本上忽略了维持大脑稳定的自发性活动，而这种自发性活动并不是环境刺激导致的。对这些自发性大脑波动的研究恰恰是一项挑战，因为它们不受实验设计的控制。Biswal 和他的同事在没有任何试验任务的情况下采用 BOLD fMRI 技术，通过计算种子区的时间序列与全脑体素之间的相关性，第一次成功地检测了大脑的自发性波动[3]。目前这些具有高度时间相关性且广泛分布在各个脑区的静息态功能连接图被定义为静息态网络（resting-state network，RSNs）。与任务相关的研究不同，RSNs 主要依赖功能整合的原则，把具有高度同步性的脑区信号归为一类。

　　尽管自发性波动发生的准确机制尚未被完全阐明，但是可以确定 RSNs 是神经活动的结果。结合多种神经成像形式的研究方法，我们可以更好地了解相关的神经和解剖学基础。多元化技术的出现为方法学的探索带来了巨大的进步。除了 RSNs 的绘制之外，最近还有研究采用图示方法，以更好地显示 RSNs 结构的信息流。

　　采用 BOLD fMRI 技术来研究 RSNs 是近期快速发展起来的领域，已经得到了广泛的应用。这一节主要是对重要研究结果和挑战的简单回顾，以及对已有的和潜在的应用进行讨论。为感兴趣的读者精选的参考文献，与专业的综述一样透彻地涵盖了文中所提到的多种主题。

RSNs 的绘制

在这一部分，我们概括了用于绘制 RSNs 空间分布的主要方法，同时我们还提供了迄今为止在文献中已经报道过的一个绘图的分类法。

一、方法

脑静息态网络成像需由自发 BOLD 波动体系构成。Biswal 等人[3]在一项对静息态 fMRI 的开创性研究中提出了功能连接图，即反映种子点区域及每个体素之间的时间进程的关联图（图 5-4-1）。此后各种深入的探索和多变量算法被提出，以自动识别 RSNs，使其摆脱了对特定种子点区选择的依赖（综述，见参考文献 [27]）。这些技术中最常用的是空间独立成分分析（spatial independent component analgsis，ICA）（图 5-4-2）。ICA 成像图可作为划分脑网络中各脑区的依据。然而，识别脑区是在单个脑区层面进行的，对于多个脑区

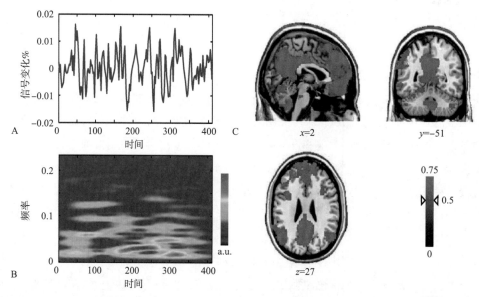

▶图 5-4-1　静息态功能连接图。Greicius 等以扣带回作为种子区得出一个正常人的默认网络（default mode network，DMN）功能连接图[16]。（A）和（B）是种子区的时间序列，（A）由低频振荡控制（<0.1 Hz），通过傅里叶转换证实，（B）代表功率谱作为时间函数。（C）种子点区域及其他脑区体素之间的时间进程关联图（任意阈值为 0.5）确定了一组称为 DMN 的扩展区域

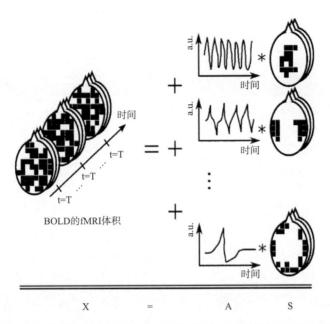

BOLD的fMRI体积

$$X \qquad = \qquad A \qquad S$$

▶图5-4-2　空间 ICA 的线性模型。ICA 以应用于传统的认为激活模式相同的线性混合模型为基础。通过这一模型可以将 fMRI 资料分解成若干个部分，每一部分包含一个空间图（矩阵 S）和一个相关的时间序列（矩阵 A）。空间成分描述每一个体素相关时间序列的权重。与任务激活实验相反，ICA 通过同时评估时间和空间成分来进行。最后，检测每个体素特定空间成分分布的意义

分析，需扩展方法，以识别多组 RSNs，使其成为更全面、可描述多个单独脑区分布的总图。

二、网络图提取的可靠性

网络图提取的可靠性是一个十分关键的问题，这个可靠性主要受两个因素的影响。第一个影响因素是计算方法：怎样选择影响网络图的计算方法和参数？第二个影响因素与研究所选取的特定样本数据集合有关：如果使用一个新的、独立的数据集合对实验进行重复，那么网络图的稳定性如何？迄今为止，文献报道的 RSNs 研究具有一定的一致性，说明 RSNs 的识别是完全可靠的。

关于计算方法的可靠性，Margulies 等[28]报道指出即使是种子体素的一个细小变化也会导致连接模式极度的不稳定（图5-4-4）。在感兴趣区存在细微差别的 DMN 研究中，也提到了类似结果（参见下面一小部分对特定 RSNs 的定义和描述）[5,10]。基于空间 ICA 提取 RSNs 使用的计算方法比初始条件更为可靠。但对识别特定 RSNs 的不同方法进行比较的研

究很少（如连接图和 ICA）。现有的结果表明这些研究方法具有很好的一致性，但是这些研究并没有包括 ICA 的替代方案。

关于抽样的可靠性，一项早期工作得出这样的结论，ICA 对同一被试者获得数据资料的特定 RSNs 识别具有高度的再现性。这项工作的进一步研究发现，数据的检测-再检测在组间水平具有较高的一致性[44,50]。检测-再检测的稳定性接近于通过重采样技术从群体中得到的一个样本。Damoiseaux 等[12]首次通过这类方法提出了组群 RSNs 的一致性。

三、RSNs 的类型

通过研究初级运动皮质种子区功能连接所得到的第一个 RSNs 是感觉运动网络[3]。视觉 RSNs 是通过距状沟周边为种子点进行识别，边缘网络是以杏仁核为种子点进行识别的。由此得到听觉和语言的 RSNs，同时还发现了与工作记忆任务显著相关的额顶部网络。DMN 也是通过后扣带回作为感兴趣区所识别出来的。这个网络被首次定义为一组区域，这组区域在静息状态下比在较大范围的任务导向行为下存在更强烈的均匀一致的血氧水平活动，同时这组脑区还存在更高水平的新陈代谢活动。这些网络可以通过 ICA 以一种可靠的方法被识别出来[12]（图 5-4-3 在组群水平对这些结果进行了概括）。ICA 中出现一个有趣的现象，当我们提取的网络较大时，可以将一个网络分割成一个或多个子网络（如视觉皮质可以细分为初级视觉皮质和纹状皮质）[38]。尽管 RSNs 与猴脑的组织结构一致，如与楔前叶等一些特定脑区的白质神经束结构一致，绘制这些 RSNs 的结构功能意义仍然需要进行大量的研究[28]（图 5-4-4）。根据 Talairach 坐标，Perlbarg 和 Marrelec[32]提供了更为详细的 RSNs 的分类学。对于 DMN 阐述更加详细，可参照［5，33］。

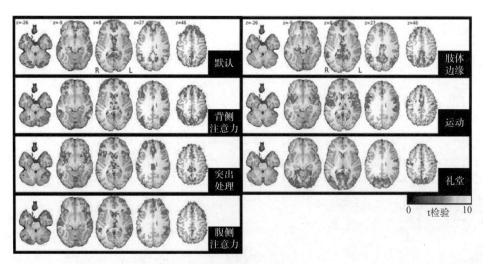

▶图 5-4-3　通过组群 ICA 提取 RSNs 的例子。通过分层聚类方法在静息状态下扫描的 20 个被试的组群 RSNs 图是通过每个被试网络图的体素分级方法提取的

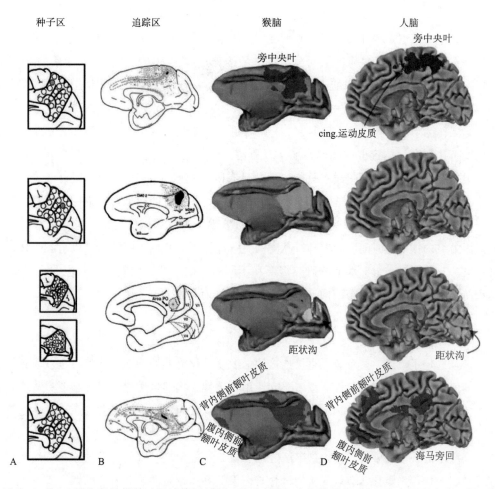

种子区　　　　追踪区　　　　　　猴脑　　　　　　　人脑

旁中央叶

旁中央叶

cing.运动皮质

距状沟

距状沟

背内侧前额叶皮质

背内侧前额叶皮质

腹内侧前额叶皮质

腹内侧前额叶皮质

海马旁回

A　　　　　B　　　　　　　　C　　　　　　　　　D

▶图5-4-4　人脑和猴脑楔前叶区域的解剖和功能分割图。4个种子区（A）用来证明人类（D）和
　　　　　猕猴（C）楔前叶区域功能连接的显著区别。在人类和猕猴的大脑中均发现功能连接
　　　　　相似的部分，其与对猕猴追踪得到的种子区的解剖连接一致（B）（经作者 M. P.
　　　　　Milham 和 M. Petrides 的允许，图片改编自参考文献［28］）

探索 RSNs 内部的信息流

　　图表所示结果与 RSNs 信息流的特征完全符合。图表包括两部分：顶点或节点（区域）
及边（链接或连接），这两项均可以通过多种方法定义。一旦将 RSNs 以图表的形式模式
化，就可以用图论的工具来概括其主要属性。

一、定义节点

图表中的节点是相互连接的功能单位。一般来说，通过一个特定的节点来识别每一个体素是不可行的，因为这可能会对分析方法的运算造成很大的挑战。单个体素的 fMRI 时间序列较冗长。因此，常用的方法是以既往知识为基础，选择一组非常有限的区域（如 3~20）；每一个区域定义为一个球体，集中在一个立体定位坐标周围。或者，把体素分成多个脑区作为节点，再实施全脑研究。一个常见的策略是以一个大脑分区图为依据，这种分区图是在一个立体定位空间的参照下，以解剖学标志为基础，对大脑区域进行手动划分。但是，这样一个脑区图通常只能包含数量有限的脑区（约 100 个），很可能聚集了信号不均匀的体素。为了避免这种情况，同时在一个更好的空间标准内研究图表性质，就需要以任意尺寸对灰质进行分割，或者以更低的分辨率进行数据的再次采样来减少体素数量。因为组内体素在时间序列上具有高度的一致性，所以使用功能数据可以得到个体水平的脑区。与此同时，组群水平的研究需要在不同被试的个体脑区间建立对应关系。最后，这种基于脑区的研究方法是结构（如白质）连接，而不是功能连接。

二、量化连接

一旦选定了节点，两个节点直接连接的强度就量化为所谓的功能连接，也就是这些区域时间序列之间的时间相关性。很多研究使用相关性来描述区域之间的连接。另外有些功能连接的统计学方法可用来弥补相关性的一些不足，如时间和空间相关性。这些方法多用于时间或频率方面。

当脑区的数量有限时，考虑到脑区之间相互施加的影响，脑区之间的连接强度仍然可以通过有效连接来量化。有效连接的概念与因果关系紧密相关。其研究的两个基本框架是结构方程模型和动态因果模型。两种方法都是基于模型且很大程度上（至少在某些方面）依赖于分析前对定向图形式的结构模型的定义。虽然因果关系似乎是很自然的以箭头方向的形式嵌入结构方程和动态因果模式，因果关系的探索性研究仍然是一个挑战。fMRI 中很少应用著名的 Granger 因果关系。据我们所知，只有一项实验研究过 RSNs 的有效连接[23]。对于功能连接和有效连接方法的综述，可参照参考文献 [29] 和 [34]。

三、特征化的图表

当脑区的数量 N 增加时，潜在连接的数量增加为 $N(N-1)/2$（$N=10$ 时，潜在连接数量为 45，$N=100$ 时，潜在的连接数量为 4950），同时对图表的直接解释和连接很快变得不可信。由于这个原因，建议使用对图表特征进行总体概括的计算方法。在统计学上，以共同信息为基础时尤其推荐这样的方法。而且，使用图论方法还可以研究一个网络的特征路径长度（L）和它的聚类系数（C）。小世界网络是介于两种极端配置之间的各种各样的图表体系（随机和点阵的），L 很小（与随机网络相比），C 很大（与点阵网络相比）（图5-4-5）。通过 fMRI 发现大脑结构具有小世界属性。还有一些其他的测量方式，如效率、模块性或图案。对于图论和它在脑网络研究中的应用，参照参考文献［6］和［42］。

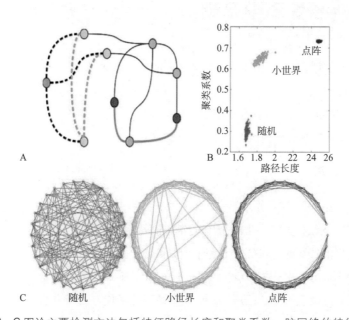

▶图 5-4-5 A~C 图论主要检测方法包括特征路径长度和聚类系数。脑网络的特征路径长度（L）是两个节点之间最短路径的平均长度，路径长度（也称距离）定义为连接两个节点的不同边的最少数量。脑网络的聚类系数（C）是所有节点聚类系数的平均值，一个节点的聚类系数相当于所有相邻节点中的实际边界数量和这类连接数量最大可能值之间的比值。A. 9 个节点和 12 个边之间的图表举例。红色节点之间的路径长度（L）=2，与两个节点之间的最短路径（橙）相对应。绿色节点有三个相邻节点（黄色），与虚线边相连。这 3 个节点可以与 3（3-1）/2=3 个边相连，但是在当前图表中只和两个边相连。因此，聚类系数相当于 2/3。B. 具有相同节点数和边界的随机模拟小世界和点阵图的特征路径长度和聚类系数的举例。C. 这类图表的示例

四、图论测量的可靠性

据我们所知，虽然还未对 RSNs 图表检测-再检测的可靠性展开探索，但有一些研究对算法的可靠性进行了研究，这种可靠性受两个因素影响：如何选择节点和如何分配每个节点的信号。Wang 等[47]使用 70 个和 90 个脑区的两个脑图发现，节点的定义对图论的量化方式有一定的影响，但对图表的定性无影响。Hayasaka 和 Laurenti[21]对基于体素和脑区（90 个脑区）的图表进行比较发现，即使是图表的定性特征也存在区别。节点的信号分配

通常为一个区域内所有体素时间序列的空间平均值。删除结构化的生理过程是重要的一步，可能会改变整个功能连接模式从而改变整个图论测量，这将在下一部分进行讨论[9]。

RSNs 的神经生理学基础

自从早期关注静息态 BOLD 波动的神经来源的争论以来，RSNs 的神经生理学基础的几个关键点已经明确：①RSNs 并不只是生理噪声的结果；②RSNs 在一定程度上可以反映潜在的结构连接；③RSNs 可以通过与神经活动相联系作为检测其他成像模式的方法；④RSNs 作为一组参与相似功能脑区的代表。

一、生理噪声

BOLD 信号只占 fMRI 信号的一部分，它还包括各种来源的人为信号，尤其是一些生理过程（心搏、呼吸或运动相关）产生的伪影可能在全脑范围内影响 BOLD 信号。尽管如此，通过测量低频 BOLD 信号发现空间结构化生理波动和自发性活动是两个完全不同的过程。减少生理噪声是功能连接分析中的关键步骤，它已经得到了越来越多研究者的认可，并且已经在最近的研究中得到广泛应用[4]。但是，关于减少噪声的最佳方法尚未达成一致。对生理噪声的讨论，参考 Marrelec 等[29]、Rogers 等[34]、Auer[2]，或 Perlbarg 和 Marrelec 的文章[32]。

二、RSNs 和结构连接

影响我们更好地了解 RSNs 的一个关键问题是这些网络和潜在的结构连接之间的关系。研究发现猴脑的 DMN 是由相互之间有联系的脑区组成[5]。另外有研究发现，与动眼神经区域相关的皮质模式与逆行示踪注射得到的解剖连接模式一致[46]。对于人类来说，通过比较 RSNs 图和扩散加权成像的结构连接发现，存在功能连接的节点也存在结构连接[18,43]。而且，有大量证据显示，基于功能连接和结构连接的同质性所定义的脑区彼此之间具有高度的一致性[28,41]（图 5-4-4）。为了阐明白质连接模式和 RSNs 功能连接之间的复杂关系，近来一些研究采用复杂的神经运算模型，这样就能在一个完全可控的数字环境中重复神经元的动态集合。对于 RSNs 和潜在结构连接的关系，Damoiseaux 和 Greicius[11]，以及 van den Heuvel 和 Hulshoff Pol[42] 从实验的角度进一步研究，而 Honey 等[22] 则更多地关注理论方面的研究。

三、RSNs 和神经活动

除了通过 BOLD fMRI 可以检测大脑活动的自发性波动，还有更多直接检测神经活动的方法。特别是头皮脑电图（electroencephalography，EEG），已被公认为研究静息态大脑活动的有力工具。很多研究通过同步采集 EEG-fMRI 的信号，来研究和 EEG 活动相关的

fMRI。两类信号之间的复杂关系已得到证实，这种关系取决于从脑电图信号提取到的特性。皮质电生理检测也提示猴的神经活动与 BOLD 的自发性波动之间有显著相关性[37]。

四、RSNs 和认知功能的神经基础

研究发现 RSNs 与特定任务相关。DMN 可以显示人类任务相关的失活作用[19]。对于猴来说，动眼神经区域相关的皮质模式与眼球进行扫视任务时激活的反应模式一致[46]。对于人类来说，任务相关研究的 meta 分析显示，在特定任务下始终共同激活的体素所形成的网络与 RSNs 非常匹配[38]。

应　用

静息态 fMRI 的关键优势在于采集序列非常简单，不需要受试者有任何特定的配合，因此即使是有功能缺陷的患者也可以完成扫描。这项技术目前用于常规的认知功能检测，也越来越多地应用于临床研究。

一、健康大脑

静息态功能连接已被广泛用于基础神经科学的领域研究。这里我们主要关注对静息态序列设计结果有直接意义的以下几个问题：①在任务状态下是否可以识别 RSNs？②是否可以在大脑发育和老化的任何阶段都能识别 RSNs？

一些研究通过实验任务来观察 RSNs 的调节。例如，在一个简单的视觉任务下，DMN的空间范围保持稳定[18]。其他研究发现，在一个任务状态下，比如，在工作-记忆功能负荷下，DMN 功能连接发生变化[14]。这种方法也应用于其他各种 RSNs 和任务。近期，有研究应用 ICA 来系统评估所有的 RSNs 在奇特任务状态下的系统稳定性[7]。

通过空间 ICA 方法，成人的 RSNs 大多数也可从静息状态下的儿童脑内采集到[15]。使用图论测量法，发现儿童和青少年有相似的全脑结构；但是大脑发育具有近程连接同步减少和远程连接同步增加的特点，这提示在全脑水平，儿童具有更好的功能分离过程，而青少年则具有更好的功能整合过程[40]。

同时，还对正常老龄化对 RSNs 的影响进行了研究。图论测量发现健康的老年人额颞叶、边缘-旁边缘皮质区和皮质下区域（如苍白球、丘脑）的全脑和局部效率降低。但是年轻人和老年人的枢纽所识别的皮质区是相同的[1]。这种效率的降低与 ICA 得到的结果一致，说明 DMN 存在变化。执行能力和处理速度的检测发现，健康老年人前部脑区的活动与认知测试分数成反比，提示与正常年轻人相比，老年人 DMN 活动减低[13,24]。

二、RSNs 和病理学

RSNs 被应用于广泛的疾病包括阿尔茨海默病（Alzheimer's disease，AD）、精神疾病、多发性硬化和交流障碍[2,20,30,42]的病理研究。通过这些研究至少可以获得 3 类收益。首先，RSNs 对一些特定疾病的变化敏感，因此，它可以作为预示疾病演变的生物标志。其次，RSNs 还可以观察疾病相关的神经物质，从而更好地了解潜在的神经生理过程。最后，RSNs 还可以用于指导治疗。这些题目将会通过 AD、交流障碍和脑肿瘤这三种病理状态分别得以阐明。

AD 治疗所面临的重要挑战是对疾病早期识别、前驱治疗的病理学生物标志。一个重要的发现是 AD 患者 DMN 脑区功能连接减少[17]。RSNs 可以作为 AD 的早期生物标志，这个具有前景的初步结论没有后续数据能够充分证实。最近发现基于 DMN 模型上与 AD 有关的灰质萎缩（图 5-4-6）。由于疾病的病理学进程，通过聚类系数描述的脑活动的小世界

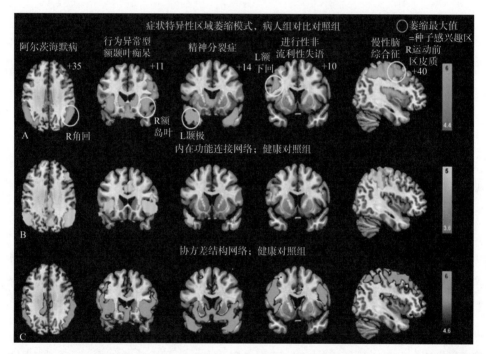

▶图 5-4-6　综合征性萎缩、正常人 RSNs、正常人结构的协方差模式的集合。A. 5 个不同的临床症状，显示不同的萎缩形式，选择皮质最大值（圆圈）作为 RSNs 和结构连接分析的感兴趣区。B. RSNs 描述实验通过 5 个综合征性萎缩的种子区来识别 5 个不同的网络。C. 进一步显示正常人灰质容积的协方差模式所概括的结果见图（A）和图（B）。出于视觉效果的考虑，结果显示时图 A 和 C 选取未校正的 $P<0.00001$，图 B 的高度和范围阈值选取校正的 $P<0.001$。A~C. 结果通过蒙特利尔神经研究所的大脑模板显示。冠状位和轴位图像的左侧相当于大脑左侧。来自参考文献［35］，2009 年，Elsevier，经许可转载

结构降低[39]。有报道显示 AD 患者的前额叶、顶叶和枕叶相关性增加,这个可以解释为是一个可能的补偿机制[48]。

虽然我们没有发现针对外伤性脑损伤患者 RSNs 进行的相关研究,但是这类研究在未来几年将会引起重视。对脑外伤患者进行 3 个月和 6 个月的纵向随访发现,随着患者的康复,其图论测量结果逐步与正常人接近[31]。交流障碍的患者 DMN 功能连接与临床意识的损伤程度成负相关[45]。这个结果与 DMN 在自我导向性心理过程中具有关键作用的假设一致。

RSNs 不仅可以用来提供诊断,还可以预测一个特定患者对一项特殊治疗的反应,从而指导治疗。近来通过对术前用静息态定位感觉运动皮质的研究,并用于制订神经外科脑肿瘤切除方案,为 RSNs 提供了概念验证[25,36,49]。很明显将 RSNs 用于神经外科治疗方案的制订,需要根据术后结果进行详细和全面的评估。一个重要的警示是,这种应用的前提是假设在基于神经生理学的病理学和 BOLD RSNs 之间具有较强的相关性。很多非神经元的因素也可以影响 BOLD 信号,如年龄、镇静作用、睡眠和疾病。在最后这一类别疾病中,潜在的影响可以像病理改变本身一样多种多样,可以是血管系统的变化和(或)血流变化(如脑卒中),也可以是新陈代谢的变化(如胶质瘤或其他肿瘤),还可以是皮质性质的变化(如 AD)。因此,通过 RSNs 网络在治疗中的应用,可以对 RSNs 本身具有更多的了解。

(江 涛 陈红燕 张佩瑶 马 军 译)

参考文献

[1] Achard S,Bullmore E. Efficiency and cost of economical brain functional networks. PLoS Comput Biol,2007,3:17.

[2] Auer DP. Spontaneous low-frequency blood oxygenation level-dependent fluctuations and functional connectivity analysis of the "resting" brain. Magn Reson Imaging,2008,26:1055-1064.

[3] Biswal B,Yetkin FZ,Haughton VM,et al. Functional connectivity in the motor cortex of resting human brain using echoplanar MRI. Magn Reson Med,1995,34:537-541.

[4] Biswal BB,Mennes M,Zuo XN,et al. Toward discovery science of human brain function. Proc Natl Acad Sci USA,2010,107:4734-4739.

[5] Buckner RL,Andrews-Hanna JR,Schacter DL. The brain's default network:anatomy,function,and relevance to disease. Ann N Y Acad Sci,2008,1124:1-38.

[6] Bullmore E,Sporns O. Complex brain networks:graph theoretical analysis of structural and functional systems. Nat Rev Neurosci,2009,10:186-198.

[7] Calhoun VD,Kiehl KA,Pearlson GD. Modulation of temporally coherent brain networks estimated using ICA at rest and during cognitive tasks. Hum Brain Mapp,2008,29:828-838.

［8］ Calhoun VD, Liu J, Adali T. A review of group ICA for fMRI data and ICA for joint inference of imaging, genetic, and ERP data. Neuroimage, 2009, 45 (Suppl 1): S163-S172.

［9］ Chang C, Glover GH. Effects of model-based physiological noise correction on default mode network anti-correlations and correlations. Neuroimage, 2009, 47: 1448-1459.

［10］ Cole DM, Smith SM, Beckmann CF. Advances and pitfalls in the analysis and interpretation of restingstate FMRI data. Front Syst Neurosci, 2010, 4: Article 8.

［11］ Damoiseaux JS, Greicius MD. Greater than the sum of its parts: a review of studies combining structural connectivity and resting-state functional connectivity. Brain Struct Funct, 2009, 213: 525-533.

［12］ Damoiseaux JS, Rombouts SA, Barkhof F, et al. Consistent resting-state networks across healthy subjects. Proc Natl Acad Sci USA, 2006, 103: 13848-13853.

［13］ Damoiseaux JS, Beckmann CF, Sanz Arigita EJ, et al. Reduced resting-state brain activity in the "default network" in normal aging. Cereb Cortex, 2008, 18: 1856-1864.

［14］ Esposito F, Bertolino A, Scarabino T, et al. Independent component model of the defaultmode brain function: assessing the impact of active thinking. Brain Res Bull, 2006, 70: 263-269.

［15］ Fransson P, Skiöl d B, Horsch S, et al. Resting-state networks in the infant brain. Proc Natl Acad Sci USA, 2007, 104: 15531-15536.

［16］ Greicius MD, Krasnow B, Reiss AL, et al. Functional connectivity in the resting brain: a network analysis of the default mode hypothesis. Proc Natl Acad Sci USA, 2003, 100: 253-258.

［17］ Greicius MD, Srivastava G, Reiss AL, et al. Default-mode network activity distinguishes Alzheimer's desease from healthy aging: evidence from functional MRI. Proc Natl Acad Sci USA, 2004, 101: 4637-4642.

［18］ Greicius MD, Supekar K, Menon V, et al. Resting-state functional connectivity reflects structural connectivity in the default mode network. Cereb Cortex, 2009, 19: 72-78.

［19］ Gusnard DA, Raichle ME. Searching for a baseline: functional imaging and the resting human brain. Nat Rev Neurosci, 2001, 2: 685-694.

［20］ Guye M, Bettus G, Bortolomei F, et al. Graph theoretical analysis of structural and functional connecitvity MRI in normal and pathological brain networks. Magn Reson Mater Phys Biol Med, 2010, 23: 409-421.

［21］ Hayasaka S, Laurenti PJ. Comparison of characteristics between region-and voxel-based network analyses in resting-state fMRI data. Neuroimage, 2010, 50: 498-508.

［22］ Honey CJ, Thivierge JP, Sporns O. Can structure predict function in the human brain? Neuroimage, 2010, 52: 766-776.

［23］ James GA, Kelley ME, Craddock RC, et al. Exploratory structural equation modeling of restingstate fMRI: applicability of group models to individual subjects. Neuroimage, 2009, 45: 778-787.

［24］ Koch W, Teipel S, Mueller S, et al. Effects of aging on default mode network activity in resting state fMRI: does the method of analysis matter? Neuroimage, 2010, 51: 280-287.

[25] Kokkonen SM, Nikkinen J, Remes J, et al. Preoperative localization of the sensorimotor area using independent component analysis of restingstate fMRI. Magn Reson Imaging, 2009, 27: 733-740.

[26] Laufs H. Endogenous brain oscillations and related networks detected by surface EEG-com-bined fMRI. Hum Brain Mapp, 2008, 29: 762-769.

[27] Li K, Guo L, Nie J, et al. Review of methods for functional brain connectivity detection using fMRI. Comput Med Imaging Graph, 2009, 33: 131-139.

[28] Margulies DS, Vincent JL, Kelly C, et al. Precuneus shares intrinsic functional architecture in humans and monkeys. Proc Natl Acad Sci USA, 2009, 106: 20069-20074.

[29] Marrelec G, Bellec P, Benali H. Exploring largescale brain networks. J Physiol Paris, 2006, 100: 171-181.

[30] Mesulam M. Defining neurocognitive networks in the BOLD new world of computed connectivity. Neuron, 2009, 62: 1-3.

[31] Nakamura T, Hillary FG, Biswal BB. Resting network plasticity following brain injury. PLoS One, 2009, 4: e8220.

[32] Perlbarg V, Marrelec G. Contribution of exploratory methods to the investigation of extended largescale brain networks in functional MRI-methodologies, results, and challenges. Int J Biomed Imaging 2008. 2008: 218519.

[33] Raichle ME, Snyder AZ. A default mode of brain function: a brief history of an evolving idea. Neuroimage, 2007, 37: 1083-1090.

[34] Rogers BP, Morgan VL, Newtonb AT, et al. Assessing functional connectivity in the human brain by fMRI. Magn Reson Imaging, 2007, 25: 1347-1357.

[35] Seeley WW, Crawford RK, Zhou J, et al. Neurodegenerative diseases target largescale human brain networks. Neuron, 2009, 62: 42-52.

[36] Shimony JS, Zhang D, Johnston JM, et al. Resting state spontaneous fluctuations in brain activity: a new paradigm for presurgical planning using fMRI. Acad Radiol, 2009, 16: 578-583.

[37] Shmuel A, Leopold DA. Neuronal correlates of spontaneous fluctuations in fMRI signals in monkey visual cortex: implications for functional connectivity at rest. Hum Brain Mapp, 2008, 29: 751-761.

[38] Smith SM, Fox PT, Miller KL, et al. Correspondence of the brain's functional architecture during activation and rest. Proc Natl Acad Sci USA, 2009, 106: 13040-13045.

[39] Supekar K, Menon V, Rubin D, et al. Network analysis of intrinsic functional brain connectivity in Alzheimer's disease. PLoS Comput Biol, 2008, 4: e1000100.

[40] Supekar K, Musen M, Menon V. Development of large-scale functional brain networks in children. PLoS Biol, 2009, 7: 1000157.

[41] Tomassini V, Jbabdi S, Klein JC, et al. Diffusion-weighted imaging tractography-based parcellation of the human lateral premotor cortex identifies dorsal and ventral subregions with anatomical and functional

specializations. J Neurosci, 2007, 27: 10259-10269.

[42] van den Heuvel MP, Hulshoff Pol HE. Exploring the brain network: a review on resting-state fMRI functional connectivity. Eur Neuropsychopharmacol, 2010, 20: 519-534.

[43] van den Heuvel MP, Mandl RCW, Kahn RS, et al. Functionally linked resting-state networks reflect the underlying structural connectivity architecture of the human brain. Hum Brain Mapp, 2009, 30: 3127-3141.

[44] van Dijk KRA, Hedden T, Venkataraman A, et al. Intrinsic functional connectivity as a tool for human connectomics: theory, properties, and optimization. J Neurophysiol, 2010, 103: 297-321.

[45] Vanhaudenhuyse A, Noirhomme Q, Tshibanda LJ-F, et al. Default network connectivity reflects the level of consciousness in non-communicative brain-damaged patients. Brain, 2010, 133: 161-171.

[46] Vincent JL, Patel GH, Fox MD, et al. Intrinsic functional architecture in the anaesthetized monkey brain. Nature, 2007, 447: 83-86.

[47] Wang J, Wang L, Zang Y, et al. Parcellation-dependent smallworld brain functional networks: a resting-state fMRI study. Hum Brain Mapp, 2009, 30: 1511-1523.

[48] Wang K, Liang M, Wang L, et al. Altered functional connectivity in early Alzheimer's disease: a resting-state fMRI study. Hum Brain Mapp, 2007, 28: 967-978.

[49] Zhang D, Johnston JM, Fox MD, et al. Preoperative sensorimotor mapping in brain tumor patients using spontaneous fluctuations in neuronal activity imaged with functional magnetic resonance imaging: initial experience. Neurosurgery, 2009, 65: 226-236.

[50] Zuo X-N, Kelly C, Adelstein JS, et al. Reliable intrinsic connectivity networks: test-retest evaluation using ICA and dual regression approach. Neuroimage, 2010, 49: 2163-2177.

|第五节|

神经网络分析及其在神经外科手术计划中的应用

Edwin van Dellen，Linda Douw，Ingeborg Bosma，

Jan J. Heimans，Cornelis Jan Stam，Jaap C. Reijneveld

概　述

人脑是目前已知的最复杂的研究对象，因此揭开大脑结构和功能的秘密也是现代科学面临的最大挑战之一。目前，广为接受的一个观点是把大脑看成一个复杂网络，了解这个网络的结构和它的动态改变，是我们理解认知功能的关键一步，也有助于解释大脑病理和症状之间的相互作用。在过去的 10 年里，神经网络研究发展迅速，现在，计算模型和动物研究已经与先进的神经影像技术结合起来[54,14]，而当前的研究内容主要集中在大脑结构连接及功能区之间的相互作用。在相关的影像技术方面，我们可以通过磁共振成像（MRI）显示区域皮质或利用弥散张量成像（DTI）追踪大脑白质纤维束，进而构建大脑结构网络；通过脑电图（EEG）和脑磁图（MEG）等电生理监测直接研究大脑功能区域间的交互作用，或基于血氧水平依赖的功能磁共振成像（fMRI）间接研究。

在本节中，我们将对网络理论特别是其同神经科学的关系进行阐述。此外，我们还将介绍网络理论在临床神经学和神经外科中的应用，并对网络理论在治疗脑部病变和局灶性癫痫的前景进行展望。

现代网络理论

现代网络理论起源于数学和社会学。网络理论跨越不同学科之间的界限，从数学、语言到社会研究等，并促使这些研究在近年来取得了巨大进步。下面我们将讨论网络理论的

基础，如需更详细的概述我们推荐阅读 Bullmore 和 Sporns[14]，Stam 等[61]，以及 Reijneveld 等[54]的综述。

一、发展简史

数学家 Leonard Euler 于 1736 年第一个使用图论解决了科尼斯堡桥问题。该问题是，能否一次走遍普莱格尔河上的 7 座桥，而每座桥只许通过一次，最后仍回到起始地点。Euler 将该问题抽象成为一个网络，并表明这是不可能的。此后，图论成为数学的一个重要分支，因为它是一种可以从理论上分析网络的工具。

图论法把给定的系统看作一个集合了点和点间连结的网络系统，网络的顶点被称为节点，节点间的连接被称为边。如果一个网络中顶点是以固定的 P 值概率相连接，我们就把这种网络称之为随机网络，随机网络的发现是图论的重要进步。然而，随机网络虽然推动了图论的发展，却不足以模拟现实的网络，如社会网络或铁路线路网络，因为它们都是高度结构化的网络。心理学家 Stanley Milgram 曾经试图弥补这一差距，其灵感来自匈牙利作家 Frigyes Karinthy 1929 年的小故事。Karinthy 指出地球上的任何两个人都可以最多通过 5 个人建立联系。Milgram 接受了挑战，并在美国发信给随机选择的受试者，这些受试者被告知将信发送到住在波士顿的距目标人较近的任何其他人。1967 年，Milgram 推测，每封信到达目的地前会平均发送 5.5 次（现在这被称为"六度分离"），这也是"小世界"现象的第一个经验证据。小世界特性存在于多种网络类型中，包括神经网络。在接下来的内容中，我们将讨论图论和小世界网络的一些基本概念。

二、小世界网络

Watts 和 Strogatz 首次定义了小世界网络的概念[70]。他们设想了一个简单的一维环状网络模型，在这个环上，顶点以点阵结构连接，也就是说，每个顶点是与其直接比邻的顶点相邻（图5-5-1）。可用两个参数来描述这一环状网络模型：聚类系数（C）可用以描述一个节点周围的邻居节点间相互连接的概率；而网络的路径长度（L）可用以描述连接网络的两端顶点所需的诸多步骤。路径长度越"长"，效率越低，故还可用路径长度的例数来反映连接效率。当边用 P 概率重新连接时，如果 P 为 1，我们称之为随机网络，随机网络具有"低"网络聚类系数，"短"路径长度。然而，仅通过几条边重新布线，网络就会变成小世界："高"网络聚类系数和"短"路径长度。

小世界现象被认为是将网络中的信息处理效率提高到某种最优状态，因为它结合了较高的局部聚类和较高的整体集成度。C 和 L 不仅取决于网络的拓扑结构，还取决于网络的大小和边数。为了纠正这些因素，通常将这些措施除以等效网络的随机变量 C 和 L。"小世界"或小世界指数定义为这两个值的比率。

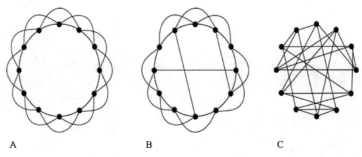

▶ 图 5-5-1 3 种类型的网络

基于 Watts 和 Strogatz 模型的 3 种网络类型（1988）。规则网络中各顶点仅与其最近的邻居节点相连接 A. 没有长距离连接。随机网络（C）中没有局部的聚类。在小世界网络（B）中一些局部连接重新连接到远程连接，导致高聚类系数兼具最短路径长度

三、网络度

在 Watts 和 Strogatz 模型中，每个顶点所连接的边仅有小的波动。然而，一些网络，如互联网不符合这一规则，因为连接每个节点的边的数目差别很大。一个节点的度（k）就是连接到它的边的数目。跨过一个节点的边的概率，或度分布程度是网络拓扑结构的重要特点。度分布 $P(k)$ 被定义为节点有 k 条边连接的概率。网络中有大量连接边的关键节点被称为中枢节点。在随机网络中几乎不存在中枢节点。当度分布服从幂指数分布时被称为"无标度"网络，它意味着网络中存在着少数高度连接的节点，而大量节点的连接数都很少。无标度网络主要依赖少数中枢节点，这些节点处理了网络中大部分信息。这些中枢节点的重要性也使无标度网络容易受到有针对性的攻击，因为一个或多个中枢节点一旦遭到破坏可致使整个网络瘫痪。

"度相关"被用来衡量具有相似度的节点连接的程度。同配网络中节点的度相关很高，也就是说"富者越富"。若节点度不相关，则该网络被称为异配网络，这也意味着这种网络中的中枢节点更加重要。社交网络如公司网络往往是同配网络，而技术和生物网络，包括大脑，往往是异配网络[48]（图 5-5-2）。

四、层次和模块化

网络可以包含若干集团或模块。模块是分布相对稀疏但是联系十分紧密的节点集团。模块内部的节点高度连接，但与其他模块间存在较少的连接。

目前有多种可以检测模块的算法，在神经科学中应用最多的是层次簇[14]。分层模块化常从不同层次或分辨率来描述整个网络。大多数全局模块可以被分为一系列的小模块，这

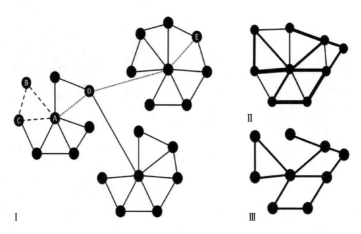

▶图 5-5-2　网络参数

　　可以用几种参数来描绘网络拓扑结构。Ⅰ. 虚线标志着一个本地集群，节点（A）、节点（B）和节点（C）都是相互联系的。虚线标记了节点 A 和节点 E 之间的最短路径（$L=3$）。3 个模块可以在图中予以确认。节点 A 是左集群省级枢纽节点，而节点 D 的功能作为一个连接器。Ⅱ. 一个加权网络结构，如通过使用脑区之间的功能连接水平以描述连接强度。Ⅲ. 未加权网络可以应用连接矩阵的一个阈值进行构建。超过阈值时连接存在

些小模块可以被分为更小的子模块。在模块化的网络中，节点可以用它在网络中的功能描述：当中枢节点在模块中具有较高的节点度时，被描述为"省会"；当它作为大量模块的连接者时，被称为"连接器"[29]。模块化是网络优化配置的一种重要形式，因为模块具有较高的聚类系数，而模块间的连接确保了最短路径[44]。

五、加权图和非加权图

　　在二进制或非加权图中，边或者存在或者不存在。这是一种方便的网络建模方式，而且这样的网络分析也比较容易。但是，大多数神经网络的构建基于结构或功能数据（如 MRI 或 EEG）的相关性。非加权图可以通过对这些相关系数设置阈值来构成。当相关系数超过阈值时，则边存在；反之，则不存在。然而阈值的设置却是任意的。阈值设置太高，会排除掉很多连接的边，也可能会造成许多节点没有边与之连接；阈值设置太低，则会引入一些不存在或不重要的边进入网络。此外，非加权图还会使图中非常有价值的连接强度信息被丢弃。

　　相比之下，加权网络则引入了图中连接强度的信息。这种方法使得对实际网络的描述更精确，如在社交网络中描述人们熟知对方的程度。多数网络测量方法同样适用于加权网络，比如测算加权路径长度（L）、加权聚类系数（C）和度关联系数[55]。注意，在加权网络中，最短路径不一定是边数最少的路径。加权网络中的路径长度，最好先由计算效率得

出。因为，当有路径不存在时，路径长度会变成无穷大，而网络效率则为零。因此，网络的平均最短路径长度被定义为效率倒数的调和平均数[48]。

尽管有这些努力以改善网络建模的准确性，但仍然很难比较不同尺寸和度的网络。顶点大小或数目因网络而异并可改变网络特性。目前，不同领域如何解决这些问题尚未达成共识。

六、复杂网络的动态过程

结构和功能，同神经科学高度相关，是现代网络理论中的一个有趣的分支。这些网络上的网络拓扑和同步动态变化之间的关系是至关重要的，广泛的研究指出，大脑通过同步活动进行互动。总之，网络同步能力决定了网络同步状态的稳定性。我们建议，在研究大脑网络通信模式时，对网络动态的研究越来越重要。对于动态处理更详细的说明我们推荐阅读 Stam 和 Reijneveld[61]，以及 Boccaletti 等[9]的综述。

网络和大脑

一、神经网络建模和实验研究

Watts 和 Strogatz 不仅建立了第一个小世界网络模型，也最早将图论和神经科学联系起来。他们用聚类系数（C）及平均最短路径长度（L）来模拟神经网络。研究发现，线虫神经系统网络模型中，聚类系数和平均最短路径长度遵循小世界原理[70]；该原理也同样适用于猫和猕猴的皮质连接数据[32]。另外，通过对现在的神经解剖学数据模型的研究发现，脑干网状结构也很好地契合了小世界网络理论；因为度分布的数据并不遵循该模型定律，所以该网络模型不是"无标度"网络。

除了结构连接方面的研究以外，神经网络也有一些特定功能要求。为使大脑能够执行特定的任务，负责执行任务脑区的神经元之间必须要有高度的联系性。执行任务的过程也需要对系统内的计划任务进行协调[59]。Sporns 和其他学者定义了神经元的复杂性作为功能连接模式和局部分离、广泛整合的度量。此外，作为生物系统的一部分，该网络在"布线"和能源使用方面必须具有高的使用效率。计算模型已经被用于研究神经处理过程。他们发现，当网络工程优化后，会增加小世界特征并降低"布线成本"[59]。

猕猴皮质也被用来研究解剖和功能之间的相关性。网络功能证明猕猴皮质[33]的计算模型与基础结构网络重叠。癫痫活动曾被作为一种功能交互模型。病灶相关性癫痫传播符合小世界理论，提示解剖和功能连接的相关性。基于癫痫发作的大型猫皮质模型，联合纤维及其连接强度是广泛活动形式的预测因子[37]。

虽然网络结构很大程度上决定功能连接模式[33]，这种相互作用也可能通过其他方法进行。功能连接在细胞水平对神经网络的发展中发挥作用。在大鼠和小鼠海马发现了无标度拓扑结构[11]。GABA 中间神经元具有广泛的轴突并充当中枢神经元，对网络中拓扑结构和动力学形成起着重要的作用。

二、人类脑网络

可以在多种水平对大脑网络进行研究，从细胞结构网络到大脑不同区域的功能相互作用。在本节中，我们将关注基于体内神经影像学和神经生理数据的网络。全球范围内该领域的发现似乎趋同，但要认识到，成像技术和网络建设的不同可能会限制对比性[39]。针对连接性存在各种测量指标，并且选择大脑不同的感兴趣区可能会导致不同的结果[69]。

（一）网络结构

人脑结构的网络已从 MRI 资料构建。大脑区域之间的连接定义为在整个个体大脑皮质厚度间的关联[31]。这个网络被认为是小世界，模块结构集合了功能系统，包括感觉运动皮质和视觉皮质[17]。结构网络的灰质区也可使用 DTI 构建。再次，发现了小世界拓扑结构。此外，对一些枢纽地区进行了鉴定，包括楔前叶、岛叶、优势侧额叶和顶叶皮质，以及部分默认模式网络[30]。女性整体连接性较高，她们的皮质网络连接比男性更发达[27]。此外，局部连接性随着年龄的增长减弱，老年人大脑从顶叶和枕叶至额叶和颞叶，有高效的连接转变（即较短的路径长度）[27]。同时描述了年龄依赖性的模块化结构[43]。这些发现产生的问题是神经网络拓扑结构如何同功能相联系。

（二）网络功能

在本节中，我们将集中讨论脑功能网络的拓扑结构特点，以及如何关联到大脑功能。大脑区域间功能上的相互作用可以根据功能连接的概念进行研究。功能连接表示系统元件之间的相互依赖关系，如刺激后同时发生的两个 EEG 信号[2]。同步能力是沟通不同脑区之间认知功能的一个关键过程[68]。因此，网络能否简易进行同步活动的能力十分重要。小世界指数、平均度、度分布和度关联效应等特点会影响同步[4,71]。对于加权图，随机网络最有可能同步，其次是小世界网络和常规网络[15]。

脑连接性可通过对几个脑区的不同生理时间序列进行研究。这样可以构建连接矩阵，以使用图论进行分析。电生理记录的连接矩阵反映出时间序列具有潜在的高时间分辨率同步或耦合量度。基于 fMRI 的功能性网络具有潜在的最高空间分辨率，并且相对容易地与结构 MRI 解剖网络比较。然而，不同于结构 MRI，这些图像不直接包含有关大脑区域的功能耦合信息。可以基于血氧水平依赖（BOLD）对比 fMRI[14]构造功能连接模型。需积累一系列磁共振记录，以计算不同区域感兴趣区（region of interest，ROI）的 BOLD 值。

人脑的小世界拓扑结构最早从 5 个受试者 MEG 记录功能连通性分析得来[60]。第一个针对大脑 90 个 ROI 的研究亦展现了小世界拓扑结构[56]。最近通过体素分析法极大地提高了网络大小[66]。神经网络不仅是小世界，也无尺度，早期在猕猴皮质亦有类似发现[25,66]。这提示人脑功能网络中枢纽节点的重要作用。另一项研究表明，通过 fMRI 网络可以区别网络中两种类型的枢纽节点：长距离连接到其他地区的枢纽节点与连接区域内更"小集团"的枢纽节点[1]。

这些调查结果揭示了人脑功能的模块化结构。可以预料，模块化的研究表明，大脑功能、解剖的相关区域密集相连[26,44]。两项研究均发现在总体水平上存在 5 个模块的等级结构。特别是在相关区域发现了枢纽节点。

脑网络拓扑结构包含基因决定的组成部分。574 对双胞胎和他们的兄弟姐妹脑电图记录图表分析表明，聚类、路径长度和小世界拓扑结构是可遗传的特性[58]。此外，网络拓扑结构随大脑成熟而变化[62,10]。Boersm 和同事追踪 227 名儿童并比较记录在 5 岁和 7 岁时的脑电图。从 5 岁到 7 岁，儿童脑电图的路径长度和聚类增加，而加权相关性降低。

Supekar 和其他学者比较了儿童与青壮年的 fMRI 网络[62]。儿童（7~9 岁）皮质下区域同初级感觉区、大脑联合区及旁边缘区域连接更加紧密。青壮年（19~22 岁）中旁缘、边缘以及大脑联合区之间联系更强。尽管所有的受试者表现出小世界大脑拓扑结构，但青壮年层次较高，说明局部聚集更多的枢纽节点。此外，DTI 分析表明，短距离连接随发育明显减弱，而远程功能变得更强。这表明功能连接和白质的成熟之间可能有相关性。这些有关大脑成熟的研究表明，大脑网络逐渐演进到一个更有效的拓扑结构。

智力和认知功能都与高效的功能性网络相关[67]。Micheloyannis 和同事以脑电图建构了非加权图像[45]。对接受过几年正规教育（formal education，LE）和具有大学程度（university degree，UE）的受试者进行工作记忆测试。LE 比 UE 组表现出更为突出的小世界拓扑结构，这被解读为该组需求更高效的网络处理。Van den Heuvel 及其同事分析了 19 例受试者以立体像素为基础的 fMRI BOLD 图像[67]。受试者的智商同较短的路径长度相关。这种相关性在前额叶内侧脑回、楔前叶和双侧顶叶区域最为突出。此外，高效书写不仅与功能结构，还同网络拓扑结构相关。Li 和他的同事在 79 例受试者中发现结构网络拓扑结构同智商相关[41]。基于 DTI 的研究中高智商的受试者比平均智商者具有更高效的网络。智商测试分数同网络结构的总体效率相关。

总之，人类的大脑网络在结构和功能上的特点是小世界和可能无标度的拓扑结构。网络拓扑结构具有遗传成分而在成熟过程中变得更高效。高效的大脑网络组织对认知功能的运作是至关重要的，而更高效的网络拓扑结构与更高的智商相关。

疾病的网络改造

如上所述，有效的功能性网络拓扑结构被认为是最佳脑功能的反映。图论的大脑记录可以更好地揭示潜在的机制并可以指导疾病的诊断。许多神经和精神疾病已表现出差异，包括脑肿瘤、阿尔茨海默病、癫痫和精神分裂症（综述见参考文献［54］）。

本节中，我们将专注于病灶相关性癫痫功能连接和网络体系结构的变化，其中一些患者患有脑肿瘤，这些病理条件同神经外科实践紧密相关。脑肿瘤和癫痫具有较高的共同发生率；在脑肿瘤患者中癫痫的发生率在30%或以上，与肿瘤类型相关[64]。相反，癫痫患者的脑肿瘤发病率是4%[64]。颞叶癫痫，占一半新增难治性癫痫，特点是内侧颞叶硬化。更好地了解因病灶所致的网络改变可能有助于解释这些患者频繁发生的癫痫发作。我们将首先描述在脑肿瘤和癫痫患者中图论分析的现有技术状态。然后，我们将重点介绍如何使用功能连接分析作为诊断标准和手术计划的制订工具以及未来的发展前景。

一、脑肿瘤

由于脑肿瘤患者的图表分析是一个非常新颖的方法，研究相对较少。

针对这些患者的首次研究结果发表在2006年，与健康对照组比较了各种脑肿瘤患者的脑磁图记录[5,6]。患者组中宽频带功能连接（0.5~60 Hz）出现下降。分离频带分析表明δ到α频带范围内的连通性增加，β到γ频带范围内的连通性下降。值得注意的是，改变并不局限于病变区域，对侧半球内也有发现[6]。患者中加权网络分析表现出更多的随机网络，如θ和γ频带下降，且θ、β和γ频带路径长度变短[5]。

Guggisberg及其同事对脑损伤患者通过MEG记录分析功能连接模式[28]，并与健康对照进行了比较。相较于对侧，病变区域引起的神经功能障导致连接性水平下降。手术后降低的连接区域可以被重新选择而不会造成损伤，但前提是切除术未造成神经功能缺损。

在随后的两个MEG研究中，我们分析了更为相似的17例低级别胶质瘤（low grade glioma，LGG）患者，并将年龄、性别和教育程度同健康对照进行匹配[12,13]。同样的，患者在较低的频段及较低的γ频带连接水平提高，但长距离连接亦有所增加。然而，在较低γ频带中长距离连接增加，而较低的α频带中长距离连接减少。一项非常有趣的研究结果是功能连接变化与患者组认知功能相关[12]。患者中亦发现θ频带连接水平增加。非加权网络分析表明患者中θ频带增高而β频带减低，同样β频带小世界指数下降而在γ频带中低度相关[13]。δ和较低的α频带中存在低度相关性，较高的聚类和更长的路径同患者较差的认知功能相关。

脑肿瘤患者产生广泛的功能性连接模式改变并可能同他们的认知缺陷相关。此外，这种改变可能预测术后神经功能缺损情况。这就提出了如何将功能连接模式同手术联系起来。我们通过MEG数据研究了15例脑肿瘤患者术前和术后的功能连接情况[19]。肿瘤切除后长距离半球间功能连通性在θ频带出现下降，其未受到治疗、肿瘤因素的影响。我们推测手术后连接减少可能反映大脑恢复到正常状态，如上文提及的θ频带连接增高。事实上，患者中θ频带下降越显著，术后无癫痫发作的可能性越大。功能网络的变化可能易致肿瘤相关的癫痫，尤其是在 θ 频带，我们将在下面的内容中描述。

总结这些研究结果，我们得出的结论是脑肿瘤患者功能性网络的拓扑结构发生改变，同时功能连接发生广泛变化。患者中这些变化似乎与认知缺陷相关。一些临床因素可能对连接变化产生影响，如肿瘤病理、癫痫和治疗，未来的研究会更加深入[65,72]。网络分析似乎是一个有前途的工具，可以更好地预测手术结果，未来的研究应进一步探索。

二、癫痫

同步是大脑处理信息的关键。然而，它也是癫痫发作的特点[63,40]。同步模式不仅在发作和发作间期有所不同，而且在发作中产生改变。

通过分析局灶性癫痫和失神癫痫患者发作前及发作中的 EEG 发现很宽的频率范围内发生了连接性变化[51,57,53]。图形分析显示癫痫发作期间宽频带（0.5~70 Hz）内网络拓扑结构发生规则化，但在低频（<13Hz）中最为明显。在一个对癫痫发作更具体的研究中，Kramer 等认为网络变化具有患者特异性拓扑结构特征[38]。他们研究了 4 例难治性癫痫患者颅内脑电图记录，同样的，发作期间平均路径长度变长，小世界指数增加。一般情况下，下降的程度及聚类变化同拓扑结构定位改变相关（图 5-5-3）。

（一）模块研究

这些发现提出了一个问题：是什么触发了向病理同步状态的转变？这或许可以解释癫痫的起因。几个针对癫痫起因的模块研究提示，癫痫患者改变的网络拓扑结构不仅存在于癫痫发作期，同时存在于发作间期。Netoff 等[47]第一个采用海马薄片网络模型对致癫痫网络中神经激发活动进行研究。小世界网络同长距离连接被重新连接，使网络更随机。结果表明，刺激水平由正常变为癫痫样活动时会导致突然发作。电生理记录期间亦可发生突然发作，表明癫痫患者同健康对照相比，具有更加随机的发作间期网络。Dyhrfield-Johnsen 及其同事通过移除长距离连接在计算网络模型上刺激内侧颞叶硬化[24]。网络集簇和兴奋度在最初开始增加。随长距离连接下降时本地集群的数量进一步减少。Morgan 和 Soltesz 推测癫痫患者的网络特点是"病态中枢"增加癫痫的活性[46]。他们发现，少数高度互联的枢纽细胞大大提高了大鼠海马齿状回模型的网络活动同步能力。网络变得易于兴奋并易于发作癫痫。

这些建模研究与数学网络建模的研究证明了网络拓扑结构的几个因素导致易于发生癫痫，包括路径长度、聚类中心的数目。需进一步研究证明不同变量之间的关系（如整体连接水平、度分布）及同步能力的度量（如特征值比率）。研究这些相互作用应将癫痫模型和网络拓扑集成模型整合起来。

（二）癫痫患者的研究

一些成像技术已被用于在癫痫发作间期阶段癫痫患者的脑功能网络变化。Bettus 及其同事在一项 fMRI 研究中发现颞叶癫痫（mesial temporal lobe epilepsy，MTLE）患者较正常人群连接性普遍下降[7]。病变对侧颞叶连接性似乎在增加，这可能是一个补偿机制。Liao和其他学者在 fMRI 研究中发现 MTLE 患者病变区连接增加，但额下三角和盖区连接性减低[42]。额叶和顶叶内部和两者之间的连接性均下降。患者中存在缺陷的网络模式同其他区域缺乏联系。网络分析表明同健康对照相比，癫痫患者存在较低的路径长度和聚类，表明MTLE 癫痫存在网络随机化。

最近我们通过首次癫痫发作的 EEG 记录对网络连接特性进行研究[21]。我们发现癫痫患者在第一次癫痫发作前的脑电图记录中即存在 θ 频带连接性增加。此外当可视化脑电图监测无异常时，θ 频带连接性增加即可预测第二次癫痫发作。Horstmann 和其他学者比较了难治性癫痫患者和正常人发作间期的 EEG 资料。患者的 δ、θ 和 β 频带功能连接水平增高。患者脑电图加权网络提示几个频率波段路径长度和聚类的增加。

在最近的 2 项研究中，我们分析了 MEG 记录中不同类型的局灶性癫痫患者，并同健康对照进行了比较[23,65]。和对照相比，患者的功能连接没有明显变化，但患者的 θ 频带和PLI 同癫痫发作频率呈正相关。θ 频带和较低的 α 频带中聚类较高，而患者的 θ 频带及路径的长度更高。此外，θ 频带路径长度同第 1 次癫痫发作时间及发作频率呈正相关。在MTLE 患者中，通过 fMRI 及 ECoG 记录发现了癫痫持续时间、功能连接性和网络拓扑结构之间的关系[65,42]。我们的 MEG 和 ECoG 研究显示，使用多种抗癫痫药和单药治疗患者间网络拓扑结构存在差异。最后，病变类型也对网络拓扑结构有一定的影响：同高级别胶质瘤（HGG）患者相比低级别胶质瘤（LGG）和非胶质瘤患者存在更多的网络变化[65]。

总之，在病灶相关性癫痫患者中，连接性水平及网络拓扑结构发生变化。多项研究发现改变的连接模式与癫痫持续时间相关。

增加的 θ 频带路径长度同癫痫几个因素相关，如癫痫持续时间、发作频率及 AED 单药治疗或多药治疗。通过脑电图和 MEG 进行的 θ 频带连接性分析有希望作为癫痫的诊断工具。

（三）癫痫区域定位

一些研究着眼于更具体的功能性网络空间变化，以便找到导致癫痫发生的致癫痫灶。Bettus 和其他学者通过 EEG 比较了 MTLE 患者和非 MTLE 患者的功能连接模式[8]。和同一区域非 MTLE 患者相比，在 3.4 ~ 97 Hz 频率范围内，MTLE 患者致痫灶区域连通性普遍增加。

Ortega 及其同事利用脑电图记录的连通性分析预测手术疗效[49]，若术前记录发现明确的连接性峰，则手术切除存在该峰的区域与较好的手术结果呈正相关。术前连接性较为平均则同较差的预后相关。另一项研究中的 5 例患者具有相似的病理，学者们建议切除枢纽节点可能是治疗成功的关键，因为这些枢纽节点参与了癫痫发作[50]。

发现癫痫发作区有前景的方法为模块化分析，甚至无须进行侵入性电生理监测。Chavez 和其他学者通过 MEG 记录研究了 5 例失神性癫痫患者和 5 位健康对照的模块化结

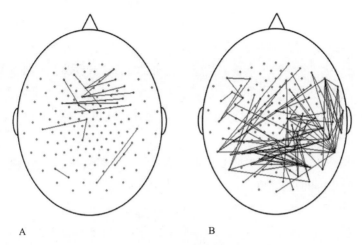

A   B

▶图5-5-3　病灶相关性癫痫患者不同的功能连接性

由 MEG 记录得到的病灶相关性癫痫患者同健康对照组相比 θ 频带（4~8 Hz）的差异（P<0.01）[65,72]。A. 示患者连接减少；B. 示连接强度增加。一般来说，患者的连接似乎增加，特别是在右侧大脑半球中心、枕叶及顶叶区域

构[16]。网络结构构建于 5~14 Hz 的频率范围内且合并 θ 和 α 频带范围。患者较健康对照表现为模块数少，模块之间的连接性强。模块内的连接水平在不同群组间只有细微的差别。这项研究表明，尤其是模块间（中枢）连接，可能在失神癫痫中发挥了重要作用。未来的研究需要阐明，不同类型癫痫的功能网络中模块化结构改变是否为一般特征。此外，能否通过 MEG 记录以判断区域间连接枢纽节点是否可用于识别致癫痫灶是值得研究的。

手术的影响

神经外科手术切除可以被看作是一种急性脑损伤。这种突发病灶对大脑功能网络的影响不同于慢性病灶，如肿瘤。急性颅脑损伤如何影响功能连接和网络是很难研究的，因为理想研究方法是对相同的大脑在健康和病变状态下成像。我们已经提到过肿瘤切除术前后的连接性研究，其中网络仿佛回到一个"健康"的拓扑结构[19]。然而，这项研究的重点是大脑已经被肿瘤破坏的患者。在本节中，我们将讨论一些建模和临床研究，表明神经外科干预如何影响网络拓扑结构。

（一）模型研究

关于脑损伤对脑连接性和网络拓扑结构影响的模型研究表明，神经网络最容易受到针

对枢纽节点的影响。猫和猴皮质的连接模型中均有发现，针对重要节点的轻微随机损伤便会对整体网络产生重大影响[36]。无尺度网络同脑损伤脑网络最为相似。基于弥散张量磁共振成像的模型提示，有靶向性的损伤也会对功能交互造成很大干扰，而随机损伤的影响相对较小，然而对随机损伤影响相对不大[3]。此外，一些最具破坏性的位于中心节点的病损对复杂认知功能产生干扰。另一项病变效应模型研究发现，最密集的神经连接区域更易同步[34]。再次，结点与大多数连接的损伤，特别是连接枢纽节点，对皮质-皮质间联系影响最大。鉴于此模型中枢和连接枢纽的重要性，模块化结构可能会影响目标病灶的稳健性（图5-5-4）。

脑卒中作为一种急性脑损伤可能对大脑动态结构造成相似的影响。只有一项报道对1例（右内囊）脑卒中患者和8例健康对照在运动任务前和期间进行了比较[18]。脑电图记录用于构建非加权网络，并对患者和健康对照的网络进行比较。患者中β和γ的频率范围内局部和远距离网络效率下降。这表明，网络拓扑结构下降可能与脑卒中患者神经功能缺损相关。进一步研究涉及更多患者，可能引入更复杂的网络分析。

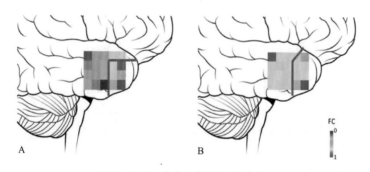

▶图5-5-4　功能连接性和手术效果

癫痫手术期间 ECoG 记录的颞叶功能连接性测量，Ortega 及其同事的工作[49]。切除边界的标志是红色线条，带有颜色的方块表示 4×5 栅极范围内的功能连接水平。A. 选择区域的功能连接具有一个峰值，被低连接水平包围。切除清晰的连接峰值区域与良好的手术效果相关。B. 没有明确的同步集群或同步集群未切除，患者术后不太可能出现治愈癫痫发作

（二）临床研究

我们以急性脑损伤患者作为模型进行 Wada 实验[20,22]。Wada 试验，即动脉内输注异戊巴比妥（intra-arterial amoborbital procedure，IAP），被用于"关闭"一侧大脑半球功能，用以术前对耐药性癫痫患者进行监测，以评估大脑运作。非麻醉半球的功能可以暂时由神经心理测试手段来评价，同时记录 EEG。

注射后注射半球出现连接性持续增加。注射后对侧半球和半球间功能连接性在 δ 和 θ

频带出现降低，而 β 带连接性增强。我们最近对相同的数据进行了图形分析[22]。注射后加权集簇在 θ、α 和 β 频带出现下降，θ 和 α 频带路径长度也出现下降。此外，边的权重相关性在注射后出现 θ 和 β 频段下降。这些变化都提示一侧半球镇静后，整个神经网络变得更为随机，复制了脑肿瘤患者中观察到的模式。我们还通过 Wada 实验比较了注射后网络拓扑结构同记忆表现之间的相关性。增加小世界拓扑中的 θ 频带及在 α 频带更长的路径长度，与较好的记忆得分相关，表示网络拓扑结构和认知功能之间的直接关联（图 5-5-5）。

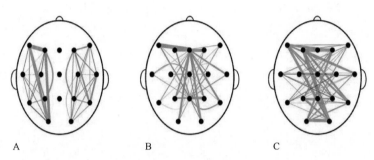

▶ 图 5-5-5　Wada 实验中改变的功能连接

注：在 Wada 实验过程中 EEG 功能连接发生改变的患者，其中左半球被暂时"关闭"。连接的厚度代表改变的连接水平；蓝线代表连接减少，红线标示增高。A. 注射半球的连接增加，但在对侧半球下降。一般情况下与中线连接 B. 和两个半球之间的连接 C. 均减少

在前面的内容中，我们已经表明脑肿瘤和癫痫均存在改变的功能网络。切除手术也可能导致功能性网络拓扑的全局变化，并应将此看作是对脑网络有针对性的攻击。在本章的最后一节我们将对未来使用网络工作原理制订手术计划的远景进行展望。

结论及未来前景

在本节中，我们已经表明，高效率的大脑网络组织对最佳运作至关重要。此外，大量神经系统疾病患者存在网络拓扑结构紊乱。而术前功能及结构网络成像可使患者，尤其是脑肿瘤和病灶相关性癫痫患者受益。未来可以基于网络分析识别致癫痫灶并用于指导手术操作，提高手术效果。它也可能有助于预测术后认知功能情况及癫痫患者术后症状控制情况。我们认为网络分析在临床中的应用会成为可行的目标。

对人类大脑的网络分析工作快速增加了对神经网络功能的理解，但应用于临床仍需要改进方法。存在以下几个问题需要加以研究，并在不同研究中可进行适当比较。建构的网络规模仍然受到技术和计算能力的限制。此外，缺乏比较不同规模网络的参数。最后，还

有待研究功能网络如何联系结构网络，如何利用神经生理学数据如 EEG、MEG 及 fMRI 构建网络[14,15]。

连接特性可以为特定的认知任务提供标记。需在大量人群中进行大量研究以确认这些相互作用，并将个体间差异考虑在内。然而，图像和结构研究中的发现颇有前景[13,41,67]。我们推测，对功能模块、路径长度和每个中心性节点进行更深入的网络分析，可以在寻找这些标志物中发挥重要作用。

在过去几年中使用功能连接性对致癫痫灶位置及癫痫传播的研究迅速增加。虽然这些越来越多的研究结果并不一致，但开始向临床应用过渡。基于 EEG、ECG 和 ECoG 记录的 θ 频带连接和网络是必不可少的，因为它与多种影响癫痫的因素相关，包括发作频率、持续时间和 AED 使用[19,13,65,35]。我们已经阐述了当可视化脑电图监测无异常时、θ 频带连接性增加即可预测第二次癫痫发作[21]。此外，ECoG 连接性对癫痫预后具有预测价值[49,50]。对癫痫枢纽节点进行恰当的定义是将网络分析应用于临床的关键环节。

（江　涛　王引言　刘　帅　译）

参考文献

［1］Achar, S, Salvador R, et al. A resilient, low-frequency, small-world human brain functional network with highly connected association cortical hubs. J Neurosci, 2006, 26（1）：63-72.

［2］Aertsen AM, Gerstein GL, et al. Dynamics of neuronal firing correlation：modulation of "effective connectivity". J Neurophysiol, 1989, 61（5）：900-917.

［3］Alstott J, Breakspear M, et al. Modeling the impact of lesions in the human brain. PLoS Comput Biol, 2009, 5（6）：e1000408.

［4］Barahona M, Pecora LM. Synchronization in small-world systems. Phys Rev Lett, 2002, 89（5）：054101.

［5］Bartolomei F, Bosma I, et al. Disturbed functional connectivity in brain tumour patients：evaluation by graph analysis of synchronization matrices. Clin Neurophysiol, 2006, 117（9）：2039-2049.

［6］Bartolomei F, Bosma I, et al. How do brain tumors alter functional connectivity? A magnetoencephalography study. Ann Neurol, 2006, 59（1）：128-138.

［7］Bettus G, Guedj E, et al. Decreased basal fMRI functional connectivity in epileptogenic networks and contralateral compensatory mechanisms. Hum Brain Mapp, 2008, 30（5）：1580-1591.

［8］Bettus G, Wendling F, et al. Enhanced EEG functional connectivity in mesial temporal lobe epilepsy. Epilepsy Res, 2008, 81（1）：58-68.

［9］Boccaletti S, Latora V, et al. Complex Networks：Structure and dynamics. Phys Reports, 2006, 424：175-308.

［10］ Boersma M, Smit DJ, et al. Network analysis of resting state EEG in the developing young brain: Structure comes with maturation. Hum Brain Mapp, 2010, 32 (3): 413-425.

［11］ Bonifazi P, Goldin M, et al. GABAergic hub neurons orchestrate synchrony in developing hippocampal networks. Science, 2009, 326 (5958): 1419-1424.

［12］ Bosma I, Douw L, et al. Synchronized brain activity and neurocognitive function in patients with lowgrade glioma: a magnetoencephalography study. Neuro Oncol, 2008, 10 (5): 734-744.

［13］ Bosma I, Reijneveld JC, et al. Disturbed functional brain networks and neurocognitive function in lowgrade glioma patients: a graph theoretical analysis of resting-state MEG. Nonlinear Biomed Phys, 2009, 3 (1): 9.

［14］ Bullmore E, Sporns O. Complex brain networks: graph theoretical analysis of structural and functional systems. Nat Rev Neurosci, 2009, 10 (3): 186-198.

［15］ Chavez M, DU Hwang, et al. Synchronization is enhanced in weighted complex networks. Phys Rev Lett, 2005, 94 (21): 218701.

［16］ Chavez M, Valencia M, et al. Functional modularity of background activities in normal and epileptic brain networks. 2009. http://arxiv.org/abs/0811.3131v3.

［17］ Chen ZJ, He Y, et al. Revealing modular architecture of human brain structural networks by using cortical thickness from MRI. Cereb Cortex, 2008, 18 (10): 2374-2381.

［18］ de Vico Fallani F, Astolfi L, et al. Evaluation of the brain network organization from EEG signals: a preliminary evidence in stroke patient. Anat Rec (Hoboken), 2009, 292 (12): 2023-2031.

［19］ Douw L, Baayen H, et al. Treatment-related changes in functional connectivity in brain tumor patients: A magnetoencephalography study. Exp. Neurol, 2008. 212 (2): 285-290.

［20］ Douw L, Baayen JC, et al. Functional connectivity in the brain before and during intra-arterial amobarbital injection (Wada test). Neuroimage, 2009, 46 (3): 584-588.

［21］ Douw L, de Groot M, et al. Functional connectivity is a sensitive predictor of epilepsy diagnosis after the first seizure. 2010, PLoS One 5 (5): 10839.

［22］ Douw L, van Dellen E, et al. The lesioned brain: still a small world? Front Hum Neurosci, 2010, 4: 12.

［23］ Douw L, van Dellen E, et al. Epilepsy is related to theta band brain connectivity and network topology in brain tumor patients. BMC Neurosci, 2010, 11 (11): 103.

［24］ Dyhrfjeld-Johnsen J, Santhakumar V, et al. Topological determinants of epileptogenesis in large-scale structural and functional models of the dentate gyrus derived from experimental data. J Neurophysiol, 2007, 97 (2): 1566-1587.

［25］ Eguiluz VM, Chialvo DR, et al. Scale-free brain functional networks. Phys Rev Lett, 2005, 94 (1): 018102.

［26］ Ferrarini L, Veer IM, et al. Hierarchical functional modularity in the resting-state human brain. Hum Brain Mapp, 2009, 30 (7): 2220-2231.

［27］ Gong G, Rosa-Neto P, et al. Age-and gender-related differences in the cortical anatomical network. J Neurosci, 2009, 29 (50): 15684-15693.

［28］ Guggisberg AG, Honma SM, et al. Mapping functional connectivity in patients with brain lesions. Ann Neurol, 2008, 63 (2): 193-203.

［29］ Guimera R, Mossa S, et al. The worldwide air transportation network: Anomalous centrality, community structure, and cities' global roles. Proc Natl Acad Sci USA, 2005, 102 (22): 7794-7799.

［30］ Hagmann P, Cammoun L, et al. Mapping the structural core of human cerebral cortex. PLoS Biol, 2008, 6 (7): 159.

［31］ He Y, Chen ZJ, et al. Small-world anatomical networks in the human brain revealed by cortical thickness from MRI. Cereb Cortex, 2007, 17 (10): 2407-2419.

［32］ Hilgetag CC, Burns GA, et al. Anatomical connectivity defines the organization of clusters of cortical areas in the macaque monkey and the cat. Philos Trans R Soc Lond B Biol Sci, 2000, 355 (1393): 91-110.

［33］ Honey CJ, Kotter R, et al. Network structure of cerebral cortex shapes functional connectivity on multiple time scales. Proc Natl Acad Sci USA, 2007, 104 (24): 10240-10245.

［34］ Honey CJ and Sporns O. Dynamical consequences of lesions in cortical networks. Hum Brain Mapp, 2008, 29 (7): 802-809.

［35］ Horstmann MT, Bialonski, S, et al. State dependent properties of epileptic brain networks: Comparative graph-theoretical analyses of simultaneously recorded EEG and MEG. Clin Neurophysiol, 2010, 121 (2): 172-185.

［36］ Kaiser M, Martin R, et al. Simulation of robustness against lesions of cortical networks. Eur J Neurosci, 2007, 25 (10): 3185-3192.

［37］ Kotter R, Sommer FT. Global relationship between anatomical connectivity and activity propagation in the cerebral cortex. Philos Trans R Soc Lond B Biol Sci, 2000, 355 (1393): 127-134.

［38］ Kramer MA, Kolaczyk ED, et al. Emergent network topology at seizure onset in humans. Epilepsy Res, 2008, 79 (2-3): 173-186.

［39］ Laufs H. Endogenous brain oscillations and related networks detected by surface EEG-combined fMRI. Hum Brain Mapp, 2008, 29 (7): 762-769.

［40］ Lehnertz K, Bialonski S, et al. Synchronization phenomena in human epileptic brain networks. J Neurosci Meth, 2009, 183 (1): 42-48.

［41］ Li Y, Liu Y, et al. Brain anatomical network and intelligence. PLoS Comput Biol, 2009, 5 (5): 1000395.

［42］ Liao W, Zhang Z, et al. Altered functional connectivity and small-world in mesial temporal lobe epilepsy. PLoS One, 2010, 5 (1): e8525.

［43］ Meunier D, Achard S, et al. Age-related changes in modular organization of human brain functional networks. Neuroimage, 2009, 44（3）: 715–723.

［44］ Meunier D, Lambiotte R, et al. Hierarchical modularity in human brain functional networks. Front Neuroinformatics, 2009（3）: 37.

［45］ Micheloyannis S, Pachou E, et al. Using graph theoretical analysis of multi channel EEG to evaluate the neural efficiency hypothesis. Neurosci Lett, 2006, 402（3）: 273–277.

［46］ Morgan RJ and Soltesz I. Nonrandom connectivity of the epileptic dentate gyrus predicts a major role for neuronal hubs in seizures. Proc Natl Acad Sci USA, 2008, 105（16）: 6179–6184.

［47］ Netoff TI, Clewley R, et al. Epilepsy in smallworld networks. J Neurosci, 2004, 24（37）: 8075–8083.

［48］ Newman. The structure and function of complex networks. SIAM Rev, 2003, 45（2）: 167–256.

［49］ Ortega GJ, de la Menendez PL, et al. Synchronization clusters of interictal activity in the lateral temporal cortex of epileptic patients: intraoperative electrocorticographic analysis. Epilepsia, 2008, 49（2）: 269–280.

［50］ Ortega GJ, Sola RG, et al. Complex network analysis of human ECoG data. Neurosci Lett, 2008, 447（2–3）: 129–133.

［51］ Ponten SC, Bartolomei F, et al. Small-world networks and epilepsy: graph theoretical analysis of intracerebrally recorded mesial temporal lobe seizures. Clin Neurophysiol, 2007, 118（4）: 918–927.

［52］ Ponien SC, Daffertshofer A, et al. The relationship between structural and functional connectivity: graph theoretical analysis of an EEG neural mass model. Neuroimage, 2009, 552（3）: 985–994.

［53］ Ponten SC, Douw L, et al. Indications for network regularization during absence seizures: Weighted and unweighted graph theoretical analyses. Exp Neurol, 2009, 217（1）: 197–204.

［54］ Reijneveld JC, Ponten SC, et al. The application of graph theoretical analysis to complex networks in the brain. Clin Neurophysiol, 2007, 118（11）: 2317–2331.

［55］ Rubinov M and Sporns O. Complex network measures of brain connectivity: Uses and interpretations. Neuroimage, 2009, 52（3）: 1095–1069.

［56］ Salvador R, Suckling J, et al. Neurophysiological architecture of functional magnetic resonance images of human brain. Cereb Cortex, 2005, 15（9）: 1332–1342.

［57］ Schindler KA, Bialonski S, et al. Evolving functional network properties and synchronizability during human epileptic seizures. Chaos, 2008, 18（3）: 033119.

［58］ Smit DJ, Boersma M, et al. Endophenotypes in a dynamically connected brain. Behav Genet, 2009, 40（2）: 167–177.

［59］ Sporns O, Tononi G, et al. Theoretical neuroanatomy: relating anatomical and functional connectivity in graphs and cortical connection matrices. Cereb Cortex, 2000, 10（2）: 127–141.

［60］ Stam CJ. Functional connectivity patterns of human magnetoencephalographic recordings: a "smallworld" network? Neurosci Lett, 2004, 355（1–2）: 25–28.

［61］ Stam CJ, Reijneveld JC. Graph theoretical analysis of complex networks in the brain. Nonlinear Biomed

Phys, 2007, 1（1）：3.

［62］ Supekar K, Musen M, et al. Development of largescale functional brain networks in children. PLoS Biol, 2009, 7（7）：e1000157.

［63］ Uhlhaas PJ, Singer W. Neural synchrony in brain disorders：relevance for cognitive dysfunctions and pathophysiology. Neuron, 2006, 52（1）：155-168.

［64］ van Breemen MS, Wilms EB, et al. Epilepsy in patients with brain tumours：epidemiology, mechanisms, and management. Lancet Neurol, 2007, 6（5）：421-430.

［65］ Van Dellen E, Douw L, et al. Long-term effects of temporal lobe epilepsy on local neural networks：a graph theoretical analysis of corticography recordings. PLoS One, 2009, 4（11）：e8081.

［66］ Van den Heuvel MP, Stam CJ, et al. Small-world and scale-free organization of voxel-based resting-state functional connectivity in the human brain. Neuroimage, 2008, 43（3）：528-539.

［67］ Van den Heuvel MP, Stam CJ, et al. Efficiency of functional brain networks and intellectual performance. J Neurosci, 2009, 29（23）：7619-7624.

［68］ Varela F, Lachaux JP, et al. The brainweb：phase synchronization and large-scale integration. Nat Rev Neurosci, 2001, 2（4）：229-239.

［69］ Wang J, Wang L, et al. Parcellation-dependent small-world brain functional networks：a resting-state fMRI study. Hum Brain Mapp, 2009, 30（5）：1511-1523.

［70］ Watts DJ, Strogatz SH. Collective dynamics of "small-world" networks. Nature, 1998, 393（6684）：440-442.

［71］ Zhou C, Motter, AE, et al. Universality in the synchronization of weighted random networks. Phys Rev Lett, 2006, 96（3）：034101.

［72］ van Dellen E, Douw L, Hillebrand A, et al. MEG functional connectivity and complex networks relate to clinical characteristics of lesional epilepsy patients［abstract］. In：AES Ann Meeting, 2010, San Antonio, USA：Poster session 2, 2085.

第六节

功能神经外科中无功能的神经环路

Alim Louis Benabid

概　述

　　当患者脑组织遭受某种毁损或切除后，并没有观察到相应的功能障碍时，不少的神经外科医生会感到相当吃惊。当然这种现象在功能神经外科中并不是经常出现。当神经外科医生想要理解为什么出现这种现象时，他们很快就会得出这样的结论：脑内有些神经环路并非完全必需，有些即使被阻断，也不会出现明显的功能损害。针对上述现象，我们可以提出以下几个问题：上述脑内神经环路的毁损或去活化真的没有任何作用吗？为什么会出现这种情况？这些神经环路只是胚胎残余，没有真正的实际作用吗？或者说，这是进化的原因，神经功能尤其是运动功能的复杂性被提升了？进化过程并不知道怎样消除之前的结构，是不是说这些消融就相当于对一些神经环路的抑制，而被抑制的这些神经环路会增加功能紊乱的概率，从而导致机体产生一些症状和疾病？当这些失活的神经环路涉及疾病的发病机制时，它们就变得非常有用。因为我们可以为治疗某些疾病而损害这些环路，同时也不会导致重要的功能障碍。我们是不是可以认为这些神经环路是有用而非必要的？换句话说，它们是摆设吗？之所以选择"无功能的"神经环路这个措辞，是因为它影射日常生活中的一些用词。例如珠宝，拥有或穿戴只是提供装饰，并没有实际作用；因为即使没有珠宝，生命的本质仍然存在。本节中，我尝试对上述概念进一步阐述。这会让那些尽其一生对这些结构的解剖和生理进行研究的人们产生不愉快。然而，当我们把这一概念带到现实中时，可能对脑功能复杂性的理解和认识带来一丝光亮。

"无功能的神经环路" 的概念从何而来？

在手术中，脑内某些结构的改变没有出现相应的功能缺失或术后改变。这种现象在额叶或颞叶大部分切除术中可以出现，尤其是非优势半球。外伤、出血或手术导致脑深部结构部分毁损，可能也不会出现功能的缺失，例如基底核区（丘脑腹中间核、苍白球内侧部、丘脑底核和伏隔核）。这说明，这些结构的功能并不是非常重要。但最有可能的情况是，随着进化的发展，这些结构在一些由多个原始系统执行的复杂功能中具有一定作用。在分子水平我们也能看见这种现象，即 Mitchell 代谢的无功能环路。虽然环境不同，当两个代谢途径运行方向相反时就会出现"无功能环路"现象，环路因此而失去作用。对于上述现象，目前的争论在于环路是否真的没有功能，或者可能存在没有被发现的功能。与神经功能的无功能环路相比较，代谢的无功能环路是指两个代谢途径，每一条代谢途径都有相应的作用，当它们各自运行的功能相反时就会使代谢总体结果失效。在这里，我们认为在神经系统中，这些神经环路都是无功能的，因为它们似乎没有任何相应的作用。

无功能的神经环路何以无功能？

"无功能"的概念是指神经环路系统的失活不会产生术后功能改变。当然，我们也可以认为我们对患者的术后评价是不充分的，或者不够详细，才导致了术后功能改变没有被观察到。如前所述，我们已经观察到在手术、外伤和出血等情况下，有些解剖结构可以被"安全地"去除。有学者认为，无功能的神经环路可以被视为这样一种系统，即使该系统被消融或抑制也不会产生通常临床上可检测到的结果，或者影响患者的术后评价。而当新的方法能够检测到这些变化，这些结构就从无功能的系统列表中撤出。在某种意义上，这与 Jean Pierre Changeux 的事后验证假说相似，他认为，胚胎发生后，神经元之间产生大量的突触连接，可能是过度的，甚至是多余的。新生儿大脑与外部世界的相互作用，可以使部分连接生效，而这些生效的连接在将来也会被加强，而其余部分则保持原样或发生退行性萎缩。这种由功能驱动的退行性萎缩可能是为了补偿个体未进化出来的神经网络抑制系统。

如何识别有功能的环路？

对于大部分的中枢神经系统的解剖结构的无功能性没有得到充分认识。脑核团、纤维束和皮质不能耐受毁坏，通常会产生短暂的、有证据的功能缺失。视神经、视交叉、视束、外侧膝状体、视放射和距状皮质的毁损通常会造成不同程度的视野缺损，重要的是视野缺损与毁损的程度密切相关。可以列举其他许多例子：运动障碍是由于初级运动皮质、锥体束、脊髓前角或外周神经的破坏；感觉障碍是由于外周感觉神经、脊髓后柱、内侧丘系、丘脑的躯体感觉核团（VPL 和 VPM）、丘脑-顶叶投射纤维和初级感觉皮质的破坏。类似这样的非无功能系统的例子不胜枚举。

当结构的变化引起短暂的、可观察到的功能缺失，这个结构则是有用的。功能障碍的短暂特性可能是由于临时遭受到了周围结构的影响，出现短暂的水肿，然后通过神经的可塑性及其他结构（常为对称的）或神经网络的对其补偿而恢复。这没有使系统失去功能。

同样的，H. Duffau 的工作强调了肿瘤侵入脑区的"可切除度"，即使病变已经导致功能缺失，也应该重视术中电生理和功能检测，以避免重要的非无功能区的损害，而那些反应缺失的其他区域，如果需要则可以被切除。本节的目标并不是对那些有功能的结构进行分级，当然这项工作也是很有意思的。

杏仁核-海马结构可能表现无功能，在治疗某种类型癫痫时，右侧的杏仁核-海马结构可以全切而不出现可检测的认知障碍；但是，优势半球的杏仁核-海马结构全切与言语记忆障碍相关；著名的致命性的 HM 病例观察到双侧杏仁核-海马结构切除可导致严重的顺行性遗忘。杏仁核-海马结构是如此重要，而其功能似乎只需要一侧，但双侧切除的后果更加严重。因此，双侧切除的安全范围也就显得十分重要。

丘脑的腹后外侧核明确不是无功能系统，因为它具有外周神经的部分感觉传入纤维。这是否意味着在同样的核团或结构（例如丘脑）中，既存在有功能的系统，也存在无功能的系统？这是很有可能的，而且对于腹内侧核板内核和腹中间核的猜测可能是成立的。问题是，它们是在同一个时间出现还是相继出现，是不是有功能系统先出现无功能系统后出现？从进化的角度上来看，这是很有可能的，因为从啮齿类动物到灵长类动物最终到人类，丘脑的变异是非常大的，有可能是在脑部发育的过程中，一些无功能的系统被添加了进去，因此才会出现这样的情况。

如果存在无功能系统，它们为什么出现在那里？它们是如何产生的？

初级反射弧是感觉传入纤维通过单突触连接到运动传出纤维形成的。不难想象，为了加强这种最基本的神经系统，衍生的反馈回路作用于上述系统，在整合信息的同时，也增加了基本系统的复杂性（图 5-6-1）。这个进程可以重复数次，从而形成局部的神经网络，它比初级反射弧更多元化，也使得神经系统更加复杂。神经系统的复杂性也增加了功能紊乱或障碍的可能性和风险，导致系统异常及异常症状或异常的功能行为；与其他的功能失常相组合，就形成所谓的综合征或其他疾病。这里的问题在于，是否某些无功能系统是无

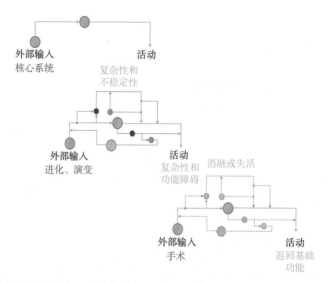

▶图 5-6-1 "核心系统"连接了个体和外部世界，在这样的连接系统中个体通过感觉的传入接受
来自外界的信息，然后通过相应的活动做出对信息的反应。而进化会使这样的一个系
统过程复杂化。在复杂化的同时，整个系统的不稳定性会提高，从而使个体对外界反
应功能紊乱。当外科手术抑制了这些由进化添加的神经网络（图中虚线和灰色的部
分）的时候，它不仅降低了系统的复杂性同时也控制了疾病的病理生理过程，"核心
系统"的基本功能得以保留

用的或不是完全无用，而只是游离于系统之外，指导功能恢复正常。我们可以认为进化不
是为了建立一个无用的网络，但我们不能确定这种情况一定不会发生，所以无功能系统应
该已经产生。进化形成的网络也可能是为了加强已经存在的功能，当功能提升到相应水
平，原有的网络就被废弃，而进化的脚步并没有停止，从而产生更加复杂的系统，周而复
始一直下去。与电子工程师相比，物种的进化不能像电子设计那样，重新设计程序和算法
技能已达到更为简单和高效的目的。突变是唯一的可能的进化，在无功能网络形成之前，
突变产生了不同的种属；然后，这些网络就会消失，或以同样的方式叠加额外的环路或步
骤。当然在这种情况下，不会有人承认无功能系统的存在。

结　论

我们为什么要讨论无功能系统？是纯学术的脑力风暴，还是应该视之为神经外科的实
践与认识非常重要的组分？无功能系统的概念来自于毁损或失活手术过程没有出现功能改

变或产生功能缺失的临床观察。要证明上述概念必须依赖于评价的方法学和临床上仪器设备的改进。提高评价方法的解析力，也许可减少那些仍被认为"不可缺损"（deficit-free）的系统数量。对于无功能系统，有下述两个问题需要解答：为什么存在无功能系统？它们是如何产生的？但是我们这些神经外科医生必须要认识到的一个客观事实就是，假如无功能系统不存在，那么我们所建立的功能神经外科也是不可行的。

（崔高宇　张开元　马　康　译）